高等学校教材

食品安全性评价

赵 文 主编

化学工业出版社
高等教育教材出版中心
·北京·

本书根据目前各高校"食品质量与安全专业"的教学需要，从教学、科研及社会服务的实际出发，重点介绍了主要的食品安全的危害因素及食品安全性评价的相关问题。全书包括危害食品安全的因素及食品安全性评价与管理两大部分内容，共分十一章。主要内容为：食品的生物性危害因素、食品的化学性危害因素、食品添加剂的安全性、危险性分析、食品质量安全控制系统、食品安全性评价原理、食品安全性毒理学评价程序、保健食品安全性评价、转基因食品安全性评价、农药环境安全性评价等。

　　本书可作为高等院校食品质量与安全、食品科学与工程、食品生物技术等专业的教学用书，也可供营养学、食品包装工程、生物工程等专业的师生、食品生产加工的技术与管理人员参考。

图书在版编目（CIP）数据

食品安全性评价/赵文主编 . —北京：化学工业出版社，
2006.6（2019.4 重印）
高等学校教材
ISBN 978-7-5025-8955-4

Ⅰ.食… Ⅱ.赵… Ⅲ.食品卫生-评价-高等学校-
教材 Ⅳ.R155.5

中国版本图书馆 CIP 数据核字（2006）第 071008 号

责任编辑：赵玉清　　　　　　　　　　文字编辑：焦欣渝
责任校对：顾淑云　　　　　　　　　　装帧设计：潘　峰

出版发行：化学工业出版社　高等教育教材出版中心（北京市东城区青年湖南街 13 号　邮政编码 100011）
印　　装：北京虎彩文化传播有限公司
787mm×1092mm　1/16　印张 16½　字数 425 千字　2019 年 4 月北京第 1 版第 6 次印刷

购书咨询：010-64518888　　　　　　　售后服务：010-64518899
网　　址：http://www.cip.com.cn
凡购买本书，如有缺损质量问题，本社销售中心负责调换。

主　编　赵　文

副主编　李巧玲

编　者　(以姓氏笔画为序)：

王庭欣　田益玲　刘卫华

齐小菊　李巧玲　赵　文

赵仁邦　蒋　雪　锁　然

前　言

　　近年来，食品安全事件在国内外接连不断地发生。国外：欧洲在继二噁英污染动物性食品事件发生之后，又出现了牛海绵状脑病（疯牛病）的暴发流行，并且东欧和日本也有疯牛病散发病例的报道。国内：从 1998～2001 年，我国消费者关于食品安全的投诉达 50 多万件，占总投诉量的 20% 左右。瘦肉精事件、毒菜事件、粮豆类食品掺加"吊白块"、有毒奶粉事件等，不断被媒体曝光。这些与百姓生活密切相关的食品安全问题，不仅对人体安全构成了极大的威胁，而且会使国家名誉受损，影响政治和社会的稳定。因此，食品安全问题已经引起了各国政府、相关国际组织、学术界、食品生产企业及普通百姓前所未有的关注。在这样的大背景下，许多高校增设了"食品质量与安全"本科专业。编者认为"食品安全性评价"是该专业不可或缺的一门重要的专业课程，而目前相关教材还很缺乏，此为本教材编写的前提。

　　本教材共分十一章，包括危害食品安全的因素及食品安全性评价与管理两大部分内容，主要内容包括：食品中可能存在的各种危害因素，如何避免和控制这些不安全因素的产生，对这些不安全因素国家所制定的一些限量标准，危险性分析，食品质量安全控制系统，食品安全性评价原理，食品安全性评价程序及方法，保健食品安全性评价，转基因食品安全性评价，农药环境安全性评价等。

　　本教材各章编写分工如下：第一章由赵文编写，第二章由赵文、王庭欣、蒋雪编写，第三章由田益玲、齐小菊编写，第四章、第六章由刘卫华编写，第五章、第十一章由锁然编写，第九章由田益玲编写，第七章由李巧玲编写，第八章、第十章由赵仁邦编写。全书由赵文负责统稿和定稿。

　　本书可作为食品质量与安全专业、食品科学与工程专业本科生和研究生的教材或参考用书。此外，希望本书能够对食品生产加工企业以一定的指导。

　　由于编者水平和能力有限，编写时间仓促，加之本书内容涉及面较广，因此书中可能会存在不当之处，恳请广大读者和同行专家提出批评意见和建议，在此表示感谢！

编者

于河北农业大学

2006 年 3 月

目　　录

第一章 绪 论

食品是人类赖以生存和发展的物质基础，应当具有营养价值、安全性和应有的色、香、味。《中华人民共和国食品卫生法》第六条规定："食品应当无毒、无害，符合应当有的营养要求，具有相应的色、香、味等感官性状"。然而，自然界的有毒、有害物质，时刻都有可能混入食品，危及人们的健康与生命安全，特别是近代工农业发展对环境的破坏和污染，使这种情况变得更加严峻。同时，随着食品生产和人们生活的现代化，食品的生产规模日益扩大，人们对食品的消费方式逐渐向社会化转变，从而使食品安全事件的影响范围急剧扩大。近几年由于食品安全问题造成的全球性食品恐慌事件足以说明这一点。同时，食品安全也影响一个国家的经济发展，我国作为世贸组织的新成员，与世界各国间的食品贸易往来日益增加，食品安全已经成为影响农业和食品工业竞争力的关键因素，并在某种程度上约束了我国农业和农村经济产品结构与产业结构的战略性调整。

一、食品安全性与安全性评价的概念

"安全性"（safety）是损害和危险性的反义词，常被解释为无风险性和无损伤性。1984年世界卫生组织在《食品安全在卫生和发展中的作用》的文件中，将"食品安全"与"食品卫生"作为同义语，定义为："生产、加工、储存、分配和制作食品过程中确保食品安全可靠，有益于健康并且适合人消费的种种必要条件和措施"。1996年世界卫生组织在其《加强国家级食品安全计划指南》中则把"食品安全"与"食品卫生"作为两个概念不同的用语加以区别。其中，"食品卫生"所指的范围似乎比食品安全稍窄一些。"食品卫生"指"为了确保食品安全性和适用性在食物链的所有阶段必须采取的一切条件和措施"，而"食品安全"被定义为"对食品按其原定用途进行制作和/或食用时不会使消费者健康受到损害的一种担保"。它主要是指在食品的生产和消费过程中没有达到危害程度一定剂量的有毒、有害物质或因素的加入，从而保证人体按正常剂量和以正确方式摄入这样的食品时不会受到急性或慢性的危害，这种危害包括对摄入者本身及其后代的不良影响。

在自然界中，物质的毒害特性同有益特性一样，都是同剂量紧密相联的，离开剂量便无法讨论其有毒、有害或有益性。例如，成人每日摄入硒的量为 $50\sim200\mu g$ 时则有利于健康；如果每日摄入量低于 $50\mu g$ 时就会出现心肌炎、克山病等疾病，并诱发免疫功能低下和老年性白内障等疾病的发生；如果每日摄入量在 $200\sim1000\mu g$ 之间，则出现中毒，急性中毒症状表现为厌食、运动障碍、气短、呼吸衰竭，慢性中毒症状表现为视力减退、肝坏死和肾充血等症状；如果每日摄入量超过 $1000\mu g$ 则可导致死亡。另外，有些有害成分是食物本身所固有的，如有毒蘑菇中的各种毒素和扁豆（四季豆）中的皂素、植物血凝素，如果在食用时不加以注意，就会造成食物中毒。但更多的有害成分是食品在生产、加工、储存、运输、销售、烹调等环节中被一些有毒、有害因素污染所造成的。既然食品会天然存在或无意污染"有毒、有害物质"，因此需要判断食品中哪些物质或成分属于"有毒、有害物质"，以及在什么条件下会对人体健康产生危害或损害。在目前的科学水平下，某些有毒、有害因素难以得出"健康影响"和"有害效应"的结论，但随着人们认识的发展就会有新的发现，如长期低剂量接触某些有毒、有害物质，会在多年后出现健康损害。尽管这些有毒、有害效应一直存在，但目前的技术手段还不能识别这些效应或目前的检测技术还不能够发现有毒、有害物

1

质。这就是说，人类消费任何一种食品要保证绝对安全（危险性为零）几乎是不可能的。既然食品中总是存在能够引起健康损害的物质，也就总是存在危害（hazard），但存在危害并不意味着就一定会产生健康损害。毒理学上有一最著名的概念就是"剂量决定毒性"，即如果危害的暴露水平在允许摄入量以下产生健康损害的可能性要小得多。也就是说，不同食品中存在的有害物质引起健康损害的可能性是不同的。在一定条件下能够引起某种健康损害出现的概率称为危险性、危险度或风险度（risk）。

安全性虽然是危险性的反义词，但是安全性很显然与某一指定的低危险水平及损害效应的严重性低联系在一起。所谓安全是指社会能接受的某种严重程度的有害效应的特定危险水平，指在可以接受的危险度下不会对健康造成损害，是一个应用很广泛的概念。理论上安全性是指无危险度或危险度达到可忽略的程度，而实际上不可能存在绝对的无危险度。对安全性的另一种解释是，机体在建议使用剂量和接触方式的条件下，该外源化学物不致引起损害作用的"实际可靠性"。实际上这是一种用数字规定的低危险度，如在统计学中把握度为99%的水平上规定肿瘤的罹患率小于 10^{-8}，与此危险度相应的就是一个难以达到的低剂量。另外还有一种观点认为，安全性应根据社会"可接受的"危险度来进行评定，低于这个可接受的危险度就是安全的，否则就不安全，例如，美国目前以 10^{-6} 作为肿瘤的危险度水平，低于与此相对应的剂量水平即为实际安全剂量。

食品安全性评价（food safety evaluation）是运用毒理学动物实验结果，并结合人群流行病学调查资料来阐明食品中某些特定物质的毒性及潜在危害、对人体健康的影响和强度，预测人类接触后的安全程度。

二、主要内容与研究热点

（一）影响食品安全的因素

随着新的食品资源不断被开发，食品品种不断增加，生产规模逐渐扩大，运输等环节增多，消费方式趋于多样化，人类食物链变得更为复杂。食品中毒可能存在于食物链的各个环节，主要表现在以下几个方面：

1. 生物性危害因素

生物性危害主要是细菌和病毒引起的食源性疾病。微生物及其毒素导致的传染病，是多年来危害人类健康的顽症。据世界卫生组织公布的资料，在世界范围内新出现的传染病已得到确认的有 30 余种。此外，我国海域辽阔，海洋中寄生吸虫及其他寄生虫种类繁多，这些自然疫源性寄生虫一旦侵入人体，不仅能造成危害，甚至可导致死亡。如疯牛病、口蹄疫对肉食品的污染，不仅造成了严重的经济损失，而且引起人们的恐慌。1986 年英国发现首例疯牛病后，1987～1999 年十几年间经证实的患疯牛病的病牛就达 17 余万头，致使英国的养牛业、饲料业、屠宰业、牛肉加工业、奶制品业、肉类零售业无不受到沉重打击。又如禽流感对禽肉的污染，使我国的禽肉出口受阻，导致养禽业受到巨大打击。据估计，仅 1997 年香港发生的禽流感事件，就给国内造成近 2 亿元的损失，给香港活禽市场造成近 5000 万元的损失。此外，目前生吃水产品甚至一些其他动物肉类的行为在部分地区较普遍，这使得人们患寄生虫病的危险性大大增加，部分地区的食物源性寄生虫发病率也逐年增加。因此，微生物和寄生虫污染是造成食品不安全的主要因素，也始终是各国行政部门和社会各界努力控制的重中之重。

2. 化学性危害因素

（1）重金属　主要是由环境污染造成的。环境污染物在食品中的存在，有其自然背景（如食品产地的地质地理条件）和人类活动影响两方面的原因。其中，无机污染物（如汞、镉、铅等重金属）及一些放射性物质，在一定程度上受食品产地的地质地理条件所影响，但是更为普遍的污染源则主要是工业、采矿、能源、交通、城市排污及农业生产等，通过环境及食物链而危及人类健康。

（2）农药与兽药残留　农药、兽药、饲料添加剂对食品安全性产生的影响，已成为近年来人们关注的焦点。我国有机氯农药虽于1983年已停止生产和使用，但由于有机氯农药化学性质稳定，不易降解，在食物链、环境和人体中可长期残留，目前在许多食品中仍有较高的检出量。其替代品有机磷类、氨基甲酸酯类、拟除虫菊酯类等农药，虽然残留期短、易于降解，但农业生产中滥用农药，导致害虫耐药性增强。这又使人们加大了农药的用量，并采用多种农药交替使用的方式，进行农业生产。这样的恶性循环，对食品安全性以及人类健康构成了很大的威胁。

由于广泛使用兽药和植物激素，并且有时出现滥用的现象，使其在食品中的残留成为食品污染的新的焦点。兽药和植物激素给食品卫生带来的问题以往研究相对较少，这一领域将成为食品卫生工作的重点之一。

（3）其他化学物污染　随着我国改革开放的不断深入，食品工业得到迅速发展。食品产量、品种增加和质量的改进使大量化学物质进入食用范围，直接应用于食品的化学物质（如食品添加剂）以及间接与食品接触的化学物质（如农药及污染物）日益增多。每年进入市场的新化学物质约100~1000种。人类长期接触这些化学物质后可能引起的毒性（包括致畸、致癌等）反应已引起广泛的重视。在此情况下，为保障消费者的健康，对于直接和间接用于食品的化学物质进行安全性评价是一项极为重要的任务。另外，有些在食品加工过程中出现的化学物质（如氯丙醇）污染食品问题也引起世界各国的普遍重视。

此外，环境中存在的有机污染物如二噁英、多环芳烃、多氯联苯等工业化合物及副产物，都具有可在环境和食物链中富集、毒性强等特点，对食品安全性威胁极大。

3. 营养不平衡

就其涉及人群之多和范围之广而言，营养不平衡问题在当代食品安全性问题中已居于发达国家的首位。因过多摄入能量、脂肪、蛋白质、糖、盐和低摄入膳食纤维、某些矿物质和维生素等，近年来患高血压、冠心病、肥胖症、糖尿病、癌症等慢性病的病人显著增多。这说明食品供应充足，不注意饮食平衡，同样会给人类健康带来损害。

4. 食品添加剂、容器和包装材料

（1）食品添加剂管理　随着现代食品加工技术的不断发展，食品添加剂的应用也更广泛。据不完全统计，我国每年的食品添加剂用量已超过140万吨，年产值达130亿元人民币。但由于食品添加剂大多属化学合成物，部分为生物技术生产，使食品添加剂的食用安全性问题更加突出，其食用安全性长期以来一直受到人们的广泛关注。在我国应密切关注食品添加剂的安全评价和滥用食品添加剂的现象。

（2）容器和包装材料　各种食品容器、包装材料和食品用工具、设备本身不是食品，但由于这类产品直接或间接接触食品，可能在食品生产加工、储藏、运输和经营过程中造成食品污染。食品容器和包装材料等所使用的化学成分多且复杂，因此必须对这类产品的生产经营和使用进行严格卫生管理。

5. 转基因食品及其他

近几十年来，生物工程技术在农业生产上得到了广泛的运用和长足的发展。目前全球已有十多个国家种植转基因作物，其主要有大豆、玉米、棉花、油菜、马铃薯。其转基因性状抗除草剂占77%，抗虫剂22%，其他占1%。美国是种植转基因作物最多的国家，其转基因大豆产量已占大豆总产量的一半以上。我国也是研究转基因作物较早的国家之一，近百项转基因项目正在进行中，涉及的食品有水稻、小麦、玉米、番茄、白菜、甜瓜、番木瓜、花生、马铃薯、甜椒等。目前已批准棉花、番茄和甜椒等五种转基因产品进行大田释放。

但转基因食品的推广还存在着一些问题：转基因食品携带的抗生素基因有可能使动物与人的肠道病原微生物产生耐药性；抗昆虫农作物体内的蛋白酶活性抑制剂和残留的抗昆虫内毒素，可能对人体健康有害；随着基因改造的抗除草剂农作物的推广，可能会造成除草剂用量增加，导致食品中除草剂残留量加大，危害食用者的健康。

保健食品是具有某些特定功能的食品。它们既不是药品也不是一般食品，有特定的食用人群。随意或盲目食用对自身无益的药膳或保健食品，可能会带来不良后果。

此外，假冒伪劣食品、过量饮酒、不良的饮食习惯等对人体健康的危害是有目共睹的。

（二）食品安全检测方法

随着食品安全问题日趋严峻和国际食品贸易的不断发展，食品安全检测方法的研究也受到了重视并得到了快速发展。食品安全检测方法主要是指食品生产、加工、储运、销售环境和食品组分中危害物的分析测定方法。物理性危害物中的砂石、毛发、铁器等只需采用过筛等物理方法即可检出，放射性物质检测则可采用相应的放射性检测仪来实现。化学危害物的检测方法主要有化学分析、仪器分析和免疫分析三类，其中，仪器分析和免疫分析近年来发展比较快。相对于化学危害物的检测方法，食品中致病微生物检测方法发展要滞后一些，因此，近几年投入了大量的物力和人力进行研究，取得了一系列成果。

近年来，食品中致病微生物检测方法包括了类别多样的技术及产品。根据微生物检测技术的基本原理不同将它们分为以下四大类：

1. 传统培养检测方法

传统培养检测法大都是将食物样品经过预增菌、选择性增菌、分离培养和一系列生化和血清学检测之后，才能得出明确的诊断结果，全过程需时至少 4～7 天。这些方法本身经过长期的证明是可靠的，已作为检测的"金标准"，但缺点是费力、耗时，在需要及时、快速评价食品的安全性以及快速诊断食物中毒或确定病人病因时，其弊端是显而易见的。

2. 生物化学检测方法

随着人们对细菌进行快速生化特性分析需求的增加，高精密度（＞90%）和高重现性的商业试剂盒得以迅速发展。目前，市售的试剂盒常见的有 MICRO-ID，AP120E 系统 Entertubell 和 Enterobacteriaceaell 系列等。用微量生化法进行微生物检测时其特点是准确、快速、省力，且价格优于传统的培养检测法。另外，改进的培养检测法是针对不同细菌的生化特性，对传统的培养基进行改进（包括加入抑菌剂、指示剂或荧光物质等）或借助快速的预处理方法缩短增菌时间，合并检验步骤，使培养和鉴定一步完成，以达到快速检验的目的。

3. 免疫学检测方法

已建立的免疫学检测方法有许多种，按照抗体的不同大致可分为酶标抗体法（ELISA）、荧光抗体染色法（免疫荧光法）、同位素标记抗体法（放射免疫法）、乳胶凝集法、免疫传感器法、免疫扩散法及免疫色谱法等。这类技术现已十分成熟，并且已开发了相当数量的试剂盒，但它们仍存在一些缺陷：①灵敏度较低、耗时较长；②操作较烦琐；③易产生假阳性和假阴性。若抗原的包被、孵育条件、终止时间等出现问题，都有可能造成结果不准确。主要包括：乳胶凝集法、酶联免疫吸附法（ELISA）、荧光抗体法、免疫扩散法、抗体探针检测法。

4. 分子生物学方法

这是一类以 DNA 或 RNA 为作用对象的检测方法，此技术的基础是核酸杂交。由于所有生物都含有这种分子，因此，可以利用它们作为检测的标靶，通过与其互补的核酸分子作为探针来检测特定基因存在与否。近年来，随着各种生物技术（特别是基因组学技术和生物信息学技术）的长足进步，这类方法取得了迅速的发展，已成为研究和开发的重要对象。主要包括：基因探针法、比色 DNA 杂交检测法、聚合酶链反应（PCR）法。

（三）食品安全的评价与管理

食品中各种危害因子系统检测分析技术和食品安全性的科学评价方法的建立与应用是保障食品安全的基础，食品安全法规条例的建立与完善、执法部门的严格监管是保证食品安全的关键。

以毒理学为基础的食品安全评价需要进一步的完善，以准确快速地对食品（特别是新资源食品）各种成分的毒性和风险性进行评估，为食品安全的控制与管理提供依据。转基因食品的安全性评价是目前亟待解决的重大课题，世界各国都在抓紧研究。

目前与食品安全相关的国际组织如食品法典委员会、世界卫生组织、世界粮食计划署、联合国粮食及农业组织等都在致力于国际社会通用法规的建设，以消除食品国际贸易中的技术壁垒。我国也在抓紧制定和完善食品法规，推行各种食品安全现代控制体系，以科学的方法和法规强化食品安全的控制与管理。

（四）转基因食品安全性评价

目前国际上尚无统一详细的转基因食品评价程序和评价方法。各国比较认同的是经济合作发展组织（OECD）于 1993 年提出的实质等同性原则。该原则可归结为以下几个主要基本点：如果某一转基因食品与传统食品具有实质等同性，那么更多的安全和营养方面的考虑就没有意义；一旦确定了转基因食品与传统食品是实质等同的，那么两者应同等对待；如果某一转基因食品没能确定为实质等同，那么安全评估的重点应放在已确定的差别上；如果某一转基因食品没有相对应的或类似的传统食品与之相比较，那么就应根据其自身的成分和特性进行全面的安全和营养评价。实质等同的原则得到了 1996 年 FAO/WHO 专家咨询会的支持和肯定。2000 年 5 月在日内瓦召开的 FAO/WHO 专家咨询会上再次就实质等同性原则的应用等诸多问题进行了咨询，并形成了最后报告。会议再次肯定实质等同性原则是目前转基因食品安全营养评价的最适宜战略，并重申只考虑变化的组分不是确定安全性的唯一基础，只有在所有相比较的因素都考虑后，才能确定安全性。既要关注靶目标的安全营养问题，也要注意非故意效应的潜在安全营养问题。

三、国内外食品安全现状

（一）国际食品安全形势严峻

近年来，国际上食品安全恶性事件不断发生。

（1）疯牛病 1986 年在英国发现，90 年代流行达到高峰。2000 年 7 月英国有 34 万个牧场的 17 万多头牛感染此病，已屠宰焚毁 30 多万头，流行趋势于 90 年代后期明显下降，但发病率每年仍以 23％的速度增加，并由英国向全欧洲和亚洲扩散，受累国家超过 100 个。

（2）二噁英 1999 年，比利时、荷兰、法国、德国相继发生因二噁英污染导致畜禽类产品及乳制品含高浓度二噁英的事件。二噁英是一种有毒的含氯化合物，是目前世界已知的有毒化合物中毒性最强的。它的致癌性极强，还可引起严重的皮肤病并伤及胎儿。

（3）大肠杆菌 O_{157} 事件 1996 年 6 月日本多所小学发生集体食物中毒事件，发现元凶为"O_{157}"大肠杆菌，日本全国截至当年 8 月患者已达 9000 多人，其中 7 人死亡，数百人住院治疗。据美国疾病控制和预防中心估计，"O_{157}"在美国每年可造成 2 万人生病，250～500 人死亡。

（4）丙烯酰胺 2002 年 4 月，瑞典斯德哥尔摩大学的科学家发布一项研究报告指出，包括炸薯条在内的多种油炸淀粉类食品中含有致癌物质丙烯酰胺。这份报告指出，1kg 炸薯片的聚丙烯酰胺含量是 $1000\mu g$，炸薯条是 $400\mu g$，而蛋糕和饼干中的含量则为 $280\mu g$。丙烯酰胺这种物质人们并不陌生，在塑料和染料等许多材料中都有使用。动物试验证明它有致癌危险，而马铃薯等含有淀粉的食品在进行烤、炸、煎的过程中会自然产生丙烯酰胺，这就逐渐开始掀起了一场新的食品安全风波。

食品安全事件造成的经济损失十分可观。如，美国每年约有 7200 万人发生食源性疾病，造成约 500 亿美元的损失。英国自 1986 年公布发生疯牛病以来，经证实的疯牛病病牛达 17 万头之多，仅禁止牛肉进口一项，每年就损失 81 亿美元。为彻底杜绝"疯牛病"而不得已采取的宰杀行动损失 300 多亿美元。比利时发生的二噁英污染事件不仅造成了比利时的动物性食品被禁止上市并大量销毁，而且导致世界各国禁止其动物性产品的进口，据估计其经济损失达 13 亿欧元。从国际上的教训来看，食品安全问题的发生不仅在经济上受到严重损害，还可以影响到消费者对政府的信任，乃致危及社会稳定和国家安全。

（二）我国食品安全现状

1. 食源性疾病仍然是危害公众健康的最重要因素

据卫生部提供的信息，2003 年，卫生部共收到全国重大食物中毒事件报告 379 起，12876 人中毒，323 人死亡。与 2002 年比较，重大食物中毒的报告起数、中毒人数、死亡人数分别增加了 196.1%、80.7%、134.1%。但是，在我国规定的法定传染病报告制度中，大量肠炎、痢疾等散发食源性疾病病例以及病毒、寄生虫所引起的食源性疾病并不包括在其中。我国致病性微生物引起的食源性疾病现状表明，由肠道致病菌（沙门菌、副溶血性弧菌、大肠杆菌 O_{157}：H_7、单核细胞增生李斯特菌、霍乱弧菌、痢疾杆菌等）污染食品而引起的食物中毒以及疾病散发是直接造成人体健康损害的主要食源性危害。目前，我国尚没有建立起完善的食源性疾病报告系统。根据世界卫生组织估计，发展中国家食源性疾病的漏报率在 95% 以上。因此，在我国，致病性微生物引起的食源性疾病仍然是对健康的严重威胁。

2. 食品中新的生物性和化学性污染物对健康的潜在威胁已成为一个不容忽视的问题

最近几年，各级政府纷纷制定了停止生产和使用部分剧毒化学农药的法规。2000 年在北京召开的《中华人民共和国农药管理条例》颁布实施 3 周年总结会上，农业部门将采取措施，停止批准新增甲胺磷、对硫磷等 5 种剧毒农药的登记；部分省市决定在农药用药高峰之际，全面禁止在蔬菜区销售和使用高毒高残留农药。然而，在 2001 年二季度国家产品质量监督抽查结果显示，已被禁止使用的两类高毒农药甲胺磷、氧化乐果检出率依然很高。二噁英及其类似物的污染在国际上一直受到关注，其具有明显的致癌性、生殖毒性和免疫毒性。科技部"十五"重大攻关项目——"食品安全关键技术"研究显示，日前我国每人每日二噁英膳食摄入量为 72.48pg，按体重折算，每日膳食摄入量为 1.21pg/kg 体重，每月膳食摄入量为 36.24pg/kg 体重，这一污染水平已经与发达国家使用垃圾焚烧技术造成的污染水平相当，也接近世界卫生组织和联合国粮农组织推荐（暂定）的每月耐受摄入量 70pg/kg 体重。

3. 食品新技术、新资源（如转基因食品、酶制剂和新的食品包装材料）应用给食品安全带来新的挑战

近十年来，以基因工程技术为代表的现代生物技术已经在农业和食品领域显现出极大的生产和市场潜力，丰厚的利润和高额投资使现代生物技术的快速发展成为不可阻挡的趋势，生物安全所致的食品安全成为国际社会关注的焦点。而用传统的毒理学试验方法和危险评价程序评价转基因食品的安全性存在诸多困难，就目前的研究结果来看，还不能肯定转基因食

品能对人体健康产生潜在危害。

4. 我国食品生产经营企业规模化、集约化程度不高，自身管理水平仍然偏低

近年来，我国食品行业不断发展，2001 年全国食品生产经营单位比 1995 年增加 12.6%，达 432 万户，从业人员比 1995 年增加 5%，达到 17 万人。另据国家统计局资料，2000 年全国食品工业占全国工业总产值的 8.8%，其中食品加工业占食品工业增加值的 29.48%。食品行业涌现出一批达到良好生产规范（GMP）的、有实力的企业，出现了采用定牌加工（OEM）模式进行跨省合作的大型企业，他们以完善的质量标准和管理体系作技术保证，不断开拓市场。但是，食品行业中达到 GMP 的企业所占的比重目前还较低，规模小、管理水平低、加工设备落后、卫生保证能力弱的家庭作坊、食品摊点等仍然是影响食品卫生水平的重要原因。一方面食品行业特别是饮食业吸纳了大批城市下岗人员和农村剩余劳动力就业，但另一方面由于加工设施简陋、卫生知识缺乏、操作技能不熟等，也给食品卫生带来安全隐患。

5. 防范犯罪分子利用食品进行犯罪或恐怖活动的重要性越来越突出

近年来，犯罪分子利用食品进行破坏活动的案件越来越多，2002 年 9 月发生在南京的特大鼠药投毒案就是一个典型的案例。投毒的物质主要是剧毒急性鼠药（大多数为毒鼠强），高居中毒致死原因的第一位。2003 年全国共报告重大剧毒鼠药中毒 75 起，1316 人中毒，121 人死亡，病死率为 9.2%。这类破坏活动不仅危害人民群众的身体健康，更扰乱了社会的稳定团结。

6. 食品安全监督管理的条件、手段和经费还不能完全适应实际工作的需要

自新中国成立以来，国务院卫生行政部门就致力于卫生队伍的建设，经过 50 多年的努力，我国已拥有 10 万人的卫生监督执法队伍和 20 万人的技术队伍，但是，与 432 万户食品生产经营单位和 1117 万人的食品从业人员相比，卫生监督资源显得十分有限。

四、食品安全管理的主要对策

（一）世界卫生组织的全球安全战略

2000 年 5 月第 53 届世界卫生大会的决议（WHA 53.15），在 WHO 的历史上首次将食品安全列入全球公共卫生的重点领域，并于 2002 年提出 WHO 全球食品安全战略计划。目标：降低食源性疾病对健康及社会的影响。措施：①加强食源性疾病监测体系；②改进危险性评价方法；③创建评价新技术产品安全性的方法；④提高 WHO 在法典中的科学和公共卫生作用；⑤加强危险性交流和宣传；⑥增进国家、国际协作；⑦在发展中国家加强职能部门的建设。

（二）改善和提高我国食品安全水平的主要对策

① 加强国家食品安全控制系统，包括人力建设与各部门之间的分工。

② 持久开展食品污染和食源性疾病的监测，为摸清"家底"和评价控制措施有效性提供科学依据。

③ 将危险性分析用于食品安全立法，包括标准的制定。这是 WTO 有关协定中特别强调的，只有这样才能做到协调一致。

④ 加强实验室检测能力，这是摸清"家底"和在国际贸易中保护国家利益的技术保障。

⑤ 强调企业的自身管理，因为从农场到餐桌的食物生产和消费的全过程中，企业应为食品安全的主体。

⑥ 建立有效保证食品安全的卫生监督体制和技术支撑体系。

⑦ 重视宣传教育，包括对政府部门、企业和消费者的广泛、持久的宣教。

第二章　食品的生物性危害因素

食品的生物性危害因素主要包括微生物、寄生虫、昆虫及病毒对食品的污染。微生物污染主要有细菌与细菌毒素、霉菌与霉菌毒素。出现在食品中的细菌除了包括可引起食物中毒、人兽共患传染病等的致病菌外，还包括能引起食品腐败变质等主要对食品本身造成危害的非致病性细菌。寄生虫及其卵主要通过病人、病畜的粪便污染环境（包括水体和土壤）后间接污染食品，有的也可能直接污染食品。昆虫污染主要包括粮仓害虫及动物性食品和发酵食品中的蝇、蛆等。病毒污染主要包括一些肠道病毒，比如肝炎病毒、脊髓灰质炎病毒、口蹄疫病毒等。

从已经发生的案例来看，生物性危害是最主要也是后果最为严重的危害因素，引起人们的极大关注。

第一节　食品细菌污染

引起食品污染的细菌有多种，主要分为两类：一类为致病菌和条件致病菌，它们在一定的条件下可以以食品为媒介引起人类感染疾病或食物中毒；另一类为非致病菌，它们虽对人畜无致病作用，但可以在食品中生长繁殖，往往导致食品出现特异性的色、味、光、形，并与其相对致病性有关。食品中的非致病菌是评价食品卫生质量的重要指标，也是研究食品腐败变质原因、过程和控制方法的主要对象。

一、常见的食品细菌

自然界已知的细菌种类很多，不是所有的自然界中的细菌都是食品细菌，食品中所存在的细菌仅仅是自然界已知细菌的一小部分。在食品中常见的细菌称为食品细菌。

根据食品原料的来源不同以及周围环境的卫生状况，以下几种细菌是食品中常见的：

① 假单胞菌属（*Pseudomonas*）；

② 微球菌属（*Micrococcus*）和葡萄球属（*Staphylococuss*）；

③ 芽孢杆菌属（*Bacillus*）与芽孢梭菌属（*Clostridum*）；

④ 肠杆菌科（Enterobacteriaceae）各属；

⑤ 弧菌属（*Vibrio*）与黄杆菌属（*Flavobacterium*）；

⑥ 嗜盐杆菌属（*Halobacterium*）与嗜盐球菌属（*Halococcus*）；

⑦ 乳杆菌属（*Lactobacillus*），可使乳品产酸变质。

二、食品细菌的污染途径

食品在生产、加工、储藏、运输、销售及消费过程中都可受到细菌的污染，可能受污染的途径有以下几种：

（一）原材料受污染

食品通常在待加工时，原料就已经被污染。食品原料品种多来源广，细菌污染的程度因品种和来源不同而异。食品原料在采集、加工前期表面往往附着众多细菌，尤其原料表面破损之处常有大量细菌聚集。即使在运输储藏过程中注意到卫生措施，但由于在产地早已污染了大量细菌，如果不加处理，这些细菌是不会消失的。所以，在加工前的原料食品中所含的细菌无论在种类上还是数量上，总是比加工后要多得多。

（二）加工过程的污染

这是细菌污染机会最多的环节。由于不卫生的操作和管理而使食品被环境、设备、器具中的一些细菌所污染；食品在生产加工过程中，原料对成品所造成的交叉污染，车间卫生、加工设施、从业人员个人卫生等不良状况都能造成食品的污染。主要有以下几种方式：

（1）交叉污染 这是食品安全中非常重要的问题。所谓交叉污染，就是细菌从一种污染源转移到另一种未经污染的食物上（通常指加工过可直接食用的食物）。如果这种可直接食用的食物适合细菌生长，并在温暖的室内放一段时间，那么转移到可直接食用食物上的少数细菌将会大量地繁殖起来。

（2）细菌在食品、设备及加工用具容器之间相互传播造成食品污染 直接接触食品的加工机械、管道、容器和工具等未经彻底清洗和消毒往往会直接污染加工中的食品。

（3）烹调加工过程的污染 在食品加工过程中，未能严格做到烧熟煮透，再加之管理方法不卫生，使食品中已存在的或污染的细菌大量生长繁殖。

（4）食品从业人员对食品的污染 食品从业人员不认真执行卫生操作规程，不讲究个人卫生，通过手、上呼吸道、服装等造成食品的细菌污染。不按规定进行健康体检，如有健康带菌的从业人员，可通过不卫生的习惯和操作使食品受到细菌污染，这种健康带菌的传染源可引起食物中毒或其他食源性疾病的发生和流行。来自从业人员的病原菌通常是在制作和供应食品时通过从业人员的手扩散到食品上的。

（三）储藏过程的污染

食品储藏的环境条件是食品储藏过程中造成微生物污染的主要因素。不良的储藏环境会使细菌通过空气、鼠或昆虫污染食品；不利的储藏条件会使食品中的细菌大量生长繁殖。

（四）运输与销售过程的污染

食品运输的交通工具和容器具不符合卫生条件，可使食品在运输过程中再次受到污染；食品在销售过程中的污染往往被忽视，散装食品的销售用量具、包装材料都可能成为污染源；销售人员不合理的操作也可能造成食品的污染。

（五）食品消费的污染

食品在消费过程中也可能被污染且更易被忽视，食品在购买后到消费这一段时间内的存放不合理（如生熟不分，或过分相信冰箱而使食品在冰箱中的存放时间过长，或烹调用具的不卫生等）均可造成食品的污染。

三、评价食品卫生质量的细菌污染指标

（一）菌落总数

菌落总数是指在被检样品的单位质量（g）、容积（ml）或表面积（cm²）内所含有的，能在严格规定的条件下（培养基及其 pH、培养温度与时间、计数方法等）培养所生成的细菌集落总数。它仅指在一定条件下能繁殖的细菌，而对某些需特殊条件培养的细菌则不能在该指标中反映出来。目前在我国和其他大多数国家，对细菌总数的检验采用菌落总数来进行，一般是在营养琼脂培养基、（37±0.5)℃、pH 值 7.0 条件下，培养 48～72h 所得的菌落数。以菌落形成单位（CFU）表示。

食品的菌落总数虽然不一定代表食品对人体健康的危害程度，但却反映了食品的卫生质量，是食品清洁状态的标志。食品中的细菌在生长繁殖过程中可分解食品成分，造成食品的

腐败变质。理论上，食品的细菌越多，对食品的分解越快，食品腐败变质的发生越快，因此可以利用细菌总数来预测食品的储藏期。当然，有时细菌数量虽少，但若菌相内腐败菌占优势，食品的腐败反倒由于细菌间的相互制约减弱而加速。

（二）大肠菌群

大肠菌群包括肠杆菌科的埃希菌属、柠檬酸杆菌属、肠杆菌属和克雷伯菌属。这些细菌均来自人和温血动物的肠道，好氧或兼性厌氧，不形成芽孢，在 $35\sim37℃$ 条件下能分解乳糖产酸产气，以革兰阴性杆菌为多。大肠菌群中以埃希菌属（俗称为典型大肠杆菌）为主，与其他肠道菌相比具有以下特点：①大肠菌群数量多，是温血动物肠道的优势菌，检出率高；②在外界的存活时间与肠道致病菌基本一致；③对杀菌剂的抵抗力与肠道致病菌一致；④操作简单，不需要复杂的设备；⑤灵敏度高，食品中的粪便污染量只要达到 $0.001mg/kg$ 即可检出大肠菌群。因此，许多国家把大肠菌值作为食品卫生质量的鉴定指标，用于判断食品是否受温血动物粪便的污染和肠道致病菌污染的可能性。食品中大肠菌群的数量，我国和许多国家均用每100g或100ml检样中大肠菌群最近似数（the most probable number，简称为MPN，也叫大肠菌值）来表示。这是按照一定检验方法得到的估计数值，我国统一采用乳糖发酵法进行检验，即样品三个稀释度各接种三管，进行乳糖发酵、分离培养和复发酵试验，然后根据大肠菌群MPN检索表报告结果。大肠菌值的高低，表明了粪便污染的程度，也反映了对人体健康危害性的大小。

大肠菌群在排出体外后，开始为典型大肠杆菌占优势，但2周后受外界环境因素的影响发生变异，因此，若在食品中检出典型大肠杆菌，表示食品近期受粪便的污染，若检出非典型大肠杆菌，说明食品受粪便的陈旧污染。大肠菌群为嗜中温菌，在5℃以下基本不能生长，因此不适于作低温水产品，尤其是速冻食品的污染指示菌。近年来，有研究提出将肠球菌也作为反映粪便污染的指示菌，其准确性还有待于进一步研究。

（三）肠道致病菌

肠道致病菌主要包括沙门菌、志贺菌、黄金色葡萄球菌、致病性链球菌等四种，致病菌不允许在食品中检出。

第二节　霉菌毒素对食品的污染

一、概述

霉菌是丝状真菌的统称，是以缠结的形式生长的丝状真菌。霉菌在自然界分布很广，同时由于其可形成各种微小的孢子，因而很容易污染食品。而且霉菌能快速生长繁殖，有的在2~3天内能够布满几英寸❶。霉菌污染食品后不仅可造成腐败变质，而且有些霉菌还可产生毒素，造成人畜中毒。霉菌毒素（mycotoxin）是霉菌产生的一种有毒的次生代谢产物，自从20世纪60年代发现强致癌的黄曲霉毒素以来，霉菌与霉菌毒素对食品的污染日益引起重视。霉菌毒素通常具有耐高温、无抗原性、主要侵害实质器官的特性，而且霉菌毒素多数还具有致癌作用。人和动物一次性摄入含大量霉菌毒素的食物常会发生急性中毒，而长期摄入含少量霉菌毒素的食物则会导致慢性中毒和癌症。

食品中能够产生毒素的霉菌大部分属于半知菌纲（Fungil imperfecti）中的曲霉菌属（*Aspergillus micheli*）、青霉菌属（*Penicillium*）和镰刀菌属（*Fusarium*）。此外，在食品

---

❶ 1英寸＝0.0254m。

10

中常见的霉菌还有毛霉属（*Mucor*）、根霉属（*Rhizopus*）、木霉属（*Trichoderma*）、交链孢霉属（*Alternaria*）和芽枝霉属（*Cladosporium*）。

（一）霉菌产毒的特点

只限于少数的产毒霉菌产毒，而产毒菌种中也只有一部分菌株产毒。至于同一菌种中存在产毒能力不同的菌株可能是取决于菌株本身的生物学特性、外界条件的不同，或两者兼有。总体来看，霉菌产毒有如下特征：①同一产毒菌株的产毒能力有可变性和易变性，如产毒菌株经过累代培养可完全失去产毒能力，而非产毒菌株在一定条件下可出现产毒能力；②产毒菌种所产生的霉菌毒素不具有严格的专一性，即一种菌种或菌株可以产生几种不同的毒素，而同一霉菌毒素也可由几种霉菌产生，如杂色曲霉毒素可由杂色曲霉、黄曲霉和构巢曲霉产生，又如岛青霉可以产生黄天精、红天精、岛青霉毒素以及环氯素等几种毒素；③产毒霉菌产生毒素需要一定的条件，霉菌污染食品并在食品上繁殖是产毒的先决条件，而霉菌是否能在食品上繁殖又与食品的种类和环境因素等各方面的影响有关。

（二）霉菌产毒的条件

影响霉菌生长繁殖及产毒的因素是很多的，与食品关系密切的有水分、温度、基质、通风等条件。因此，控制这些条件，可以对食品中霉菌分布及产毒造成很大的影响。

（1）基质　与其他微生物生长繁殖的条件一样，食品基质不同，霉菌生长的情况不同。一般而言，营养丰富的食品其霉菌生长的可能性就大，天然基质比人工培养基产毒为好。实验证实，同一霉菌菌株在同样培养条件下，以富于糖类的小麦、米为基质比油料为基质的黄曲霉毒素产毒量高。另外，缓慢通风较快速风干霉菌容易繁殖产毒。但不同的霉菌菌种易在不同的食品中繁殖，即各种食品中出现的霉菌以一定的菌种为主，如玉米与花生中黄曲霉及其毒素检出率高，小麦和玉米以镰刀菌及其毒素污染为主，青霉及其毒素主要在大米中出现。

（2）水分　食品中的水分对霉菌的繁殖与产毒特别重要。一般来说，米麦类水分在14%以下，大豆类在11%以下，干菜和干果品在30%以下，微生物是较难生长的。在这方面起作用的并非食品中全部水分的含量，而仅限于食品中真正能被微生物利用的那部分水分，又称为水活度（water activity，缩写为 A_w）。水活度用 $A_w = p/p_0$（p 为食品中水分蒸气压，p_0 为同样条件下纯水蒸气压）表示。食品的 A_w 值越小，表明食品保持水分的能力越强（蒸气压低），能提供微生物生长所需的水分越少，越不利于微生物的繁殖。A_w 越接近于1，微生物越易生长繁殖。食品中的 A_w 为0.98时，微生物最易生长繁殖；当 A_w 降为0.93以下时，微生物繁殖受到抑制，但霉菌仍能生长；当 A_w 在0.7以下时，则霉菌的繁殖受到抑制，可以阻止产毒的霉菌繁殖。

（3）湿度　在不同的相对湿度中，易于繁殖的霉菌也不同。例如相对湿度在80%以下时，主要是干生性霉菌（灰绿曲霉、局限青霉、白曲霉）繁殖；相对湿度为80%～90%时，主要是中生性霉菌（大部分曲霉、青霉、镰刀菌属）繁殖；而相对湿度在90%以上时，主要为湿生性霉菌（毛霉、酵母属）繁殖。一般在非密闭状态下，粮食中水分与环境相对湿度可逐渐达到平衡，在相对湿度为70%时粮食达到平衡水分的条件，霉菌即不能产毒。

（4）温度　外界温度对霉菌的繁殖与产毒也有重要影响。大多数霉菌繁殖最适宜的温度为25～30℃，在0℃以下或30℃以上时，不能产毒或产毒能力减弱。但梨孢镰刀菌、尖孢镰刀菌、拟枝孢镰刀菌和雪腐镰刀菌适宜的产毒温度为0℃或−2～−7℃；而毛霉、根霉、黑曲霉、烟曲霉繁殖的适宜温度为25～40℃。

（5）通风情况　大部分霉菌繁殖和产毒需要有氧条件，但毛霉、庆绿曲霉是厌氧菌并可耐受高浓度的 CO_2。

（三）主要产毒霉菌及主要霉菌毒素

产毒霉菌是指已经发现具有产毒菌株的一些霉菌。目前已知的产毒霉菌主要有：

（1）曲霉菌属　曲霉菌具有发达的菌丝体，菌丝有隔膜，为多细胞。曲霉在自然界分布极为广泛，对有机质分解能力很强。曲霉属中有些种如黑曲霉（A. niger）等被广泛用于食品工业。同时，曲霉也是重要的食品污染霉菌，可导致食品发生腐败变质，有些种还产生毒素。包括黄曲霉（Aspergillus flavus）、赭曲霉（A. ochraceus）、杂色曲霉（A. versicolor）、烟曲霉（A. fumigatus）、构巢曲霉（A. nidulans）和寄生曲霉（A. parasiticus）等。

（2）青霉菌属　青霉的菌丝体无色或浅色，多分枝并具横隔。青霉分布广泛，种类很多，经常存在于土壤和粮食及果蔬上。有些种具有很高的经济价值，能产生多种酶及有机酸。另一方面，青霉可引起水果、蔬菜、谷物及食品的腐败变质，有些种及菌株同时还可产生毒素。包括岛青霉（Penicillium islandicum）、橘青霉（P. citrinum）、黄绿青霉（P. citreoviride）、扩展青霉（P. expansum）、圆弧青霉（P. cyclopium）、皱褶青霉（P. rugulosum）等。

（3）镰刀菌属　镰刀菌属包括的种很多，其中大部分是植物的病原菌，并能产生毒素。包括梨孢镰刀菌（Fusariumpoac）、拟枝孢镰刀菌（F. sporotrichioides）、三线镰刀菌（F. trzcznctum）、雪腐镰刀菌（F. nivale）、粉红镰刀菌（F. roseum）、禾谷镰刀菌（F. graminearum）等。

（4）其他菌属　如交链孢霉属（Alternaria）、绿色木霉（Trichoderma viride）、漆斑菌属（Myrothecium toda）、黑色葡萄状穗霉（Stachybotus corda）等。

霉菌种类很多，所以产生的毒素也很多。霉菌及其产生的毒素对食品的污染以南方多雨地区为多见。目前已知的霉菌毒素约有 200 种左右。比较重要的有黄曲霉毒素、赭曲霉素、杂色曲霉素、岛青霉素、黄天精、展青霉素、橘青霉素、皱褶青霉素、二氢雪腐镰刀菌烯酮、F-2 毒素、T-2 毒素等。不同的霉菌其产毒能力不同，毒素的毒性作用也不同，按其化学性质可分为肝脏毒、肾脏毒、神经毒、细胞毒及类似性激素样的毒作用。

二、黄曲霉毒素

黄曲霉毒素（aflatoxin，AF）是由黄曲霉和寄生曲霉产生的二次代谢产物。1960 年英国发生 10 万只火鸡死亡事件。死亡的火鸡肝脏出血及坏死、肾肿大，病理检查发现肝实质细胞退行性变及胆管上皮细胞增生。研究发现火鸡饲料中的花生粉含有一种荧光物质，该荧光物质是导致火鸡死亡的病因，并证实该物质是黄曲霉的代谢产物，故命名为黄曲霉毒素。

（一）化学结构及理化特性

AF 是结构类似的一组化合物，均为二呋喃香豆素（difurancoumarin）的衍生物。已发现的 AF 有 20 多种。在二呋喃末端有双键者毒性较强，并有致癌性。在紫外光下产生蓝紫色荧光的为 AFB_1 和 AFB_2，产生黄绿色荧光的为 AFG_1 和 AFG_2。AFM_1 和 AFM_2 是 AFB_1 和 AFB_2 的羟基化衍生物。家畜摄食被 AFB_1 和 AFB_2 污染的饲料后，在乳汁和尿中可检出其代谢产物 AFM_1 和 AFM_2。AFM_1 的毒性和致癌性比 AFB_1 低一个数量级。动物摄入 AFB_1 后，经过代谢产生的 AFM_1 除了从乳汁和尿中排出外，还有部分存留在肌肉中。用含 AFB_1 100pg/kg 的饲料喂鸡，肌肉中可测出 0.1pg/kg 的 AFM_1。用含 AFB_1 100pg/kg 的饲料喂奶牛，可测出牛乳中 1pg/kg 的 AFM_1。黄曲霉素耐热，在烹调加工温度下破坏较少，加热到 268～269℃才被破坏。AF 在中性和酸性溶液中都很稳定，在 pH 9～10 的强碱性溶液中能迅速分解，产生钠盐，但此反应是可逆的，一旦环境条件呈酸性，又能重新形成带有荧光的 AF。AF 在水中的溶解度较低。图 2-1 为部分黄曲霉毒素的化学结构。

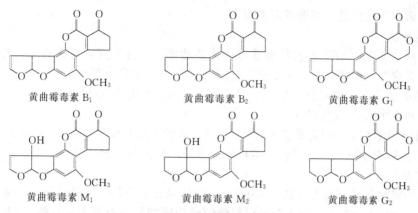

图 2-1　部分黄曲霉毒素的化学结构

（二）产毒菌种

AFB$_1$、AFB$_2$、AFG$_1$及AFG$_2$是由黄曲霉、寄生曲霉产生的有毒代谢产物，这些菌种经常污染谷物及其制品。黄曲霉是在全世界分布最广的菌种之一，我国各省均有分布。寄生曲霉在美国（夏威夷）、阿根廷、巴西、荷兰、印度、印度尼西亚、日本、约旦、波兰、斯里兰卡、土耳其、乌干达等国有分布。我国则仅在广东、广西隆安、湖北等地分离到寄生曲霉。

实验室研究表明，黄曲霉生长繁殖及其在天然基质中产生AF所需要的最低相对湿度为80%左右。黄曲霉产生AF所需要的温度为12～42℃，最适宜的温度为25～32℃。所需温度的范围取决于基质及试验条件。据报道，在实验室条件下，温度在25～30℃时，湿的花生、大米和棉籽中的黄曲霉在48h内即可产生AF，而在小麦中最短需4～5天才能产生AF。

我国除甘肃省外，其他16个省均分离出产毒的黄曲霉菌株。分布情况是，华中、华南和华东地区产毒菌株多，产毒量也高，产毒在2000mg/kg以上的强毒株占10%以上；东北和西北地区产毒株较少，产毒量也低。据Gabal等报道，有40%的黄曲霉菌株培养物可同时测出AFB$_1$、AFB$_2$、AFG$_1$和AFG$_2$。

（三）污染食品的情况

黄曲霉毒素对粮食食品的污染非常广泛，主要受污染的食品有：花生及其制品、玉米、棉籽、大米、小麦、大麦和豆类及其制品。在我国，长江沿岸及其以南等高温高湿地区黄曲霉毒素污染严重，北方地区污染较轻。广西70%的玉米受AF污染。各类食品中，花生及其制品、玉米污染严重，其次是大米、大麦，豆类很少受污染。

（四）毒性

1. 急性毒性

AF的急性毒性试验研究主要是20世纪60年代和70年代进行的。各种动物对AFB$_1$的敏感性不同，其敏感性依动物的种类、年龄、性别、营养状况等而有很大的差别。雏鸭对AFB$_1$最敏感，LD$_{50}$为0.24～0.56mg/kg。动物的AF中毒主要表现：

① 肝实质细胞坏死，24h后出现，48～72h明显；

② 胆管增生；

③ 肝细胞脂质消失延迟，形成脂肪肝，正常雏鸭孵出后肝脏有较大量脂肪，但正常者在孵出后4～5天可逐渐消失，AFB$_1$中毒时，脂质消失延迟；

④ 出血，中毒者肝出血，中毒致死者更为严重。

AFT对肝脏的损伤，如为一次小剂量则为可逆的，肝细胞可以恢复，但如剂量过大或多次重复，病变不能恢复，可造成慢性损害。

2. 慢性毒性

从某种意义上说，AFT的慢性毒性可能比急性更有实际意义，更为重要。慢性中毒的主要表现是动物生长障碍，肝脏出现亚急性或慢性损伤，具体表现为：

① 肝功能变化，血中GFF、CPK、异柠檬酸脱氢酶的活性和球蛋白、白蛋白、非蛋白氮、肝糖原和维生素A含量降低。

② 肝脏组织学变化，肝实质细胞变性，坏死，胆管上皮及纤维细胞增生，形成再生结节。

③ 食物利用率下降，体重减轻，生长发育缓慢，母畜不孕或产仔少。

3. 生殖毒性

每日经饲料给妊娠ddy**❶**小鼠0.8ng/kg（以体重计，下同）AFB_1和4.8ng/kg AFG_1或同时给予AFB_1和AFG_1，出生后的仔鼠继续给相同剂量的毒素至6月龄。AFG_1实验组动物肝脏中性脂肪显著蓄积，血清甘油三酯稍升高，肝和肾出现严重炎症、坏死和胆管增生。而AFB_1可引起肝脏中性脂肪和脂肪酸蓄积，显示AFB_1对肝和肾细胞的毒性作用。虽然AFG_1的水平是AFB_1的6倍，但可观察到AFB_1对肝肾的毒性作用比AFG_1严重得多。

4. 致突变性

突变（mutation）是生物体内遗传物质在一定条件下发生的突然的变化。突变本来是生物界的一种自然现象，从生物进化观点看，对生物群体是有利的，通过突变和自然选择才能形成新种，生物界才能进化，但是，对于已形成相对稳态的人类来说，随着环境致突变物数量增加而引起过于频繁的化学诱变，可使机体细胞生活力减弱，胚胎早期死亡，后代出现畸形和先天性缺陷，而且肿瘤的形成也可能是体细胞突变的结果。

AF可以使体内较活跃的细胞如血细胞、皮肤上皮细胞等发生突变，这是由于这些细胞代谢旺盛，DNA复制频繁，易受外来化合物的干扰之故。以AFB_1的致突变性为100%，其他AF的相对致突变性分别为：AFM_1 3.2%，AFG_1 3.3%，AFB_2 6.2%，AFG_2 0.1%。

黄曲霉毒素主要通过干扰细胞DNA、RNA及蛋白质的合成而引起细胞的突变。

分别给大鼠和小鼠一次剂量为$0.01\sim1.0\mu g/kg$（以体重计，下同）的AFB_1，结果显示，给予$AFB_1>0.1\mu g/kg$的大鼠骨髓染色体畸变率和微核率明显升高；而小鼠仅最高剂量组（即$1.0\mu g/kg$组）染色体畸变率稍有升高。在AFB_1最高剂量中，大鼠染色体畸变率比小鼠高10倍，说明大鼠对AFB_1明显比小鼠敏感。

5. 致癌性

AF是目前已知的最强的致癌物之一，广泛的研究表明，长期持续摄入较低剂量的AF或短期摄入较大剂量的AF，均可诱发大多数种属动物的原发性肝癌。诱发肝癌成功的动物有大鼠、小鼠、豚鼠、雪貂、雏鸭、狗、猫、兔、猴等，其中以大鼠和鳟鱼最敏感。用含$15\mu g/kg$ AFB_1的饲料喂饲雄性大鼠，经68周，12只大鼠全部出现肝癌；雌性大鼠经82周，13只全部发生肝癌。据Newbern和Roger报道，每日在大鼠的饲料中加入1pg/kg AFB_1，连续喂饲2年，大鼠肝癌的发生率高达10%。

三、杂色曲霉素

杂色曲霉素（sterigmatocystin, ST）主要是杂色曲霉（*Aspergillus versicolor*）和构巢曲霉（*A. nidulans*）的最终代谢产物，同时又是黄曲霉（*A. flavus*）和寄生曲霉（*A. parasiticus*）合成黄曲霉毒素过程后期的中间产物，是一种很强的肝及肾脏毒素。自

---

❶ 指小鼠的一个品系。

14

1954 年日本学者初田勇一和久山真平首次从杂色曲霉培养物中分离到该毒素以来，尤其是 20 世纪 60 年代英国 10 万只火鸡中毒导致黄曲霉毒素被发现，进而证明黄曲霉毒素的强烈毒性和致癌作用以及 ST 是黄曲霉毒素合成过程的中间代谢产物后，虽然 ST 的急性毒性较黄曲霉毒素弱得多，但其作为一种有强致癌作用的真菌毒素也自然备受人们的关注。

（一）化学结构与理化特性

ST 为淡黄色结晶，熔点 246℃（247~248℃，于乙酸戊酯中），不溶于水，难溶于多种有机溶剂，但易溶于氯仿，因此氯仿为提取 ST 的首选溶剂。ST 的紫外最大吸收光谱为（乙醇）205nm、233nm、246nm 和 325nm（分别为 lg4.40、lg4.49、lg4.53 和 lg4.21）。ST 可产生较弱的荧光，在薄层板上于长波紫外灯下可见砖红色荧光。在中性溶液（pH 7.0）中最大发射光波长为 570nm，最大激发光波长为 340nm，荧光因喷雾硫酸溶液而加强。1962 年，Bulloc 首次提出 ST 的化学结构为 3a,12c-双氢-8-羟基-6-甲氧基呋喃 [3′,2′,4,5] 呋喃 [3,2-c] 呫吨-7-酮，如图 2-2。

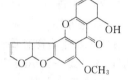

图 2-2　杂色曲霉
的化学结构

ST 不很稳定，可被硫酸二甲酯和甲基碘甲基化。溶于冰乙酸中的 ST 可在枇杷木炭的催化下生成二氢杂色曲霉素（dihydrosterigmatocystin）。在丙酮中回流，高碘酸钾可将 ST 氧化成 γ-二羟基苯甲酸（γ-resorcylic acid），少量的高锰酸钾也可将 ST 氧化成 3,8-二羟基-1-甲氧基呫吨酮-4-羧酸（3,8-dihydroxy-1-methoxyanthone-4-carboxylic acid）。

（二）产毒菌种

自然界中能够产生 ST 的菌株很多，曲霉属中的多个种 [如杂色曲霉、构巢曲霉、黄曲霉、寄生曲霉、赤曲霉（A. tuber）、谢瓦曲霉（A. chaevalieri）、焦曲霉（A. ustus）、阿姆斯特丹曲霉（A. amsterdam）等]均可产生 ST，其中产毒量最高的是杂色曲霉和构巢曲霉。其他种属，如离蠕孢霉（Bipolaris sp.）、青霉（Penicillium spp.）、单毛菌（Monocillium）等的某些种也可产生 ST。

ST 作为多种霉菌的次生代谢产物之一，其产量不仅因菌种而异，即使同一菌株，在不同的生长环境和不同基质上产 ST 的能力也有极大差异。我国的楼建龙等对 2 株构巢曲霉和 14 株杂色曲霉在不同培养基上产 ST 的能力进行了测试，结果除 1 株构巢曲霉和 1 株杂色曲霉外，其余 14 株均产 ST，且在玉米、黄豆粉制成的混合培养基上的产毒量高于其他培养基，而所有产毒菌株在玉米培养基上比馒头屑培养基上产毒量大，说明玉米比馒头屑更适于作为 ST 的产毒基质。

不同来源的杂色曲霉和构巢曲霉 ST 的产毒能力存在地域差异，从某一地区基质中分离到的杂色曲霉产 ST 的能力似乎高于构巢曲霉，但另一地区的结果却不尽相同，有关这方面的研究有待进一步深入。

（三）污染食品的情况

ST 主要污染小麦、玉米、大米、花生、大豆等粮食作物、食品和饲料。有关 ST 在农作物中的污染状况世界各国都进行了调查研究。1980 年，英国农牧渔业食品部农业发展与咨询服务机构对 29 份玉米中 ST 的污染水平进行了调查，结果 2 份阳性（未报告浓度）。1983 年，该机构又对 523 份食品中的 ST 含量进行了调查，有 17 份（3.25%）阳性；而对 1992 年产的 330 份动物饲料中真菌毒素污染状况的调查结果显示，仅 1 份被 ST 污染，因此各年度的气象条件不同，当年产食品中 ST 的含量各异。意大利对 502 份绿咖啡的分析结果显示，仅 1 份咖啡中 ST 阳性，其含量为 1200pg/kg。丹麦测试了 39 份硬质奶酪，9 份检出 ST（500~600pg/kg）。我国科技工作者对胃癌高发地区粮食中 ST 的污染水平进行了广泛研究，楼建龙、王志刚、刘桂华等采用间接竞争酶联免疫吸附试验法（IC-ELISA）对采自我国胃癌、肝癌高发区和低发区粮食样品（包括小麦、玉米、大米等）中杂色曲霉素污染情况的调查结果表明，在同一地区，原粮中 ST 的污染水平远高于成品粮，不同粮食品种之间 ST 的水平由高至低的顺序为：杂粮和饲料＞小麦＞稻谷＞玉米＞面粉＞大米。就单一品种而言，来自胃癌、肝癌高发区和低发区的小麦、玉米、大米 3 种粮食中 ST 污染水平之间都有显著差异（$P < 0.05$）。此外，我国谷物中 ST 的自然污染总的趋势是小麦污染最重，玉米次之，大米较轻。

（四）毒性

1. 急性毒性

ST 对多种动物有毒性。动物实验结果显示（以体重计下同），Wistar 大鼠经口染毒 ST 的 LD_{50} 为 120～166mg/kg；而经腹腔注射染毒的 LD_{50} 为 60mg/kg。小鼠口服的 LD_{50} 大于 80mg/kg；新生小鼠（经皮下染毒）的 LD_{50} 为 5～10mg/kg。猴的敏感性比啮齿类动物高，经腹腔注射 LD_{50} 为 32mg/kg。对鸡胚（5 日龄）的 LD_{50} 为 6～7μg/卵，当达到 10μg/卵时，90％～100％鸡胚死亡。1 日龄雏鸡口服含 100mg ST 的 1％明胶溶液，次日即死亡，剂量低于 100mg 时无死亡。因此，ST 对动物的急性毒性因动物种类、年龄和染毒途径不同而异。ST 急性中毒的病变特征是肝、肾坏死。

2. 慢性毒性

大鼠自由食入含 ST100mg/kg 的饲料，14～21 天后肝脏有点状坏死和灶状坏死；28 天后病变加重，有明显的肝小叶周围性坏死；56 天后坏死发展至整个肝小叶。翠猴每 14 天口服 20mg/kg 的 ST，4～6 个月内发生了慢性肝炎，部分肝细胞坏死，纤维组织增生；12 个月时出现肝硬化。

3. 遗传毒性

ST 具有较强的遗传毒性，同时也具有一定的细胞毒性。研究表明，对从小麦试样中分离的杂色曲霉进行产毒培养，产毒培养物提取液的 Ames 试验结果显示，4 株杂色曲霉产毒培养物提取液，在不加和加 S-9 活化两种条件下，其中 2 株产毒培养物提取液对鼠伤寒沙门菌组氨酸营养缺陷型菌株 TA98 和 TA100 显示出致诱变性。在加入 S-9 活化条件下，各剂量组回变菌落数是不加 S-9 的 1.4～2.9 倍。说明杂色曲霉产毒培养物经微粒体酶代谢系统活化后，毒性作用增强。曹文军等对不同浓度的 ST（0.125～3.0mg/L 范围共 6 个浓度）诱导体外培养人外周血淋巴细胞的凋亡进行了研究，结果表明，ST 可诱导体外培养的人外周血淋巴细胞发生凋亡，并且在一定时间（2～48h）和剂量（0.125～2mg/L）范围内呈正相关关系。凋亡细胞的典型变化有染色质凝集、凋亡小体形成等，DNA 琼脂糖凝胶电泳也出现特征性的 DNA 梯度条带，说明 ST 可诱导人外周血淋巴细胞发生凋亡，继而进一步影响机体的免疫机能。该研究小组还发现，每日给小鼠腋部皮下注射 0.5ml 杂色曲霉培养物，连续 5 天，结果 ST 可明显引起微核率升高和非程序 DNA 合成，而日光照射可消除或降低 ST 的这一毒性。Ueda 的研究结果表明，ST 可使大鼠骨髓细胞染色体畸变，在 10^{-6}～1mmol/(L·kg) 的染毒范围内染毒剂量与畸变率呈正相关关系。

4. 致癌作用

许多试验已经证明，ST 是属 AFT 之后具有较强致癌作用的毒素。ST 的结构与黄曲霉毒素相似，虽然其急性毒性较黄曲霉毒素低得多，但致癌能力较强，可导致胆管癌和肝癌。Purchas 和 Vander Watt 于 1968 年进行了相关试验。给大鼠饲以含 ST 10～150mg/kg 的饲料，42 周后 78％的大鼠发生原发性肝癌（39/50），16％的大鼠发生包括肠系膜肉瘤、肝肉瘤、脾血管肉瘤和胃鳞状上皮癌等其他种类的肿瘤。此后该研究小组用含 10mg/L、20mg/L

和 100mg/L ST 的饲料喂大鼠 1 年，结果实验终结时 90%～100% 的大鼠出现肝细胞癌。Ohtsubo 等用含 5～10mg/kg ST 的饲料喂大鼠 100 周，结果 5mg/kg 组的 13 只大鼠中有 11 只出现肝癌，10mg/kg 组的 12 只动物全部出现肝癌，其中 26% 的肝癌有腺样结构。

四、赭曲霉毒素

（一）化学结构及理化特性

赭曲霉毒素（ochratoxin）是曲霉属（Aspergillm）和青霉属（Penicillium）所产生的一组次级代谢产物，包含 7 种结构类似的化合物，其中以赭曲霉毒素 A（ochratoxin A，OTA）的毒性最强。它是一种无色结晶化合物（结构如图 2-3），溶解于极性有机溶剂，微溶于水和稀的碳酸氢盐中。这种毒素具有耐热性，用普通加热法处理不能将其破坏。在 OTA 毒素结构中，酚羟基相邻的羧基中的氧原子或酰氨基中的氧原子都能与分子内的 H 相结合，因此分子结构有很大差异。OTA 带有 Cl，毒性强；OTB 则无 Cl，毒性低。

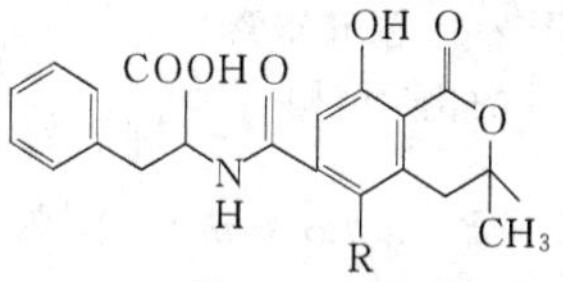

图 2-3　赭曲霉毒素 A 的化学结构

（二）产毒菌种

赭曲霉毒素是由曲霉属和青霉属的某些种产生的。能产生赭曲霉毒素的菌种有：洋葱曲霉（A. alliaceus）、硫色曲霉（A. sulphureas）、蜂蜜曲霉（A. melleus）、赭曲霉（A. ochraceus）、孔曲霉（A. ostianus）、佩特曲霉（A. petrokii）和苗核曲霉（A. sderotiorum）。从洋葱分离出来的 Petromyces allianceua 在实验室培养是一株赭曲霉毒素的高产菌，与 A. niger、A. citricus 和 A. fonsecaeus 相关联的两类菌也能产赭曲霉毒素。赭曲霉毒素常存在于玉米、小麦、大麦、燕麦和其他原料中。赭曲霉毒素 A 是在适度气候下由青霉属、青霉属变种和温带、热带地区的曲霉产生的。曲霉属产生赭曲霉毒素 A 的最主要种群是赭曲霉（A. ochraceus），青霉属的几个种，如徘徊青霉（P. palitas）、普通青霉（P. commume）、变幻青霉（P. variabile）、产紫青霉（P. purpurrescen）、圆弧青霉（P. cyclopium）和产黄青霉（P. chrysogenum）也可产生这一毒素。

（三）毒性

1. 急性毒性与慢性毒性

赭曲霉毒素具有烈性的肾脏毒和肝脏毒，当人畜摄入被这种毒素污染的食品和饲料后，就会发生急性或慢性中毒，如大鼠经口喂 20mg/kg 的赭曲霉毒素，就会产生急性中毒；赭曲霉毒素 B 通常较少，毒性比毒素 A 低。鸡食含有赭曲霉毒素 1～2mg/kg 的饲料，种蛋孵化率会降低。赭曲霉毒素的毒性特点是造成肾小管间质纤维结构和机能异常而引起的营养不良性肾病以及肾小管炎症、免疫抑制。

2. 致癌性

赭曲霉毒素能引起肾脏的严重病变、肝脏的急性功能障碍、脂肪变性、透明变性及局部性坏死，长期摄入也有致癌作用。蟹译等用小白鼠做实验结果发现赭曲霉毒素可使肝脏出现癌变，248～276μg/天持续摄入 15 周后即有肾细胞癌的发生。此外，赭曲霉毒素还具有致畸和致突变性。

OTA 在食品中的污染率在一些国家为 2%～30%。该化合物与家畜肾病相关的病例在许多国家均有报道。巴尔干半岛一些国家食物中含有的 OTA 可能与这些国家的某些地区人类肾病有关。在巴尔干地方性肾病流行区，6%～18% 人群的血液中能检出 OTA。在巴尔干半岛以外的一些地区的人群血液中也检出了 OTA。调查表明，泌尿系统肿瘤高发病率与巴尔干地方性肾病明显相关。因此，OTA 在食品用和饲料用的谷物、猪组织及猪血中的残留水平对健康的影响受到普遍的关注。

五、展青霉素

（一）化学结构及理化特性

展青霉素（Pat）为无色的结晶，熔点为 110℃，分子式为 $C_7H_6O_4$，相对分子质量为 154，熔点为 110℃。展青霉素是一种中性物质，溶于水、乙醇、丙酮、乙酸乙酯和三氯甲烷，微溶于乙醚和苯，不溶于石油醚。其结构见图 2-4。在酸性溶液中展青霉素较稳定，而在碱性条件下则丧失活性。

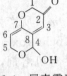

图 2-4　展青霉素的化学结构

（二）产毒菌种

可产生 Pat 的真菌有十几种，主要包括青霉属和曲霉属的若干菌种。展青霉（*P. patulum*）是产生展青霉素的主要霉菌，此外，尚有扩展青霉（*P. expansum*）、圆弧青霉（*P. cyclopium*）、木瓜青霉、土曲霉（*Aspergillus terreus*）、棒曲霉（*A. clavatus*）、巨大曲霉（*A. glganteus*）及主要污染水果的雪白丝衣霉等霉菌也可产生展青霉素。

（三）污染食品的情况

展青霉素可在许多水果、谷物和其他食物中存在，但它主要存在于霉烂苹果和用霉变苹果加工的苹果汁中。英国 1992 年对苹果汁的调查发现，有些样品展青霉素的含量高达 $434\mu g/kg$。1998 年调查了 300 份苹果汁，展青霉素含量小于 $5\mu g/L$ 的样品有 152 份，占 51%。

我国于 1991 年检测了部分地区 136 份霉烂苹果和 9 份山楂汁中的展青霉素。136 份霉烂苹果中有 66 份阳性样品，占 48.5%，展青霉素的平均水平为 $656.0\mu g/kg$，范围为 $4.0\sim5150.0\mu g/kg$。9 份山楂汁中 8 份展青霉素阳性样品，占 88.9%，含量为 $20.0\sim420.0\mu g/kg$。

（四）毒性

展青霉素的毒性以神经中毒症状为主要特征，表现为全身肌肉震颤般痉挛、增强、狂躁、跛行、心跳加快、粪便较稀、溶血检查阳性等。

1. 急性毒性

啮齿动物的急性中毒常伴有痉挛、肺出血、皮下组织水肿、无尿直至死亡。但有的实验动物并不一定表现出神经系统的中毒症状，如小鼠注射 Pat 后出现皮下组织水肿，腹腔和胸腔积液，肾瘀血及变性，明显的肺水肿，呼吸困难，尿量减少，且注射处出现水肿、感染、组织坏死的现象。

2. 亚急性毒性

实验结果表明，高剂量的 Pat 对大鼠的肾及胃肠道有毒性作用。但肾上腺的相对重量和组织病理学没有明显变化，表明胃部基底溃疡是由 Pat 的直接作用而非间接作用引起的。

3. 遗传毒性

用哺乳动物进行遗传毒性试验为阳性，而用细菌进行的试验为阴性。有些试验显示展青霉素可致 DNA 损伤。Pat 可诱导 FM_3A 小鼠乳腺癌细胞产生致突变物 8-氮鸟嘌呤，产生的量随 Pat 的剂量增加而增加。Pat 在酿酒酵母菌中可产生前体突变物（一种可能控制线粒体基因突变的物质）。在一些细菌及哺乳动物细胞系中可观察到 Pat 与细胞 DNA 直接结合，通过测定 Pat 对枯草杆菌野生型及缺陷型菌株生成的抑制作用的差别，可以观察到 Pat 可诱导 DNA 重组修复缺陷。

遗传毒性作用可能是，展青霉素具有与硫氢基反应的能力，从而抑制了与遗传物质应答的酶。根据现有资料可以认为展青霉素是一种遗传毒性物质。

4. 长期毒性/致癌性试验

将 Pat 溶解在生油中，给 2 个月的雄性大鼠皮下注射，每次 0.2mg，每周 2 次，从 58 周起在皮下注射部位发生了局部肉瘤。

每天经口给予雌雄 Wistar 大鼠 0.1mg/kg、0.5mg/kg 或 1.5mg/kg（以体重计，下同）展青霉素，每周 3 次，共 24 个月，可观察到高剂量组第一代雌雄性大鼠的死亡率增高，所有雄性大鼠在 19 个月前死亡。在实验结束时，有 19% 的雌性大鼠存活。中剂量、高剂量组雄性大鼠的体重下降，但雌性大鼠发生肿瘤。根据本实验得出 NOEL 为 0.1mg/kg。

大鼠试验表明展青霉素中毒可导致肝、肾和肠组织中的二磷酸果糖酶浓度降低，说明展青霉素抑制了肝脏中一磷酸果糖酶的生物合成。腹腔注射展青霉素可显著抑制肝、肾和脑中 Na,K-ATP 酶和 Mg-ATP 酶。肝、肾和脑的线粒体和微粒体体外试验也显示同样结果。展青霉素可抑制大脑半球、小脑和延髓中的乙酰胆碱酯酶，并伴随胆碱酯酶升高。展青霉素可使妊娠大鼠肝中乳酸脱氢酶升高，胎盘中 GPT 降低，并使体外人胎盘线粒体和微粒体升高。给大鼠喂饲含扩张青霉的饲料，可导致空腹血糖增高，糖耐量试验表明葡萄糖含量增高，并使胰岛素分泌减少，说明展青霉素可导致糖尿病。

六、玉米赤霉烯酮

（一）化学结构及理化特性

玉米赤霉烯酮（ZEA）又称为 F2 毒素，是一种雷琐酸内酯，其结构见图 2-5。该毒素是非固醇类、具有雌性激素性质的真菌毒素。在哺乳动物体内，C-6 的酮基降解形成两个 ZEA 的空间异构体代谢产物（α 异构体和 β 异构体）。这两种代谢产物也能由真菌产生，但含量比玉米赤霉烯酮低得多。另一类结构相似的化合物是玉米赤霉烯醇，一般用作生长促进剂。该化合物和 ZEA 的区别是在 C_1 和 C_2 之间缺少一个双键以及在 C_5 上羟基代替了酮基。ZEA 是一种白色结晶，分子式 $C_{18}H_{22}O_5$，相对分子质量 318，熔点 164～165℃。不溶于水，溶于碱性溶液、苯、二氯甲烷、乙酸乙酯、乙腈和乙醇等；微溶于石油醚（30～60℃）。在长波（360nm）紫外光下，ZEA 呈蓝绿荧光，在短波（260nm）下更强。

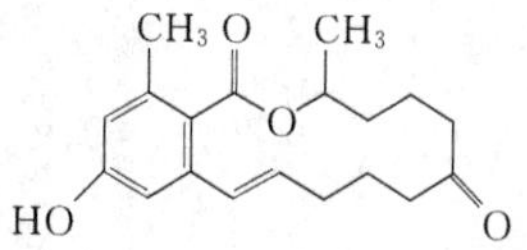

图 2-5　玉米赤霉烯酮的化学结构

（二）产毒菌种

ZEA 是由镰孢属的若干菌种产生的有毒代谢产物。主要由禾谷镰孢、黄色镰孢、P.cerealis、木贼镰孢（F.equiseti）、半裸镰孢（F.semitectum）、茄病镰孢（F.solani）等菌种产生的。镰孢菌种在玉米上生长繁殖一般需要 22%～25% 的湿度。在湿度为 45%、温度 24～27℃下培养 7 天，或 12～14℃下培养 4～6 周时，ZEA 的产量最高。大部分被测菌株需要在较低温度下培养获得高产量的 ZEA。

（三）污染食品的情况

ZEA 主要污染玉米、大麦、小麦、高粱、小米和大米，在面粉、麦芽、啤酒以及大豆及其制品中也可检出，以玉米最普遍。我国于 1996 年对江苏、安徽、甘肃、河南、江西和上海郊县的小麦进行了 ZEA 的污染调查。用 TLC 法共检测 439 份样品，阳性样品 140 份，占 31.9%。ZEA 的水平为未检出至 0.78mg/kg。与世界上其他一些国家比较，我国小麦中 ZEA 的污染水平相对轻得多。

（四）毒性

ZEA 主要作用于生殖系统，母猪特别是小母猪对该毒素最敏感。ZEA 可引起青春期前小母猪的乳房、子宫和阴道肿大以及卵巢萎缩，严重情况下阴道和直肠脱垂。ZEA 可致公猪乳腺肥大和睾丸萎缩。牛对 ZEA 的敏感性较猪小，但 ZEA 可导致牛的不育症、产奶量降低等。ZEA 中毒的病理改变主要表现为阴道和子宫颈黏膜间质水肿、细胞退行性变和变形。由于细胞壁成分水肿和肥大，外阴、阴道、子宫内膜也因水肿而变薄，卵巢发育不全，并有许多小囊。母猪的 ZEA 中毒还可引起不育症，胎仔干性坏疽、胎仔吸收、流产，有胎仔小、仔猪瘦弱、腿外翻等症状。牛对 ZEA 的敏感性比猪低，但含 14mg/kg ZEA 的牧草可引起牛的不育症。母牛连续摄食 25～200mg/kg ZEA 42 天，表现动物的外生殖器肿大和充血。奶牛喂饲含 385～1925μg/kg ZEA 的饲料共 7 周，不影响其产奶量，奶、尿、血清和组织中未检出 ZEA 的残留。据报道，含 500μg/kg 的 ZEA 不影响奶及奶油的产量。

ZEA 对枯草芽孢杆菌的重组缺陷型突变株具有致突变性。但在 Ames 试验中，ZEA 对鼠伤寒沙门菌无致突变性。ZEA 对猪和大鼠有弱的致畸作用。

未见 ZEA 引起人类中毒或疾病的报道。但在供人类食用的粮食中可检出 ZEA，因此，与雌性激素相关的人类疾病可能和该化合物有关。

IARC 对 ZEA 潜在的致癌性进行了评价，结论是 ZEA 对实验动物的致癌性的证据有限，因而根据人类致癌性标准，ZEA 不属于人类致癌剂（第二组）。美国国家毒理学规划的一项 2 年的研究结果显示，雌性小鼠的肝细胞腺瘤发生率显著增加，并有统计学意义。此外，小鼠的脑垂体腺瘤发生率显著增加，并有统计学意义，但小鼠脑垂体瘤的增加无统计学意义。大鼠试验未观察到以上改变，这可能与大鼠的脑垂体瘤的自然发生率高有关。另一项 2 年的研究未发现 ZEA 对大鼠有致癌作用。研究发现，单一暴露于 ZEA 的小鼠检出 DNA 加合物，但在大鼠中未检出。因此，其致癌作用与动物的种属有关。

第三节　食品的腐败变质

化学变化和生物化学反应均能引起食品的腐败变质，但大部分变质是由食品内酶的活动和微生物的生长引起的。食品内酶能引起食品质地、香味和风味的改变。动物宰杀或作物收获后的一定时间内，其所含酶类继续进行某些生化过程，如肉、鱼类的后熟，粮食、水果的采后呼吸等，可以引起食品成分的分解、食品组织溃裂和细胞膜碎裂，为微生物的广泛侵入与作用提供了条件，因而能促进食品的腐败变质。

食品中微生物（如细菌、酵母和霉菌）的存在和生长导致的腐败变质比酶类活动导致的腐败变质多得多。微生物无处不在，空气、水、土壤和人体表面都有微生物，食品及其原料含有多种多样的微生物，在储藏和加工过程中会生长繁殖而引起食品的腐败变质。

食品的腐败变质不仅造成巨大的经济损失，而且可能给人类的健康带来严重危害。食品的腐败变质常引起食物中毒和食源性疾病，因此有必要了解其发生的原因、危害及防止措施。

一、影响食品腐败变质的因素

食品的腐败变质与食品本身的性质、微生物的种类和数量以及当时所处的环境因素都有着密切的关系，它们综合作用的结果决定着食品是否发生变质以及变质的程度。

（一）微生物因素

1. 细菌

一般细菌都有分解蛋白质的能力。多数是通过分泌胞外蛋白酶来完成。其中分解能力较强的属有：芽孢杆菌属、梭状芽孢杆菌属、假单孢菌属、变形杆菌属等。分解淀粉的细菌种类不及分解蛋白质的种类多，其中只有少数菌种能力较强。例如引起米饭发酵、面包黏液化的主要菌种是枯草芽孢杆菌、巨大芽孢杆菌、马铃薯芽孢杆菌（Bacillus mesentericus）。分解脂肪能力较强的细菌有荧光假单胞菌（Pseudomonas fluorescens）等。

从食品腐败变质的角度来讲，常见的几种食品细菌应引起注意。

2. 霉菌

霉菌生长所需要的水活度（即 A_w）较细菌低，所以在水活度较低的食品中霉菌比细菌更易引起食品的腐败。霉菌分解利用有机物的能力很强，无论是蛋白质、脂肪还是糖类，都有很多种霉菌能将其分解利用，如根霉属、毛霉属、曲霉属、青霉属等霉菌既能分解蛋白质，又能分解脂肪或糖类。也有些霉菌只对某些物质分解能力较强，例如绿色木霉（Trichoderma viridp）分解纤维素的能力特别强。

造成食品腐败变质的霉菌以曲霉属和青霉属为主，是食品霉变的前兆。根霉属和毛霉属的出现往往表示食品已经霉变。

3. 酵母

酵母一般喜欢生活在含糖量较高或含一定盐分的食品上，但不能利用淀粉。大多数酵母具有利用有机酸的能力，但是分解利用蛋白质、脂肪的能力很弱，只有少数较强。例如解脂假丝酵母（Candida lipolytica）的蛋白酶、解脂酶活性较强。

酵母菌可耐高浓度的糖，可使糖浆、蜂蜜和蜜饯等食品腐败变质并产生色素，形成红斑。

食品中的优势微生物不同，所引起的腐败变质的性质和特点也不同。

食品中占优势的微生物能产生选择性分解食品中特定成分的酶，从而使食品发生带有一定特点的腐败变质（食品发生的腐败变质具有各自的特点，与食品中被分解或破坏的成分有关，如蛋白质腐败、脂肪酸败等）。如细菌中的芽孢杆菌属（Bacillus）、假单胞菌属（Pseudornonas）、变形杆菌属（Proteus）等主要分解食品中的蛋白质；荧光假单胞菌（Ps. fluoresccns）、无色杆菌属（Achromobacter）、产碱杆菌属（Alraligens）等主要利用食品中的脂肪；枯草芽孢杆菌（B. subtilis）、马铃薯芽孢杆菌（B. mesentericus）、丁酸梭菌（Cl. butvricum）、嗜热解糖梭菌（Cl. thermosaccha-rolyticum）等主要分解食品中的碳水化合物；有些细菌还可使食品变黏、发光及产生色素。酵母菌中的酵母菌属（Saccharomyces）能发酵高浓度的糖类食品；汉逊酵母属（Hansenula）、毕赤酵母属（Pichia）等可分解酸性食品中的有机酸或氧化酒中的酒精或使高盐食品变质；红酵母属（Rbodotorula）可同化食品中的某些糖类而在食品上形成红斑。霉菌能引起富含碳水化合物的粮食、蔬菜、水果等植物性食品的霉变。

（二）食品本身的因素

1. 食品的理化性质

（1）营养组成　食品含有蛋白质、碳水化合物、脂肪、无机盐和维生素等丰富的营养物质，不仅可供人类食用，而且也是微生物的良好营养源。微生物污染食品后容易在其中生长繁殖。某些食品富含蛋白质，如肉、鱼等；某些食品含碳水化合物较高，如米饭等粮食制品，如果污染了微生物，则容易发生腐败。

（2）基质条件　食品的基质条件，通常包括氢离子浓度、渗透压和水分含量等。

① 氢离子浓度 各种食品都具有一定的氢离子浓度，例如动物食品的 pH 一般在 5～7，蔬菜 pH 一般在 5～6，水果 pH 一般在 2～5。

根据食品 pH 范围的特点，可将所有食品划分为两大类：酸性食品和非酸性食品。一般规定，凡 pH 在 4.5 以上者，属于非酸性食品；pH 在 4.5 以下者为酸性食品。几乎所有的水果为酸性食品，几乎所有的动物食品和大多数蔬菜是非酸性食品。

食品 pH 高低是制约微生物生长、影响食品腐败变质的重要因素之一。一般细菌最适 pH 下限在 4.5 左右，因而非酸性食品是适合于多数细菌生长的。而酸性食品则主要适合于酵母和霉菌的生长，某些耐酸细菌，如乳杆菌属（最适 pH 为 3.3～4.0）也能在酸性食品中生长。

② 水分 一般说来，含水分多的食品，微生物容易生长；含水分少的食品，微生物不易生长。食品中微生物能利用的水分只能是游离水。食品中游离水的多少常用水活度（A_w）表示。如果某食品的 A_w 在 0.50 以下则微生物不能生长；若在 0.6 以上，则污染的微生物容易生长繁殖而造成腐败变质的发生。

③ 渗透压 不同食品的渗透压不同，绝大多数微生物在低渗透压的食品中能够生长，在高渗透压的食品中，各种微生物的适应状况不同。多数霉菌和少数酵母能耐受较高的渗透压，绝大多数细菌不能在较高渗透压的食品中生长。在高渗透压食品中微生物生存的时间与微生物的种类有关，如少数细菌能适应较高的渗透压．但其耐受能力远不如霉菌和酵母。

（3）完整性 食品完好无损，则不易发生腐败变质。如果食品组织破溃或细胞膜碎裂，则易受到微生物的污染，发生腐败变质。

2. 食品的种类

根据食品腐败变质的难易程度可以把食品分为以下类型：

（1）易保存的食品（stable food）

① 一般不会腐败的天然食品，如盐、糖、豆类、小麦粉、精制淀粉等。

② 具有完全包装或固定储藏场所的食品，如罐头、部分酸性罐头和瓶装罐头、干燥米（晾干后储藏的米饭）、冷冻食品、包装的干燥粉末食品和蒸馏酒类（威士忌类酒）等。

（2）较易保存的食品（semi perishable food）

① 由于适当地处理和适当地储藏，相当长时间不腐败变质的天然食品，如坚果、个别品种的苹果、马铃薯和部分谷物。

② 未包装的干燥食品，例如晾干后储藏的米饭、木松鱼片、干紫菜、蘑菇、部分鱼干及干燥贝类等、根菜类、盐渍食品、糖渍食品、部分发酵食品、挂面、火腿、腊肉、某些腊肠（意大利风味香肠）、醋腌食品、咸菜类。

（3）易腐败变质的食品（perishable food） 系指不采取特别保存方法（冷藏、冷冻、使用防腐剂等）而容易腐败变质的食品，大部分天然食品属于这一类。包括：

① 畜肉类、禽肉类、鲜鱼类、鲜贝类、蛋类和牛乳等动物性蛋白食品，大部分水果和蔬菜等植物性生鲜食品。

② 鱼类和贝类及肉类的烹调食品、开过的罐头食品、米饭、面包和面类食品、鱼肉糊馅制品、馅类食品、水煮马铃薯、盒饭快餐、色拉类、凉拌菜等大部分日常食品。

（三）环境因素

微生物在适宜的环境（如温度、湿度、阳光和水分等）条件下，会迅速生长繁殖，使食品发生腐败变质。

1. 温度和湿度

食品在温度和湿度较高的环境中存放，可加速微生物的生长繁殖。特别在温度25～40℃、相对湿度超过70％时，最适宜大多数嗜温微生物生长繁殖。富含蛋白质的鱼、肉、蛋、豆类制品等食品在这种环境中存放，则很快会发黏、发霉、变色、变味，甚至发臭。

2. 阳光和空气

紫外线、氧的作用可促进油脂氧化和酸败。空气中的氧气可促进好氧性腐败菌的生长繁殖，从而加速食品的腐败变质。

二、食品腐败变质的鉴定

食品的腐败变质实质上是食品中蛋白质、碳水化合物、脂肪等营养成分分解变化的过程，其程度因食品的种类、微生物的种类和数量以及其他条件的影响而异。

（一）蛋白质类食品

一般是从感官、物理、化学和微生物等四个指标的检测来进行鉴定。

1. 感官检验

感官检验是以人的视觉、嗅觉、触觉、味觉来查验食品初期腐败变质的方法，比较简单。食品初期腐败时，产生一种腐败臭（胺臭、氨臭、酒精臭、酸败臭、刺激臭、霉臭、粪便臭、酯臭等），颜色发生变化（褪色、变色、着色、失去光泽等），出现变软、变黏等现象；食品味道淡薄，有异味或无味，有刺激性等。由于感官试验结论是通过五官得到的，故因人而有差异，虽没有客观标准，但一般还是很灵敏的，特别是通过嗅觉可以判定食品是否有极轻微的腐败变质。

2. 活菌数的测定和TTC试验

检查食品中的活菌数是判定食品腐败的有效方法。发酵食品含有许多微生物，这时不能仅凭活菌数来了解腐败程度。活菌数的测定虽然培养时间长，不方便，但要调查腐败的过程却是不可缺少的。一般食品中的活菌数达到 $10^8/g$ 时，则可认为处于初期腐败阶段。TTC试验是测定食品中细菌繁殖程度的一种简便的酶化学方法。具体方法为：将0.2％TTC（2,3,5-氯化三苯四唑）注入食品，如每克样品存在有几百万至几千万甚至更多细菌时，其脱氢酶使食品中基质物质氧化，TTC作为氢的接受体而被还原，形成红色的甲臜（formazane），所以根据变红的程度就可以判别腐败的程度。

3. 化学检查法

检查的对象是腐败时产生的氨、胺类等腐败生成物，有时pH的变化也可作为参考。

（1）挥发性盐基总氮（total volatile basic nitrogen，TVBN）系指肉、鱼类样品浸出液在弱碱性条件下与水蒸气一起蒸馏出来的总氮量，该指标现已列入我国食品卫生标准。

（2）三甲胺 三甲胺是构成挥发性盐基总氮的主要胺类之一，鱼、虾等水产品腐败时的常见产物，是季铵类含氮物经微生物还原产生的。

（3）组胺 在鱼贝类的腐败过程中，通过细菌的组氨酸脱羧酶使组氨酸脱羧生成组胺。鱼肉中的组胺达到4～10mg/100g，就会发生变态反应性的食物中毒。

（4）K 值（K value） K 值是指ATP分解的低级产物肌苷（HxR）和次黄嘌呤（Hx）占ATP系列分解产物ATP＋ADP＋AMP＋IMP＋HxR＋Hx的百分比，主要适用于鉴定鱼类早期腐败。若 $K \leqslant 20\%$ 说明鱼体绝对新鲜，$K \geqslant 40\%$ 鱼体开始有腐败迹象。

（5）pH的变化 随着食品的腐败，其pH发生变化。含碳水化合物多的食品，由于细菌生长使有机物发酵产酸，pH降低，其他食品则不尽相同。腐败细菌不会使pH完全降低，有时还会慢慢上升。一般来说，腐败开始时食品的pH略微降低，随后上升，多呈现V字形变动。由于食品的种类、加工方法、微生物不同，pH的变动有很大差别，所以一般不用

pH 作为初期腐败的指标。

4. 物理指标

食品腐败的物理指标，主要是根据蛋白质分解时低分子物质增多这一现象，先后测定食品浸出物量、浸出液电导率、折射率、冰点、黏度及 pH 等指标，其中肉浸液的黏度测定尤为敏感，能反映腐败变质的程度。

（二）脂肪类食品

食用油脂与食品中脂肪的腐败程度，受脂肪的饱和程度、紫外线、氧、水分、天然抗氧化物以及铜、铁、镍等金属离子的影响。油脂本身的脂肪酸不饱和度和油料及动植物残渣等，均有促进油脂腐败的作用。

脂肪自身氧化以及加水分解所产生的复杂分解产物，使食品油脂或食品中脂肪带有若干明显特征：首先是过氧化值上升，这是脂肪腐败最早期的指标，其次是酸度上升，羰基（醛、酮）反应阳性。在油脂腐败过程中，脂肪酸的分解必然影响其固有的碘价（值）、凝固点（熔点）、相对密度、折射率、皂价等，使其发生变化。脂肪腐败所特有的"哈喇"味，肉、鱼类食品脂肪变黄，即肉类的超期氧化，鱼类的"油烧"现象，也是油脂腐败鉴定的较为实用的指标。

（三）碳水化合物类食品的腐败变质

食品中的碳水化合物包括单糖类、寡聚糖、多糖类及糖类衍生物。含碳水化合物较多的食品主要是粮食、蔬菜、水果、糖类以及这些食品的制品。这类食品在细菌、酵母和霉菌所产生的相应酶作用下发生分解或酵解，生成各种碳水化合物的低级产物，如醇类、羧酸、醛、酮、二氧化碳和水。

当食品发生以上变化时，由于酸度升高，产气，产生甜味物质、醇类等，因而破坏了食品原有的风味。

第四节　致病菌对食品的污染

被致病菌污染的食品易导致肠道传染病或细菌性食物中毒的发生。

一、金黄色葡萄球菌

金黄色葡萄球菌污染食品后可引起毒素型食物中毒，是由于摄入金黄色葡萄球菌产生的葡萄球菌肠毒素引起的。近年来，美国疾病控制中心报告，由金黄色葡萄球菌引起的感染占第 2 位，仅次于大肠杆菌。金黄色葡萄球菌肠毒素是个世界性卫生问题，在美国由金黄色葡萄球菌肠毒素引起的食物中毒占整个细菌性食物中毒的 33%，加拿大则更多，占 45%，我国每年发生的此类中毒事件也非常多。

（一）病原学特性

典型的金黄色葡萄球菌为球形，直径 $0.8\mu m$ 左右，显微镜下排列成葡萄串状，无芽孢、鞭毛，大多数无荚膜，革兰染色阳性。金黄色葡萄球菌营养要求不高，在普通培养基上生长良好，需氧或兼性厌氧，最适生长温度 37℃，最适生长 pH 7.4。为兼性厌氧菌，耐盐性较强，可在 10%～15% NaCl 肉汤中生长。在普通培养基上可产生金黄色色素。菌体不耐热，60℃、30min 即可被杀死，在冷藏环境中不易死亡。50% 以上的金黄色葡萄球菌菌株在实验室条件下能产生肠毒素，并且一个菌株能够产生两种或两种以上的肠毒素。根据肠毒素的血清型，目前已经确认的至少有 A、B、C_1、C_2、C_3、D、E 和 F 等 8 个型。A 型肠毒素引起的食物中毒最多，B 型次之。肠毒素的耐热力很强，煮沸 1～1.5h 仍保持其毒力，基本不受胰蛋白酶影响，120℃、20min 也不能完全破坏。其抗原成分是耐热性蛋白质和多糖。因此，当其污染食品后，用普通的烹调方法不能避免中毒，在248℃油中经 30min 才能破坏。

（二）食品污染的来源与途径

1. 食物中金黄色葡萄球菌来源

金黄色葡萄球菌在自然界中无处不在，空气、水、灰尘及人和动物的排泄物中都可找到。因而，食品受其污染的机会很多。一般健康人和动物的鼻腔、咽、消化道带菌率均较高，为20％～30％，上呼吸道被金黄色葡萄球菌感染的患者，其鼻腔带菌率为83.3％。据报道，在禽类加工厂，屠宰后的鸡体表带菌率为43.3％，鸭体表带菌率为66.6％。

人和动物的化脓性感染部位常成为污染源：奶牛患化脓性乳腺炎时，乳汁中可能带有金黄色葡萄球菌；带菌从业人员直接或间接污染各种食物；畜、禽局部患化脓性感染时，感染部位的金黄色葡萄球菌对体内其他部位的污染。

2. 肠毒素形成

肠毒素的形成与温度、食品受污染的程度、食品的种类及性状有密切的关系。一般说来，在37℃以下的范围内食物存放的温度越高，产生肠毒素需要的时间越短，在20～37℃下经4～8h即可产生毒素，而在5～6℃的温度下需经18天方可产生毒素。食物受金黄色葡萄球菌污染的程度越严重，繁殖越快，亦越易形成毒素；通风不良，氧分压低，易形成肠毒素；此外，含蛋白质丰富，含水分较多，同时含一定淀粉的食物（如奶油糕点、冰淇淋、冰棒等）或含油脂较多的食物（如油煎荷包蛋），受金黄色葡萄球菌污染后易形成毒素。

3. 对食品安全性的影响

葡萄球菌中，金黄色葡萄球菌致病力最强，可产生肠毒素、杀白细胞素、溶血素等，引起食物中毒的毒素主要是肠毒素。金黄色葡萄球菌污染食物后。在较高的温度、适宜的 pH 值和其他条件下大量繁殖并产生肠毒素，若吃了这些不安全的食品，极易发生食物中毒。

A 型肠毒素引起的食物中毒较多，其他依次减少的顺序为 D、C、B 和 E。食物中毒往往是两种型肠毒素混合引起的，如 A＋D、A＋B、A＋C、B＋C 等，其中 A＋D 较为多见。A 型肠毒素毒力较强，摄入 $1\mu g$ 即可引起中毒。B 型毒力较弱，摄入 $25\mu g$ 才能引起中毒。成人口服高纯度 A、B 或 C 型肠毒素引起呕吐的剂量为 $0.14\sim0.19\mu g/kg$ 体重。

金黄色葡萄球菌引起毒素型食物中毒，主要症状为急性胃肠炎。这是由于肠毒素进入人体消化道后被吸收进入血液，刺激中枢神经系统而发生的。潜伏期为几十分钟到几小时。

二、大肠埃希菌

大肠埃希菌习惯称为大肠杆菌，分类于肠杆菌科，埃希菌属。与人类疾病有关的大肠杆菌，统称为致泻性大肠杆菌，一般包括五种：

（1）**肠产毒素性大肠杆菌**（ETEC） 引起婴幼儿腹泻及成人旅行者腹泻，感染多是由于摄入污染的食物或水。

（2）**肠致病性大肠杆菌**（EPEC） 在发展中国家引起大约 10％的婴幼儿腹泻，也可以引起社区流行性腹泻和医院内爆发感染性腹泻。

（3）**肠侵袭性大肠杆菌**（EIEC） 该型致病菌感染亦表现为水泻，继之出现里急后重和下痢，其临床综合征与志贺菌感染相似，在生物化学特性方面也与志贺菌相似。

（4）**肠黏附性大肠杆菌**（EAEC） 引起婴幼儿和儿童的急性腹泻和持续性腹泻疾患。

（5）**肠出血性大肠杆菌**（EHEC） 肠出血性大肠杆菌是 20 世纪 80 年代初才认识的一种新的致腹泻性大肠杆菌，在世界许多地区爆发流行中所起的重要作用已被公认。大肠杆菌 O_{157}：H_7 是 EHEC 引起人类疾病的最常见血清型，已成为引起急性感染性腹泻的重要病原。

（一）病原学特性

大肠杆菌为两端钝圆的短小杆菌，多单独存在或成双，但不呈长链状排列。约有 50% 左右的菌株具有周生鞭毛而能运动，不产生芽孢，最适生长温度为 37℃，但在 15～45℃ 均可生长。最适 pH 值 7.4～7.6，但在 pH 值 4.3～9.5 时均可生长。繁殖速度快，在适宜条件下传代时间仅 17～19min。对普通碱性染料着色良好，革兰染色阴性。

此菌对理化因素的抵抗力是无芽孢菌中最强的一种，在室温可存活数周，在土壤、水中存活数月，耐寒力强，但是在 30min 内快速冷冻，将温度从 37℃ 降至 4℃ 的过程，可杀死此菌。加热 60℃，30min，此菌可灭活。对漂白粉，酚、甲醛等较敏感，水中 $1 \times 10^{-3} \mu L/L$ 氯可杀死此菌。

（二）食品污染的来源与途径

由于大肠埃希菌存在于人和动物的肠道中，健康人肠道致病性大肠埃希菌带菌率为 2%～8%，高者达 44%；而成人患肠炎、婴儿患腹泻时，致病性大肠埃希菌带菌率较健康人高，可达 29%～52%。饮食行业的餐具易被大肠埃希菌污染，其检出率高达 50%。大肠埃希菌随粪便排出而污染水源和土壤，进而直接或间接污染食物。

（三）对食品安全性的影响

致病性大肠杆菌用于分型的抗原有 O、K、H 三种。O 抗原为菌体抗原，是细胞壁上的糖、类脂、蛋白质复合物；K 抗原为菌体表面抗原，如荚膜、菌毛，其成分为多糖；H 抗原为鞭毛抗原，成分是蛋白质。肠出血性大肠杆菌（EHEC）毒力最强，如大肠杆菌 O_{157}：H_7，可产生强毒素，引起肠道出血，约有 10% 可发展成肾脏出血。主要中毒症状是突发性腹痛，并危及肝脏和肾脏。常导致小儿溶血性尿毒综合征，可威胁生命。

被致病性大肠杆菌污染的食物都可引起发病，如生的或半生的肉、奶、汉堡包、果汁、发酵肠、酸奶、蔬菜等。1996 年 7 月，日本大阪市的 62 所小学内有 6259 名学生感染 O_{157}：H_7 大肠埃希菌，其中有 92 例并发出血性结肠炎及出血性尿毒症，有数名学生死亡。2001 年在江苏、安徽等地爆发的肠出血性大肠杆菌 O_{157}：H_7 食物中毒，中毒人数超过 2 万人。

三、沙门菌

（一）病原学特性

沙门菌属是肠杆菌科的一个重要菌属。沙门菌为革兰阴性短小杆菌，需氧或兼性厌氧，无芽孢，一般无荚膜，绝大部分具有周生鞭毛，能运动。目前国际上有 2300 个以上的血清型，我国已发现 200 多个。依据菌体 O 抗原结构的差异，将沙门菌分为 A、B、C_1、C_2、C_3、D、E_1、E_4、F 等，其中对人类致病的沙门菌仅占少数。沙门菌的宿主特异性极弱，既可感染动物也可感染人类，极易引起人类的食物中毒。致病性最强的是猪霍乱沙门菌，其次是鼠伤寒沙门菌和肠炎沙门菌。

沙门菌属在外界的生活力较强，适宜温度 37℃，但 18～20℃ 时也能繁殖。在普通水中虽不易繁殖，但可生存 2～3 周，在粪便中可生存 1～2 个月，在土壤中可过冬，在咸肉、鸡和鸭中也可存活很长时间。水经氯化物处理 5min 可杀灭其中的沙门菌。相对而言，沙门菌属不耐热，55℃ 1h、60℃ 15～30min 即被杀死。此外，由于沙门菌属不分解蛋白质，不产生靛基质，污染食物后无感官性状的变化，易被忽视而引起食物中毒。

（二）食品污染的来源与途径

由于沙门菌属广泛分布于自然界，在人及动物［如家畜（猪、牛、马、羊、猫、犬）、家禽（鸡、鸭、鹅等）］中均有广泛的宿主，因此，沙门菌污染肉类食物的概率很高。健康家畜、家禽肠道沙门菌检出率为 2%～15%，病猪肠道沙门菌检出率可高达 70%。正常人粪便中沙门菌检出率为 0.02%～0.2%，腹泻患者沙门菌检出率为 8.6%～18.8%。

家畜、家禽的生前感染是肉类食品中沙门菌的主要来源，它包括原发沙门菌病和继发沙门菌病两种。原发沙门菌病系指家畜、家禽在宰杀前已患有沙门菌病，如猪霍乱、牛肠炎、鸡白痢等；继发沙门菌病系由于健康家禽、家畜肠道沙门菌带菌率较高，当其由于患病、饥饿、疲劳或其他原因导致机体抵抗力下降时，寄生于肠道内的沙门菌即可经淋巴系统进入血流引起继发性沙门菌感染。（继发沙门菌病在动物宰杀前并未患有沙门菌病，只是肠道带菌，并无临床表现。正常动物肠道中就带有沙门菌。）由于这些细菌进入动物的血液、内脏和肌肉，其危害大且发生食物中毒时症状亦严重。蛋类及其制品感染或污染沙门菌的机会较多，尤其是鸭、鹅等水禽及其蛋类，其带菌率一般在 30%～40%。家禽及蛋类沙门菌除原发和继发感染使卵巢、卵黄、全身带菌外，禽蛋在经泄殖腔排出时，粪便中的沙门菌污染肛门腔内的禽蛋蛋壳，并可通过蛋壳气孔侵入蛋内。

（三）对食品安全的影响

沙门菌常因污染各种肉类、鱼类、蛋类和乳类食品而引起食用者中毒，其中以肉类占多数。当沙门菌随食品进入人体后，可在肠道内大量繁殖，经淋巴系统进入血液内，潜伏期平均为 12～24h，有时可长达 2～3 天。感染型食物中毒主要表现为急性胃肠炎症状。如果细菌已产生毒素，则可引起中枢神经系统症状，出现体温升高、痉挛等表现。一般病程为 3～7 天，死亡率较低，约为 0.5%。

沙门菌种类多，各种血清型沙门菌的致病力不同，沙门菌致病力强弱与菌型有关，致病力越强的菌型越易致病，猪霍乱沙门菌致病力最强，其次为鼠伤寒沙门菌，鸭沙门菌致病力较弱；对于幼儿、体弱老人及其他疾病患者等易感性较高的人群，即使是较少菌量或较弱致病力的菌型仍可引起食物中毒，甚至出现较重的临床症状。近来发现鼠伤寒沙门菌也产生肠毒素。世界上最大的一起沙门菌食物中毒是 1953 年于瑞典因吃猪肉所引起的鼠伤寒沙门菌食物中毒，中毒 7717 人，死 90 人。我国 1972 年青海省同仁县因吃牛肉引起的圣保罗沙门菌中毒，中毒 1041 人。

四、肉毒梭菌

（一）病原学特性

肉毒梭菌为革兰阳性、厌氧杆菌，具有 4～8 根周生性鞭毛，运动迟缓；没有荚膜；在20～25℃可形成椭圆形的芽孢。能产生剧烈细菌外毒素，即肉毒毒素。肉毒梭菌发育最适温度为 25～35℃，培养基的最适酸碱为 pH 6.0～8.2。食盐能抑制肉毒梭菌芽孢的形成和毒素的产生，但不能破坏已形成的毒素。提高食品中的酸度也能抑制肉毒梭菌的生长和毒素的形成。肉毒梭菌的芽孢抵抗力强，需经干热 180℃、5～15min，或高压蒸汽 121℃、30min，或湿热 100℃、5h 方可致死。

肉毒梭菌食物中毒是肉毒毒素引起。肉毒毒素是一种神经毒素，是目前已知的化学毒物和生物毒物中毒性最强的一种，对人的致死量为 10^{-9} mg/kg 体重。肉毒毒素分为 A、B、C_α、C_β、D、E、F、G 共 8 型，各型肉毒梭菌可产生相应型的毒素。其中 A、B、E、F 四型毒素对人有不同程度的致病性，可引起食物中毒。C、D 型对人不致病，仅引起禽、畜中毒。我国报道的肉毒梭菌食物中毒多为 A 型，B、E 型次之，F 型较为少见。

（二）食品污染的来源与途径

肉毒梭菌在自然界广泛分布于土壤、水、海洋、腐败变质的有机物、霉干草、畜禽粪便中。新疆土壤中肉毒梭菌污染率为 14.7%、宁夏为 34.4%、青海为 8.6%、西藏为 12.3%。

它们均可污染各类食品原料。引起中毒的食品主要有腊肠、火腿、鱼及鱼制品和罐头食品，其他还有熏制未去内脏的鱼、填馅茄子、油浸大蒜、烤马铃薯、炒洋葱、蜂蜜制品等。这些被污染的食品原料在家庭自制发酵和罐头食品的生产过程中，加热的温度或压力不足以杀死肉毒梭菌的芽孢，且为肉毒梭菌芽孢的萌发与产生毒素提供了条件，尤其是食品制成后，有不经加热而直接食用的习惯，更容易引起中毒的发生。

中毒食品的种类往往同饮食习惯有关，在美国主要以家庭制作的水果、罐头发生中毒较多，日本以鱼制品较多，我国多为蔬菜、鱼类、乳类等含蛋白质的食品和发酵食品（如臭豆腐、豆瓣酱、豆豉和面酱等），因肉类制品或罐头食品引起中毒的较少。

（三）对食品安全性的影响

肉毒梭菌是引起食物中毒病原菌中对热抵抗力最强的菌种之一。

肉毒毒素是目前已知的化学毒物与生物毒素中毒性最强烈的一种，属于神经麻痹毒素，对人的致死量 10^{-9} mg/kg 体重，其毒力比氰化钾大 1 万倍。肉毒毒素是一种大分子蛋白质，A、D、E、F 各型毒素均含有两种蛋白质成分：神经毒素和无毒性的红细胞凝集素。肉毒毒素对消化酶（胃蛋白酶、胰蛋白酶）、酸和低温很稳定，对碱和热敏感，易被破坏失去毒性。正常胃液 24h 尚不能破坏毒素。故吃了含有毒素的食品后，毒素可以被胃肠道吸收。E 型和 B 型毒素可被胰酶激活而提高毒性。

肉毒毒素经肠道吸收后作用于颅脑神经核和外周神经，能阻止乙酰胆碱的释放，导致肌肉麻痹和神经功能障碍。食入含毒素的食物后，24h 以内可出现中毒症状，但具体时间与食入毒素的量有关。症状初期主要表现胃肠道症状，随后出现全身无力、头晕、视力模糊、眼睑下垂、瞳孔放大、吞咽困难、语言障碍，最后因呼吸困难、麻痹而死亡。该菌引起的中毒在食物中毒中所占比例虽不大，但致死率很高，可达 30%～50%。

五、副溶血弧菌

副溶血性弧菌引起的食物中毒最早在日本和我国报道，也是我国沿海地区夏秋季节最常见的一种可引起食物中毒的菌。

（一）病原学特征

副溶血性弧菌为革兰阴性杆菌，呈弧状、杆状、丝状等多种形态，无芽孢，兼性厌氧。生长繁殖的最适宜条件是：37℃，pH 8.0～8.5，食盐浓度 2.5%～3%。无盐条件下不生长，故也称为嗜盐菌。但氯化钠超过 7% 也不能生长。该菌对热敏感，56℃加热 5min，或 90℃加热 1min 可将其杀灭。不耐酸，在 50% 普通食醋内 1min 或 1% 食醋浸泡 5min 即死亡。在培养基上容易形成扩散菌落，若在培养基中加入 0.1% 胆盐，则可形成单独菌落。

副溶血性弧菌有 13 种耐热的菌体抗原即 O 抗原，可用于血清学鉴定；有 7 种不耐热的包膜抗原即 K 抗原，可用于辅助血清学鉴定。副溶血性弧菌可分成 845 个血清型，该菌的致病力可用神奈川（Kanagawa）试验来区分。副溶血性弧菌能使人或家兔的红细胞发生溶血，使血琼脂培养基上出现 β 溶血带，称为"神奈川试验"阳性。在所有副溶血性弧菌中，多数毒性菌株神奈川试验为阳性（K$^+$），多数非毒性菌株神奈川试验为阴性（K$^-$）。K$^+$菌株能产生一种耐热型直接溶血素，K$^-$菌株能产生一种热敏型溶血素，有些菌株能产生两种溶血素。耐热型相关溶血素是一种重要的毒性因子，它至少在某些副溶血弧菌菌株中存在。耐热型直接溶血素相对分子质量为 42000，是一种致心脏毒的细胞蛋白。

（二）食品污染的来源与途径

副溶血性弧菌广泛存在于海水、海产品和海底沉积物中。海产鱼虾贝类是该菌的主要污染源。接触过海产鱼虾的带菌厨具、容器，不经洗刷消毒也可成为污染源。苍蝇也能传播该菌。食品中副溶血弧菌的污染来源主要包括以下两方面：

（1）人群带菌者对各种食品的直接污染　沿海地区饮食从业人员、健康人群及渔民副溶血性弧菌带菌率为 11.7% 左右，有肠道病史者带菌率可达 31.6%～88.8%。

（2）间接污染　沿海地区炊具的副溶血弧菌带菌率为 61.9%，被副溶血性弧菌污染的食物，在较高温度下存放，食用时加热不彻底或生吃，或熟制品受到带菌者、带菌的生食品、带菌容器及工具等的污染，均为间接污染。

日本及我国沿海地区为副溶血性弧菌食物中毒发病的高发区。据调查，我国沿海水域、海产品中副溶血性弧菌检出率较高，尤其是气温较高的夏秋季节。我国华东地区沿岸海水的副溶血性弧菌检出率为 57.4%～66.5%，海产鱼虾的平均带菌率为 45.6%～48.7%，夏季可高达 90% 以上。但近年来，随着海产食品的市场流通，内地也有副溶血性弧菌食物中毒发生。生食海产品或食用凉拌菜及未烧熟煮透的鱼虾，或者烧熟后放置时间较长，食前又未充分加热以及生熟食品的交叉污染，是引起副溶血性弧菌食物中毒的主要原因。

（三）对食品安全性的影响

在沿海地区的夏秋季节，常因食用大量被副溶血性弧菌污染的海产品，如海产鱼、虾、蟹、贝等引起爆发性食物中毒。在非沿海地区，食用此菌污染的腌菜、腌鱼、腌肉、禽、蛋类以及咸菜或凉拌菜等，也常发生中毒事件。

副溶血性弧菌是引起食物中毒和夏秋季急性腹泻的重要病原体之一，大多为副溶血性弧菌侵入人体肠道及其所产生的耐热性溶血毒素对肠道共同作用的结果，属于混合型细菌性食物中毒。潜伏期一般为 6～10h，最短者 1h，长者可达 24～48h。中毒反应主要表现为上腹部阵发性绞痛，继而腹泻。腹泻物为水样或糊样，约有 15% 患者出现洗肉水样便，少数患者出现黏液或黏液血样便，部分患者有里急后重感觉，同时还伴有恶心、呕吐等症状。体温一般在 37.5～39.5℃，回盲部有明显的压痛，病程 2～4 天。重者因脱水、皮肤干燥及血压下降而休克，少数病人有意识不清、痉挛、面色苍白或发绀等现象，若抢救不及时，可因虚脱而死亡。耐热性溶血毒素除有溶血作用外，还有细胞毒、心脏毒、肝脏毒等作用。给大鼠注入 25μg 耐热性溶血毒素，经 1min 即可致死。从该菌培养物的滤液中还可分离出不耐热的溶血毒素和肠毒等有毒物质。

六、李斯特菌

（一）病原学特性

李斯特菌属是革兰阳性、短小的无芽孢的杆菌，大小约为 0.5μm×(1.0～2.0)μm，直或稍弯，两端钝圆，常呈 V 字形排列，偶有球状、双球状，兼性厌氧，无芽孢，一般不形成荚膜，但在营养丰富的环境中可形成荚膜，在陈旧培养中的菌体可呈丝状，革兰阴性。该菌有 4 根周毛和 1 根端毛，但周毛易脱落。它包括格氏李斯特菌、单核细胞增生李斯特菌、默氏李斯特菌等 8 种。李斯特菌在 5～45℃ 均可生长，而在 5℃ 的低温条件下仍能生长则是李斯特菌的特征，李斯特菌的最高生长温度为 45℃，该菌经 58～59℃ 10min 可杀死，在 −20℃ 可存活 1 年；耐碱不耐酸，在 pH 9.6 中仍能生长，在 10%NaCl 溶液中可生长，在 4℃ 的 20%NaCl 中可存活 8 周。

引起食物中毒的主要是单核细胞增生李斯特菌，它能致病和产生毒素，即 β-溶血素，这种溶血物质称李斯特菌溶血素 O。

（二）食品污染的来源与途径

李斯特菌分布广泛，在土壤、人和动物的粪便、江河水、污水、蔬菜、青贮饲料及多种食品中可分离出该菌，并且它在土壤、污水、粪便、牛乳中存活的时间比沙门菌长。这种菌还在 pH 高于和低于 4.5 的青贮饲料中被发现。从来源于稻田、牧场、淤泥、动物粪便、野生动物饲养场和有关地带的样品中，有 8.4%～44% 分离出了产单核细胞李斯特菌。据证实，这种菌可以在潮湿的土壤中存活 295 天或更长时间。

如果食品的生产、加工过程不完全密闭，工作人员的手不清洗消毒，食品就有可能在包装、运输过程中被污染。易污染食品通常包括牛乳及乳制品、肉类及肉制品（尤其是牛肉制品）、蔬菜、沙拉、海产品、冷饮等。

牛乳中李斯特菌的污染主要来自粪便，人类粪便、哺乳动物和鸟类粪便均可携带李斯特菌。人类粪便带菌率为 0.6%，即使是消毒牛乳，其污染率也在 21% 左右。此外，由于肉尸在屠宰过程易被污染，在销售过程中，食品从业人员的手也可造成污染，以致在生的和直接入口的肉制品中该菌污染率高达 30%；受热处理的香肠亦可再污染该菌；国内有人从冰棍、雪糕中检出了李斯特菌，检出率为 17.39%，其中单核细胞增生李斯特菌为 4.35%。1988 年 WHO 调查结果为：肉及其制品李斯特菌的检出率为 1%，家禽为 15%，乳制品为 5%～15%，水产品为 4%～8%。

（三）对食品安全的影响

李斯特菌可通过食物而引起病死率较高的爆发性食物中毒。近年，李斯特菌已在欧美地区及大洋洲引发多起食物中毒，曾引起美国密歇根州 14 人死亡，在另外 22 个州也有 97 人因此患病，6 名妇女流产。2000 年底至 2001 年初，法国发生李斯特菌污染食品事件，6 人因此而死亡。

引起李斯特菌食物中毒的主要食品有乳及乳制品、肉类制品及水果。尤以在冰箱中保存时间过长的乳制品、肉制品最为多见。由于该菌能在冷藏条件下生长繁殖，故用冰箱冷藏食品，不能抑制它的繁殖。如饮用未彻底杀死李斯特菌的消毒牛乳以及直接食用冰箱内受到交叉污染的冷藏熟食品、乳制品可引起食物中毒。

李斯特菌引起的食物中毒的临床表现有两种类型：侵袭型和腹泻型。侵袭型的潜伏期在 2～6 周。病人开始常有胃肠炎的症状，最明显的表现是败血症、脑膜炎、脑脊膜炎、发热，有时可引起心内膜炎。孕妇、新生儿、免疫缺陷的人为易感人群；对于孕妇可导致流产、死胎等后果；对于婴儿即使幸存也易患脑膜炎，导致智力缺陷或死亡；对于免疫系统有缺陷的人易出现败血症、脑膜炎。少数轻症病人仅有流感样表现。病死率高达 20%～50%。腹泻型病人的潜伏期一般为 8～24h，主要症状为腹泻、腹痛、发热。

第五节　病毒对食品安全的影响

病毒是微生物中最小的一个类群，其外形多种多样，大体上有呈圆形、椭圆形、砖头状或杆状、精子状等，人们对食品中的病毒了解较少，一是因为它不同于细菌，没有完整的酶系，所以它不能独立生活，只能寄生在活细胞内，是专性寄生微生物，故此分离、培养这类微生物首先要培养细胞（或组织），比较麻烦；二是病毒在食品中的数量少，加之检验方法复杂，不易检出，必须通过提取和浓缩的过程，但其回收率低，大约为 50%；三是病毒生长繁殖要求条件很高，尤其是有些食品中的病毒还不能用当前已有的方法培养出来；再则它不像细菌可在培养基上生长并形成菌落，便于观察，同时由于病毒颗粒小，普通显微镜无法观察，也容易忽略。

尽管如此，近年来，关于病毒引起食物中毒的报道逐渐增多。在不卫生的条件下可从食品中检测出很多肠道致病性细菌，同时，也可能发现许多病毒。实际上，任何食品都可以作为病毒的运载工具，如病毒性肝炎常常是通过食物进行传播的。1987 年 12 月底至 1988 年 1

月初，上海居民因食用毛蚶中毒，引起了甲型肝炎爆发流行，仅在1周多时间里，发病人数近2万人，震惊全国。Cuker等通过实验研究发现，病毒性胃肠炎出现的频率仅次于普通感冒，居于食源性病毒感染的第二位。因此，有关病毒对食品安全性的影响已引起人们的普遍关注。相信随着安全意识的进一步增加，人类对其污染食品的安全性问题的认识会不断得到完善。

一、病毒对食品的污染

（一）污染来源

病毒可以通过粪便、土壤、空气、人体接触等污染食品。试验表明，该病毒在污泥和污水中可存留10天以上，如小儿生食此水灌溉的蔬菜，就有可能致病。但是，一般情况下，病毒只能在活的细胞中复制，不能在人工培养基上繁殖。

（1）病人是大多数病毒的重要的污染源　对临床症状表现明显的病人，其病毒传播能力最强。此外，有些病毒携带者，多数处于传染病的潜伏期，在一定条件下可向外排毒，由于没有明显的临床症状，因而具有更大的隐蔽性。

（2）受病毒感染的动物　在畜牧业快速发展的今天，一些人兽共患性病毒不仅给养殖业造成了巨大损失，而且可通过各种途径传播给人，其中大多数是通过污染的动物性食品感染给人的。如口蹄疫病毒、禽流感病毒等。

（3）水产品中的病毒　一些海洋生物在具有病毒的水中生活时，可将病毒粒子吸收到体内。Gerba等（1978）对贝类浓缩肠道病毒的情况作了研究，也进行了检测，其结果是，贝类浓缩海水中肠道病毒的浓度可高达900倍。如食用此种贝类，毫无疑问，会引起病毒病。因此，在食用毛蚶、牡蛎、蛏子、蛤蜊等水生动物时，食前一定要反复冲洗，漂养1～2天，使其吐净污泥和不洁的污物及病毒，烹调时要充分加热，烧熟煮透；进食时应多加米醋、姜末、大蒜等调味品。但这是指在一般的情况下，如果该地区已有病毒病发生，则不要食用附近水域的贝类，因为病毒的数量过多，很难彻底消灭。贝类浓缩海水中肠道病毒的能力非常强，当食用这些贝类时，如果加热不彻底，就会引起食源性病毒病。

（二）污染途径

来源于污染源的病毒可通过各种途径污染食品。主要途径包括：

（1）港湾被污水污染　污水污染了港湾水就可能污染鱼和贝类，并且其他港湾生物表面也可被污染。牡蛎、蛤和贝是过滤性进食，水中的病原体通过其黏膜而进入，然后病毒转入消化道。如果整个生吃贝类，那么，病毒被人体摄入。但绝大多数贝类不是生食的，它们被烹调时，很可能被厨房器具和某些设备二次污染。这些设备和厨房器具可能已接触到生的水产品，或已被带有感染病毒的加工工人污染了。

（2）污水灌溉农田　被病毒污染的灌溉用水能够将病毒留在水果或蔬菜表面，而这些果蔬通常是生食的。

（3）污染饮用水　携带病毒的人和动物通过粪便、尸体直接水源。

（4）不良的个人卫生　带有病毒的食品从业人员通过手、生产工具、生活用品等在食品加工、运输、销售等过程中对食品造成污染。即食食品（如面包和熟食）必须引起特别注意。实际上，任何由含有病毒的人类粪便所污染的食物，都可能引起疾病。

（5）蚊、蝇、鼠类、跳蚤等可作为某些病毒的传播媒介，造成食品污染，如乙肝病毒，流行性出血热病毒等。

二、病毒对食品安全的影响

近几十年来，病毒学研究突飞猛进，有关食品污染病毒的报道也越来越多，从污染食品中已经发现了多种病毒，如肝炎病毒、脊髓灰质炎病毒、流感病毒、肠道病毒等。

病毒是专性寄生微生物，只能在寄主的活细胞中复制，不能在人工培养基上繁殖。但是，任何食品都可以作为病毒的运载工具，那些能以食物为传播载体和经粪-口途径传播的致病性病毒具有很大危害。目前发现的这类病毒主要有：轮状病毒、星状病毒、腺病毒、杯状病毒、甲型肝炎病毒和戊型肝炎病毒等。此外，乙型、丙型和丁型肝炎病毒虽然主要是靠血液等非肠道途径传播，但也有关于它们通过人体排泄物和靠食品传播的报道。

有些病毒可在自然环境如土壤、水、空气中存在相当长的时间。如脊髓灰质炎病毒可在污泥和污水中存留 10 天以上，可通过污染的蔬菜导致小儿患小儿麻痹症。无论何种病毒污染食品，一旦被适宜的寄主摄入，即可大量繁殖，继而引起相应的病毒病。

贝类生物在肠道病毒污染的水中生活时，可将病毒粒子吸收入体内，浓缩肠道病毒。如食用未彻底清除病毒的贝类，极容易引起病毒感染。实际上，食用毛蚶、牡蛎、蛏子、蛤蜊等水生动物时，一般的处理方法往往不能彻底杀灭病毒。含有病毒的毛蚶虽经煮沸后食用，但仍不能确保这类食品是安全的。流行病研究结果表明，进食煮沸过的不洁毛蚶，仍有 11.9％的人发生腹泻，6.05％的人发生甲肝。实验进一步证实，积聚于贝类体内的病毒比游离在体外的病毒对热具有更大的耐受性。因此，当某地区已有病毒病发生时，食用附近水域的贝类是不安全的。

由病毒引起的食源性疾病分为两大类：病毒性肠胃炎和病毒性肝炎。在发达国家由食品引起的病毒性肝炎已变得不那么普遍了，但是，在发展中国家它依然有很高的发病率。相对于病毒性肝炎而言，在世界范围内由食品引起的病毒性肠胃炎则逐渐变成一种更加严重的公众健康危害。美国每年感染轮状病毒出现腹泻的年幼患儿达 350 万例左右。

三、食品中常见的污染病毒

（一）甲型肝炎病毒

1. 病原学特性

甲型肝炎病毒（hepatitis A virus，HAV）属于微小 RNA 病毒科（Pimmaviridae）的肝病毒属，颗粒为球形，无包膜结构，为单股 RNA。HAV 对乙醚、60℃加热 1h 及 pH 3 的环境等作用均有一定的抵抗力，但是，在 100℃加热 5min，或用甲醛溶液或氯处理，均可使之灭活。将 HAV 置于 4℃、−20℃、−70℃条件下，均不能改变其形态或破坏其传染性。

2. 食品污染的来源与途径

HAV 是通过消化道途径传播的病毒，它可导致爆发性、流行性病毒性肝炎，是通过食品传播最常见的一种病毒。由感染至发病的潜伏期一般为 15～50 天（平均 30 天），病人在潜伏期后期及急性期，HAV 大量复制，活性也很高。此时，患者血液和粪便均有很高的传染性。患者直接接触食品或以其粪便污染食品、水源，可造成更多的健康者感染 HAV。

HAV 通常由粪便排出体外，通过污染的手、水、食物、食具等经口感染。以日常接触为主要传播途径，呈散发性流行，但亦可通过污染的水和食物引起甲型肝炎的爆发流行。由于贝类可以浓缩肠道病毒，养殖毛蚶、牡蛎等贝类水生动物的水域，一旦受到甲肝病人排泄物或呕吐物的污染，甲肝病毒就会在贝类肝脏内浓缩积聚，其浓度要比水域中甲肝病毒的浓度大几十倍、几百倍，甚至更多。因此，贝类体内的甲肝病毒含量极大。

3. 对食品安全的影响

摄入了污染 HAV 的食品、饮用水会导致甲型肝炎的发生。甲型肝炎是世界性的疾病，全世界每年发病人数可超过 200 万人。该病以秋冬季节发生为主，也可在春季发生流行。甲型肝炎病毒感染后，每个人临床表现差别很大。主要与患者年龄有关，也与感染的病毒数量有关。主要分为急性黄疸型、亚临床型和隐性感染三种类型。急性黄疸型大多数病人发病突然，体温升高，常有发热、上消化道和上呼吸道症状，出现黄疸症状。甲型肝炎病毒感染中以亚临床型比例最高，其症状较轻，无黄疸表现，仅有乏力、食欲减退等轻微症状。

（二）轮状病毒

轮状病毒是引起婴幼儿腹泻的重要病原之一。全世界每年因轮状病毒感染导致约 1.25 亿婴幼儿腹泻和 90 万婴幼儿死亡。

1. 病原学特性

轮状病毒属于呼肠病毒科、轮状病毒属。成熟完整的轮状病毒颗粒在电镜下呈圆球状，为立体对称的二十面体，直径为 75～100nm，无包膜，由 11 个单股 RNA 片段组成，拥有三层蛋白质衣壳（外衣壳、内衣壳、核衣壳），内衣壳的颗粒沿病毒边缘呈放射状排列，形同车轮辐条，外衣壳薄而光滑，包绕内衣壳，形似轮缘，所以称该病毒为轮状病毒。只有具备内外双层衣壳的光滑型病毒才具有传染性，在双层颗粒中含有 RNA 多聚酶和其他一些能产生 mRNA 的酶。有六个血清型，其中 A 型、B 型和 C 型可感染人类。轮状病毒在环境中相当稳定，在蒸汽浴样品中曾检到了病毒颗粒。

2. 食品污染的来源与途径

轮状病毒主要存在于肠道内，主要经人-人、粪-口或口-口传播。通过粪便排到外界环境，污染土壤、食品和水源，经消化道途径传染给其他人群。可经饮用或进食受污染的水或食物，或接触受污染的物件表面传播。在儿童及老年人病房、幼儿园和家庭中均可爆发。

3. 对食品安全的影响

感染轮状病毒的禽类产品从业人员在食品加工、运输、销售时可以污染食品。食用被轮状病毒污染的食品（如沙拉、水果）以后，由于该病毒具有抵抗蛋白分解酶和胃酸的作用，所以能顺利通过胃到达小肠，引起急性胃肠炎。感染剂量约为 10～100 个感染性病毒颗粒。据报道，患者在每毫升粪便中可排出 10^8～10^{10} 个病毒颗粒，因此，通过病毒污染的手、物品和餐具完全可以使食品中的轮状病毒达到感染剂量。

A 型的轮状病毒可引起婴儿腹泻、冬季腹泻、急性非细菌性感染性腹泻和急性病毒性胃肠炎，常见于冬季发病，是婴幼儿因腹泻而死亡的主要原因。B 型轮状病毒，也称为成人腹泻轮状病毒或 ADRV，主要是因为饮用了被粪便污染的水而爆发，是导致我国居民患急性腹泻的主要病原体。C 型轮状病毒，也可引起儿童腹泻，但比较少见。

轮状病毒性肠炎的症状表现不同：无症状，或轻微发病，严重时发生致命性胃肠炎、脱水及电解质平衡失调。轮状病毒性肠炎的症状包括发烧、呕吐、腹痛以及无血色水样腹泻，腹泻物为白色米汤样或黄绿色蛋花样稀水便，有恶臭，不含血或黏液。症状可持续 3～9 天。除胃肠道症状外，近年的研究发现，轮状病毒可引起许多其他疾病，有些病例可出现不同程度肝功能损害，甚至可通过胃肠道屏障造成病毒血症。

（三）禽流感病毒

1. 病原学特性

流感病毒按其特异的、不具交叉反应的核糖核蛋白抗原可区分为 A、B、C 三个不同的抗原型。其中 B、C 两型仅能对人致病，A 型对人、猪、马和禽有致病性。禽流感是由 A 型流感病毒任何一型引起的传染性疾病综合征。这种病毒属于正粘病毒科（orthomyxoviridae family）。A 型流感病毒不仅能引起禽类严重的疾病，而且也能感染人类和低等哺乳动物，易感动物包括鸡、火鸡、珠鸡、野鸡，鹌鹑、鹧鸪、燕鸥、鸽、鸭、鹅等家禽和野禽。在世界各种家禽和野生禽类中，按照血凝素（HA）和神经氨酸酶（NA）表面抗原来区分，已发现了数千种属于许多不同抗原亚型的病毒。

禽流感病毒至今从世界各地分离到的有 80 多种，其性质基本相似。病毒粒子呈草秆状或球状，直径约 80～120nm。病毒对热的抵抗力较低，60℃ 10min、70℃ 2min 即可致弱，普通消毒剂能很快将其杀死。低温冻干或甘油保存可使病毒存活多年。

2. 食品污染的来源与途径

家禽及其尸体是该病毒的主要传染源。病毒存在于病禽的所有组织、体液、分泌物和排泄物中，常通过消化道，呼吸道、皮肤损伤和眼结膜传染。吸血昆虫也可传播病毒。病鸡的肉、蛋可带毒。

3. 对食品安全的影响

禽流感病毒流行期间，各种禽类均易被该病毒感染。染毒后，在禽类肌肉、内脏、蛋中可检出大量的禽流感病毒。人可因为食用这些禽类食品而被禽流感病毒感染，产生多方面的危害。患者潜伏期一般 3～5 天。多表现出感冒症状，体温升高，疲倦，消化功能降低，眼睑肿胀，眼结膜发炎，呼吸不畅，呼吸道分泌物增加。

该病毒可通过血液进入全身组织器官，严重者可引起内脏出血、坏死，造成机体功能降低。若进一步被细菌感染，有导致死亡的危险。

（四）疯牛病病原

可传播性海绵状脑病（transmissible spongiform encephalopathy，TSE）是一类侵袭人类及多种动物中枢神经系统的退行性脑病，潜伏期长，100%致死率。此类疾病患者的中枢神经组织具有对同种甚至异种个体明显的传染性。其感染因子目前认为是一种不含核酸、具有自我复制能力的感染性蛋白质粒子——朊病毒（prion），因此此类疾病又称之为朊病毒病（prion disease）或朊病毒相关疾病（prion associated disease），是一种新的人畜共患病，对人类的危害程度不亚于艾滋病。疯牛病是此类疾病中的一种。

疯牛病是 1985 年 4 月在英国首次发现的。其正式名称是"牛海绵状脑病"（bovine spongiform encephalopathy，简称 BSE），但是根据病牛的表现人们都习惯称其为疯牛病（mad cow disease）。

1. 病原学特性

关于疯牛病的致病因子，主要有三种假说：第一种认为它是普通病毒，由核酸和自身核酸编码的蛋白质组成；第二种认为它是类病毒，即只有核酸的感染因子；第三种也是最为盛行的观点，认为它是由蛋白质组成的感染因子，即朊病毒学说。朊病毒为小的蛋白质感染颗粒，它能抵抗修饰核酸的灭活方法，抵御对蛋白质水解、修饰或变性的方法。众多资料显示这种具有蛋白酶抗性的蛋白质就算不是感染颗粒的唯一组成成分，也是它的主要组成部分。朊病毒不包含核酸，所以与病毒和类病毒不同。缺乏单元结构是朊病毒与其他病毒在超微结构上的一个重要区别。单个朊病毒体积非常小，最小感染形式的朊病毒体积不到最小病毒体积的 1%。此因子能够通过平均孔径小至 20～100μm 的滤器，对热、多数化合物和光化学反应的灭活作用有非常强的抗性，但可被强碱溶液灭活。

2. 食品污染的来源与途径

大量资料显示疯牛病感染因子可通过消化道进入人体，在局部消化道淋巴组织中增殖，以后进入脾脏、扁桃体、阑尾等淋巴器官，最后定位于中枢神经系统。因此，食用由疯牛病感染因子污染的食品被认为是疯牛病传播给人的重要发病途径。

疯牛病病牛组织根据其感染因子分布和在实验动物中的感染性的强弱分为强传染性组织

（脑、脊髓、脑脊液、眼球）、低传染性组织（小肠、背根神经节、骨髓、肺、肝、肾、脾、胎盘、血、淋巴结）和无传染性组织（肌肉、乳汁、心脏、脂肪）。作为人类食物主要成分的肌肉/脂肪组织虽然不含有可检测到的疯牛病感染因子，但在牛肉加工过程中很难彻底避免有神经组织的污染，同时也不可能将所有的淋巴组织剔除干净，因此作为食品的牛肉也可能成为疯牛病感染因子的携带者。

3. 食品安全的影响

作为人类主要的食物来源，牛肉不可能从人类食物链中剔除，同时由于目前的检测手段的限制，尚不能直接从牛肉及其相关产品中发现特异性感染物质，因此食品的安全问题显得尤为突出。在欧盟内部曾引发了一场"疯牛危机"，为保护消费者利益，欧盟随即做出决定，禁止英国出口活牛、牛肉和牛肉制品。

疯牛病的出现对人类造成最大的灾难是证实了动物人源性的 TSE 可突破种属屏障传播给人，从而引起新型克雅病（vCJD）。此病具有很大的危险性，潜伏期长，从两年到几十年。因无自觉症状，难于早期诊断，待发生痴呆时，脑内的进行性淀粉样病变已经形成，难以逆转，死亡率几乎为 100%。由于 vCJD 病人的高死亡率，并且目前毫无任何特异性预防和治疗手段，使此类疾病引起的恐慌达到了空前的程度。尽管证实的 vCJD 病例目前尚不足 100 例，但已对病人本人、病人家庭造成了不可弥补的伤害。更为可怕的是对周围环境和整个社会带来的恐慌和动荡。vCJD 绝大部分发生于青年人，从而更加重了人们的恐惧心理。在经济方面目前尚难对因 vCJD 出现造成的费用增加进行评估，但英国卫生部的一项统计显示，对每位 vCJD 病人的护理费用根据其条件不同可在 6500～40000 英镑以上，平均每人 2 万英镑，这一数据尚不包括其他与护理相关的费用。疯牛病对人类究竟能产生多大的影响很难准确预计。不少学者甚至认为疯牛病和 vCJD 将是 21 世纪对人类威胁最大的疾病。

第六节　寄生虫对食品安全性的影响

寄生虫（parasites）是指专营寄生生活的动物，寄生虫的种类很多，其形态和生理特征并不相同。根据它们在动物分类系统中的地位，主要有原虫（属于原生动物门）、蠕虫（属于扁形动物门、线形动物门、棘头动物门和环节动物门）。根据寄生虫在寄主体内的发育阶段，可分为终寄主（寄生虫在其体内能发育到成虫或有性生殖阶段）和中间寄主（寄生虫的幼虫阶段或无性生殖阶段）。有的寄生虫可有多个寄主，以人和动物为寄主的寄生虫可诱发人畜共患病，损害人体健康。另外，通过携带寄生虫的肉类或肉制品也可传染给人类，引起疾病。影响食品安全性的寄生虫主要是食源性寄生虫，以蠕虫中的寄生虫最为常见。

一、寄生虫对食品的污染

自然界中生物之间的关系复杂而多样。寄生关系是一种生物生活在另一生物的体表或体内，使后者受到危害，受到危害的生物称为宿主或寄主，寄生的生物称为寄生物或寄生体。寄生物从宿主中获得营养，生长繁殖，并使宿主受到损害，甚至死亡。寄生物和宿主可以是动物、植物或微生物。动物性寄生物称为寄生虫。寄生虫能通过多种途径污染食品和饮水，通过食品感染人体的寄生虫称为食源性寄生虫。食源性寄生虫经口进入人体，引起人的食源性寄生虫病的发生和流行。近年来食源性寄生虫病种类不断增加，有些呈地方性流行，发病人数也有增长趋势。

食源性寄生虫病的传染源是感染了寄生虫的人和动物，包括病人、病畜和保虫宿主。寄生虫从传染源通过粪便排出，污染环境，进而污染食品。

人体感染常因生食含有感染性虫卵的蔬菜或未洗净的蔬菜和水果所致（如蛔虫），或者因生食或半生食（如醉鱼、醉虾等）含感染期幼虫的畜肉和鱼虾而受感染（如旋毛虫、华支睾吸虫）。

二、食品中常见的寄生虫

（一）猪囊尾蚴

囊尾蚴是绦虫的幼虫，寄生在宿主的横纹肌及结缔组织中，呈包囊状，故俗称"囊虫"。在动物体内寄生的囊尾蚴有多种，包括猪囊虫、牛囊虫、羊和骆驼的囊虫。除羊囊虫外，猪、牛、骆驼的囊尾蚴均可感染人，以猪囊尾蚴较为常见。囊尾蚴发育形成的成虫为绦虫，在动物分类中属扁形动物门，是一种常见的食源性人兽共患寄生虫。

1. 病原体

猪囊尾蚴是猪带绦虫的幼虫，带囊尾蚴的猪肉俗称"米猪肉"，其寄生的部位在臀肌、股部内侧肌、腰肌、肩胛外侧肌、咬肌、舌肌以及膈肌和心肌。肉眼观察，猪囊虫呈白色、绿豆粒大小，是一个半透明的水泡状囊状物，包囊的一端为乳白色不透明的头节，头节有吸盘和钩。猪带绦虫为猪囊尾蚴的成虫，呈链形带状，长达 2～8m，共有 700～1000 个节片，其头节呈球形，直径 0.6～1mm，具有 4 个吸盘和 1 个顶突。顶突上有许多小钩，可牢牢地吸附于小肠壁上吸取营养物质。

猪囊虫在 2℃冷藏中可生存 52 天。从肌肉中摘出的虫体，加热到 48～49℃，即可被杀死，但肉中的虫体则需煮沸到深部肌肉完全变白，才能杀死虫体。因此，误用"米猪肉"包饺子时就不一定能杀死全部虫体，这是潜在的危险，应严禁。当用盐腌"米猪肉"时，含盐消耗量应不少于 12%，当肉中食盐含量达 5.5%～7.5%时，虫体即可死亡。

2. 食品污染的来源与途径

人是猪带绦虫的终末宿主，中间宿主除猪以外，还有犬、猫、人。成虫寄生于人的小肠，头节深埋于肠黏膜内，孕节可随粪便排出体外。孕节破裂后，虫卵散出，可污染地面或食物，被猪等中间宿主吞食后，虫卵在其十二指肠内经消化液作用，24～72h 后胚膜破裂，六钩蚴逸出，钻入肠壁，经血液循环或淋巴系统而达宿主身体的各部位。到达寄生部位后，虫体逐渐长大。60 天后头节出现小钩和吸盘，约经 10 周囊尾蚴发育成熟，可使感染者表现出囊尾蚴病的症状。

人如果食用了没有死亡的猪囊虫，由于肠液和胆汁的刺激，头节即可伸出包囊，以带钩的吸盘，牢固地吸附在人的肠壁上，从中吸取营养并发育成成虫，即绦虫，使人患绦虫病。在人体内寄生的绦虫可生活很多年，因而能长期排出孕节片，猪吃了这种节片，即可患猪囊虫病，驱虫驱除的主要是节片，而头节则仍牢固吸附在肠壁上，照样可以发育成成虫。成虫在人体内可存活 25 年以上。

3. 对人体的危害

无论是患绦虫病还是囊尾蚴病，对人体健康均可造成危害，尤其是囊尾蚴的危害，远比成虫大。囊尾蚴侵害皮肤时，表现为皮下或黏膜下囊尾蚴结节；侵入人体肌肉，则出现肌肉酸痛、僵硬；如侵入眼中，可影响视力，引起眼底视乳头水肿，甚至导致失明；侵入脑内，则因脑脊液压力增高，脑组织受到压迫而出现精神错乱、幻听、幻视、语言障碍、头痛、呕吐、抽搐、癫痫、瘫痪等神经症状，甚至突然死亡。人患绦虫病时往往出现食欲减退、体重减轻、慢性消化不良、腹痛、腹泻或腹泻与便秘交替发生、贫血、消瘦等症状。

(二) 旋毛虫

旋毛虫是旋毛虫病的病原体，是人畜共患的一种寄生虫病，对人危害很大，能致人死亡。几乎所有的哺乳动物对旋毛虫均易感，现已发现有153多种哺乳动物可自然感染旋毛虫，几乎是遍布全球各国，仅澳大利亚未发现本地病人及动物感染。在肉食动物中旋毛线虫主要感染猪和狗，感染来源可能是鼠类和野兽。猪、猫、狗可成为动物间散布旋毛虫病的重要来源。进食生的或未熟透的旋毛虫病猪肉、狗肉的人也可引发本病。

1. 病原体

旋毛虫属于线虫纲，是一种很细小的线虫，愈向前端直径愈小，一般肉眼不易看出。雌雄异体，雌虫较长，大小为（3～4）mm×0.06mm；雄虫较短，大小为（1.4～1.6）mm×（0.04～0.05）mm。成虫寄生在寄主的小肠内，幼虫寄生在寄主的横纹肌内，卷曲呈螺旋形，外面有一层包囊，呈柠檬状。肉眼观察成虫，其外观是短白绒丝状的线虫。

肌肉旋毛虫对低温抵抗力不强，但包囊内的幼虫抵抗力很强，在−12℃能存活57天，−15℃存活20天，−21℃存活8～10天。盐腌、烟熏都不能杀死肉块深部的虫体。盐腌肉块深部的包囊幼虫可保持活力1年以上，腐败的肉中幼虫能活100天以上，甚至肉块明显腐败，分解成糊状，有恶臭了，但包囊仍完好，幼虫仍没死亡。包囊对热的抵抗力较弱，当肉中心温度达60℃时5min即可杀死虫体。

2. 食品污染的来源与途径

含有旋毛虫的动物肉或被旋毛虫污染的食物为主要传染源。人发生感染主要因摄入了含旋毛虫包囊的生猪肉或未煮熟猪肉，其次为野猪肉和狗肉，近年来有吃羊肉和马肉引起感染的报道。含有活旋毛虫包囊的腌肉、熏肉、腊肠和发酵肉制品等因其中心温度未能达到杀死虫体的温度，也可引起食用者感染。此外，接触生肉的刀和砧板、容器以及其他食品加工用具，若污染了旋毛虫包囊，也可成为传播因素。

当人误食含旋毛线虫幼虫的食品后，幼虫则从囊内逸出进入十二指肠和空肠，并迅速发育为成虫，在此交配繁殖，每条成虫可产1500个以上幼虫，幼虫穿过肠壁，随血液循环到全身，主要寄生在横纹肌肉内，卷曲成螺旋形，外包包膜。旋毛虫常寄生在膈肌、舌肌、喉肌、咬肌、颈肌、肋间肌和腰肌中，其中膈肌的寄生率最高，被寄生肌肉发生变性。旋毛虫也有钙化的，但钙化并不意味着虫体必然死亡，相反，在钙化的包囊内，旋毛虫还能保持活力。据文献报告，旋毛虫可存活10年、20年甚至更长时间。

3. 对人体的危害

旋毛虫可导致人患旋毛虫病。旋毛虫病为世界性分布，以欧美人发病率高。我国主要流行于云南、西藏、河南、湖北、广西和东北等地。发生原因与肉品加工方法和食肉习惯有关，云南少数民族地区的菜肴，如白族的"生皮"、傣族的"剁生"和哈尼族的"噢嚅"等均系用生猪肉制成，当地人群感染率较高，屡见有本病爆发流行。

旋毛虫对人体产生的损害有虫体产生的机械性损伤、过敏反应、虫体代谢产物及排泄物毒性作用。成虫寄生于小肠时引起肠炎，患者有厌食、恶心、腹泻、腹痛、出汗及低热等症状，1周后消退。幼虫侵入肌肉后，患者出现头痛、出汗、眼睑和面部浮肿、肌肉疼痛、淋巴结肿大，并伴有发热。严重感染时呼吸、咀嚼、吞咽和说话困难，声音嘶哑，嗜酸性粒细胞增多。发病1月后，幼虫在肌肉内形成包囊，急性炎症消退，但肌肉疼痛可持续数月，患者消瘦、虚脱，严重时因心肌炎而死亡。

(三) 弓形体

弓形体又称弓浆虫、弓形虫，是一种原虫，属孢子虫纲。刚地弓形体（*Toxoplasma gondii*）是一种人畜共患的寄生虫，可寄生于人及多种动物体内，引起弓形体病。

1. 病原体

刚地弓形体属于孢子纲、真球虫目、弓形虫科、弓形虫属,对人体致病及与传播有关的发育期为滋养体、包囊和卵囊。滋养体又称速殖子,呈新月形、香蕉形或弓形,大小为$(2\sim4)\mu m\times(4\sim8)\mu m$,一端稍尖,一端钝圆。滋养体对高温和消毒剂较敏感,但对低温有一定抵抗力,在$-8\sim-2℃$可存活56天。包囊呈柠檬状、圆形、卵圆形或正在出芽的不规则形状等。包囊型虫体主要寄生在脑、骨骼肌和视网膜以及心、肺、肝、肾等处,呈卵圆形,有较厚的囊膜,囊中的虫体数目可由数十个至数千个,包囊的直径可达$50\sim60\mu m$。包囊的抵抗力较强,在冰冻状态下可存活35天,4℃存活68天,胃液内存活3h,但包囊不耐干燥和高温,56℃加热$10\sim15min$即可被杀死。卵囊对外界环境、酸、碱和常用消毒剂的抵抗力很强,在室温下可存活3个月,但对热的抵抗力较弱,80℃加热1min可丧失活力。

2. 食品污染的来源与途径

猫是弓形体的终宿主。猫吞食了含有弓形体包囊的动物组织或发育成熟的卵囊后,包囊内的滋养体和卵囊内的子孢子,一部分侵入肠上皮细胞进行有性繁殖,一部分进入血液在猫的体内组织的有核细胞内进行无性繁殖。随猫的粪便排出的卵囊在适当的条件下于$2\sim4$天内完成孢子化。包囊、滋养体及卵囊污染环境后,易致食用动物的感染,有报道16000头牛中25%有抗体;9000只绵羊中31%有抗体;9000头猪中9%有抗体。

3. 对人体的危害

带包囊和滋养体的畜禽肉可导致人类弓形体病。弓形体可通过口、皮肤、黏膜和胎盘传播给人,但人体感染的主要原因是食入含有卵囊和包囊的食物,如食用含有弓形体包囊的生肉或未煮熟的肉,少数因饮用弓形体病山羊的乳,或者饮用卵囊污染的水或食入被卵囊污染的蔬菜。

成人感染时,体温可升高到$40.6\sim42.2℃$,精神萎顿,食欲逐渐减退,胃底部出血,有溃疡,便秘,有时下痢。肝有点状出血和灰白色,局灶性坏死性肝炎。呼吸困难,有咳嗽和呕吐症状,肺出血,有不同程度的间质水肿。肾有出血点和坏死灶。心包、胸腹腔有积水。有的四肢和全身肌肉强直。全身淋巴结肿大,充血,出血。身体下部及耳部出现瘀血斑,或有较大面积的发绀。中枢神经系统受侵害时,可表现为非化脓性脑膜炎,也可出现癫痫或精神症状。温暖潮湿地区人群弓形体的感染率较寒冷干燥地区为高,且随年龄的增长而升高。据报道,全世界有1/4人的血清中存在抗体,我国人群感染率在$0.1\%\sim47.3\%$的范围内,农村感染率高于城镇,成人高于儿童。动物饲养者、屠宰工人、肉类加工和皮毛加工的工人以及兽医等人群弓形体感染率较高。

(四) 华支睾吸虫

华支睾吸虫为引起人畜共患华支睾吸虫病的寄生虫。成虫寄生于人和哺乳动物的肝内胆管,在人体内可存活$20\sim30$年。第一中间宿主为淡水螺,第二中间宿主为淡水鱼或虾。

1. 病原体

华支睾吸虫(*Clonorcbis inensis*)又称肝吸虫(liver fluke),属于后睾目、后睾科(Opisthorchiidae)、支睾属。华支睾吸虫是一种雌雄同体的吸虫。虫体长、扁平呈叶状稍尖,后端较钝,体表平滑,大小平均为$(10\sim25)mm\times(3\sim5)mm$,呈乳白色半透明。成虫呈叶状或葵花子状,体薄而柔软,半透明,活时为淡红色,死后为灰白色。有口吸盘和腹吸盘,口吸盘大于腹吸盘。卵甚小,虫卵形似芝麻粒,上端有卵盖,后端有一小突起,棕黄色,大小为$29\mu m\times17\mu m$。卵内含一个毛蚴。

2. 食品污染的来源与途径

螺蛳、淡水鱼、虾等为中间宿主。成虫寄生在人、猪、猫、犬的胆管里。虫卵随宿主粪便排出，被螺蛳吞食后，经过胞蚴、雷蚴和尾蚴阶段，然后从螺体逸出，游于水中，附在淡水鱼体上，继而浸入鱼的肌肉、鳞下或鳃部发育为后囊蚴。如果人或动物（为终末宿主）食用含有囊蚴的生鱼虾或未煮熟的鱼肉或虾后，囊蚴可进入人体消化道，囊壁被溶化，幼虫破囊而出，然后移行到胆管和胆道内发育为成虫。成虫在人体内寄生可达15～25年。

3. 对人体的危害

人食用生的或没有烧熟煮透的含囊蚴的淡水鱼、虾后即可感染。感染率的高低与生活和饮食习惯以及淡水螺的滋生程度有密切关系。在一些地区流行的关键因素是当地人有吃生的或未煮熟的鱼肉的习惯，如我国朝鲜族人主要因食"生鱼佐酒"而感染，广东人因吃"生鱼"、"生鱼粥"或"烫鱼片"而感染。此外，用切过生鱼的刀具及砧板切熟食，或者用盛放过生鱼的容器盛装熟食，或者加工人员接触过生鱼的手未清洗再触及食品等均可造成食品的交叉污染，也有使人感染的可能。

华支睾吸虫病主要分布于亚洲，多见于中国、日本、朝鲜、越南、老挝、印度和东南亚国家等。国内除西北地区和西藏等地外，已有25个省区有不同程度流行，有些地区人群感染率高达45.8%。

食入囊蚴的数量少时可无症状，若吃进的数量多或反复多次感染，因机械性的刺激，引起胆管和胆囊发炎，管壁增厚，消化机能受影响，造成腹泻。反复严重感染者出现浮肿，消瘦、贫血、黄疸、心悸、眩晕、失眠、肝脾肿大等症状。儿童和青少年感染后，临床症状严重，智力发育缓慢，甚至还可引起侏儒症，死亡率较高。有些患者在晚期并发肝绞痛、胆管炎、胆囊炎和肝癌。

（五）蛔虫

蛔虫属于线虫纲、蛔目、蛔科。人的似蚓蛔虫、猪蛔虫，小兔唇蛔线虫、大弓线虫、猫弓首线虫等可引起人兽共患蛔虫病。蛔虫是人体肠道内最大的寄生线虫，所导致的人的蛔虫病是一种常见寄生虫病。在儿童中发病率相对较高。

1. 病原体

蛔虫成虫呈圆柱形，似蚯蚓状，成体略带粉红色或微黄色，体表有横纹。死后为黄白色，头部有3片唇，其内缘有细齿。雌虫长20～35cm，尾端直；雄虫长15～30cm，尾端向腹面卷曲。虫卵随粪便排出，卵分受精卵和未受精卵两种。前者因受胆汁染色而呈金黄色，内有球形卵细胞，两极有新月状空隙；后者窄长，内有一团大小不等的粗大折光颗粒。

2. 食品污染的来源与途径

蛔虫的发育不需要中间宿主，各种蛔虫的生活史基本相同。成虫寄生于宿主的小肠内，虫卵随粪便排出体外，在适宜的环境中单细胞卵发育为多细胞卵，再发育为第一期幼虫，经一定时间的生长和蜕皮，变为第二期幼虫，再经3～5周才能变成感染性虫卵。感染性虫卵一旦与食品、水、尘埃等一起经口被摄入人体，在小肠内可孵出第二期幼虫，通过小肠黏膜及黏膜下层进入淋巴管或微血管，再经胸导管或门静脉到达心脏，随血液到达肝脏、肺脏，然后经支气管、气管、咽喉再返回小肠内寄生，并逐渐长大为成虫。成虫在小肠里能生存1～2年，有的可长达4年以上。

蛔虫病呈世界性分布，一般春夏季节为蛔虫的感染季节。当灰尘、水、土壤或蝇、鼠以及带虫卵的手污染蔬菜及水生生物后，若食用未洗净的污染食物可导致人体感染。

3. 对人体健康的危害

人感染蛔虫而发病时，早期危害主要是幼虫在肺内移行造成的，幼虫在人体移行中可损害肠壁、肝和肺，引起局部出血和粒细胞浸润、支气管炎、肺炎及哮喘。后期危害主要是成虫在小肠内生活造成的。成虫寄生于小肠，夺取营养，感染者通常无明显症状，儿童和体弱者有营养不良、食欲不振、荨麻疹、畏寒、发烧、磨牙等表现。严重时导致肠梗阻、肠扭转、肠套叠、肠坏死，异位寄生时常引起胆管阻塞、肝脓肿、腹膜炎等，偶尔并发胰腺炎、急性阑尾炎，或引起咽喉和支气管阻塞与窒息。

值得注意的是，我国农村多以人畜粪便作肥料，蔬菜大多染有蛔虫卵，生吃蔬菜或吃未洗净的菜都有可能将虫卵食入而致病，感染率农村高于城市，儿童高于成人。

第三章　食品的化学性危害因素

食品的化学性危害因素来源复杂，种类繁多，主要有：①来自生产、生活和环境中的污染物，如农药残留、兽药残留、有害元素、霉菌毒素、多氯联苯和二噁英等；②来自工具、容器、包装材料以及涂料等溶入食品中的原料成分、单体、助剂等；③在食品加工、储存过程中产生的物质，如多环芳烃、N-亚硝基化合物、杂环胺和氯丙醇等。为了防止或减少食品的化学性污染，需要采取"从农田到餐桌"全过程的管理模式，以达到有效预防控制化学性污染的目的。

第一节　农药对食品的污染

农药在现代农业生产中成为"双刃剑"，一方面在减少农作物因受病虫害造成的损失作出巨大贡献，另一方面随着化学农药种类的不断增多，滥用农药问题日趋严重，造成食品中的农药残留大大超出国家或国际规定的标准，致使农药急性中毒和慢性中毒事件屡有发生。

一、农药的定义

农药是指用于预防、消灭或者控制危害农、林业的病、虫、草及其他有害生物，以及有目的地调节植物、昆虫生长的药物的通称。农药可以是化学合成的，也可能是来源于生物或其他天然物质的一种或几种物质的混合物及其制剂。农药以其毒性作用来消灭或控制虫、病原菌生长。目前在讨论农药的污染问题时，主要指化学合成农药。

其中有机化合物按化学结构分有数十种之多。按作用方式分有杀生性农药和非杀生性农药，前者包括胃毒、触杀、内吸、熏蒸剂等类；后者包括特异性杀虫剂（如引诱、驱避、拒食、昆虫生长调节剂等）和植物生长调节剂等。目前农业生产上主要使用的农药品种如图3-1所示。

二、农药污染食品的途径

农药对食品的污染有施药过量或施药期距离收获期间隔太短而造成的直接污染；也有作物从污染环境中对农药的吸收，生物富集及食物链传递作用而造成的间接污染。集中表现在食品中农药残留量超标，甚至引起人的中毒事故。不但影响食品安全，而且还影响我国食品出口贸易。其污染食品的主要途径如下：

（一）直接污染

1. 农作物直接施用农药

为防治农作物病虫害而施用农药，直接污染食用作物。农药对农作物的污染有表面污染和内部污染两种。渗透性农药黏附于蔬菜、水果等作物表面，施药时向农作物喷洒的农药约有 $10\% \sim 20\%$ 附着于农作物的植株上。而内吸性农药可进入作物体内，在粮食等作物体内运动、残留，造成污染。如甲拌磷、乙拌磷、内吸磷等。这些农药的杀虫机理就是通过植物的根、茎、叶等处渗入到植物组织内部，遍布植株的全部组织之中，当害虫取食植物组织时将害虫杀死。一般来讲，蔬菜对农药的吸收能力是根菜类＞叶菜类＞果菜类。根菜类蔬菜有萝卜、胡萝卜、芜菁、牛蒡、辣根、根芹菜、美洲防风、婆罗门参、甘薯、葛根、豆薯等。

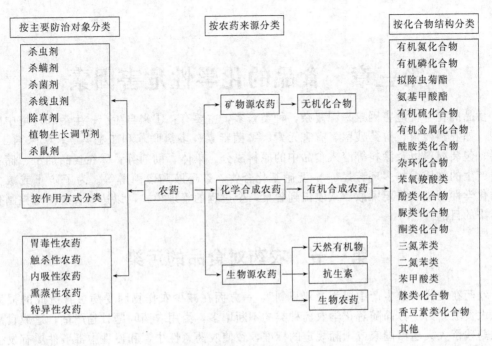

图 3-1 农药分类

叶菜类有菠菜、芹菜、白菜、油菜、韭菜、苋菜、茴香、芫荽、茼蒿、落葵、空心菜等。果菜主要包括黄瓜、冬瓜、南瓜、西葫芦等各种瓜类以及番茄、茄子、辣椒、甜椒、各种豆类等。黄瓜、菠菜和草莓吸收农药的能力较强。此外，施药次数越多，施药浓度越大，时间间隔越短，作物中的残留量越大。所以，农药在食用作物上的残留受农药的品种、浓度、剂型、施用次数、施药方法、施药时间、气象条件、植物品种以及生长发育阶段等多种因素影响。

2. 熏蒸剂的使用也可导致粮食、水果、蔬菜中农药残留。

3. 给饲养的动物使用杀虫剂、杀菌剂时，农药可在动物体内残留。

4. 粮食、水果、蔬菜等食品在储藏期间为防止病虫害、抑制生长、延缓衰老等而使用农药，可造成食品上的农药残留。

5. 运输和储存中混放。食品在运输中由于运输工具、车船等装运过农药未予以彻底清洗，或食品与农药混运，可引起农药对食品的污染。此外，食品在储存中与农药混放，尤其是粮仓中使用的熏蒸剂没有按规定存放，也可导致污染。

6. 果蔬经销过程中用药造成污染

水果商为了谋求高额利润，低价购买七八成熟的水果，用含有二氧化硫的催熟剂和激素类药物处理后，就变成了色艳、鲜嫩、惹人喜爱的上品，价格可提高 2～3 倍。如从南方运回的香蕉大多七八成熟，在其表面涂上一层含有二氧化硫的催熟剂，再用 30～40℃的炉火熏烤后储藏 1～2 天，就变成上等蕉。

（二）间接污染

农业上使用农药，通过污染土壤、水体、大气等造成的对食品的间接污染。

1. 土壤污染

农药进入土壤的途径主要有三种：一是农药直接进入土壤，包括施用于土壤中的除草剂、防治地下害虫的杀虫剂、与种子一起施入以防治苗期病害的杀菌剂等，这些农药基本上全部进入土壤；二是防治田间病虫草害施于农田的各类农药，其中相当一部分农药进入土壤。研究证实，农田喷洒农药后，一般只有10％～20％是吸附或黏着在农作物茎、叶、果实表面，起杀虫或杀菌作用，其余的大部分农药落在土壤上，主要集中在土壤耕作层，如DDT有80％～90％集中在耕作层20～30cm土壤中；三是随大气沉降、灌溉水等进入土壤。土壤中农药经光照、空气、微生物作用及雨水冲刷等，大部分会慢慢分解失效，但土壤中的农药通过植物的根系吸收转移至植物组织内部和食物中。不同种类的蔬菜从土壤中吸收农药的能力是不同的。最容易从土壤中吸收农药的是胡萝卜、萝卜、马铃薯、甘薯、黄瓜、菠菜、草莓等，番茄、茄子、辣椒等果菜类吸收能力较差。此外，芋头、山药、草石蚕等也易从土壤中吸收农药。

2. 水体污染

水体中农药来源有以下几个途径：

（1）大气来源　在喷雾和喷粉使用农药时，部分农药弥散于大气中，并随气流和沿风向迁移至未施药区，部分随尘埃和降水进入水体，污染水生动植物进而污染食品。

（2）水体直接施药　这是水中农药的重要来源，为防治蚊子、杀灭血吸虫寄主、清洁鱼塘等在水面直接喷施杀虫剂，为消灭水渠、稻田、水库中的杂草使用的除草剂，绝大部分农药直接进入水环境中，其中的一部分在水中降解，另外部分残留在水中，对鱼虾等水生生物造成污染，进而污染食品。

（3）农药厂点源污染　农药厂排放的废水会造成局部地区水质的严重污染。

（4）农田农药流失是水体农药污染的最主要来源　目前农业生产中，农田普遍使用农药，其用量之大，种类之多，范围之广，成为农药污染的主要来源。农药可通过多种途径进入水体，如降雨、地表径流、农田渗漏、水田排水等。资料表明，一般来说，旱田农药的流失量不多，在0.46％～2.21％范围内，但在施药后如遇暴雨，农药的极端流失量很大，有的高达10％以上。农田使用农药的流失量与农药的性质、农田土壤性质、农业措施、气候条件有关。通常，对于水溶性农药，质地轻的砂土、水田栽培条件、使用农药时期的降雨量大的地区容易发生农药流失而污染环境，反之则轻。

3. 大气污染

根据离农业污染点远近距离的不同，空气中农药的分布可分为三个带。第一带是导致农药进入空气的药源带，可进一步分为农田林地喷药药源带和农药加工药源带。这一带中的农药浓度最高。此外，由于蒸发和挥发作用，施药目标上和土壤中的农药向空气中扩散，在农药施用区相邻的地区形成第二个空气污染带。第三带是大气中农药迁移最宽和浓度最低的地带，此带可扩散到离药源数百公里甚至上千公里。据研究，DDT等有机氯杀虫剂可以通过气流污染到南北极地区，那里的海豹等动物脂肪中有较高浓度的DDT蓄积。

当飞机喷药时，空气中农药的起始浓度相当高，影响的范围也大，即第二带的距离较宽，以后浓度不断下降，直至不能检出。

（三）食物链和生物富集作用造成的污染

有机氯、汞和砷制剂等化学性质比较稳定的农药，与酶和蛋白质的亲和力强，在食物链中可逐级浓缩，这些农药残留被一些生物摄取或通过其他方式吸入后积累于体内，造成农药的高浓度储存，再通过食物链转移至另一生物，经过食物链的逐级富集后，若食用该类生物性食品，可使进入人体的农药残留量成千上万倍增加，从而严重影响人体健康，尤其是水产品。如贝类在含六六六或DDT 0.012～0.112mg/L的水中生活10h，体内富集六六六可达600倍或DDT 15000倍。以DDT为例，如散布在大气的DDT浓度为$3 \times 10^{-5} \mu l/L$，当降落到水中为浮游生物吞食后，浮游生物体内的DDT浓度可达到$0.4 \mu l/L$，即富集1.3万倍。浮游生物被小鱼吞食后，小鱼体内DDT浓度可达到$5 \mu l/L$，即富集14.3万倍；小鱼再被大鱼吞食后，大鱼体内的 DDT 浓度又增加到 $20\mu l/L$，即富集 57.2 万倍；如鱼再被水鸟吞食后，水鸟体内 DDT 浓度又增高到 $250\mu l/L$，富集 858 万倍。人若食用这些海生物后，DDT 可以在人体内进一步富集到 10 亿倍。人们如果长期食用这些含毒很高的生物，不断积累于体内，造成累积中毒。陆生生物也有类似作用，实验证明，长期喂饲含有农药的饲料可造成动物组织内的农药蓄积。因此，这种食物链的生物浓缩作用，可使环境中的微小污染转变成食物的严重污染。

（四）意外事故造成的污染

食品或食品原料在运输或储存中由于和农药混放，或是运输过程中包装不严以及农药容器破损导致运输工具污染，再以未清洗的运输工具装运粮食或其他食品，造成食品污染。农药泄漏、逸出事故也会造成食品的污染。

三、几种常用杀虫剂对食品的污染

（一）有机氯

1. 污染食品途径

有机氯农药对食品的污染与残留极普遍，特别在动物性食品中（如蛋、禽畜肉、鱼及水产品、乳制品）残留量较高。果蔬类、粮谷类、薯类、豆类等，也有不同程度的残留。乳制品、畜禽肉、蛋类中的有机氯农药污染主要来源于饲料中的有机氯残留，鱼及水产品中有机氯农药残留主要来源于水污染和生物富集作用。果蔬类及粮谷类有机氯农药污染主要来源于直接施用农药、土壤污染和空气污染。

2. 残留毒性与危害

有机氯农药是含有氯的有机化合物，大部分是含一个或几个苯环的氯衍生物。最主要的品种是 DDT 和六六六，另外还有艾氏剂、狄氏剂、异狄氏剂、氯丹和七氯等。有机氯类农药的特点是：化学性质稳定，在环境中残留时间长，短期内不易分解，易溶于脂肪中，并在脂肪中蓄积，造成人体慢性中毒，是造成环境污染的主要农药类型。食品中残留的有机氯农药，不会因储藏、加工、烹调而减少，因此，长期摄入含高残留量的有机氯农药的食物，可使体内农药蓄积量增加而产生毒性作用。

随食物摄入人体的有机氯农药，对人体的损害主要在肝、肾等实质脏器和中枢神经系统，主要毒性表现为对神经系统的作用。中毒早期出现感觉性紊乱，如脸和四肢感觉过敏或异常，头痛、眩晕、恶心、呕吐、运动失调、发抖以及精神错乱，较严重时肌肉阵发性抽搐、阵发性惊厥，发作时可出现昏迷和呼吸困难。有机氯农药还具有致畸、致癌、致突变作用。部分有机氯农药对大鼠经口的 LD_{50} 见表 3-1。

表 3-1　部分有机氯农药对大鼠经口的 LD_{50}

杀虫剂	LD_{50}/(mg/kg 体重)	杀虫剂	LD_{50}/(mg/kg 体重)
DDT	500～2500	五氯酚钠	78
艾氏剂	25～95	毒杀芬	60～69
狄氏剂	24～98	工业品六六六	600
氯丹	150～700	七氯	100～163

3. 食品中残留现状

动物食品中的残留量高于植物食品。从被摄入人体的六六六量来看，我国是美国的 84 倍，是日本的 15 倍；DDT 的摄入量是美国的 24 倍，是澳大利亚的 16 倍。六六六、DDT 脂溶性高，药性稳定，易被人和动物吸收。这两种药虽然已停用 20 年，但至今在人体中的残留量仍很高。有关部门对 30 个城市的人乳进行六六六、DDT 含量检查，全部高于世界卫生组织规定的最高允许值；牛奶中的残毒量绝大多数达不到婴儿级国际标准。降至发达国家的水平还需 15～20 年（西方国家禁用六六六、DDT 比我国早 10～15 年）。

但在要求绿色农业 AA 级特别是有机农业的产品中，限制或禁止使用农药。由于有机氯农药的高残留，致使目前的产品中仍有一定的检出率。可见，有机氯农药对土壤的污染仍是目前需要解决的问题之一。

（二）有机磷

1. 污染食品途径

由于有机磷农药在农业生产上广泛应用，导致食品发生了不同程度的污染。粮食、果蔬、薯类等都发生过此类农药的残留，主要污染途径是直接施用农药或来自土壤的污染，有机磷类农药的残留时间较短，在根菜、块茎类作物中相对比叶菜类、豆类作物中残留时间长。水体被有机磷农药污染后，也能转移到农作物上。对食品的污染主要表现在植物性食物中，水果、蔬菜等含有芳香物质的植物最易吸收有机磷农药，且残留量高。

2. 残留毒性危害

（1）现阶段生产的有机磷杀虫药按毒性分为以下四类：

① 剧毒类　甲拌磷（3911）、内吸磷（1059）、对硫磷（1605）。

② 高毒类　甲基对硫磷、甲胺磷、氧化乐果、敌敌畏、二甲硫吸磷等属于此类。

③ 中度毒类　乐果、乙硫磷、敌百虫等。

④ 低毒类　马拉硫磷等。

这些有机磷农药，除敌百虫外，大都有恶臭和大蒜味。

（2）有机磷中毒临床表现分为三级：

① 轻度中毒　呕吐、恶心、头痛、头晕。

② 中度　除轻度中毒症状外还有流涎，瞳孔缩小，大汗等。

③ 重度中毒　除上述症状外，出现紫绀，瞳孔高度缩小，昏迷。

3. 有机磷农药污染食品的原因

（1）大量使用农药是食品污染的主要原因　我国每亩地用药为 250g，美国为 187.17g。我国使用农药主要为杀虫剂，占农药总量的 77.76%，其中以甲胺磷、氧化乐果、对硫磷、甲基对硫磷、敌敌畏等毒性高的品种使用最多。从目前农药使用情况看，高毒农药使用量大，次数频繁是造成食品农药超标的主要原因。

（2）农民缺乏对农药的科学认识，使用禁用农药　对某城市近郊 60 名菜农进行调查发现，无一人知道哪些农药为禁用农药，32 人知道农药应按说明书使用，但认为杀虫剂效果不明显时应加大用药量；无人知道蔬菜上市前必须经过安全期。由于蔬菜生长期短，可生食，食用部分裸露在外等特点，极易被农药污染，是高毒农药残留的主要食品，大量使用高毒农药是当前引起食物中毒的主要原因。

（3）农民违反农药使用规范　农药对蔬菜瓜果污染的根本原因是部分农民违反农药使用规范，不遵守休药期。最多出现农药污染的蔬菜瓜果也是易于生虫或生虫后难于防治的品种，同时也是菜农、果农最为频繁用药的品种。造成有机磷农药中毒的关键是菜农没按规定使用农药，施药后没过安全间隔期就采摘上市。根据各地蔬菜市场农药监测综合分析，农药污染较重的蔬菜有白菜类（小白菜、青菜、鸡毛菜）、韭菜、黄瓜、甘蓝、花椰菜、菜豆、豇豆、苋菜、茼蒿、番茄、茭白等，其中韭菜、小白菜、油菜受到农药污染的比例最大。

（三）氨基甲酸酯类

目前的氨基甲酸酯类农药已有 1000 多种。氨基甲酸酯类农药具有高效、低毒、低残留、选择性强等优点。这类农药被微生物分解后产生的氨基酸和脂肪酸，还可作为土壤微生物的营养源，促进微生物繁殖，同时还可以提高水稻蛋白质和脂肪含量。

1. 污染食品途径

氨基甲酸酯类农药污染食品的主要途径是直接施用农药或来自土壤的污染。水体被含有氨基甲酸酯农药污染后，也能转移到农作物和水产品上。对食品的污染主要表现在植物性食物中，水果、蔬菜等喷洒氨基甲酸酯类杀虫剂后残留量高，如呋喃丹、甲萘威（西维因）等。造成氨基甲酸酯残留农药中毒的主要污染途径是往果蔬上滥用高毒氨基甲酸酯，用药次数增多，浓度过高且未过安全期采收上市；氨基甲酸酯类除草剂的使用污染土壤和稻田造成土壤和水源污染，进而污染食品。

2. 残留毒性与危害

该类农药具有苯基-N-烷基甲酸酯的结构，它与有机磷农药一样，具有抗胆碱酯酶作用，中毒症状也相同。但中毒机理不同，主要是由对胆碱酯酶分子总体的弱可逆性结合的抑制而引起的，因此它的中毒症状消失快，而且没有迟发性神经毒性。由于在环境中易于分解，在作物上的残留时间一般为 4 天；在动物体内也能迅速代谢，一般在动物的肌肉和脂肪中明显蓄积时间为 7 天，而代谢产物的毒性多数低于其本身毒性，因此属于低残留的农药。如西维因等较易分解，对高等动物的毒性较小，但动物实验证明有致癌作用。

发生急性中毒时，可出现流泪、颤动、瞳孔缩小等胆碱酯酶抑制症状。其慢性毒性具有致癌、致畸和致突变作用。部分氨基甲酸酯类杀虫剂对大鼠经口的 LD_{50} 见表 3-2。

表 3-2　部分氨基甲酸酯类杀虫剂对大鼠经口的 LD_{50}

名称	LD_{50}/(mg/kg 体重)	名称	LD_{50}/(mg/kg 体重)	名称	LD_{50}/(mg/kg 体重)
涕灭威	0.93	速灭威	268～600	巴沙	410～635
叶蝉散	260～500	西维因	500～850	呋喃丹	8～14

3. 食品中残留污染现状

关于这类农药污染状况近几年没有进行过规模性调查，但对区域性的检测亦有报道。2000 年 12 月辽宁省农科院测试分析中心对沈阳市冬季上市和生产基地大棚油菜、韭菜等 10 种蔬菜 153 个样品进行了监测，其中大白菜样品 15 个、油菜 17 个、韭菜 15 个、甘蓝 15 个、黄瓜 17 个、芹菜 19 个、菠菜 17 个、菜花 15 个、番茄 21 个、生菜 2 个。结果表明，无论是市场销售蔬菜，还是基地大棚蔬菜，高毒杀虫剂克百威超标达 23.5%，居首位，污染严重。克百威市售蔬菜超标 21.5%，基地菜超标 31.9%；氨基甲酸酯杀虫剂对蔬菜污染严重，污染顺序是韭菜、油菜＞芹菜、菠菜＞白菜、菜花＞甘蓝、黄瓜、番茄。冬季蔬菜害虫发生较夏季轻得多，冬季抽样高毒杀虫剂对蔬菜污染如此严重，夏季问题会更突出。说明目前人们广泛使用高毒的氨基甲酸酯杀虫剂防治蔬菜病虫害，它是造成农药污染的主要来源。在 156 份蔬菜样品中检出了 8 种农药，主要是拟除虫菊酯、有机磷和氨基甲酸酯类农药，检出率为 26.9%，其中 11.54% 为禁用农药品种。

（四）拟除虫菊酯类

拟除虫菊酯类农药是近年发展较快的农药。该类农药是模拟天然菊酯的化学结构而合成的有机化合物。在水中的溶解度小，可溶于多种有机溶剂。在酸性条件下比较稳定，在碱性介质中易分解。

目前使用的主要有氰戊菊酯、溴氰菊酯、氯氰菊酯、杀灭菊酯（速灭杀丁）、苄菊酯（敌杀死）和甲醚菊酯等。这类杀虫剂具有广谱、高效、低毒、低残留的特点，因而被广泛应用。

1. 污染食品的途径

拟除虫菊酯类农药在作物中降解速度快，残留浓度低，但仍可污染食品。主要是施用农药，在没过安全间隔期造成的污染，对于多茬采收的果品和蔬菜污染严重。

2. 残留毒性与危害

拟除虫菊酯在生物体内基本不产生蓄积效应，对哺乳动物毒性较小。

拟除虫菊酯类农药属于中枢神经毒物，其毒性作用机理尚不完全清楚。中毒者可出现头痛、乏力、流涎、惊厥、抽搐、痉挛、共济失调、呼吸困难、血压下降、恶心、呕吐等症状。该类农药还具有致突变作用。当拟除虫菊酯与有机磷农药混合污染食品时，可产生协同毒性作用，增加毒性危害，延长毒性反应时间。部分拟除虫菊酯农药对大鼠经口的 LD_{50} 见表 3-3。

表 3-3　部分拟除虫菊酯农药对大鼠经口的 LD_{50}

名　称	LD_{50}/(mg/kg 体重)	名　称	LD_{50}/(mg/kg 体重)	名　称	LD_{50}/(mg/kg 体重)
溴灭菊酯	710	溴氰菊酯	135	丙烯菊酯	>1000
氯氰菊酯	200～800	胺菊酯	464		
氯菊酯	1200～1500	氰戊菊酯	451		

四、杀菌剂对食品的污染

无机杀菌剂内含重金属，对食品造成污染，如波尔多液含铜。现广泛使用于遭受真菌侵袭的各种农作物上，如果使用不当，在接近收获时使用，就会污染食品。另有一类含汞的无机化合物制成的杀菌剂，如被人误食，可引起大量中毒事件发生。

1. 污染食品途径

杀菌剂主要是在农业生产中直接施用农作物中残留污染食品，其次是杀菌剂污染土壤、水源等造成农作物吸收而污染，以及污染水源在水产品中富集污染。采后食品防腐剂和熏蒸剂的使用会直接污染食品。存放使用农药不当也会污染食品。

2. 残留毒性与危害

杀菌剂（如六氯苯、代森锰锌、代森联、代森锌、乙烯菌核利、福美锌、苯菌灵、五氯酚、三丁基锡）污染食品，可引起人的急性中毒、慢性中毒、"三致"作用以及干扰人体内分泌系统。它们主要使生物的生殖机能下降和导致异常现象，降低生物体的免疫能力并诱发肿瘤，损害神经系统等。

3. 食品中残留污染现状

由于大多数杀菌剂降解速度较快，如能严格按照要求施药，在食品上污染不太严重。但一些杀菌剂含重金属，喷施浓度大，次数多，会造成重金属污染食品。此外，残留期长或频繁用药，未过安全期就采收，以及农民滥用杀菌剂，造成杀菌剂在食品中的残留污染也是一重要方面。但目前杀菌剂在食品上残留污染情况调查资料很少，这方面工作有待加强。

五、除草剂对食品的污染

目前，我国农作物的种植面积为 1.55 亿公顷，粮食种植面积达 1.18 亿公顷，随着农业机械化的发展和免耕技术的推广，我国使用除草剂的面积预计将以年均 200 万公顷的速度增加，我国现生产 50 余种主要除草剂品种，还有进口的 10 余种除草剂。从 20 世纪 90 年代开始，除草剂的增长速度就是所有农药中发展最快的，如有机磷除草剂草甘膦的年产量已达万吨以上，除草剂丁草胺和乙草胺的年产量也在 5000t 以上。

1. 污染途径

除草剂的污染途径主要包括：直接污染，即直接施药污染农作物后在体内残留时间长，随食物进入人体；间接污染，即农田施用除草剂后，空气、水体、土壤中残留，作物吸收后造成对食品的污染；除草剂污染水源，造成水产品污染；残留除草剂的农作物秸秆作为饲料进入家畜体内，污染畜产品。此外，滥用除草剂也造成食品污染，如用除草剂催生豆芽。

2. 残留毒性危害

除草剂具有选择性，只能杀伤杂草，而不伤害作物。大多数除草剂在环境中会逐渐分解，但据有关研究表明，一般除草剂有致癌、致畸、致突变的作用。同时，一些国外已禁用并被确认为具有"三致"作用的除草剂品种，我国仍未禁用，因此，切实加强农药的环境管理是刻不容缓的大事。此外，除草剂类（如2,4,5-三氯联苯氧基乙酸、2,4-二氯联苯氧基乙酸、杀草强、莠去津、甲草胺、除草醚、草克净等）能使生物的生殖机能下降和导致异常现象，降低生物体的免疫能力并诱发肿瘤，损害神经系统等。人体内分泌系统产生的激素过少，会引起某些组织或器官功能失调，严重时可危及生命；激素过多，会过度作用而产生病态。上述除草剂进入人体或动物体内的作用方式包括三个方面：一是与人体或动物体激素竞争靶细胞膜上的受体，影响其正常生理活动；二是上述某些农药可能抑制类固醇合成过程中某些酶的活性，使酶的功能丧失，致使雄性激素类固醇不能合成，同样，也可以与雌性激素受体结合，从而引起人体细胞内、细胞间、器官之间、机体之间的内在激素信号的传送，导致机体失衡；三是由于某些农药作用于人体的激素，会使人体内分泌系统紊乱，进而使免疫系统、中枢神经系统受到伤害。

3. 食品中残留现状

水生生物对除草剂较敏感，除草剂污染水体，对水产品生产造成损失的情况时有发生。

1997年夏季辽宁省昌图县水稻种植地区，引用条子河上游吉林省某化工厂生产除草剂阿特拉津的废水灌溉稻田，由于水中的阿特拉津含量高于 0.1mg/L，造成该县 4.2 万亩的稻田秧苗死亡、绝收，直接经济损失达 4200 多万元，给当地农民的生活造成巨大困难。

六、食品中农药残留及允许量标准

农药残留是指农药使用后残存于生物体、农副产品和环境中的农药原体、有毒代谢物、降解物和杂质的总称。为了防治病虫草害，人们把农药洒入农田、森林、草原、水体，这些直接落到害虫上的农药还不到用量的 1%，10%～20% 会落在作物上，其余散布在大气、土壤和水体中，通过各种途径污染食品，最终造成对人体的危害。

目前国际食品法典对 176 种农药在 375 种食品规定了 2439 条农药最高限量标准，我国 1995 年前只有 21 个，1995 年后增加到 62 种农药在 108 种食品中的最高限量标准。2002 年开始新修订的《食品中农药最大残留限量国家标准》包括 136 种我国正在使用的农药，涵盖了获得农药登记允许使用的食品和禁止在水果、蔬菜、茶叶等经济作物上使用的高毒农药。

（一）食品中有机氯农药的允许量标准

有机氯农药化学性质稳定，在外界环境中广泛残留，通过食物链最终进入人体，并在人体内蓄积。由于有机氯农药的半衰期长，有些品种的半衰期可达 10 年以上，所以目前世界各国虽然已广泛停用，但在一些食品中仍可能存在有机氯农药残留。因此，我国的食品卫生标准中明确限定了有机氯农药在食品中的最大允许残留量（表3-4）。

（二）食品中有机磷农药的允许量标准

有机磷农药为神经性毒剂，对人体健康有一定的危害，并且由于有机磷农药应用范围广，

表 3-4　有机氯农药在食品中的最大允许残留量标准

品　种	指标/(mg/kg)		备　注
	六六六	DDT	
粮食（成品粮）	≤0.3	≤0.2	GB 2763—81
蔬菜、水果	≤0.2	≤0.1	GB 2763—81
鱼	≤2.0	≤1.0	GB 2763—81
肉（以鲜重计）	≤0.4	≤0.2	GB/T 136—81
（以脂肪计）	≤4.0	≤2.0	GB/T 136—81
蛋（去壳）	≤1.0	≤1.0	GB/T 136—81
牛乳	≤0.1	≤0.1	GB/T 136—81
乳制品	按牛乳折算	按牛乳折算	GB/T 136—81
绿茶及红茶	≤0.4	≤0.2	GB/T 136—81

污染机会多，因此某些食品（尤其是食品）需进行有机磷农药残留量的检验。我国的有机磷农药在食品中的允许残留量标准如表 3-5 所示。

表 3-5　有机磷农药在食品中的最大允许残留量标准/(mg/kg)

农药名称及标准号	粮　食		蔬菜、水果	食用植物油
	原粮	成品粮		
乐果	0.05	—	0.1	不得检出
敌敌畏	0.1	—	0.2	不得检出
对硫磷	0.1	—	不得检出	0.1
马拉硫磷（GB 5127—1998 代替）	8	3	不得检出	不得检出
GB 5127—85①				
甲拌磷（GB 4788—94）	≤0.02		不得检出	不得检出
杀螟硫磷（GB 4788—94）	≤5		≤0.5	不得检出
倍硫磷（GB 4788—94）	≤0.05		≤0.05	≤0.01
辛硫磷（GB 14868—94）	≤0.05		≤0.05	
乙酰甲胺磷（GB 14872—94）	≤0.2		≤0.2 蔬菜 ≤0.5 水果	
甲胺磷（GB 14873—94）	≤0.1			
甲基对硫磷（GB 14874—94）	≤0.1			≤0.1
地亚农（GB 14928.1—94）	≤0.1		≤0.5	
甲基嘧啶硫磷（GB 14928.3—94）	≤5			
水胺硫磷（GB 14928.8—94）	≤0.10		≤0.02 柑橘（肉）	
喹硫磷（GB 14928.10—94）	≤0.2 大米		≤0.2 蔬菜 ≤0.5 柑梅	
克线丹（GB 14969—94）			≤0.005 甘蔗 ≤0.005 柑梅	

① GB 5127—85《食品中敌敌畏、乐果、马拉硫磷、对硫磷最大残留限量标准》自 1985 年实施以来，除马拉硫磷以外，其他指标都符合国内的实际情况，在制定原标准过程中参考了国际标准，故此次修改除马拉硫磷以外，其余指标均未改变。马拉硫磷常作为杀虫剂、保鲜剂、熏蒸剂用于粮食、蔬菜、水果等农作物中。由于在制定本标准时，没有考虑到作为粮食储存防虫熏蒸剂，使用量较大，实际残留量高于限量指标，进口粮食也存在超标的情况，基于这一原因，参考国际标准及我国实际情况，修改了马拉硫磷的指标。

（三）食品中氨基甲酸酯类农药的允许量标准

我国的食品卫生标准中氨基甲酸酯类农药允许量标准如表 3-6 所示。

表 3-6　食品中氨基甲酸酯类农药的允许量标准

农药名称及标准编号	品　种	指标/(mg/kg)	农药名称及标准编号	品　种	指标/(mg/kg)
西维因 GB 14971—94	粮食	≤5.0	呋喃丹 GB 14928.7—94	稻谷	≤0.5
	蔬菜	≤2.0	抗蚜威 GB 14928.2—94	粮食(包括大豆)	≤0.05
	水果	≤2.5		蔬菜	≤1
	食用油	≤0.5		水果	≤0.50
	烟草	≤1.0			
涕灭威 GB 14928.6—94	花生仁	≤0.05			
	食用油(花生油、棉籽油)	不得检出			

（四）食品中拟除虫菊酯农药的允许量标准

我国食品卫生标准中对拟除虫菊酯类农药的允许量标准如表 3-7 所示。

表 3-7　食品中拟除虫菊酯农药的允许量

农药名称及标准号	品　种	指标/(mg/kg)	农药名称及标准号	品　种	指标/(mg/kg)
溴氰菊酯 GB 14928.4—94	原粮	0.5	氰戊菊酯 GB 14928.5—94	根块类菜	0.05
	叶类菜	0.5		谷类(以原粮计)	0.2
	果类菜(皮可食)	0.2		水果	0.2
	水果(皮可食)	0.1	二氯苯醚菊酯 GB 14879	粮食	1.0
	柑橘	0.01		蔬菜	1.0
氰戊菊酯 GB 14928.5—94	叶类菜	0.5		水果	2.0
	果类菜	0.2			

（五）食品中杀菌剂的允许量标准

我国食品卫生标准中对杀菌剂类农药的允许量标准如表 3-8 所示。

表 3-8　食品中杀菌剂类农药的允许量标准

农药名称及标准号	品　种	指标/(mg/kg)	农药名称及标准号	品　种	指标/(mg/kg)
百菌清 GB 869—94	谷类(以原粮计)	0.2	稻瘟灵	大米	1.0
	蔬菜	1.0	敌菌灵 GB 15194—1994	原粮	0.2
	水果	1.0		蔬菜	10
克菌丹 GB 15194—1994	水果	15	丙环唑(敌力脱) GB 15194—1994	原粮	0.1
五氯硝基苯 GB 15194—1994	原粮	0.1	粉锈宁(三唑酮) GB 14972—94	谷类(以原粮计)	0.5
	蔬菜	0.2		蔬菜	0.2
乙烯菌核利 GB 15194—1994	蔬菜	5		水果	0.2
多菌灵 GB 14870—94	谷类	0.5	三唑醇 GB 15194—1994	原粮	0.1
	蔬菜	0.5	噻嗪酮	粮食	0.3
	水果	0.5		蔬菜	0.3

（六）食品中除草剂的允许量标准

我国食品卫生标准中对除草剂类农药的允许量标准如表 3-9 所示。

（七）食品中熏蒸剂的允许量标准

我国食品卫生标准中对熏蒸剂的允许量标准如表 3-10 所示。

表 3-9 食品中除草剂类农药的允许量标准

农药名称及标准号	品　种	指标/(mg/kg)	农药名称及标准号	品　种	指标/(mg/kg)
草甘膦	甘蔗	2.0	稳杀得、精稳杀得	甜菜	0.5
	水果	0.1		大豆	0.5
阿特拉津 GB 16323—1996	玉米	0.05	2,4-滴(2,4-D) GB 15194—94	原粮	0.5
	甘蔗	0.05		蔬菜	0.2

表 3-10 食品中熏蒸剂的允许量标准

农药名称及标准号	品　种	指　　标
溴甲烷(GB 15194—94)	原粮	50mg/kg(以无机溴计)
二溴乙烷(GB 4790—84)	原粮	0.01mg/kg

第二节　有毒有害金属的污染与控制

有毒有害金属元素及其化合物在自然界普遍存在，常称之为重金属。危害较大的有重金属元素汞、镉、铅、砷、铬、钼、铜等。重金属及其化合物侵入机体，与机体内某些成分结合，超过体内降解平衡能力后浓缩，并发挥其毒性作用。重金属对机体的毒性与其化学形态、侵入机体的途径、进入机体后的浓度、存在部位、与生物成分的结合状态、排泄速度、金属间的相互作用有关。

一、铅

（一）铅的理化特性

铅（lead，Pb）是一种浅蓝色柔软的金属，位于元素周期表ⅣA族，原子序数为82，相对原子质量207.19，相对密度11.34，熔点327.5℃，沸点1740℃。自然环境中多数以二价铅化合态形式存在，这类化合物有碳酸铅、硫化铅、硝酸铅、醋酸铅、卤化铅、磷酸铅、铬酸铅、氧化铅、氢氧化铅、叠氮化铅、四乙基铅、硬脂酸铅等，分布于土壤、水体和空气中。

（二）铅污染的来源

（1）铅主要来源于土壤和工业"三废"，有些地区由于自然地质条件特殊，土壤或岩石中铅金属含量较高，其可溶性盐类溶于天然水中，通过植物根系的吸收和转化，富集在植物-动物-人体的生物各级循环食物链中。工业"废气"、"废水"、"废物"的大量排放，使铅的积聚程度加剧，污染范围扩大。

（2）铅的其他来源　大气中的铅污染主要来源于汽油。由于四乙基铅作为抗爆剂被加入汽油中，汽油中的铅又通过机动车排放的废气释放到空气中。人类在生产活动中广泛使用的物质资料也是铅的来源，如塑料的稳定剂、颜料、涂料、铅质蓄电池、铝管、铝板等。

（三）铅的毒性

铅对机体器官的毒性作用，主要表现在对神经系统、呼吸系统、造血器官和肾脏的损害。

1. 铅对神经系统的影响

铅在体内蓄积可阻碍神经传导途径，抑制乙酰胆碱释放，使大脑皮层的兴奋和抑制调控紊乱。显现神经衰弱症候群、中毒多发性神经炎、脑水肿、脑脊液压力增高、脑血管扩张等。

2. 铅对血液系统的影响

铅能抑制血红蛋白的合成，主要是由于铅能够溶解红细胞，缩短红细胞的寿命。点彩红细胞是一种嗜碱性颗粒状红细胞，由于血红蛋白的合成受阻，骨髓幼红细胞出现代偿性增生，表现为点彩红细胞、网织红细胞、多嗜性红细胞。在铅中毒临床诊断中，点彩红细胞出现较高的阳性率；其次，铅还能影响 α-氨基亮氨酸合成酶和 α-氨基亮氨酸脱氢酶的活性，使氨基亮氨酸的合成受阻。铅中毒性贫血的机制，影响原卟啉转变为血红素。由于亚铁络合酶被铅抑制，铁不能进入卟啉环中，使铁以铁蛋白、铁微粒形式储存在骨髓细胞的线粒体内，不能被造血组织充分合理利用。这种铅中毒性贫血类似于缺铁性贫血。慢性铅中毒会导致凝血酶失活，直接影响机体凝血过程。

3. 铅对呼吸系统和肾脏功能的影响

线粒体是呼吸作用的主要部位，对铅有较强的吸附潜力。聚集的铅对线粒体的毒性主要是阻断细胞的呼吸链而抑制呼吸作用。肾脏是铅的主要排泄器官，不断流动、聚积的铅对肾脏有损害作用。铅能够使肾小管上皮细胞变性或死亡，近曲小管上皮细胞内增生包涵体，引发中毒性肾病。

（四）食品中铅的允许量标准

玉米中铅的含量为 $0.2\sim3.0mg/kg$；硬麦类为 $0.28\%\sim0.72\%$；软麦类为 $0.39\%\sim1.61\%$。中国、英国和美国的动物全价饲料标准要求铅的含量均小于 $5mg/kg$；人体血液中铅的含量若超过 $80\mu g/100ml$，将出现毒性反应。

二、砷

（一）砷的理化特性

自然环境中砷（arsenic，As）以重金属砷化合物和硫化物（As-S）的形式广泛存在于金属矿中，砷多为五价化合态，三价的无机砷化合物对环境有污染作用。无机砷化合物有毒性，可分为剧毒和强毒两类。剧毒类包括三氧化二砷（砒霜或白砒）、砷酸钠、亚砷酸钠、砷酸钙、亚砷酸。强毒类有砷酸铅等。有机砷化合物包括甲基砷酸锌（稻谷青）、甲基砷酸钙（稻宁）、甲基砷酸铁铵（田宁）、新砷凡钠明（914）、乙酰亚砷酸铜（巴黎绿）等。砷在土壤中被胶体所吸附，处于固定态或交换态，多数以固定态存在，形成有机络合物或螯合物；砷易与铁、铝、钙离子结合成难溶的化合物，不能为微生物分解。

（二）砷的来源

1. 土壤、水源和农作物

（1）土壤　土壤中的砷矿石有砷黄铁矿（FeAsS）、雄黄矿（AsS）、雌黄矿（As_2S_3）。砷化合物主要是砷的氧化物（As_2O_3、As_2O_5）、砷酸盐、亚砷酸盐。未污染的土壤中砷含量为 $0.1\sim40mg/kg$，我国 90％ 的土壤砷低于 $20mg/kg$。

（2）水源　水源中的砷以亚砷酸和砷酸为主，还有少量的甲基砷酸或二甲次砷酸。

（3）农作物　陆生植物自然砷的含量为 $1.0mg/kg$ 左右，豆类为 $0.02\sim0.56mg/kg$，蔬菜类为 $0.001\sim0.039mg/kg$；海洋植物含砷量较高，海藻为 $17.5mg/kg$，海带为 $56.7mg/kg$。在砷污染的土壤中生长的植物能吸收累积大量的砷；使用含砷的农药可使正常稻谷的砷平均含量由 $1mg/kg$ 剧增到 $3\sim10mg/kg$。

（4）空气　空气中存在气化的甲基肿、二甲基肿及 As_2O_3 和 As_2O_5 颗粒，这些固体颗粒是砷矿物燃烧的产物。

2. 砷的其他来源

砷及其化合物在农业杀虫剂、防腐剂、灭鼠剂、兽药、医药、染料、玻璃、毛皮及化工工业等领域有广泛的用途。煅烧的砷矿、生产的硫酸厂废气、加工的砷制剂农药及其他化工产业产生的"三废"，若不正确使用，均会造成砷对环境的污染。砷制剂作为非营养性添加剂和抗菌制剂，20世纪50年代，美国、加拿大在动物生产上开始应用，我国1993年批准猪、鸡可使用氨基苯砷酸（阿散酸），1996年批准使用3-硝基4-羟基苯砷酸（洛克沙胂）。

（三）砷的毒性

砷元素本身无毒，它的化合物有毒性。其毒性作用机理：主要影响体内酶的功能。

1. 砷对神经系统的影响

砷阻碍神经细胞的代谢，中枢神经和外周神经功能出现紊乱，引发神经衰弱症候群及中毒多发性神经炎等。维生素 B_1 缺乏加重砷对神经系统的危害。

2. 砷对血液系统的影响

毛细血管的内皮细胞对三价砷的作用敏感。三价砷有舒张毛细血管和增加毛细血管通透性作用。血液中95%的砷与血红蛋白结合，影响氧的运输。由于砷增加酪氨酸酶活性，可促进黑色素的合成与沉淀。

3. 砷对呼吸系统和肾脏功能的影响

三价砷与机体酶蛋白分子中的巯基结合，形成复合物，使该酶失去活性，影响细胞的正常呼吸及代谢功能。五价砷能抑制 α-甘油磷酸脱氢酶和细胞色素氧化酶，但在水解的条件下，能够恢复酶的活性。

（四）砷的允许量标准

谷类砷的含量为 $0\sim2.4mg/kg$，水果 $0\sim0.17mg/kg$，蔬菜 $0\sim1.3mg/kg$，肉类 $0\sim1.4mg/kg$，乳制品 $0\sim0.23mg/kg$，海产品 $1.5\%\sim15.3\%$。

我国生活饮用水质标准规定，砷含量不得超过 $0.04mg/L$，农田灌溉用水水质标准规定砷含量不能超过 $0.05mg/L$；大气质量标准规定，居民区大气中砷含量最高允许浓度为日平均 $0.003mg/m^3$。世界卫生组织（WHO）规定食品含砷量不超过 $1mg/kg$，美国 FDA 规定食品含砷量不超过 $2.65mg/kg$。

三、汞

（一）汞的理化特性

汞（mercury，Hg）又称水银，沸点 $356.9℃$，凝固点 $-38.9℃$，相对密度 13.35，常温下易挥发。自然环境中有金属单质汞、无机汞化合物、有机汞化合物。汞可从双焙烧丹砂（硫化汞）中提取；无机汞盐不溶于水，有一价汞盐、二价汞盐，大部分汞以硫化汞形式存在；有机汞化合物包括烷基汞、苯基汞、烷氧基-烷基汞。

（二）汞的来源

（1）土壤　汞广泛存在于地质岩石中，由于物理化学分解作用，不断向地球海洋环境释放天然汞。一般土壤中汞含量为 $50\mu g/kg$，世界高汞土壤的汞含量为 $15mg/kg$。土壤中汞的存在形态包括：离子吸附和共价吸附的汞、可溶性汞、难溶性汞。硫化汞属于难溶性的，被认为是土壤汞化物转化的最终产物。土壤中的汞，在一定的土壤 pH 范围内，能以零价态元素汞或金属汞形式存在。

（2）水源　海水汞含量 $0.03\sim2.0\mu g/kg$，其浓度随深度的增加而增加。经吸附和沉淀的作用，河湖中的汞大部分保留在沉淀物中。水体中的汞主要来于制碱工业（汞电极）、塑料工业、电池工业和电子工业排放的废水。

（3）农作物　植物自然含汞量为 $1\sim100\mu g/kg$，根部要大于茎、叶和子实。

（4）空气　大气中的汞来源于金属矿物的冶炼、煤和石油的燃烧、工厂排放的废气。

（5）汞的其他来源　汞的污染主要来自生产汞或含汞化合物的企业。施用含汞农药、化肥也会带来汞的污染。

（三）汞的毒性

1. 汞的毒性效应

汞离子与机体蛋白质的巯基结合，形成稳定的硫醇盐，使含巯基的活性中心酶失去功能活性，出现代谢障碍。汞对组织的毒性还表现在汞与金属硫蛋白结合成复合物，当这一复合物达到一定量时，引起上皮细胞损伤，特别是对肾小管和肠壁上皮细胞的损伤，导致肾功能衰竭，内皮细胞出血。

2. 汞对神经系统的影响

汞作用于血管及内脏感受器，抑制大脑皮层的兴奋，导致神经症状，出现运动中枢功能和反射活动的协调紊乱。

四、镉

（一）镉的理化特性

镉（cadmium，Cd）位于元素周期表ⅡB族，原子序数为48，相对原子质量112.41，蓝白色金属。广泛分布于自然界中，通常以硫镉矿形式存在，并与锌、铅、铜、锰等金属矿共存。镉的化合物有可溶性的和不溶性的，主要包括氧化镉（CdO）、硫化镉（CdS）、硫酸镉（$CdSO_4$）、氯化镉（$CdCl_2$）、硝酸镉 [$Cd(NO_3)_2$]、氰化镉 [$Cd(CN)_2$] 等。可溶性硝酸镉和氯化镉等对人和动物有毒。

（二）镉的来源

1. 土壤和生物

（1）土壤　土壤中的镉有水可溶性镉和水不溶性镉，两者在一定条件下可相互转化。以离子态或结合态存在的镉能被作物吸收，对生物有危害性。土壤中不溶性镉如硫化镉、碳酸镉较稳定，不易迁移。偏酸性的土壤镉的溶解度增大。城市污泥的施用亦成为土壤镉及其他重金属残留增加的重要途径，来自污泥的污染镉，已占镉污染总量的 28.52%。磷肥中含有一定量的镉，也是土壤镉的来源。镉主要分布在土壤的表层结构，这是金属镉在土壤中的特性。

（2）生物　水生物对镉的富集能力较强，在镉污染的水域，鱼类体内的镉浓度可增加 $10^3\sim10^5$ 倍，贝类增加 $10^5\sim10^6$ 倍，藻类 $11\sim20$ 倍。

2. 镉的其他来源

冶炼金属矿物会排出大量的镉，工业区冶炼厂附近空气中镉的沉积率可达 135.6g/（hm^2·年），远远高出非工业区域。镉作为稳定剂或色素被应用于电镀工业、塑料制造业、油漆生产、电池加工等领域，随着工业活动不断地加强，镉扩散对环境污染的压力将越来越大。

（三）镉的毒性

游离的镉与硫蛋白结合后才表现毒性作用。富集在肾小管的镉，与金属硫蛋白结合，使近曲小管上皮细胞组织的线粒体膨胀、变性，出现肾小管上皮细胞通透性功能损害，引发肾功能病征。镉离子与组织蛋白中的羧基形成不溶性金属蛋白盐，与巯基结合成稳定的金属硫醇盐，抑制氨基酸脱羧酶、组氨酸酶、淀粉酶、过氧化酶活性。亮氨酰基氨肽酶中的锌被镉置换后，使该酶功能失活。镉干扰锌、铁、铜二价金属离子在体内的正常代谢作用，如阻碍铁在肠道内吸收等。镉可引起精原上皮细胞和间质细胞出血、坏死。

镉中毒时可用氨羧络合剂和巯基络合剂解毒。乙二胺四乙酸酸二钠钙（$CaNa_2EDTA$）、二巯基丙磺酸钠、二巯基丁二酸钠等有排镉效应。

第三节　亚硝酸盐类化合物的污染与控制

亚硝酸盐（nitrite）除化工合成产品外，在自然生物界存留量较少，在特定的条件下主要由硝酸盐（nitrate）转化而来。硝酸盐的毒性较小，有毒的是亚硝酸盐，主要的亚硝酸盐包括亚硝酸钠、亚硝酸钾等。

一、亚硝酸盐的来源

1. 氮素肥的污染

化学合成的氮肥在作物农田的施用量要多于其他肥料。氮素肥的种类主要有尿素、硫酸铵、氯化铵、硝酸铵和碳酸铵等，在土壤中以硝态氮和铵态氮形式存在。铵态氮在土壤中硝化细菌的作用下，被氧化为硝态氮，作物从土壤中主要吸收硝态氮。

2. 硝酸盐与亚硝酸盐的转化

硝酸盐与亚硝酸盐的含量：植物性食源中亚硝酸盐的含量很少，硝酸盐较多。

作物体内的亚硝酸盐来自硝酸盐。生长的作物从土壤中吸取硝酸盐，硝酸盐在作物体内的硝酸盐还原酶作用下，生成亚硝酸盐。亚硝酸盐又在亚硝酸盐还原酶作用下，在作物体内可转化为含氮化合物。

$$硝酸盐 \xrightarrow{\text{硝酸盐还原酶}} 亚硝酸盐 \xrightarrow{\text{亚硝酸盐还原酶}} 氨$$

由于亚硝酸盐还原酶的活性大于硝酸盐还原酶，在作物体内以亚硝酸盐形式存在的量并不多。新鲜的叶菜类，每千克菜中硝酸盐（NO_3^-）含量可高达数克，而亚硝酸盐（NO_2^-）含量仅为 10^{-3}g 左右。

硝酸盐的含量随作物的种类不同而不同，富含硝酸盐的叶菜有普通白菜、大白菜、萝卜叶、结球甘蓝、苋菜、菠菜、芹菜等，其硝酸盐含量的高低顺序为茎、根、叶、果实。蔬菜中的硝酸盐和亚硝酸盐要高于水果类。禾本科作物蓄积的硝酸盐要多于豆科作物，因为豆科作物细胞内蛋白质合成较旺盛，具有把硝酸盐转化为氨基酸的性能。

不同的作物随着环境条件的不同，对硝酸盐的积累程度也不同。在以下条件下，作物体内硝酸盐的积累加剧：①土壤施用氮肥过多，作物吸收硝酸盐的量增加；②光照不足，营养素铁、铜、锰、钼缺乏，致使作物体内硝酸盐还原酶的活性降低，硝酸盐的代谢过程受阻，不能正常合成蛋白质；③干旱、病虫害、某些除草剂等能够抑制植物的氮代谢作用，造成硝酸盐的积累。

作物对硝酸盐的吸收与利用还受土壤类型、气候、光照和施肥状况等因素的影响。

3. 加工食物的产生

食物中产生的亚硝酸盐，主要是微生物还原菌的作用，把硝酸盐转化为亚硝酸盐。这类微生物还原菌广泛分布在土壤、水域等自然环境中，一旦遇到有利于其滋生繁殖的条件，就将食物中的硝酸盐转化为亚硝酸盐。如食物原料及其加工后的食品长期堆积或加工、运输、储存过程中，被硝酸盐还原菌侵染。在适宜的温度、水分等条件下，硝酸盐还原菌得以大量繁殖，使食品内的硝酸盐转化为亚硝酸盐。

4. 动物体内的转化

动物采食的饲料或饮水中若含有较多的硝酸盐，也会引起亚硝酸盐中毒。当反刍动物瘤胃的 pH 值和微生物群有异常变化时，使亚硝酸盐还原为氨的速度受到限制，此时若摄入过多的硝酸盐，就会引起亚硝酸盐积累而导致中毒。瘤胃可吸收大量的亚硝酸盐。反刍动物在饲喂 5～6h 后，血液中的浓度可达到最高值。单胃动物在肠道上段吸收硝酸盐。当胃酸不足或患胃肠道疾病时，肠道的大肠杆菌和沙门菌等细菌把硝酸盐还原为亚硝酸盐，引起亚硝酸盐中毒，对动物的胴体性能造成危害。

二、亚硝酸盐的毒性

亚硝酸盐属于氧化剂毒物，毒性作用主要在于影响机体血红蛋白还原酶系统的活性。临床检验表明，亚硝酸盐使心肌组织中的乳酸脱氢酶（LAH）、琥珀酸脱氢酶（SDH）活性降低；明显升高血液转氨酶活性；参与生成 N-亚硝基致癌性化合物。

1. 亚硝酸盐对血红蛋白的影响

进入血液内的亚硝酸盐，迅速使血红蛋白中的二价铁离子氧化成三价铁离子，生成高铁血红蛋白（methemoglobin，MHb），也称变性血红蛋白。这种高铁血红蛋白能使血红蛋白的携氧和释氧功能紊乱，引起机体组织缺氧。当机体内的高铁血红蛋白含量达到 20%～40% 时，超过了机体自身还原机制的缓解能力，临床上出现高铁血红蛋白血症；高铁血红蛋白含量为 70% 时，可导致动物死亡。

2. 亚硝酸盐对血液循环的影响

亚硝酸盐直接作用于血管平滑肌。松弛平滑肌，使血管舒张，血压下降，出现外周血液循环障碍，加重高铁血红蛋白血症。亚硝酸盐可通过胎盘屏障进入胎儿红细胞，引起胎儿的高铁血红蛋白血症。

3. 亚硝酸盐的慢性作用

机体出现亚硝酸盐慢性中毒时，氧化胡萝卜素，妨碍维生素 A 生成，减少肝脏维生素 A 的储量，出现内源维生素 A 缺乏症。亚硝酸盐抑制甲状腺对碘的吸收。在甲状腺腺泡细胞聚碘过程中，与碘离子竞争，使甲状腺激素合成减少，刺激甲状腺的代偿机能，甲状腺肿大。不同的动物对亚硝酸盐引起的中毒和致死的剂量也不同。猪最敏感，其次为马、牛和羊。猪对亚硝酸钠的中毒量为 48～77mg/kg 体重，最小致死量为 88mg/kg；亚硝酸钾最小致死量为 20mg/kg。

4. N-亚硝基化合物的毒性

N-亚硝基化合物按其结构可分为 N-亚硝胺、N-亚硝酰胺。N-亚硝基化合物由生物体或食品内的亚硝酸盐、胺类合成而来，合成反应最适宜的酸性环境为 pH 3～3.5，人体和动物主要在胃合成。N-亚硝基化合物的毒性主要表现为致癌性。

三、亚硝酸盐的允许量标准

国家无公害食品标准中，对韭菜、白菜、甘蓝、茄果类等蔬菜中的硝酸盐限量为≤4mg/kg；动物饮水中硝酸盐的允许含量为 30mg/L；畜禽肉类食品中亚硝酸盐限量为 3mg/kg；在肉类制品加工过程中，亚硝酸盐通常作为肉质调料剂被广泛应用，要求亚硝酸盐最大允许使用量不超过 0.15g/kg。美国农业部食品安全检查署要求干腌肉品亚硝酸盐的使用量不超过 2.2g/kg，干香肠不超过 1.7g/kg，培根不超过 0.12g/kg，成品中亚硝酸盐的残留量控制在 40mg/L。

第四节　二噁英对食品的污染与控制

二噁英类（dioxins）这个化学名词现在已经成为环境界和国际媒体关注的热点。这类毒性很大的有机化合物最初是在化工产品的副产物中发现的，其中最著名的是美国曾在越南战争中大量使用的被称为橙剂（agent orange）的脱叶剂，许多从越南战场上回国的美国飞行员和士兵认为他们的健康问题是由于接触脱叶剂的缘故，这导致了美国历史上最大规模的战争环境健康影响调查，确认橙剂中含有的二噁英类杂质具有潜在的急性、亚急性和长期毒性，最终建立了越战老兵基金，为受到二噁英类污染危害的越战士兵提供医疗资助。而对越南饱受脱叶剂危害地区的事后调查，更发现大量流产、死胎、新生儿畸形等案例。

一、二噁英的理化特性

二噁英类是由 2 个或 1 个氧原子连接 2 个被氯取代的苯环组成的三环芳香族有机化合物，包括多氯二苯并二噁英（polychlorinated dibenzo-p-dioxins，简称 PCDDs）和多氯二苯并呋喃（polychlorinated dibenzo-p-furans，简称PCDFs），共有 210 种同类物，统称为二噁英类。二噁英类的分子结构如图 3-2 所示，根据其分子中氯原子的不同取代位置和数目，可生成 210 种异构体，包括 75 种多氯二苯并二噁英、135 种多氯二苯并呋喃，其中以 2,3,7,8-四氯二苯对二噁英（TCDD）毒性最强。二噁英易溶于四氯化碳，不溶于水，极易溶于脂肪，稳定性强。

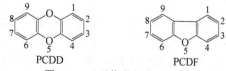

图 3-2　二噁英类的分子结构

二、二噁英的污染来源

二噁英类基本上不会天然生成，也没有人为的工业生产活动。除了科学工作者以科研为目的而进行少量合成之外，环境中的二噁英类来源大致有以下几种：

（1）城市垃圾和工业固体废物焚烧时生成二噁英类　调查表明，城市固体废物以及含氯的有机化合物如多氯联苯、五氯酚、PVC 等焚烧时排出的烟尘中含有 PCDDs 和 PCDFs，其产生机制目前尚不清楚，一般认为它是由于含氯有机物不完全燃烧通过复杂热反应形成的。例如，PCBs 广泛使用于变压器、电容器和油墨中，这类物品的燃烧，特别是油墨和含油墨的物品混入生活垃圾进入焚烧厂，在不完全燃烧的条件下，将会产生 PCDFs。五氯酚是一种木材防腐剂，经防腐处理的木材及其木屑、下脚料等，在加热制成合成板或焚烧时，也会产生 PCDDs 和 PCDFs。聚氯乙烯（PVC）被广泛用于电缆线外覆及家用水管等，遇火燃烧亦会产生 PCDDs 和 PCDFs。也有不少科学研究人员认为任何燃烧过程都可能或多或少地产生二噁英类。

（2）含氯化学品及农药生产过程可能伴随产生 PCDDs 和 PCDFs　其生成条件为温度大于 145℃，有邻卤酚类物质，碱性环境或有游离氯存在。苯氧乙酸类除草剂、五氯酚木材防腐剂等的生产过程常伴有二噁英类产生。目前，大多数发达国家已经开始削减此类化学品的生成和使用，如美国已经全面禁止 2,4,5-三氯苯氧乙酸的使用和限制木材防腐剂及六氯苯的生成和使用，以减少二噁英类的环境污染。

（3）在纸浆和造纸工业的氯气漂白过程中也可以产生二噁英类，并随废水或废气排放出来。

就目前而言，垃圾焚烧排放的二噁英类所占比重是很大的。

另外，还存在其他一些二噁英类排放源，如燃煤电站、金属冶炼、抽烟以及含铅汽油的使用等，是环境二噁英类的次要来源。

三、二噁英对食品的污染

由于二噁英化学结构稳定，亲脂性高，又不能被生物降解，因而具有很高的环境滞留性。无论存在于空气、水还是土壤中，它都能强烈地吸附于颗粒上，借助于食物链不断富集。

二噁英性质稳定，在土壤中降解的半衰期为 12 年，气态二噁英在空气中，光化学分解的半衰期为 8.3 天。这种物质被人畜摄入后很难排出，可留存 30 年之久。

二噁英不溶于水，但极易溶于脂肪，故可大量积聚于肉类、乳制品中。人们接触二噁英的主要途径是经过食品，因此世界各国都十分重视食品中二噁英的含量。摄入被二噁英污染的食物（如肉、奶制品和鱼类）可引起中毒。哺乳期婴儿因需要乳制品的量较大，较易受到危害。大量食鱼者和三氯苯酚生产工人也较易发生二噁英蓄积。二噁英微量摄入人体不会立即引起病变，但由于它稳定性极强，一旦摄入很难降解和排出，长期累积则可引起病变。

四、二噁英的毒性

二噁英可经皮肤、黏膜、呼吸道、消化道进入机体内。空气中的和被污染的食物，是人类受到二噁英危害的主要途径。

二噁英的急性毒性相当于氰化钾的 1000 倍。大量的动物实验表明，很低浓度的二噁英就对动物表现出致死效应。从职业暴露和工业事故受害者身上已得到一些二噁英对人体毒性数据及临床表现，暴露在含有 PCDDs 和 PCDFs 的环境中，可引起皮肤痤疮、头痛、失聪、忧郁、失眠等症，并可能导致染色体损伤、心力衰竭、癌症等。其最大危险是具有不可逆的致畸、致癌、致突变（"三致"）毒性。

孕妇如果长期暴露在二噁英环境中，可使胎儿产生神经中毒、生殖系统病变或者中枢神经病变。近年来，男性的睾丸癌、前列腺癌的发病率成倍增长。研究表明，二噁英的污染与男子不育率上升有直接关系。实验结果又发现长期低剂量暴露在二噁英下的鱼，不但发育阻滞，产生水肿，肝脏受到损害，而且长大后的成鱼 80%～90% 都是雌鱼。这种雌性化的现象已引起科学家的关注，它使物种的繁衍受到极大危害。

五、二噁英的安全剂量

由于二噁英是一种剧毒致癌物质，为了保障人体健康，保护环境，世界各国先后制定了二噁英控制标准：人日容许摄入量（tolerable daily intake，简称 TDI）。以每千克人体每天摄入多少毒性当量的二噁英为单位，具体计算出每人 1 年内平均每天从食物、饮用水、大气等途径摄取的二噁英总量，制定 TDI 值。如世界卫生组织（WHO）最新规定的 TDI 值为 1～4pg/(kg·天)，普通人的实际摄取量超过 TDI 的概率很小，目前工业化国家每人每日摄取量约 1～3pg/(kg·天)。

国际标准规定，每克动物脂肪中二噁英的含量不超过 5×10^{-10} g，每克鸡油脂中二噁英的含量不超过 2×10^{-11} g。

第五节　兽药残留及其危害

一、基本概念

（1）兽药（veterinary drug）　是任何用于食品动物（如产肉或产乳动物、禽、鱼等）

的物质，不论用于治疗、诊断，还是改变生理功能或行为。兽药包括饲料添加剂。

（2）兽药残留（residues of veterinary drug）　指食品动物用药后，动物产品的任何食用部分中与所有药物有关的物质的残留，包括原形药物或/和其代谢产物。

（3）结合残留（bound residue）　来源于药品母化合物或其某个代谢物与某细胞生物学可溶的或不溶解的大分子的共价结合。这些残留物用提取、变性或增溶法都不能提取出来。

（4）可提取残留（extractable residue）　用水的酸性或碱性介质、有机溶剂或酶［如硫酸盐酶（sulfatase）或葡萄糖酸苷酶］水解结合物，从组织或生物学液体中提取出的残留。

（5）不可提取残留（non-extractable residues）　总残留减去可提取残留得出不可提取残留。它包括以下两点：

① 通过正常代谢通路嵌入内源化合物（如氨基酸、蛋白质、核酸等）的药品残留。这些残留没有毒理学关切性。

② 药品母体或其代谢物与大分子化学结合的残留。这些残留可能有毒理学意义。

二、兽药残留的种类及其危害

兽药种类繁多，按用途分类主要包括：抗生素类（antibiotic drugs）、合成抗生素类（synthetic antibacterial）、抗寄生虫药（antiparasitic drugs）、生长促进剂（growth-promoting agents）和杀虫剂（pesticides）。抗生素和合成抗生素统称抗微生物药物（antimicrobials），是最主要的药物添加剂和兽药残留，约占药物添加剂的60%。

（一）抗微生物药物

抗生素是微生物在代谢过程中产生的一种对其他微生物具有杀灭或抑制作用的次级代谢产物。抗生素的发现使人类掌握了治疗感染性疾病的有力武器，在整个医学发展史上具有重要意义，医学和兽医学从此进入了抗生素时代。抗生素在兽医临床和畜牧业生产（包括渔业）中均有大量应用，临诊上用于呼吸系统、消化系统和生殖系统感染的治疗，如肺炎、肠炎、乳房炎等，但大部分兽用抗生素作为药物添加剂用于动物疾病预防、降低死亡率和促生长。四环素类、大环内酯类和多肽类抗生素等都是重要的药物添加剂，饲料添加水平一般低于200g/t，反刍动物低于11mg/（kg体重·天）。据估计，通过控制动物感染可增重10%～15%。

性能优良的抗生素的出现使合成抗菌药的发展受到影响。20世纪70年代后，由于抗生素的耐药性、过敏和稳定性等原因，磺胺类的发展和应用再度受到重视，特别是研制出了一些长效、高效磺胺类药物，如磺胺甲氧嗪（sulfamethoxypyridazine）、磺胺甲噁唑（sulfamethoxazole）。将磺胺类药物与抗菌增效剂如三甲氧苄氨嘧啶等合用，药效可以提高20～100倍。喹诺酮类是近20年来迅速发展起来的新一代高效、广谱抗菌药。合成抗菌药抗菌谱广，价格低廉，性质稳定，在兽医临诊和畜牧业生产中应用广泛，有些已成为畜禽专用的抗菌药物，如恩诺沙星、沙拉沙星、喹乙醇、卡巴氧等。

绝大多数兽用抗微生物药物与医用抗微生物药物相同。鉴于抗生素在医学临床上的重要性，近40年来，动物生产中使用亚治疗剂量抗微生物药物及其残留对健康和医学临床的影响一直是兽医界和医学界争论的重要问题。尽管直接证据很少，但通过各种材料基本证实了亚治疗剂量抗微生物药物在诱导耐药菌株和变态反应方面的促进作用。抗微生物药物残留对健康和生态的影响可主要归结为以下4个方面：

1. 毒理作用

外源性物质毒效应与剂量和接触时间密切相关。动物组织中抗微生物药物残留（原药及其代谢产物）水平通常低于2mg/kg，每日消费1kg动物产品仅摄入2mg药物，远低于人的治疗剂量，发生急性中毒的可能性极小，长期摄入可产生慢性或蓄积毒性。婴幼儿的药物代谢功能不完善，因此比较敏感。注射部位和一些代谢器官（如肝）常含有高浓度药物，摄入后出现中毒的机会将大大增加。

氯霉素是一种常用的广谱抗生素，在治疗肠道感染方面有特效，曾经使用近 50 年。但其能导致严重的再生障碍性贫血（粒细胞或全血细胞），并且其发生与使用剂量和频率无关。人体对氯霉素较动物更敏感，婴幼儿的代谢和排泄机能尚不完善，对氯霉素最敏感，可出现致命的"灰婴综合征"。已有 1 例儿童服用 2mg 氯霉素和老年妇女使用氯霉素眼膏（约 82mg）后死亡的报道。氯霉素在组织中的残留浓度能达到 1mg/kg 以上，对食用者威胁很大。因此，氯霉素成为第一个被禁止用于食品动物的抗生素。

很多畜禽和鱼饲料中含有亚治疗量的四环素类药物（金霉素和土霉素）。四环素类药物能够与骨骼中的钙等结合，抑制骨骼和牙齿的发育。治疗量的四环素类药物可能具有致畸作用。一些碱性和脂溶性药物的分布容积较高，在体内易发生蓄积和慢性中毒，如使用属于大环内酯类药物的红霉素、泰乐菌素等易发生肝损害和听觉障碍。

氨基糖苷类药物，如链霉素、庆大霉素和卡那霉素主要损害前庭和耳蜗神经，导致晕眩和听力减退。链霉素具有潜在的致畸作用。

以磺胺二甲基嘧啶为代表的磺胺类药物抗菌谱广，又可抑制球虫，价格低廉。目前仍与嘧啶类抗菌增效剂合用，也可单独使用。磺胺二甲基嘧啶等一些磺胺类药在连续给药中能够诱发啮齿动物甲状腺增生，并具有致肿瘤倾向。对磺胺二甲基嘧啶的激素样效应和潜在致癌性质正在进一步研究中。

喹诺酮类药物是一类新型广谱抗菌药，药效高，毒性低，分布容积大，品种多，目前在国内养殖业中用量很大，估计每年 500t 以上，其市场需求仍处于快速增长阶段。大部分喹诺酮类药物具有光敏作用。这类药物主要影响原核细胞 DNA 的合成，但个别品种在真核细胞内已经显示致突变作用，应引起注意。

喹噁啉类、硝基呋喃类和硝基咪唑类药物急性毒性较高，安全范围小，临床上中毒病例较多。多数药物在动物试验中显示"三致"效应，如喹乙醇、卡巴氧、硝基呋喃、洛硝哒唑，一般要求在食品中不得检出。

2. 诱导耐药菌株

如组织中青霉素类和四环素类药物受热后容易分解，诱导耐药菌株是使用亚治疗量抗微生物药物最受关注的方面。有关研究资料较多，肯定了长期使用亚治疗量抗菌药物在耐药菌株的产生、扩散和维持方面的作用。细菌的耐药基因通常位于 R-质粒（R-plasmid）上。R-质粒是一种独立于染色体之外的遗传因子，呈闭合的环状，在细胞质中能进行自主复制，既可以遗传，又能通过转导在细菌间进行转移和传播。细菌的耐药性很容易遗传和扩散，具有加合性，而且当某种抗生素被多抗性（multiple resistance）的 R-质粒编码时，这种药物的使用会同时导致细菌对被该种 R-质粒编码的其他药物产生耐药性。这些耐药菌株可能将给兽医临诊和医学临床治疗带来严重后果，并且降低药物的市场寿命。

亚治疗量抗微生物药物及其残留对人体健康的影响可以分为两个方面。其一，易于诱导耐药菌株，特别是携带多抗性 R-质粒的菌株，这些耐药菌株能够通过食物链向人传播。由于在医学临床上也存在滥用抗菌药物的现象，所以调查耐药菌株的确切来源决非易事，但通过流行病学调查和先进的基因诊断技术基本肯定了动物耐药菌株的产生和上述传播方式。事实上，随着兽用抗菌药物应用范围和种类的日益扩大，细菌耐药性的产生已经呈现加速趋势，将来很有可能出现对主要抗生素耐药的所谓"超级细菌"。以鸡白痢沙门菌为例，在我国部分地区 20 世纪 60 年代二耐菌株占 37.0%，70 年代四耐和五耐菌株占 60.5%，80 年代以五耐、六耐和七耐菌株为主（80.2%），90年代以后主要为七耐菌株（83.7%）。其二，组织残留可能干扰人肠道内的正常菌群和诱导耐药的病原菌株。尽管尚无直接的证据，但这种危险性是显而易见的。VanKlingeren（1986）在对现有的资料进行评价之后认为，抗生素残留对人体内菌丛的影响可以忽略。

3. 变态反应

能引起变态反应的药物不多，其中包括青霉素类、磺胺类、四环素类和氨基糖苷类。青霉素类药物使用广泛，其代谢和降解产物具有很强的致敏作用，威胁最大。轻度的变态反应仅引起皮炎或皮肤瘙痒，严重的变态反应能导致虚脱，危及生命。极小的剂量［一些方法（如微生物测定法）可能无法检出］即可能诱发变态反应。

4. 对环境的影响

动物排泄物中的抗微生物药物和耐药菌株被释入环境后将污染水源和土壤，在污泥中细菌可长期保持耐药性质。动物及周围的环境是一个潜在的R-质粒库。

（二）抗寄生虫药物

寄生虫病的感染率极高，在动物中几乎普遍存在。寄生虫病多呈慢性和连续感染过程，表面看来对畜牧业生产的威胁不如细菌或病毒性疾病显著，但就给动物生产带来的损失而言，寄生虫也是引起高度重视和防治的重要病害。关于寄生虫对人体的危害程度有一个具体的估计，以钩虫病为例，全世界至少有8000万人感染钩虫病，每天被吸取2×10^6L血（相当于40万人血液总量）。一些寄生虫病属人畜共患病，所以控制动物寄生虫病也一直被视为保护人体健康的重要方面。

根据寄生虫病的特点，对抗寄生虫药性能的基本要求是广谱、高效、使用方便和残留低。生产中一般实行程序性给药、使用缓释或长效剂型（如巨丸剂），或使用抗寄生虫药物添加剂来控制感染和发病。世界上兽用抗寄生虫药的用量很大，占全部化学药品的40%以上，如1996年的销售额接近28亿美元，主要包括抗蠕虫药、抗球虫药和杀虫剂。

苯并咪唑类药物是第一种现代广谱抗寄生虫药，品种较多。多数苯并咪唑类药物在肝脏内经过广泛代谢，一些代谢产物仍具有较高的药理或毒理学活性，一般作为总残留的一部分进行监控。这类药物干扰细胞的有丝分裂，具有明显的致畸作用和潜在的致癌、致突变效应。有关苯并咪唑类药物结合残留的毒理学意义尚无定论。

阿维菌素类是新型广谱抗寄生虫药，药效极高，如伊维菌素的治疗剂量仅为0.2mg/kg，可供各种动物注射、内服或外用。伊维菌素是目前使用最广泛的驱虫药，也是使用量最大的兽药品种，主要用于体内、外寄生线虫和节肢动物感染的治疗或预防，但对绦虫和吸虫无效。伊维菌素在体内排泄较慢，常规注射剂型的持效期在14天以上，休药期28天。缓释巨丸剂（bolus）的持效期可达数月。伊维菌素主要随粪便排泄，也随同乳汁排泄，故不得用于泌乳牛。对伊维菌素残留的毒性尚需进一步研究。阿维菌素类药物对低等水生动物毒性很高，排泄物和鱼饲料中的药物可能产生生态毒性。

鸡和兔的球虫病是极少数可以给畜牧业生产造成毁灭性影响的寄生虫病之一。一旦临床诊断发病，往往已经造成严重经济损失。长期药物预防一直是鸡球虫病防治的唯一可靠手段，用药量很大，约占各种动物药物添加剂总量的1/4。由于球虫产生耐药性的速度较快，抗球虫药的使用相当混乱。近十几年来，耐药速度慢、广谱高效、残留低的离子载体类（聚醚类）抗生素逐渐成为主流的抗球虫药物。离子载体类抗生素能影响细胞的离子分布，心肌和膈肌比较敏感，如1μg/kg莫能菌素即能诱发狗冠状动脉扩张。另外，离子载体类抗生素具有一定抗革兰阳性菌作用。

离子载体类抗生素还是反刍动物和猪常用的促生长剂，添加浓度为11～66g/t。

杀虫剂常用于驱杀动物的体外寄生虫。杀虫剂（特别是有机氯杀虫剂）具有较高的脂溶性，可通过皮肤吸收进入体内，或通过被污染的饲草、饮水等进入体内，并在组织中积蓄。尽管目前有机氯杀虫剂的应用范围已很有限，但有机氯杀虫剂在环境中能长期存在，易被生物体富集，且具有"三致"作用，至今仍是食品残留的重要监控对象。有机磷杀虫剂在体内排泄较快，残留较低，但排泄物中的杀虫剂对生态的危害性较高。

（三）促生长剂

具有促生长作用的物质包括亚治疗量抗微生物药物和一些专用的促生长剂，后者主要包括性激素（甾类和非甾类同化激素）和β-兴奋剂。

促生长剂主要通过增强同化代谢、抑制异化或氧化代谢、改善饲料利用率或增加瘦肉率等机制发挥促生长效应。这类药物效能极高，起效快，使用量小，许多药物属内源性物质，监控难度较高。性激素和β-兴奋剂对人、动物和环境的潜在危害很大，多数国家包括我国都禁止用于食品动物。少数国家虽然仍允许使用，但对使用对象和方法都有严格限定。

促生长剂的重要代表是性激素及其类似物，包括甾类同化激素（雄性激素、雌激素、孕激素）和具有雌激素性质的非甾类同化激素（1,2-二苯乙烯类和雷琐酸内酯类），其中甾类同化激素作为促生长剂至少已有 40 年的历史。用药动物的生产性能，如增重、饲料利用率和瘦肉率可提高 10%～40%，存栏期缩短 12%。性激素类促生长剂对反刍动物效果最显著，对其他动物作用（如猪、鸡）较小或不明显，可能是反刍动物的饲料利用率较低的缘故。性激素作用的阈剂量极低，通常 1ng/kg 即可产生促生长效应，故一般制成埋植剂（含几十或上百毫克药物）使用，药物被缓慢释放和吸收。

使用性激素类同化物质所带来的直接和可观的经济效益对生产者具有莫大的吸引力，但天然来源激素的产量非常有限，限制了在生产中的应用。20 世纪 50～60 年代后一些人工合成同化激素（如己烯雌酚）的出现为同化激素的广泛应用奠定了基础，在食品动物中的使用也达到高峰。70 年代发现使用己烯雌酚的孕妇所生女性后代的生殖道黏膜具有癌变倾向，动物试验和流行病学调查结果引起了极大恐慌，己烯雌酚随即被各国禁止用于动物性食品。进入 80 年代，多数同化激素陆续被禁用，但是，市场监测结果表明在相当范围内仍有人违禁使用。

肝、肾和注射或埋植部位常含有大量同化激素残留，一旦被食入后危害很大。性激素类促生长剂残留的毒性主要表现为：致癌，多数激素类药物具有潜在的致癌性质；发育毒性（激素样效应）；女性化（雌激素类物质）或男性化（雄激素类物质）；生态毒性，同化激素随排泄物进入环境成为环境激素污染物，如污水中 1ng/L 的雌二醇即能够诱导雄鱼发生雌性化。

β-肾上腺素受体激动剂（简称β-兴奋剂）能够加强心脏收缩、扩张骨骼肌血管和支气管平滑肌，兽医和医学临床上用于治疗休克和支气管痉挛。高剂量时，如 5～10 倍以上治疗量（同化剂量）时则对多种动物（牛、羊、猪、家禽）具有提高饲料转化率和增加瘦肉率的作用，后者被称为"再分配效应"，即减少体内的蛋白质消耗，增加脂肪分解。克仑特罗（同化剂量约 5μg/kg 体重）和马布特罗口服生物利用度高（80%～90%），应用较多。β-兴奋剂在肝、肺和眼部组织中残留量较高，这些部位的药物浓度能达到 100～500ng/g，人一次摄入 100～200g 组织所含的残留物即达到治疗剂量，可能会出现副反应或其他危险。动物往往因药物过量发生中毒，表现为肌肉震颤、剧烈腹痛、心跳和呼吸加快，最终死亡。在国内外已有多起因食用含β-兴奋剂残留的动物肝或肺组织发生中毒的报道，出现头痛、狂躁不安、心动过速、血压下降。

还有其他用于促生长的物质，如有机砷制剂、表面活性剂等。

三、农药、兽药、医药相互作用毒性

迄今每种农药或兽药的 ADI 制定都是假定人体/动物暴露于（摄入）一种农药或兽药残留，而实际情况是人们同时摄入多种食品中的多种农药残留。如果用简单的加法可以表示多种农药或兽药残留或兽药残留的联合毒性，问题就简单了。可是两个（或多个）农药或兽药进入身体后产生的毒效应有可能比单独给予之和大许多，这就是协同作用（synergistic effect）。另一种更重要的情况是，一种无毒性化学物与另一种有一定毒性物质一起进入身体后，使后者的毒作用大大增加，即增毒（potentiation）。增毒是协同作用特殊形式之一。

（一）"鸡尾酒效应"

"鸡尾酒效应"（cock effect）一词来自治疗艾滋病的"鸡尾酒疗法"（cocktail treatment），它是利用三种以上（包括含蛋白酶抑制剂）药物的联合药效来治疗艾滋病，获得显著效果。这里的意思是多种农药、兽药或医药的联合作用，实际指它们的增毒效应。例如，牛吃的麦秆饲料含有有机磷残留；冬天牧场工人往牛背上涂杀蝇蛆的有机磷，到了夏天往牛身上和牛栏喷氯菊酯灭蝇。如果牛受感染还要服抗生素，有内部蠕虫病要给杀蠕虫药。像调鸡尾酒那样多种药品先后进入牛的身体，然后人们喝牛奶或吃牛肉，这些残留有可能在人体内发生联合毒效应。这些农药（单一给予时）都是安全的，然而它们同时或先后在体内联合作用（或称它为非同时联合作用）有可能增毒。

增毒作用并不限于暴露于混配农药的情况。例如，患哮喘的儿童服茶碱同时又不可避免地从食物摄入有机磷残留，后者增加茶碱的不良作用，如果医生再开红霉素处方给这个儿童以抗感染，这又增加茶碱的不良作用，这是"鸡尾酒效应"在人体中的例子。甲基毒死蜱（有机磷）目前在多种作物上广泛应用，在谷物上的残留可以达到一年之久。施过药的小麦磨粉后制成的面包 1/2 以上测出农药残留。农药使一些酶发生改变，即使是 DNA 序列上一个氨基酸改变也有可能引起身体功能异常甚至发生疾病。

人们生存的环境中到处都存在农药残留和兽药残留，呼吸的空气、饮用的水、食用的食物都有存在农药和兽药残留的可能。

（二）年龄与有机磷农药相互作用毒性

美国 Pope 最近研究了不同年龄（新生、幼年、成年）大鼠对有机磷农药（毒死蜱、对硫磷、甲基对硫磷）的敏感性，实验终点为经口 LD_{50}。结果成年大鼠对 3 种有机磷致死敏感性均小于新生鼠和幼年鼠；新生鼠的敏感性比成年鼠高 7~9 倍，幼年鼠比成年鼠 2~5 倍。高亲和度胆碱摄入（乙酰胆碱限速步骤）随年龄和脑区不同而有差异；即在新生儿脑中胆碱摄入抑制较早，然后是幼年，最后是成年大鼠脑。体内试验表明，对硫磷、甲基对硫磷以及敌死蜱的代谢物（分别为甲氧磷、甲基对氧磷以及毒死蜱氧磷）对成年鼠脑蕈毒碱自身受体有不同性质的直接效应。对氧磷和甲基对氧磷起激动剂效应，而敌死蜱氧磷起抗激动剂作用，可能是蕈毒碱自身受体的这些差别效应构成这些有机磷的农药毒性的差别。蕈毒碱自身受体还可能与年龄和脑区有依赖关系。体内试验中，蕈毒碱自身受体功能在幼年鼠和成年鼠中都比毒死蜱有所降低，但发生的时间不同（幼年动物早于成年动物）。不同年龄组蕈毒碱自身受体功能的固有强度和适应性可归因于与年龄有关的胆碱酯酶对有机磷急性抑制敏感性的差别。成年大鼠暴露于对硫磷和毒死蜱的联合毒性还明显地受染毒的先后顺序影响。大鼠用敌死蜱预处理然后暴露于对硫磷，表现出的胆碱毒性比用同等剂量对硫磷预处理再给敌死蜱的毒性更严重。该研究结果的一些机理还有待验证。从以上结果可见，不同发育阶段个体对多种有机磷的联合作用有不同敏感性是有解剖学与生化学基础的。这初步表明农药相互作用的复杂性与时序性。

四、动物源食品中的兽药残留

(一) 动物源食品中兽药残留来源

造成兽药残留的原因是动物性产品的生产链长，包括养殖、屠宰、加工、储存运输、销售等环节，任何一个环节操作不当或监控不利都可能造成药物残留，而畜禽养殖环节用药不当是造成药物残留的最主要原因。另外，加工、储存时添加的色素与防腐剂等超标使用，也会造成药物的残留。

1. 非法使用违禁药物

近年来，国内一些饲料加工企业、饲料添加剂企业及养猪饲养业主，在利益驱动下违反国家规定，为使商品猪多长瘦肉，少长脂肪，在饲料里任意添加违禁药物盐酸克伦特罗（瘦肉精），导致由于食用猪肉造成瘦肉精中毒事件时有发生。此外，使用雌激素、同化激素、氯霉素、呋喃唑酮等违禁药物作为药物饲料添加剂的也大有人在，其造成的后果难以预料。

2. 不遵守休药期的规定

该问题主要集中在药物饲料添加剂方面，一般添加的药物都应按照休药期规定（剂量、休药期）进行，但实践中执行得不够好，如有的一些饲养场药物添加剂不按照休药期规定，一直使用到屠宰前，这样肯定会使药物残留超标。多数抗球虫药和其他一些药物添加剂规定产蛋期禁用，如盐霉素、氯苯呱、莫能菌素、泰乐菌素等，但不少鸡场没有遵守这些规定，造成药物在蛋中残留，危害人体健康。

3. 超量用药

随着集约化饲养时间的延长，常用药物的耐药性日趋严重，因而药物添加剂的添加量和药物的使用量越来越高，造成药物在动物体内残留的时间会延长，即使按照一般规定的休药期停药也可能造成残留超标，更何况不遵守休药期的规定。

4. 不按兽药标签说明处方用药

兽医在某些情况下不按兽药标签说明来开处方或给动物服药，称为 extra-labelprescription 或 offlabel use。这种情况有可能造成残留量超标。对食品动物来说，兽医应该慎重考虑"标签外用法"，在不得已时需要把休药期延长（例如奶牛、肉猪、产蛋鸡）。

5. 人药用于食品动物

有时兽医会开人药处方给动物。人药在动物性食品中的残留需要进行毒理学评价。美国 Animal Medicinal Drug Clarification Act of 1994 明确规定了哪些人药可以用，哪些人药不能用。有少数人药不允许用于动物。在美国，多数"标签外处方"（extra-label prescription）所开的人药需经大学或类似机构的人员在动物身上研究，然后提出给药的剂量和程序，在专业刊物上发表。我国目前在畜牧业和水产业滥用人药（包括激素）的情况时有发生。市场上销售的一些特大的甲鱼、鳝鱼值得怀疑。

6. 环境污染造成药物残留

由于空气、土壤、江、河、湖、海被工业三废污染以及含有兽药的畜禽残留的排泄物等物质的污染，通过陆生食物链与水生食物链甚至食物网，逐步转移、积累、富集，可以提高到千百万倍后进入人体，严重威胁人体健康。

7. 有关部门对兽药残留的监督管理不严

即使注重对畜禽的卫生、饮水和防疫，但如果药检监督部门对生产销售和使用违禁药物管理不严、缺乏兽药残留检验机构和必要的检测设备，兽药残留检测标准、制度不够完善，仍然会导致残留药的发生。

（二）饲料残留对动物性食品的影响

饲料添加剂的定义：为满足特殊需要，而加入饲料中的少量或微量物质。添加剂的活性物质包括母体化合物和它的代谢物。

1. 不遵守有关法规

一些饲料厂为了保密，或为了逃避报批，在饲料中添加了一些药物，但标签无标识，如果用户一直用到动物性食品上市，便造成药物在动物性食品中的残留。

2. 动物肉骨粉饲料和人的克雅病

欧洲的疯牛病即牛海绵状脑病（bovine spongiform encephalopathy，BSE）在家畜（牛、羊）中传播的起因是使用动物的肉骨粉（meat and bone meal，MBM）作为饲料蛋白质。传统的加工方法不足以灭活或消除肉骨粉中疯牛病病原体朊病毒（prion），从而引起疯牛病发生。

克雅病（Creutzfeldt-Jakob disease，CJD）的病原是朊蛋白。人吃了疯牛病感染的组织而导致的疾病称为变异的克雅病（vCJD）。除了吃患疯牛病或羊痒病（scrape）的牲畜脑之外，从其他途径得克雅病的风险也值得关切，例如以胎牛血清为原料培养病毒，用于制造疫苗和用牛肉汤生产细菌类毒素，还有牛组织来源的物质制造的化妆品等。当前不可能靠传统的食品卫生检测方法查出疯牛病的病原，用转基因 Tg（BoPrP）小鼠可检测病原朊病毒。遇到可疑食品需要处理，最彻底的方法是焚烧。目前国际上公认的灭活疯牛病可疑的肉骨粉、畜产品或尸体中的病原体的方法是加热 133℃，气压 3bar❶，持续 20min，要求肉骨块大小不超过 5cm（1997 年布鲁塞尔肉骨粉国际会议）。

3. 饲料添加剂

目前饲料添加剂有 300 多种。饲料添加剂有营养和非营养性添加剂两大类；营养性添加剂指用于补充饲料营养素不足而使用的添加剂，如维生素、微量元素、氨基酸等；非营养性添加剂指为保证或改善饲料品质、改善和促进动物生殖性能、保证动物健康、提高饲料利用率而使用的饲料添加剂。非营养性添加剂分为生长促进剂（抑菌促生长剂、有机酸制剂、微生态制剂、砷制剂），驱虫保健剂（抗球虫剂、驱虫剂），饲料品质改良剂（风味剂、着色剂、黏结剂、抗结块剂），饲料保藏剂（防腐剂、防霉剂、抗氧化剂、青贮饲料添加剂）以及中草药添加剂。加入药品作预防用的称为加药饲料（medicated feed）。

饲料添加剂的高效化发展趋势意味着用量少但效能高，即剂量小。如果在配方预混料（premix）时算错比例或操作错误，有可能造成动物食品中残留特别高。

---

❶ $1bar = 10^5 Pa$。

第四章　食品添加剂的安全性

第一节　概　述

一、食品添加剂的定义

根据我国食品卫生法（1995 年）规定，食品添加剂是指"为改善食品品质和色、香、味以及为防腐或根据加工工艺的需要而加入食品中的化学合成或者天然物质"。

在我国，食品营养强化剂也属于食品添加剂。食品卫生法规定：食品营养强化剂是指"为增强营养成分而加入食品中的天然的或者人工合成的属于天然营养素范围的食品添加剂"。此外，为了使食品加工和原料处理能够顺利进行，还有可能应用某些辅助物质，如助滤、澄清、脱色、脱皮、提取溶剂和发酵用营养物等，它们一般应在食品成品中除去而不应成为最终食品的成分，或仅有残留。这类物质称为食品加工助剂，也属于食品添加剂的范畴。另外，在我国，有些添加到食品中的物料不叫食品添加剂（如淀粉、蔗糖等），而称为配料。但我国的食品标签法中，食品添加剂又列入标签配料项内，所以配料与食品添加剂在概念上似乎很难有严格的划分。为了便于学习和理解，根据国内目前的习惯，对食品中配料的定义概括为：生产和使用不列入食品添加剂管理的，其相对用量较大，一般常用百分数表示的构成食品的添加物。但不管是配料还是食品添加剂都要服从食品卫生管理法及其他相关法规的管理。

联合国食品添加剂法典委员会（CCFA）规定，食品添加剂为："有意识地加入食品中，以改善食品的外观、风味、组织结构和储藏性能的非营养物质。食品添加剂不以食用为目的，也不作为食品的主要原料，并不一定有营养价值，而是为了在食品的制造、加工、准备、处理、包装、储藏和运输时，因工艺技术方面（包括感官方面）的需要，直接或间接加入食品中以达到预期目的，其衍生物可成为食品的一部分，也可对食品的特性产生影响。食品添加剂不包括'污染物质'，也不包括为保持或改进食品营养价值而加入的物质"。

美国食品与药物管理局（FDA）1965 年对食品添加剂定义为："有明确的或合理的预定目标，无论直接使用或间接使用，能成为食品成分之一或影响食品特征的物质，统称为食品添加剂。"此定义不但包括有意添加于食品中以达到某种目的的食品添加剂，而且还包括在食品的生产、加工、储存和包装等过程中间接转入食品中的物质。例如用于制造包装和容器的物质，只要它们能成为食品的成分之一，或能影响容器内包装的食品性质的，也属于食品添加剂范畴。又如，锅炉用水的添加剂，洗涤用的添加剂等，也属于食品添加剂范畴。食品营养强化剂也属于食品添加剂范畴。美国《食品工作标准丛书》认为，食品添加剂应具有下列四种中的几种或至少一种效用："①维持和改善营养价值；②保持新鲜度；③有助于加工和制备；④使食品更具吸引力。"

二、食品添加剂的作用

1. 有利于提高食品的质量

随着生活水平的提高，人们对食品的品质要求也越来越高，不但要求食品有良好的色、香、味、形，而且要求食品具有较高的、合理的营养结构。这就要求在食品中添加合适的食品添加剂。食品添加剂对食品质量的影响主要体现在 3 个方面：

（1）提高食品的储藏性，防止食品腐败变质　绝大多数食品都来自动物、植物。各种生鲜食品，植物采收或动物屠宰后，若不能及时加工或加工不当，往往会发生腐败变质，失去原有的食用价值，有的甚至还有毒，这样就会给农业和食品工业带来很大损失。适当使用食品添加剂，可以防止食品的败坏，延长保质期。如：防腐剂可以防止由微生物引起的食品腐败变质，还可防止由微生物污染引起的食物中毒；抗氧化剂可阻止或延缓食品的氧化变质，抑制油脂的自动氧化反应，抑制水果、蔬菜的酶促褐变和非酶褐变等。

（2）改善食品的感官性状　食品的色、香、味、形态和质地是衡量食品质量的重要指标。食品加工后，往往发生变色、褪色，质地和风味也可能有所改变。在食品加工中，如果适当使用着色剂、护色剂、漂白剂、食用香料以及乳化剂、增稠剂等添加剂，可显著提高食品的感官性状。如增稠剂可赋予饮料所要求的稠度，着色剂可赋予食品诱人的色泽。

（3）保持或提高食品的营养价值　食品质量的高低与其营养价值密切相关。防腐剂和抗氧化剂在防止食品腐败变质的同时，对保持食品的营养价值也有一定的作用。在加工食品中适当地添加食品营养强化剂，可以大大提高食品的营养价值。

2. 增加食品的品种和方便性

当今社会，人们生活节奏加快，生活水平不断提高，这就大大促进了食品品种的开发和方便食品的发展。众多食品，尤其是方便食品的供应，给人们的生活和工作以极大的方便，而这些食品往往含有多种食品添加剂，如防腐剂、抗氧化剂、增稠剂、食用香料、着色剂等。

3. 有利于食品加工

在食品的加工中使用食品添加剂，有利于食品加工。如面包加工中，膨松剂是必不可少的基料；制糖工业中添加乳化剂，可缩短糖膏煮炼时间，消除泡沫，提高过饱和溶液的稳定性，使晶粒分散、均匀，降低糖膏黏度，提高热交换系数，稳定糖膏，进而提高糖果的产量与质量；采用葡萄糖酸内酯作豆腐的凝固剂，有利于豆腐生产的机械化和自动化。

4. 有利于满足不同人群的特殊营养需要

研究开发食品必须要考虑如何满足不同人群的需要，这就要借助于各种食品添加剂。例如，糖尿病人不能吃蔗糖，可用甜味剂如天门冬酰苯丙氨酸甲酯、甜叶菊糖等来代替蔗糖用于加工食品。二十二碳六烯酸（DHA）是组成脑细胞的重要营养物质，对儿童智力发育有重要作用，可在儿童食品中添加。

近年来，功能性食品添加剂的开发和研究日益受到重视。研究表明，大豆异黄酮、人参素、缀合的脂肪酸（CLA）、肉豆蔻醚、槲皮苷、番茄红素等具有明显的防癌作用；核酸可防止皮肤出现皱纹和粗糙等衰老现象；光合菌营养丰富，维生素、微量元素、氨基酸种类齐全，可调节人体分泌功能，提高免疫力。这些功能性食品添加剂可添加到食品中，加工成保健食品，以满足不同人群的需要。

5. 有利于开发新的食品资源

目前，许多天然植物被重新评价，丰富的野生植物资源亟待开发利用，这就需要添加各种食品添加剂，制成营养丰富、品种齐全的新型食品，满足人类发展的需要。

6. 有利于原料的综合利用

各类食品添加剂可使原来丢弃的东西重新得到利用，并开发出物美价廉的新型食品。例如，生产豆腐的副产品豆渣中，加入添加剂，可生产出膨化食品。

三、食品添加剂的发展趋势

食品添加剂的发展方向是天然、营养和功能化。

在环境保护和回归大自然的呼声影响下，特别是由于各国尤其是发达国家肥胖病、心脑血管病、糖尿病患者日益增加，国际社会特别崇尚天然、营养和功能性的食品，而作为现代食品基料之一的添加剂也必然朝这一趋势发展。例如在日本，有保健作用的天然抗氧化剂（如绿茶萃取物、甘草萃取物、迷迭香萃取物）的市场日益增长，约有100亿日元的年销售额，并以5%~6%的数量、2%~3%的销售额增长；功能性的糖醇类甜味剂年需求量已达18.9万吨。

第二节 分类及应用原则

一、食品添加剂的分类

食品添加剂有多种分类方法。

按来源分，食品添加剂可分为天然食品添加剂和化学合成食品添加剂两类。前者是指利用动植物或微生物的代谢产物等为原料，经提取所获得的天然物质。后者是指利用各种化学反应如氧化、还原、缩合、聚合、成盐等得到的物质。其又可分为一般化学合成品与人工合成天然等同物，如 β-胡萝卜素、叶绿素铜钠就是通过化学方法得到的天然等同色素。

按功能分，由于各国对食品添加剂的定义不同，因而分类也有所不同。

美国在《食品、药品与化妆品法》（Food，Drug and Cosmetic Act）中，将食品添加剂分成以下32类：抗结剂和自由流动剂；抗微生物剂；抗氧剂；着色剂和护色剂；腌制和酸渍剂；面团增强剂；干燥剂；乳化剂和乳化盐；酶类；固化剂；风味增强剂；香味料及其辅料；小麦粉处理剂；成型助剂；熏蒸剂；保湿剂；膨松剂；润滑和脱模剂；非营养甜味剂；营养增补剂；营养性甜味剂；氧化剂和还原剂；pH值调节剂；加工助剂；气雾推进剂、充气剂和气体；整合剂；溶剂和助溶剂；稳定剂和增稠剂；表面活性剂；表面光亮剂；增效剂；组织改进剂。而在另一个法规《食品用化学品法典（1981Ⅲ）》中，将食品添加剂分为45类。

联合国粮农组织（FAO）和世界卫生组织（WHO）至今尚未正式对食品添加剂分类作出明确的规定。在1983年的《食品添加剂》一书中，共分为20类，基本上均按用途分类，但其中乳化盐类（包括20种磷酸盐）、改性淀粉和磷酸盐类，则以产品分类，致使乳化盐类与磷酸盐类在品种上基本是重复的。在《FAO/WHO食品添加剂分类系统》（1984年）一书中，按用途分为95类，较突出的有整合剂（33种）、溶剂（又分载体溶剂21种和萃取溶剂25种）和缓冲剂（46种）。这种分类过细，一方面使不少类别中仅1~2个品种，另一方面又有某些类别中重复出现某一品种的情况。1994年，FAO/WHO又将食品添加剂分为40类。

欧洲经济共同体对食品添加剂的分类较为简单，共分为9类，将许多属加工助剂性质的添加剂均列为第九类辅类中。这种分类法使按用途选择添加剂时有些困难。

我国在《食品添加剂使用卫生标准》（GB 2760—96）中，将食品添加剂分为23类，分别为：酸度调节剂；抗结剂；消泡剂；抗氧化剂；漂白剂；膨松剂；胶母糖基础剂；着色剂；护色剂；乳化剂；酶制剂；增味剂；面粉处理剂；被膜剂；水分保持剂；营养强化剂；

防腐剂；稳定和凝固剂；甜味剂；增稠剂；其他；香料；加工助剂。每类添加剂中所包含的种类不同，少则几种（如抗结剂 5 种），多则达千种（如食用香料 1027 种），总数达 1500 多种。这一分类法较《食品添加剂使用卫生标准》（GB 2760—86）中的分类法更易于归纳食品添加剂，如它将酸味剂、碱性剂和盐类等归为一类，定名为酸度调节剂；将品质改良剂分为面粉处理剂和水分保持剂；将疏松剂和发色剂分别改名为膨松剂和护色剂，因而更为合理。

另外，我国的《食品添加剂分类和代码》[（GB 12493—90），适用于食品添加剂的信息处理和情报交换工作] 将食品添加剂分为 21 类，《食品添加剂使用卫生标准》（GB 2760—96）的前 21 类即是根据此分类和代码来分的。但由于香料品种太多，该分类和代码明确规定不包括食用香精和香料在内。香料的分类与编码另有《食品香料分类与编码》（GB/T 14156—93）。此外，在生产中，作为行业管理，还要考虑其规模和批量，有一定产量，并在食品行业中有一定地位才会列入管理的日程。从这个角度考虑，我国食品添加剂又分为 7 大类，即食用色素、食用香精、甜味剂、营养强化剂、防腐-抗氧-保鲜剂、增稠-乳化-品质改良剂、发酵制品（包括味精、柠檬酸、醇制剂、酵母、淀粉糖 5 大类）。

此外，食品添加剂还可按安全性评价来划分。CCFA 曾在 JECFA（FAO/WHO 联合食品添加剂专家委员会）讨论的基础上将其分为 A、B、C 三类，每类再细分为两类。

A 类——JECFA 已制定人体每日允许摄入量。

A1 类：JECFA 评价认为毒理学资料清楚，已制定出 ADI 值或者认为毒性有限无需规定 ADI 值者。

A2 类：IECFA 已制定暂定 ADI 值，但毒理学资料不够完善，暂时许可用于食品者。

B 类——JECFA 曾进行过安全性评价，但未建立 ADI 值，或者未进行过安全性评价者。

B1 类：JECFA 曾进行过评价，因毒理学资料不足未制定 ADI 者。

B2 类：JECFA 未进行过评价者。

C 类——JECFA 认为在食品中使用不安全或应该严格限制作为某些食品的特殊用途者。

C1 类：JECFA 根据毒理学资料认为在食品中使用不安全者。

C2 类：JECFA 认为应严格限制在某些食品中作特殊应用者。

食品添加剂的安全性随着毒理学及分析技术等的发展有可能发生变化，因此，其所在的安全性评价类别也可能发生变化。例如糖精，原属 A1 类，后因报告可使大鼠致癌，经 JECFA 评价，暂定 ADI 为每千克体质量 $0\sim2.5mg$，而归为 A2 类。直到 1993 年再次对其进行评价时，认为对人类无生理危害，制定 ADI 为 $0\sim5mg/kg$ 体重，又转为 A1 类。因此，关于食品添加剂安全性评价分类的情况，应随时注意新的变化。

在食品添加剂的各种分类方法中，按功能、用途的分类方法最具有实用价值。但此分类方法既不宜将添加剂分得过细，也不宜分得太粗。过细，同一物质在不同类别中重复出现的概率过高，给食品添加剂带来一些混乱；太粗，对食品添加剂的选用也存在较大困难。因此，应以主要用途适当分类为宜。

二、食品添加剂的应用原则

随着食品工业的发展，食品品种越来越多，追求的色、香、味、形、营养等质量越来越高，随食进入人体的添加剂数量和种类也越来越多。在日常生活中，普通人每天常摄入几十种食品添加剂，因此食品添加剂的安全使用极为重要。理想的食品添加剂应该是对人体有益无害的，但目前大多数食品添加剂是通过化学合成或溶剂萃取得到的，往往有一定的毒性，所以在选用时要非常小心。在选用食品添加剂时，要注意以下几点：

① 各种食品添加剂都必须经过一定的安全性毒理学评价。生产、经营和使用食品添加剂应符合《食品添加剂使用卫生标准》、《食品添加剂卫生管理办法》、《食品添加剂质量规格标准》。此外，食品营养强化剂应遵照我国卫生部颁发的《食品营养强化剂使用卫生标准》和《食品营养强化剂卫生管理办法》执行。

② 有些食品添加剂具有一定毒性，应尽可能不用或少用，必须使用时应严格控制使用范围及使用量。

③ 食品添加剂应有助于食品的生产、加工和储存等过程，具有保持营养成分、防止腐败变质、改善感官性状和提高产品质量等作用，而不应破坏食品的营养素，也不得影响食品的质量和风味。

④ 食品添加剂不能用来掩盖食品腐败变质等缺陷，也不能用来对食品进行伪造、掺假等违法活动。

⑤ 选用的食品添加剂应符合相应的质量指标，用于食品后不得分解产生有毒物质，用后能被分析鉴定出来。

⑥ 选用食品添加剂时应考虑价格低廉、使用方便、安全、易于储存、运输和处理等因素。

第三节　食品添加剂的安全性管理

一、联合国 FAO/WHO 对食品添加剂的管理

联合国世界粮农组织（FAO）和世界卫生组织（WHO）于 1955 年 9 月在日内瓦召开第一次国际食品添加剂会议，商讨有关食品添加剂的管理和成立世界性国际机构等事宜。1956 年在罗马成立了 FAO/WHO 所属的食品添加剂专家委员会（JECFA），由世界权威专家组织以个人身份参加、以纯科学的立场对世界各国所用的食品添加剂进行评议，并将评议结果不定期于 "FAO/WHO, Food and Nutrition Paper-FNP" 上公布。会议基本上每年召开一次，至 1995 年已召开 44 届。1962 年 FAO/WHO 联合成立了食品法典委员会（CAC），下设有食品添加剂法典委员会（CCFA），CCFA 也每年定期召开会议，对 JECFA 所通过的各种食品添加剂的标准、试验方法、安全性评价等进行审议和认可，再提交 CAC 复审后公布，以期在广泛的国际贸易中，制定统一的规格和标准，确定统一的试验方法和评价，克服由于各国法规不同所造成的贸易上的障碍。

但由于联合国是一种松散型的组织，其所属机构通过的决议只能作为向各国推荐的建议，不直接作为各国指令性法规的标准，只可作为参照或参考。

至今，联合国提供的主要法规或标准，包括以下几个方面：

① 准许用于食品的各种食品添加剂的名单，以及它们的毒理学评价（1996）；

② 各种准用的食品添加剂的质量指标等规定（1993）；

③ 各种食品添加剂质量指标的通用测定方法（1991）；

④ 各种食品添加剂在食品中的允许使用范围和建议用量（1987）。

二、美国对食品添加剂的管理

美国最早于 1908 年制定有关食品安全的《食品卫生法》（Pure Food Act），于 1938 年增订成至今仍有效的《食品、药物和化妆品法》（Food，Drug and Cosmetic Act）。1959 年颁布《食品添加剂法》（Food Additives Act）。1967 年颁布《肉品卫生法》（Wholesome

Meal Act)（肉类中允许使用的食品添加剂按该法裁定）。1968 年颁布《禽类产品卫生法》（Wholesome Poultry Products Act）。以上各法分别由美国食品与药物管理局（FDA）和美国农业部（USDA）贯彻实施。另有一部分与食品有关的熏蒸剂和杀虫剂，归美国环境保护局管理。这些联邦法规对食品添加剂（或称食品用化学品）的主要作用是建立《允许使用范围、最大允许使用量和食品标签表示法》，定期公布在"联邦登记册（Federal register）"上，并于每年出版的《美国联邦法规（U. S. Code of Federal Regulations，CFR）》上汇总修订。其中有关 USDA 所辖的肉禽制品，发表于（title）9CFR 上，FDA 管辖的发表于21CFR 上。此外，美国 FDA 根据美国食品用香料制造者协会（Flavour Extract Manufac-turer's Association，FEMA）的建议属于 GRAS 者，亦已认可。故凡有 FE-MA No. 者，均属 GRAS。

对于各种食品添加剂的质量标准和各种指标的分析方法，由 FDA 所委任的"食品化学品法典委员会"（Committee on Food Chemicals Codex）负责编写《食品化学品法典》（FCC），定期出版，由 FDA 认可。

美国在 1959 年颁布的《食品添加剂法》中规定，出售食品添加剂之前需经毒理试验，食品添加剂的使用安全和效果的责任由制造商承担，但对已列入 GRAS 者例外。凡新的食品添加剂在得到 FDA 批准之前，绝对不能生产和使用。

FDA 对加入食品中的化学物质分为 4 类：

① 食品添加剂，需经两种以上的动物实验，证实没有毒性反应，对生育无不良影响，不会引起癌症等。用量不得超过动物实验最大无作用量的 1%。

② 一般公认为安全的，如糖、盐、香辛料等，不需动物实验，列入 FDA 所公布的GRAS 名单，但如发现已列入而有影响的，则从 GRAS 名单中删除。

③ 凡需审批者，一旦有新的实验数据表明不安全时，应指令食品添加剂制造商重新进行研究，以确定其安全性。

④ 食用着色剂上市前，需先经全面的安全测试。

对营养强化剂的标签标示，FDA 在国标和教育法令（NLEA）中规定新标示管理条例。要求维生素、矿物质、氨基酸及其他营养强化剂的制造商对其产品作有益健康的标示声明，其准确度达 9～10 级（10 级制），于 1994 年 5 月 8 日生效，但目前批准的仅有钙强化剂和叶酸 2 种。

三、我国对食品添加剂的管理

我国于 1973 年成立"食品添加剂卫生标准科研协作组"，开始有组织、有计划地管理食品添加剂。1977 年制定了最早的《食品添加剂使用卫生标准（试行）》（GB/T 50—77），1980 年在原协作组基础上成立了中国食品添加剂标准化技术委员会，并于 1981 年制定了《食品添加剂使用卫生标准》（GB 2760—81），于 1986 年、1996 年先后进行了修订，改为GB 2760—96（于 1997 年 4 月颁布）。此外，1992 年颁布了《食品添加剂生产管理办法》，1993 年颁布了《食品添加剂卫生管理办法》，1995 年正式颁布了曾于 1983 年开始试行的《中华人民共和国食品卫生法》。以上这些标准的颁布大大加强了我国食品添加剂的有序生产、经营和使用，保障广大消费者的健康和利益。

另外，我国对生产、使用新的食品添加剂的主要审批程序为：生产或研制单位提出安全性评价等申请资料→省、市、自治区一级卫生部门初审意见→报送中国食品添加剂标准化技术委员会秘书处→由卫生部食品添加剂标准科研协作组组织预审→中国食品添加剂标准化技术委员会审定→经卫生部批准后列入食品添加剂使用卫生标准。

第四节 常用食品添加剂的安全性

一、抗氧化剂

（一）丁基羟基茴香醚（BHA）

1. 毒性

一般认为 BHA 毒性很小，较为安全，大鼠经口 LD_{50} 为 $2.2\sim5g/kg$。但近年来对其安全性提出了疑问。日本于 1981 年用含 2% BHA 的饲料喂大白鼠 2 年，发现其前胃发生扁平上皮癌，故自 1982 年 5 月限令只准用于棕榈渍和棕榈仁油中，其他禁用。

1986 年 FAO/WHO 曾报告 BHA 对大鼠前胃的致癌作用取决于其剂量，而对狗无致癌作用，对猪和狗似可引起食管增生，故规定其 ADI 值由暂定 $0\sim0.6mg/kg$ 降至 $0\sim0.33mg/kg$。1989 年 FAO/WHO 再次评价时，认为只有在大剂量（$20g/kg$）时才会使大鼠前胃致癌，$1.0g/kg$ 体重剂量未见有增生现象，考虑到对狗无有害作用，人类无前胃靶组织，故正式制定 ADI 值为 $0\sim0.5mg/kg$（FAO/WHO，1996）。

2. 使用

我国规定，BHA 可用于油脂、油炸食品、干鱼制品、饼干、速煮面、速煮米、干制食品、罐头、腌腊肉制品中。最大使用量为 $0.2g/kg$（以脂肪计）。

在油脂和含油脂食品中使用时，可以采用直接加入法，即将油脂加热到 $60\sim70℃$ 加入 BHA，充分搅拌，使其充分溶解和分布均匀；用于鱼肉制品时，可以采用浸渍法和拌盐法，浸渍法抗氧化效果较好，它是将 BHA 预先配成 1% 的乳化液，然后再按比例加入到浸渍液中。

（二）二丁基羟基甲苯（BHT）

1. 毒性

大鼠经口 LD_{50} 为 $1.7\sim1.97g/kg$，小鼠经口 LD_{50} 为 $1.39g/kg$。BHT 的急性毒性比 BHA 稍大，但无致癌性。

美国有研究者曾报告 BHT 有促癌作用，并可能有抑制人体呼吸酶活性作用，故为希腊、土耳其、印度尼西亚等国家所禁用，但美国 FDA 一度禁用后，因证明安全性还是可以得到保证的，故 FAO/WHO 于 1996 年重新将 ADI 定为 $0\sim0.3mg/kg$。

2. 使用

按照我国食品添加剂使用卫生标准规定，BHT 的使用范围和最大使用剂量与 BHA 相同。可用于油脂、油炸食品、干鱼制品、饼干、速煮面、干制食品、罐头，最大使用量为 $0.2g/kg$（以脂肪总量计）。BHT 与 BHA 混合使用时，总量不得超过 $0.2g/kg$。以柠檬酸为增效剂与 BHA 复配使用时，复配比例为：$m(BHT):m(BHA):m(柠檬酸)=2:2:1$。BHT 也可用在包装食品的材料中，用量为 $0.2\sim1kg/t$（包装材料）。

（三）没食子酸丙酯（PG）

1. 毒性

大鼠经口 LD_{50} 为 $3.8g/kg$，按 FAO/WHO（1985）规定，ADI 为 $0\sim0.2mg/kg$。PG 在体内可被水解，大部分形成 4-O-甲基没食子酸，内聚或葡萄糖醛酸，由尿液排出。

2. 使用

我国食品添加剂使用卫生标准规定，没食子酸丙酯可用于油脂、油炸食品、干鱼制品、饼干、速煮面、速煮米、罐头，最大使用量为 $0.1g/kg$（以脂肪总量计）。与其他抗氧化剂复配使用时，PG 不得超过 0.05g/kg（以脂肪总量计）。

二、防腐剂

（一）苯甲酸及其盐类

1．毒性

动物实验表明，用添加 1％苯甲酸的饲料喂养大鼠 4 代试验表明，对成长、生殖无不良影响；用添加 8％苯甲酸的饲料，喂养大白鼠 13 天后，有 50％左右死亡；还有的实验表明，用添加 5％苯甲酸的饲料喂养大鼠，全部都出现过敏、尿失禁、痉挛等症状，而后死亡。苯甲酸的大鼠经口 LD_{50} 为 2.7～4.44g/kg，MNL 为 0.5g/kg。犬经口 LD_{50} 为 2g/kg。

2．使用

苯甲酸类防腐剂可以用于酱油、醋等酸性液态食品的防腐，可配制 50％的苯甲酸钠水溶液，按防腐剂与食品质量 1：500 的比例均匀加到食品中。如苯甲酸与对羟基苯甲酸乙酯复配使用，可适当降低两者的用量，先用乙醇溶解，将生酱油加热至 80℃杀菌，然后冷却至 40～50℃，把混合防腐剂加入，搅拌均匀。

低盐酸黄瓜、泡菜，最大使用量为 0.5g/kg，可在包装与装坛时按标准溶解与分散到泡菜水中。低糖的蜜饯等，最大使用量也为 0.5g/kg。该类产品应根据生产工艺，设计加入方案，一般在最后的工艺步骤中加入。由于有糖渍与干燥工艺，应注意添加量不够或添加过量。

苯甲酸与苯甲酸钠的使用标准见表 4-1。

表 4-1　苯甲酸与苯甲酸钠的使用标准

名　称	使用范围	最大使用量/(g/kg)	备　注
苯甲酸 苯甲酸钠	酱油、醋、果汁类、果子露、罐头	1.0	浓缩果汁不得超 2g/kg。苯甲酸与苯甲酸钠同时使用时，以苯甲酸计，不得超过最大用量
	葡萄酒、果子酒、琼脂软糖	0.8	
	汽酒、汽水	0.2	
	果子汽酒	0.4	
	低盐酱菜、面酱类、蜜饯类、山楂糕、果味露	0.5	

苯甲酸应储存于干燥库房中，包装必须严密，勿使受潮变质，防止有害物质的污染。

（二）山梨酸及其盐类

1．毒性

以添加 4％、8％山梨酸的饲料喂养大鼠，经 90 天，4％剂量组未发现病态异常现象；8％剂量组肝脏微肿大，细胞轻微变性。以添加 0.1％、0.5％和 5％山梨酸的饲料喂养大鼠 100 天，对大鼠的生长、繁殖、存活率和消化均未发现不良影响。山梨酸的大鼠经口 LD_{50} 为 10.5g/kg，MNL 为 2.5g/kg。山梨酸钾的大鼠经口 LD_{50} 为 4.2～6.17g/kg。

2．使用

山梨酸与山梨酸钾的使用标准见表 4-2。

表 4-2　山梨酸与山梨酸钾的使用标准

名　称	使用范围	最大使用量/(g/kg)	备　注
山梨酸 山梨酸钾	酱油、醋、果汁类、人造奶油、琼脂奶糖、鱼干制品、豆乳制品、豆制素食品、糕点馅	1.0	浓缩果汁不得超 2g/kg，山梨酸与山梨酸钾同时使用时，以山梨酸计，不得超过最大用量。1g 山梨酸相当于 1.33g 山梨酸钾
	低盐酱菜、面酱类、蜜饯类、山楂糕、果味露、罐头	0.5	
	果汁类、果子露、葡萄酒、果酒	0.6	
	汽酒、汽水	0.2	

三、漂白剂

（一）二氧化硫

1. 毒性

二氧化硫是有害气体，空气中浓度较高时，对于眼和呼吸道黏膜有强刺激性。

2. 使用

果干、果脯、脱水蔬菜的加工过程中大多采用熏硫的方法对原料或半成品进行漂白，以防褐变。熏硫就是通过硫黄产生二氧化硫而作用于食品。硫黄不能直接加入食品中，只准用于熏蒸。二氧化硫残留量与其他亚硫酸及其盐类漂白剂相同，可参考亚硫酸钠标准。我国规定车间空气中最高允许质量浓度为 $20mg/m^3$。果蔬加工过程中，使用亚硫酸类漂白剂，特别是进行熏硫处理时，必须注意熏硫室要密闭。车间内有二氧化硫大量逸散的工序或阶段通风应保持良好。熏硫室中二氧化硫质量分数一般为 $1\%\sim2\%$，最高可达 3%。熏硫时间 $30\sim50min$，最长可达 $3h$。

（二）亚硫酸钠

1. 毒性

1981 年澳大利亚 David Allen 和美国的 Donald Stevenson 等提出了亚硫酸盐的安全性问题，随后又有不少这方面报道，主要表现在可诱发过敏性疾病和哮喘，同时破坏维生素 B_1。1985 年发表的"对亚硫酸制剂 GRAS 情况的复审"提出以亚硫酸盐处理的食品中，总的二氧化硫残留量应有限定。因此在我国允许使用品种中，除硫黄外，均规定了 ADI 值，为 $0\sim0.7mg/kg$（FAO/WHO，1994）。并在控制使用量同时还应严格控制其 SO_2 残留量。小鼠经口 LD_{50} 为 $600\sim700mg/kg$（以 SO_2 计）。

2. 使用

我国食品添加剂使用卫生标准（GB 2760—86）对亚硫酸钠的使用标准规定如下：对作为漂白剂使用的亚硫酸钠可用于食糖、冰糖、糖果、蜜饯类、葡萄糖、饴糖、饼干、罐头、竹笋、蘑菇，最大使用量为 $0.6g/kg$。产品中二氧化硫的残留量（以 SO_2 计）：饼干、食糖、粉丝、罐头为 $0.05g/kg$；竹笋、蘑菇为 $0.025g/kg$；赤砂糖及其他品种为 $0.1g/kg$。

四、发色剂

（一）亚硝酸钠

1. 毒性

大鼠经口 LD_{50} 为 $1.1\sim2.0g/kg$。FAO/WHO（1985）规定，ADI 值为 $0\sim5mg/kg$（以硝酸钠计的硝酸盐总量）。

2. 使用

我国食品添加剂使用卫生标准（GB 2760—86）对发色剂的使用标准规定，亚硝酸钠的使用范围为肉类制品、肉类罐头，最大使用量为 $0.15g/kg$；残留量（以亚硝酸钠计）肉类罐头不得超过 $0.05g/kg$，肉制品不得超过 $0.03g/kg$，净肉制盐水火腿为 $0.07g/kg$。

（二）硝酸钠

1. 毒性

大鼠经口 LD_{50} 为 $1.1\sim2.0g/kg$。FAO/WHO（1985）规定，ADI 值为 $0\sim5mg/kg$（以硝酸钠计的硝酸盐总量）。硝酸盐的毒性作用主要是它在食物、水中或在胃肠道内（尤其是在婴幼儿的胃肠道内）被还原成亚硝酸盐所致。

2. 使用

参照亚硝酸钠。

五、着色剂

着色剂分为天然着色剂和合成着色剂两大类。

食用人工合成色素对人体的毒性作用可能有三方面，即一般毒性、致泻性与致癌性，特别是致癌性应引起注意。如奶油黄、橙黄 SS 及碱性槐黄由于可使动物致癌而被禁用。它们的致癌机制一般认为可能与它们多属偶氮化合物有关。由于偶氮化合物在体内进行生物转化，可形成两种芳香胺化合物。芳香胺在体内经代谢活化，即经 N-羟化和酯化后可以转变成易与大分子亲核中心结合的终致癌物。许多合成色素除本身或其代谢产物具有毒性外，在生产过程中还可能混入有害金属，色素中还可能混入一些有毒的中间产物，因此必须对着色剂（主要是合成色素）进行严格卫生管理，应严格规定食用色素的生产单位、种类、纯度、规格、用量以及允许使用的食品。

（1）苋菜红　1968 年报告有致癌性，1972 年 JECFA 将 ADI 从 0～1.55mg/kg 修改为暂定 ADI 0～0.75mg/kg，1976 年美国禁用。1978 和 1982 年 JECFA 两次评定，没有发现致癌的证据，将其暂定 ADI 延期。1984 年再次评价时制定 ADI 值为 0～0.5mg/kg，至今仍为此值。

（2）其他着色食用色素的 ADI 值　目前准用食用人工合成色素都通过十分严格的毒性试验，JECFA 加强了安全性审查，并订出它们的 ADI 值向各国政府建议，有关食用合成色素 ADI 值见表 4-3。

表 4-3　合成食用色素的 ADI（FAO/WHO，1994）

名　　称	ADI/(mg/kg)	名　　称	ADI/(mg/kg)
苋菜红、苋菜红铝色淀	0～0.5	亮蓝、亮蓝铝色淀	0～12.5
β-胡萝卜素	0～5	赤藓红、赤藓红铝色淀	0～0.1
诱惑红、诱惑红铝色淀	0～7	靛蓝、靛蓝铝色淀	0～5
新红、新红铝色淀	0～0.1	胭脂红、胭脂红铝色淀	0～4
叶绿素铜钠盐	0～15	日落黄、日落黄铝色淀	0～2.5
柠檬黄、柠檬黄铝色淀	0～7.5	二氧化钛	无须规定

食用天然色素除了少数（如藤黄）有剧毒不许使用外，其余对人体健康一般无害，我国允许使用并制定国家标准的 40 多种中，FAO/WHO 1994 年对其 ADI 值规定的品种有姜黄素 0～0.1mg/kg；葡萄红 0～2.5mg/kg；焦糖（氨法生产）0～200mg/kg。其他均无须规定 ADI 值。

六、甜味剂

（一）糖精钠

1. 毒性

一般认为糖精在体内不能被利用，大部分从尿中排出而且不损害肾功能，不改变体内酶系统的活性，全世界曾广泛使用糖精数十年，尚未发现对人体的毒害表现。20 世纪 70 年代美国食品与药物管理局（FDA）对糖精动物实验发现有致膀胱癌的可能，因而一度受到限制，但后来也有许多动物实验未证明糖精有致癌作用。大规模的流行病学调查结果表明，在被调查的数千名人群中未观察到使用人工甜味剂有增高膀胱癌发病率的趋势。1993 年 JECFA 重新对糖精的毒性进行评价，不支持食用糖精与膀胱癌之间可能存在联系的结论。糖精是所有甜味剂中价格最低的一种，虽然安全性基本得到肯定，但考虑到其苦味及消费者对其毒性忧虑的心理因素等，加上它不是食品中天然的成分，从长远观点看，它可能将被其他安全性高的甜味剂逐步代替。

小鼠腹腔注射 LD_{50} 为 17500mg/kg，大鼠经口 MNL 为 500mg/kg。

ADI 暂定为 0～2.5mg/kg。

2. 使用

我国食品添加剂使用卫生标准规定：糖精钠用于酱菜类、调味酱汁，浓缩果汁、蜜饯类、配制酒、冷饮类、糕点、饼干、面包，其最大使用量为 0.15g/kg；浓缩果汁按浓缩倍数的 80％加入；用于汽水时最大使用量为 0.08g/kg。

（二）甜蜜素

1. 毒性

于 1950 年开始生产应用，1958 年在美国曾被列为 GRAS 物质而广泛使用，1979 年 Price 等报告，对于动物有致癌作用而被取消 GRAS，FDA 及英国于 1970 年相继禁用，但有些国家仍继续使用。从化学结构的角度来看，本品经水解后能形成有致癌威胁的环乙胺。虽然单胃动物消化系统中的酶不会产生环乙胺，但肠道微生物可导致这一反应。环乙胺的主要排泄途径是尿，因此对膀胱致癌的危险最大。1980 年报告证明无致癌、致畸作用，故 FAO/WHO 于 1982 年重新制订 ADI 为 0～11mg/kg。美国 FDA 经长期试验也于 1984 年宣布无致癌，但因美国国家科学研究委员会和国家科学院（NRC/NAS）1986 年报告有促进和可能致癌性问题，故至今在美国联邦法规中仍规定"禁止直接加入或用于食品"。

小鼠经口 LD_{50} 为 18g/kg。ADI 为 0～11mg/kg。

2. 使用

作为无能量甜味剂，甜蜜素主要应用于以下产品：①片状、粉末状或溶液状的餐桌甜味剂；②软饮料、果汁饮料的配料，清凉饮料、冰淇淋、糕点的最大使用量 0.25g/kg；③各种水果蜜饯，最大使用量 1.0g/kg；④口香糖和糖果、果冻，0.5～2.0g/kg；⑤色拉调味料；⑥明胶点心、果子冻、果酱和糕点等。

第五章　危险性分析

第一节　概　念

一、相关定义

国际食品法典委员会（CAC）对食品安全的危险分析内容定义如下：

危害（hazard），指可能对人体健康产生不良后果的物理性、化学性或生物性因素或状态，食品中具有的危害通常称为食源性危害。

危险性（risk），指食品中的危害发生的可能性以及产生的后果。

危险性分析（risk analysis），指由三个相互关联的部分组成的过程，即危险性评估（risk assessment）、危险性管理（risk management）和危险性信息交流（risk communication）。

危险性评估，是指对人体接触食源性危害而产生的已知或潜在的对健康不良作用的科学评价，它由以下步骤组成：危害鉴定、危害特征的描述、暴露评估和危险性特征的描述。危害鉴定是指确认某种或某一类食品中存在可能危害人体健康的生物、化学或物理的因素；危害特征描述则要对上述危害进行定性或定量的评价，对于化学危害和数据充分的生物、物理危害因素一般要进行剂量-反应关系的评价；暴露评估对通过食品和其他媒介摄入的各类危害因素进行定性或定量的评估；危险性特征描述在以上三个步骤的基础上，对既定人群中存在的已知或潜在的危害发生的可能性和严重程度进行定性或定量的估计。

风险管理是根据风险评估的结果，同时考虑社会、经济等方面的有关因素，对各种管理措施的方案进行权衡，并且在需要时加以选择和实施。风险管理的首要目标是通过选择和实施适当的措施，尽可能有效地控制食品风险，从而保障公众健康。危险性管理可以分为四个部分：危险性评价、危险性管理选择评价、执行危险管理决定、监控和评述。

危险性信息交流是指在危险性评估者、危险性管理者和其他有关团体之间交流有关危险性的信息情报和意见的相互作用过程。交流的内容包括贯穿危险性分析全过程的危害、危险及其相关因素与认识，还包括对危险性评估决定的解释与危险性管理决策的依据。危险性信息交流的过程应当是全方位的，涉及食品安全的各个环节，交流的过程应充分透明公开。通过危险性信息交流，可以使管理者获得管理决策的科学依据，使消费者更加了解食品安全管理决策的过程，使食品生产者增强食品安全的意识。

二、食品中化学污染因素的危险性评估

化学物的危险性评估主要针对污染物、有意加入的化学物和天然存在的毒素，包括食品添加剂、农药残留和其他农业用化学品、兽药残留、不同来源的化学污染物以及天然毒素（如霉菌毒素和鱼贝类毒素）。但微生物中细菌毒素（如蜡样芽孢杆菌毒素）不包括在内。

（一）危害鉴定（hazard identification）

危害鉴定，又称为危害的认定或危害的识别，属于定性危险性评估的范畴。危害鉴定的目的在于确定人体摄入化学物的潜在不良作用，这种不良作用产生的可能性，以及产生这种

不良作用的确定性和不确定性，并对这种不良作用进行分类和分级。危害识别不是对暴露人群的危险性进行定量的外推，而是对暴露人群发生不良作用的可能性作定性的评价。

由于资料不足，在进行危害的认定时常采用证据加权的方法，可能时进行毒性分级，以便于管理。此法需要对来源于适当的数据库、经同行专家评审的文献及诸如企业界未发表的研究报告等科学资料进行充分的评议。此方法对不同研究的重视程度顺序如下：流行病学研究、动物毒理学研究、体外试验以及最后的定量结构-反应关系。

1. 流行病学研究

如果能够从临床和流行病学研究上获得数据，在危害鉴定和其他步骤中也应当充分利用。然而，对于大多数化学物来说，临床和流行病学资料是难以得到的。此外，阴性的流行病学资料难以在危险性评估方面进行解释，因为大部分流行病学研究的统计学力度不足以发现人群中低暴露水平的作用。风险管理决策不应过于依赖流行病学研究，如果等到阳性资料出现，表明不良效应已经发生，此时危害鉴定已经受到了耽误。评估采的流行病学研究必须采用公认的标准程序进行。

危害识别一般以动物和体外试验的资料为依据，因为流行病学研究费用昂贵，而且提供的数据很少。

2. 动物试验

用于风险评估的绝大多数毒理学数据来自动物试验，这就要求这些动物试验必须遵循标准化试验程序。联合国经济合作发展组织（OECD）、美国环境保护局（EPA）曾制定了化学品的危险性评价程序，我国也以国家标准形式制定了《食品安全性毒理学评价程序和方法》。无论采用哪种程序，所有试验必须实施良好实验室规范（GLP）和标准化质量保证/质量控制（QA/QC）方案。

长期（慢性）动物试验数据至关重要，包括肿瘤、生殖/发育毒性作用、神经毒性作用、免疫毒性作用等。短期（急性）毒理学试验资料也是有用的，如急性毒性的分级是以 LD_{50} 数值的大小为依据的。动物试验应当有助于毒理学作用范围的确定。对于人体必需微量元素（如铜、锌、铁），应该收集需要量与毒性之间关系的资料。动物试验的设计应考虑到找出无可见作用剂量水平（NOEL）、无可见不良作用剂量水平（NOAEL）或者临界剂量，即应根据这些终点来选择剂量。在实验中应选择较高剂量以尽可能减少产生假阴性。

动物试验还可以提供作用机制、染毒剂量、剂量-效应关系以及毒物代谢动力学和毒效学等研究资料，确定化学物对人健康可能引起的潜在不良效应。

3. 短期试验研究与体外试验

由于短期试验既快速且费用不高，因此用来探测化学物质是否具有潜在致癌性，或引导支持从动物试验或流行病学调查的结果是非常有价值的。可以用体外试验资料补充作用机制的资料，例如遗传毒性试验，增加对毒作用机制和毒物代谢动力学和毒效学的了解。这些试验必须遵循良好实验室规范或其他广泛接受的程序。然而，体外试验的数据不能作为预测对人体危险性的唯一资料来源。

4. 结构-活性关系

研究结构-活性关系有利于健康危害认定的加权分析。在对化学物（如多环芳烃类、多氯联苯类和四氯苯丙二噁英）进行评价时，此类化学物的一种或多种有足够的毒理学资料，可以采用毒物当量的方法来预测人类摄入该类化学物中其他化学物对健康的危害。

5. 对致癌物质的识别与分类

危害物的识别中，最难的是如何确定致癌物。500多万种现存的化合物中，真正做过动物试验、有数据者不超过1万种；约有1000多种会引起某种动物致癌，而其中有确证会引起人类癌症的，还不到 30 种。致癌的分类法是根据各种动物试验及流行病学观察的结果来评估。因为物种之间代谢功能相差甚大，有的化学物只对某种动物有致癌性，对其他动物并不致癌。多种动物在多次试验中皆可引致癌症，但没有流行病学证据，或只有相当有限的临床观察者将之归类为"有充分证据的可疑致癌物"。鉴于不能拿人类做试验，以及缺乏流行病学的数据，将这些已充分证明会导致动物致癌的物质视同"有可能导致人类癌症"。

（二）危害特征的描述（hazard characterization）

危害特征的描述是定量危险性评估的开始，其核心是剂量-反应关系的评估。外源性化学物，包括食品添加剂、农药、兽药和污染物，在食品中的含量往往很低，通常为微量（mg/kg），甚至更低。而在动物毒理学试验中，为了达到一定的敏感度常常使用的剂量又很高，这取决于化学物的自身毒性，一般为百万分之几千。为了与人体摄入水平相比较，需要把动物试验数据经过处理外推到低得多的剂量。因此人体健康风险评估多数都是基于动物试验的毒理资料。所以，在无阈值剂量的假设之下，用高于人的环境暴露浓度的动物试验剂量，由高至低的外推是必需也是可行的。

1. 剂量-反应关系的评估

剂量-反应关系的评估就是确定化学物的摄入量与不良健康效应的强度与频率，包括剂量-效应关系和剂量-反应关系。剂量-效应关系是指不同剂量的外源性化学物与其在个体或群体中所表现的量效应大小的关系；剂量-反应关系则指不同剂量的外源性化学物与其在群体中所引起的质效应发生率之间的关系。剂量一般取决于化学物摄入量（即浓度、进食量与接触时间的乘积）。为了与人体摄入量水平相比较。需要把动物试验数据外推到比动物试验低得多的剂量，也就是在所研究的剂量-反应关系的评估曲线之外。这种高剂量到低剂量的外推过程在量和质上皆存在不确定性，危害的性质或许会随剂量变化而发生改变或完全消失。如果动物与人体的反应在本质上是一致的，则所选的剂量-反应模型可能有误。即使在同一剂量时，人体与动物的药代动力学作用也可能有所不同，而且剂量不同，代谢方式存在不同的可能性更大，如高剂量化学物会使其正常解毒/代谢途径饱和，而产生在低剂量时不会有的毒作用。因此，毒理学家必须考虑在将高剂量的不良作用外推到低剂量时，这些与剂量有关的变化存在哪些潜在影响。

动物与人体的毒理学剂量也可能存在不同。一般使用"毫克/千克体重"作为单位进行种属间的度量。近年来，美国提出量单位"毫克/千克体重"应该乘以 3/4 的系数。检测人体和动物靶器官中的组织浓度和消除速率可以取得理想的度量系数，血中化学物的水平也接近这种理想方法。在无法获得充分证据时，常规使用种属间的通用系数可以作为主要依据。

2. 遗传毒性与非遗传毒性致癌物

毒理学家对化学物的不良健康效应存在阈值的认识比较一致，但遗传毒性致癌物例外。这种认识可追溯到 40 年代，当时便已认识到癌症的发生有可能源于某一种体细胞的突变。由少数几个分子、甚至一个分子的突变就有可能诱发人体或动物的癌症，因此，从这一致癌理论出发致癌物就没有安全剂量。

近年来，已逐步能够区别各种致癌物，并确定有一类非遗传毒性致癌物，即本身不能诱发突变，但是它可作用于被其他致癌物或某些物理化学因素启动的细胞致癌过程的后期。相反地，大部分致癌物通过诱发体细胞基因突变而活化致癌基因和/或灭活抑癌基因，因此可以将遗传毒性致癌物定义为能直接或间接地引起靶细胞遗传改变的化学物。遗传毒性致癌物的主要作用靶是遗传物质，而非遗传毒性致癌物作用于非遗传位点，从而促进靶细胞增殖和/或持续性的靶位点功能亢进/衰竭。大量的报告详细说明遗传毒性和非遗传毒性致癌物均存在种属间致癌效应的差别。

许多国家的食品卫生界权威机构认定遗传毒性和非遗传毒性致癌物是不同的。在原则上，非遗传毒性致癌物能够用阈值方法进行管理，如可观察的无作用剂量水平-安全系数法。要证明某一物质属于遗传毒性致癌物，往往需要提供致癌作用机制的科学资料。

3. 阈值法

由动物毒理学试验获得的 NOEL 或 NOAEL 值乘以合适的安全系数就得到安全阈值水平，即每日允许摄入量（ADI）。ADI 值提供的信息是：如果按 ADI 值或以下的量摄入某一化学物，则对健康没有明显的风险性。这种计算的理论依据是人体与试验动物存在着合理可比的阈剂量值。但是，实验动物与人体存在种属差别。人的敏感性或许较高，遗传特性的差异更大，并且膳食习惯更为不同。鉴于此，FAO/WHO 食品添加剂专家委员会（JECFA）采用安全系数以克服此类不确定性。通常对动物长期毒性试验资料的安全系数为 100，这包括人与实验动物种属差别的 10 倍和人群个体差异的 10 倍。当然，理论上有可能某些个体的敏感程度超出了安全系数的范围。不同国家的卫生机构有时采用不同的安全系数。当科学资料数量有限或制定暂行每日允许摄入量时，JECFA 采用更大的安全系数，其他卫生机构按效应的强度和可逆性来调整 ADI。即使如此，采用安全系数并不能够保证每一个个体的绝对安全。ADI 值的差异构成了一个重要的风险管理问题。

4. 非阈值法

对于遗传毒性致癌物，一般不能用 NOEL 乘以安全系数的方法来制定允许摄入量，因为即使在最低摄入量时仍然有致癌危险性，即一次受到致癌物的攻击造成遗传物质的突变就有可能致癌，按此理解遗传毒性致癌物就不存在阈值。但致癌物零阈值的概念在现实管理中是难以实行的，而可接受危险性的概念就成为人们的共识。因此，对遗传毒性致癌物的管理有两种办法：一是禁止商业化的生产和使用该种化学物；二是制定一个极低而可忽略不计、对健康影响甚微或者社会可以接受的化学物的危险性水平，这一办法的实施就要求对致癌物进行定量危险性评估。评估用的数据仍然来自高剂量动物实验，而高剂量时的剂量-反应关系可能与低剂量时的剂量-反应关系完全不同。为此，人们提出各种各样的外推数学模型，目前有 6 种常用的模型，对动物实验中所用的高剂量区域拟合较好，但不同模型对人暴露的低剂量区域的结果差别较大，而且不同数学方程预测化学物的致癌能力的结果也有较大差别。目前的模型大多数是以统计学为基础，利用实验性肿瘤发生率与剂量，几乎没有其他生物学资料。没有一个模型可以超出试验室范围的验证，因而也没有对高剂量毒性、促细胞增殖、或 DNA 修复等作用进行校正。基于这样一种原因，目前的线性模型被认为是对风险性的保守估计。用线性模型作出的危险性特征描述一般以"合理的上限"或"最坏估计量"等文字表述，这被许多管理机构所认可，因为他们无法预测人体真正或极可能发生的风险。许多国家试图改变传统的线性外推法，以非线性模型代替。非线性模型可以部分克服线性模型所固有的保守性，采用这种方法的一个很重要的步骤就是，制定一个可接受到风险水平。美国 FDA、EPA 选用百万分之一 （10^{-6}） 作为一个可接受风险水平，它被认为代表一种不显著的风险水平。选择可接受的危险性水平取决于每个国家危险性管理者的决策。

（三）暴露评估 （exposure assessment）

对于食品添加剂、农药和兽药残留以及污染物等危害物暴露评估的目的在于求得某危害物的剂量、暴露频率、时间长短、途径及范围等。暴露评估主要是根据膳食调查和各种食品中化学物质暴露水平调查的数据进行的，通过计算可以得到人体对于该种化学物质的暴露量。进行暴露评估需要有相应的食品消费量和这些食品中相关化学物质浓度两方面的资料。膳食摄入量评估一般可以采用三种方法：总膳食研究、个别食品的选择性研究和双份饭研究。

食品添加剂、农药和兽药残留的膳食摄入量可根据规定的使用范围和使用量来估计。最简单的情况是，食品中某一添加剂含量保持恒定，原则上以最高使用量计算摄入量。但在许多情况下，食品中的量在食用前就发生了变化，因此，食品中食品添加剂、农药和兽药残留的实际水平远远低于最大允许量。因为仅有部分庄稼或家畜、家禽使用了农药和兽药，食品中或食品表面有时完全没有农药和兽药残留。食品中添加剂含量的数据可以从制造商那里取得，计算膳食污染物暴露量需要知道它们在食品中的分布情况，只有通过敏感和可靠的分析方法对有代表性的食物进行分析才会得到。

膳食中食品添加剂、农药和兽药的理论摄入量必须低于相应的 ADI 值。通常，实际摄入量远远低于 ADI 值。确定污染物的限量会遇到一些特殊的问题，通常在数据不足时制定暂行摄入限量。污染物水平偶尔会比暂行摄入限量高。在此情况下，限量水平往往根据经济和/或技术方面而定。

根据测定的食品中化学物含量进行暴露评估时，必须要有可靠的膳食摄入量资料。评估化学物的摄入量时，不仅要求居民食物消费的平均数，而且应该有不同人群的食物消费资料，特别是敏感人群的资料。另外，必须注重膳食摄入量资料的可比性，特别是世界上不同地方的主食消费情况。一般认为发达国家居民比发展中国家居民摄入较多的食品添加剂，因为他们膳食中加工食品所占的比率较高。

（四）危险性特征描述（risk characterization）

危险性特征描述的结果是对人体摄入化学物对健康产生不良效应的可能性进行估计，它是危害鉴定、危害特征描述和摄入量评估的综合结果。

对于化学物质风险评估，如果是有阈值的化学物，则对人群危险性可以采用摄入量与 ADI 值（或其他测量值）比较作为危险性特征的描述。如果所评价的物质的摄入量比 ADI 值小，则对人体健康产生不良作用的可能性为零。即安全限值（MOS）= ADI/暴露量，若 MOS≤1，该危害物对食品安全影响的风险是可以接受的；若 MOS>1，该危害物对食品安全影响的风险超过了可以接受的限度，应当采取适当的风险管理措施。

如果所评价的化学物质没有阈值，对人群的危险性是摄入量和危害程度的综合结果。即：

$$食品安全风险 = 摄入量 \times 危害程度$$

食品添加剂以及农药和兽药残留采用固定的危险性水平是比较切合实际的，因为假如估计的危险性超过了规定的可接受水平，就可以禁止这些化学物的使用。但是，对于污染物比较容易超过所制定的可接受水平。

在风险描述时必须说明风险评估过程中每一步所涉及的不确定性。风险描述中的不确定性综合反映了前几个阶段评价中的不确定性。将动物试验的结果外推到人可能产生两种类型的不确定性：动物试验结果外推到人时的不确定性；人体对某种化学物质的特异易感性未必能在试验动物上发现。在实际工作中依靠专家判断和额外的人体研究来克服各种不确定性。人体试验可以在产品上市前或产品上市后进行。

三、食品中生物性污染因素的危险性评估

与公众健康有关的生物性危害包括致病性细菌、霉菌、病毒、寄生虫、藻类和它们产生的某些毒素。目前全球食品安全最显著的危害是致病性细菌。微生物危害一般通过两种机理导致人类疾病：第一种作用模式是产生毒素出现症状；第二种作用模式是宿主进食具有感染性的活病原体而产生病理学反应。在前一种情况下很容易界定一个阈值，这时某种生物危害物的定量风险评估成为可能。然而，当考虑到来自致病性细菌的危害时，定性风险评估可能

是唯一可行的方法。目前，对于生物性危害进行定量评估是非常困难的。食品中微生物病原体可以繁殖，也可以死亡，其生物学相互作用是很复杂的；进入食物链的原料受到污染的程度可因很多因素影响而发生改变；动物品系和环境也影响病原体的致病性；宿主和病原体的变异也非常大。这些不确定性将使定量评估变得不可行。对此，将来需要作进一步的研究，以使评估更加精确以及可以进行定量评估。目前的数据主要是针对细菌的危险性评估，并且是定性的危险性特征描述。

就生物因素而言，由于目前尚未有一套较为统一的科学的风险评估方法，因此一般认为，食品中的生物危害应该完全消除或者降低到一个可接受的水平，CAC 认为危害分析和关键控制点（HACCP）体系是迄今为止控制食源性危害最经济有效的手段。HACCP 体系确定具体的危害，并制定控制这些危害的预防措施。在制定具体的 HACCP 计划时，必须确定所有潜在的危害，而这些危害的消除或者降低到可接受的水平是生产安全食品的关键。然而，确定哪些潜在危害是必须控制的，这需要包括以风险为基础的危害评估。这种危害评估将找出一系列显著性危害，并应当在 HACCP 计划中得到反映。

第二节　危险性管理

危险性管理是依据风险评估的结果，权衡管理决策方案，并在必要时选择实施适当的控制措施的过程，其产生的结果就是制定食品安全标准、准则和其他建议性措施。食品危险性管理的目标是通过选择和实施适当的措施，尽可能有效地控制食品风险，从而保证公众健康，保证我国进出口食品贸易在公平的竞争环境下顺利进行。措施包括：制定最高限量；制定食品标签标准；实施公众教育计划；通过使用其他物质，或者改善农业或生产规范，以减少某些化学物质的使用等。

危险性管理可以分为四个部分：危险性评价、危险性管理选择评估、执行管理决定、监控和审查。为了作出危险性管理决定，危险性评价过程的结果应当与现有风险管理选项的评价相结合。保护人体健康应当是首先考虑的因素，同时可适当考虑其他因素。执行管理决定之后，应当对控制措施的有效性以及对暴露消费者人群的风险的影响进行监控，以确保食品安全目标的实现。

为促进国际食品公平贸易，保证食品安全，1962 年联合国粮农组织（FAO）和世界卫生组织（WHO）建立起政府间协调食品标准的国际组织——食品法典委员会（CAC），CAC 制定的食品法典是防止人类免受食源性危害和保护人类健康的统一要求。虽然在技术上食品法典是非强制性的，但在国际食品贸易争端中是作为食品安全的仲裁标准。食品法典是保证食品安全的最低要求，成员国可以采取高于食品法典的保护措施，但应该利用危险性评估技术提供适当依据，并确保危险性管理决策的透明度。

CAC 的决策过程所需要的科学技术信息由独立的专家委员会提出，包括负责食品添加剂、化学污染物和兽药残留的 WHO/FAO 食品添加剂专家联合委员会（JECFA），针对农药残留的 WHO/FAO 农药残留联席会议（JMPR），针对微生物危害的 WHO/FAO 微生物危险性评估专家联席会议（JEMRA）。CAC 系统的危险性分析由许多部门执行，其领域如下：

一、食品添加剂

CAC 下设的食品添加剂与污染物食品法典委员会（CCFAC）对食品添加剂制定统一的规格和标准，确定统一的试验方法和评价方法等，对 JECFA 所通过的各种食品添加剂的标准、安全性评价方法等进行审议和认可，在提交 CAC 复审后公布，以确保食品添加剂食用安全。由 JECFA 提出某一食品添加剂的 ADI 值，CCFAC 批准此食品添加剂在食品中的使用范围和最大使用量。

二、化学污染物

化学污染物主要包括工业、环境污染物和天然存在的毒素，其危险性分析结果以暂定每周耐受量（PTWI）或暂定每日最大耐受量（PMTDI）估计值表示。CCFAC 会同 CAC 的有关产品委员会设定食品中化学污染物的最高限量。若污染物存在蓄积过程，采用 PTWI；对于没有蓄积性的污染物则采用 PMTDI。这些数据是以 NOEAL 及安全系数为基础的。对于黄曲霉毒素等遗传毒性致癌物，JECFA 采用尽可能减少到实际可达到的合理的最低水平（ALARA）。GEMS/Food 和其他国家级机构进行的污染物摄入量评估是 CAC 制定最高限量的依据。

三、农药残留

食品法典委员会（CAC）下设有专门的农药残留法典委员会（CCPR）负责食品中农药残留的评价与标准制定。对农药残留毒性作用的评价结果主要是通过 ADI 表示的，进行这一评估工作的是 FAO/WHO 农药残留联席会议（JMPR）的专家组，他们提出的食品中农药最大残留限量（MRL）需经 CCPR 通过后成为国际标准。在标准制定过程中，JMPR 进行危险性评估的工作，而 CCPR 是作出危险性管理决策的机构，它应确保所制定的标准不会对食品贸易造成壁垒。

四、兽药残留

兽药残留有专门的兽药残留法典委员会（CCRVDF），其任务是负责筛选建立适用于全球兽药及其他化学药物残留的分析和取样方法，对兽药残留进行毒理学评价，同食品添加剂一样以 NOEAL 制定 ADI 值，制定动物组织及产品中兽药残留的最高残留限量（MRL）法规和休药期法规。

五、生物污染因素

在国际食品卫生法典委员会（CCFH）的建议和委托下，联合国粮农组织和世界卫生组织成立了食品中微生物危险性评估联合专家咨询组（JEMRA），对食品中可能存在的微生物危害作系统的危险性分析。有关微生物的危险性管理信息，由国际食品微生物规格委员会（ICMSF）进行定性危险性描述，JEMRA 作出定量危险性的结论。

总之，危险性评估由联合委员会（JECFA、JMPR 和 JEMRA）负责，而危险性管理由食品法典委员会（CAC）负责。

第六章 质量安全控制系统

第一节 HACCP 系统

一、定义

HACCP（Hazard Analysis Critical Control Point）为危害分析与关键控制点。

食品法典委员会（CAC）对 HACCP 的定义是：一个确定、评估和控制那些重要的食品安全危害的系统。

从不同的侧面对 HACCP 的概念也有不同的表述：①HACCP 是一种分析工具，能够使管理部门引进和保持一个具有良好经济效益的、不断发展的食品安全计划；②HACCP 是一种对特定食品生产工序或操作有关的风险（发生的可能性及严重性）进行鉴定、评估以及对其中的生物、化学、物理危害进行控制的系统方法；③HACCP 是一种以预防食品安全问题为基础的食品控制体系；④HACCP 是一种被国际权威机构或多国食检部门认可为控制由食品引起疾病的最有效方法；⑤HACCP 是一种研究产品和它的所有组分以及生产各步骤的工程体系，并探讨在整个体系中会出现什么问题的系统方法；⑥HACCP 是对食品生产工艺进行鉴别、评价、控制的一种以科学为基础的、系统性的方法，该方法通过预计哪些问题最可能出现以及通过建立防止这些问题出现的有效措施来确保食品的安全性。

总之，HACCP 是一种质量保证体系，是一种预防性策略，是一种简便、易行、合理、有效的食品安全保证系统。

FAO/WHO 食品法典委员会（CAC）在《HACCP 体系及其应用标准》（Hazard Analysis Critical Control Point System and Guidelines for its Application）中规定的基本术语及定义有：

（1）控制（control，动词）采取一切必要措施，确保和维护与 HACCP 计划所制定的安全指标一致。

（2）控制（control，名词）遵循正确的方法和达到安全指标的状态。

（3）控制措施（control measure）用以防止或消除食品安全危害或将它降低到可接受水平所采取的任何措施和活动。

（4）纠正措施（corrective action）针对关键控制点（CCP）的监测结果显示失控时所采取的措施。

（5）控制点（CP）指能用生物的、化学的、物理的因素实施控制的任何点、步骤或过程。

（6）关键控制点（critical control point）可运用控制措施，并有效防止或消除食品安全危害或降低到可接受水平的步骤或工序。

（7）关键限值（critical limit）将可接受水平与不可接受水平区分开的判定指标，是关键控制点的预防性措施必须达到的标准。

（8）偏差（deviation）不符合关键限值标准。

（9）流程图（flow diagram）生产或制作特定食品所用操作顺序的系统表达。

（10）CCP 判断树（CCP decision tree） 用来确定一个控制点是否是 CCP 的问题次序。

（11）前提计划（preliminary plans） 包括 GMPs，为 HACCP 计划提供基础的操作条件。

（12）危害分析与关键控制点计划（HACCP plan） 根据 HACCP 原理所制定的文件，系统的、必须遵守的工艺程序，能确保对食品有显著意义的危害予以控制。

（13）危害（hazard） 会产生潜在的对人体健康危害的生物、化学或物理因素或状态。

（14）危害分析（hazard analysis） 收集和评估导致危害和危害条件的过程，以便决定哪些对食品安全有显著意义，从而应被列入 HACCP 计划中。

（15）监控（monitor） 为了确定 CCP 是否处于控制之中，对所实施的一系列预定控制参数所作的观察或测量进行评估。

（16）步骤（step） 食品链中某个点、程序、操作或阶段，包括原材料及从初级生产到最终消费。

（17）证实（validation） 获得证据，证明 HACCP 计划的各要素是有效的过程。

（18）验证（verification） 除监控外，用以确定是否符合 HACCP 计划所采用的方法、程序、测试和其他评估方法。

二、HACCP 的产生及发展

HACCP 体系建立于 1959 年，美国皮尔斯柏利（Pillsbury）公司与美国航空航天局（NASA）纳蒂克（Natick）实验室联合开发太空食品。当时科学家对食品，尤其是微粒状食品在无重力太空舱中的状态毫无概念。解决这个问题最保守的办法就是将食品胶合起来，再覆盖一层食用软膜，以避免因食品粉碎导致太空舱中的空气污染。这一任务最大的难点是保证太空食品 100％安全。而传统的品质控制（QC）手段并不能完全确保产品的安全，而且需要对产品进行大量的破坏性检测试验，最终仅有少量产品符合要求。皮尔斯柏利公司研究了 NASA 的"无缺陷计划"（zero-defect program），发现这种非破坏性检测系统虽然符合研究目的，但不适用于食品，需要采用一个新的方法。经过广泛研究，认为唯一成功的方法就是建立一个"防御体系"，要求这个体系能尽可能早地控制原料、加工过程、环境、职员、储存和流通。如果能建立这种控制系统，并一直保持适当的记录，就可以生产出安全食品。实践中发现，按 NASA 规则的要求保持记录形式，不仅给新体系提供了一个方法，而且使新体系更容易执行。因此，保持准确、详细记录便成为新体系的基本要求之一。皮尔斯柏利公司就这样建立了 HACCP 体系，用于控制生产过程中可能出现危害的位置或加工工序，而生产过程应该包括原材料生产、加工过程、储运过程直到食品消费。

1971 年，皮尔斯柏利公司在美国食品保护会议（National Conference on Food Protection）上首次提出 HACCP，几年后美国食品与药物管理局（FDA）采纳并用作酸性与低酸性罐头食品法规的制定基础。1974 年以后，HACCP 概念大量出现在科技文献中。

美国是最早应用 HACCP 原理的国家，并在食品加工制造中强制性实施 HACCP 的监督与立法工作。美国食品安全检验处（Food Safety and Inspection Service，FSIS）于 1989 年 10 月发布《食品生产的 HACCP 原理》；于 1991 年 4 月提出《HACCP 评价程序》；于 1994 年 3 月公布了《冷冻食品 HACCP 一般规则》。美国对海产品生产、进口的要求和控制特别严格。1994 年 8 月 4 日，FDA 公布《用于食品工业的 HACCP 进展》，同时组织有关企业进行一项 HACCP 推广应用的计划，以使 HACCP 的应用扩大到其他食品企业。该计划在FDA 指导下，对几家食品企业进行长达 12 个月的执行 HACCP 计划的研究与评论，以求修改、完善对 HACCP 法规的制定。1995 年 12 月 18 日，FDA 发布最后法规 21CFR123《安全与卫生加工、进口海产品的措施》，要求海产品的加工者执行 HACCP。该法规于 1997 年 12 月 18 日生效。此外，对不同食品生产与进口的 HACCP 法规相继出笼。如 1996 年 7 月 25 日，美国农业部发布最后法规（61FR38806），要求对每种肉禽产品都要执行书面卫生标准操作措施（Sanitation Standard Operating Procedure，SSOP）及改善其产品安全的 HACCP 控制系统，并指出该 SSOP 于 1998 年 1 月 26 日生效（中、小型肉禽加工厂则要求 1999～2000 年生效）。1998 年 4 月 24 日，FDA 发布果汁加工者执行 HACCP，并对果汁食品标记提出明确要求。另外，对蛋品的生产也提出包括 HACCP 在内的强制性和非强制性管理方案。

HACCP 在发达国家发展快速。加拿大、英国、新西兰等国家已在食品生产与加工业中全面应用 HACCP 体系。欧共体的欧共体理事会 92/5/EEC 会议指南，专门针对肉产品提出应用 HACCP 原理；1993 年 6 月 14 日的会议指南 93/43/EEC 包括了食品工厂要建立以 HACCP 为基础的体系，确保食品安全的要求。1994 年 5 月 20 日，欧共体委员会发布了 94/356/EC 决议，即《应用欧共体理事会 91/493/EEC 指令对水产品作自我卫生检查的规定》，规定要求在欧洲市场上销售的水产品必须是在 91/493/EEC 规定卫生条件下，应用 HACCP 体系实施安全控制所生产的产品，即 HACCP 制度正式被作为欧共体内部流通的水产品制造工厂的认证制度。在日本、澳大利亚、泰国等国家都相继发布实施 HACCP 原理的法规、办法。

为规范世界各国对 HACCP 系统的应用，FAO/WHO 食品法典委员会（CAC）1993 年发布了《HACCP 体系应用准则》，1997 年 6 月作了修改，形成新版的法典指南，即《HACCP 体系及其应用准则》。这对促进 HACCP 系统普遍应用和更好解决食品生产存在问题，起了重要的作用。CAC 的食品卫生专业法典委员会除了制定 HACCP 法典准则外，各种商品专业委员会也正在制定或已经制定了特定食品的一般性 HACCP 模式。如水产品法典委员会 1998 年 6 月制定了《水产品建议性操作法典草案》，列出了几种重要水产品的 HACCP 模式。根据 WTO 的协议，FAO/WHO 食品法典委员会所制定的法典规范或准则被视为衡量各国食品是否符合安全要求的尺度。现在，HACCP 已成为世界公认的有效保证食品安全的质量保证系统。

HACCP 方法于 20 世纪 80 年代末在全球食品行业逐步推行实施之后，我国原国家商检局就表现出对它的极大兴趣。1988 年，我国检验检疫部门引进与学习了国际食品微生物规范委员会（ICMSF）对 HACCP 体系基本原理的详细评述，多次参加有关 HACCP 的国际会议和培训。

为提高出口食品质量，适应国际贸易要求，有利于我国对外贸易的进行，从 1990 年起，国家进出口商品检验局科学技术委员会食品专业技术委员会开始对肉类、禽类、蜂产品、对虾、烤鳗、柑橘、芦笋罐头、花生、冷冻小食品等 9 种食品的加工如何应用 HACCP 体系进行研究，制定了《在出口食品生产中建立"危害分析与关键控制点"质量管理体系的导则》，出台了 9 种食品 HACCP 系统管理的具体实施方案，同时在 40 多家出口企业试行，取得了突出的效果和经济效益。1994 年 11 月，原国家商检局发布了经修订的《出口食品厂、库卫生要求》，明确规定出口食品厂、库应当建立保证出口食品卫生的质量体系，并制定质量手册，有不少内容是按 HACCP 原理来制定的。1995 年 10 月，在浙江杭州举办了国际食品质量和安全控制研讨会，对 HACCP 的概念进行了广泛讨论。近年来，有关 HACCP 的研究、应用、培训等在我国有关部门、院校和企业开展得十分活跃。加入 WTO 后，面对国际市场及有关的规则、标准的要求，在我国食品生产和食品加工领域掌握和应用 HACCP 系统已是一个不容回避的现实问题。HACCP 体系现已成为我国商检确保食品安全控制的基本政策，并逐步建立了与发达国家相对等的（HACCP）法规体系。

三、基本原理

HACCP方法现已成为世界性的食品质量控制管理的有效办法。HACCP原理经过实际应用与修改，被食品法典委员会（CAC）确认，由以下7个基本原理组成：

原理1 进行危害分析。拟定工艺中各工序的流程图，确定与食品生产各阶段（从原料生产到消费）有关的潜在危害性及其程度，鉴定并列出各有关危害，规定具体有效的控制措施，包括危害发生的可能性及发生后的严重性估计。这里的"危害"是一种使食品在食用时可能产生不安全的生物、化学或物理方面的特征。

原理2 确定关键控制点（CPP）。CCP是指能进行有效控制的某一个工序、步骤或程序，如原料生产、收获与选择、加工、产品配方、设备清洗、储运、雇员与环境卫生等都可能是CCP，且每一个CCP所产生的危害都可以被控制、防止或将之降低到可接受的水平。

原理3 建立关键限值。即制定为保证各CCP处于控制之下的而必须达到的安全目标水平和极限。安全水平参数包括温度、时间、物理尺寸、湿度、水活度、pH、有效氯、细菌总数等。

原理4 建立监控体系。通过有计划的测试或观察，以保证CCP处于被控制状态，其中测试或观察要有记录。监控应尽可能采用连续的理化方法，如无法连续监控，也要求有足够的间隙频率次数来观察测定每一CCP的变化规律，以保证监控的有效性。

原理5 确立纠偏行为。当监控过程发现某一特定CCP正超出控制范围时应采取纠偏措施，因为任何HACCP方案要完全避免偏差是几乎不可能的。因此，需要预先确定纠偏行为计划，对已产生偏差的食品进行适当处置，纠正产生偏差，使之确保CCP再次处于控制之下，同时要作好此纠偏过程的记录。

原理6 建立验证程序。审核HACCP计划的准确性，包括适当的补充试验和总结，以确证HACCP是否在正常运转，确保计划在准确执行。检验方法包括生物学的、物理学的、化学的或感官方法。

原理7 建立HACCP计划档案及保管制度。HACCP具体方案在实施中，都要求作例行的、规定的各种记录，同时还要求建立有关适于这些原理及应用的所有操作程序和记录的档案制度，包括计划准备、执行、监控、记录及相关信息与数据文件等都要准确和完整地保存。

四、HACCP的建立

根据原理7，食品企业制定HACCP计划和在具体操作实施时，一般通过13个步骤才能得以实现，其中前5个步骤是HACCP的预备步骤，是准备阶段，需要事先完成；步骤6~9是危害分析、确定关键控制点和控制办法；步骤10~13是HACCP计划的维护措施的建立与实施。每个生产企业在实施HACCP计划中，必须按要求建立反映实际的书面文件。每个企业都可以根据自身特点制定反映HACCP执行过程的有关表格，最重要的应有HACCP计划表、危害分析工作表及其他相应的有关表格。

1. HACCP的预备步骤（准备阶段）

步骤1：成立HACCP小组

HACCP计划在拟定时，需要事先搜集资料，了解、研究、分析国内外先进的控制办法，要熟悉HACCP的支撑系统。

HACCP小组由以下人员组成：

① 质量保证与控制专家　熟悉并能深入了解引起食品安全问题的生物、化学或物理的原因，可以是 QA/QC 管理者、微生物学专家和化学专家、食品生产卫生控制专家。

② 食品生产工艺专家　要求对食品的生产工艺、工序有较全面的知识及理论基础，能了解生产过程常发生哪些危害及具体解决办法。

③ 食品设备及操作工程师　对生产设备及性能很熟悉，懂得操作和解决发生的故障，有丰富的工作经验。

④ 其他人员　如原料生产及病虫防治专家、储运商、商贩、包装与销售专家以及公共卫生管理者等，均可在必要的时候吸收为小组成员。

小组成员需获得主管部门的批准或委任，经过严格的培训，具备足够的岗位知识。应指派 1 名熟知 HACCP 技术和有领导才能的人为组长，并指定 1～2 位 HACCP 计划的起草人员，1 位秘书。HACCP 计划起草人员的选择是关系到能否实现食品安全的最关键因素，因此要选熟知企业情况、了解行业发展状况及技术、能提出监控办法、有经验的资深专家。中高层管理人员和部门经理也是方案拟定研究小组理想的成员，每个小组由 5～6 名成员组成。

步骤 2：描述产品

对产品（包括原料与半成品）及其特性、规格与安全性等进行全面的描述，尤其对以下内容要作具体定义和说明：

① 原辅料（商品名称、学名和特点）；

② 成分（如蛋白质、氨基酸、可溶性固形物等）；

③ 理化性质（包括水活度、pH、硬度、流变性等）；

④ 加工方式（如产品加热及冷冻、干燥、盐渍、杀菌到什么程度等）；

⑤ 包装系统（密封、真空、气调，包括标签说明等）；

⑥ 储运（冻藏、冷藏、常温储藏等）和销售条件（干湿与温度要求等）；

⑦ 所要求的储存期限（保质期、保存期、货架期等）。

步骤 3：确定产品用途及消费对象

食品的最终用户或消费者对产品的使用期望就是用途。实施 HACCP 计划的食品应确定其最终消费者，特别要关注特殊消费人群，如儿童、妇女、老人、体弱者、免疫功能不健全者。食品的使用说明书要明示由何类人群消费、食用目的和如何食用（生食、即食、加热食用等），有时还应考虑易受伤害的消费人群应注意的事项。

步骤 4：编制流程图

编制食品生产的工艺流程图，对于实行 HACCP 管理是必需的一项基础性工作。流程图是对加工过程一个清楚的、简明的、全面的说明，包括所有原料的接收、加工到储存，应该足够清楚和完整，覆盖加工的所有步骤。流程图没有统一的模式。

步骤 5：流程图现场验证

流程图中所列的每一步操作，应与实际操作过程进行比较确认，如果有误，HACCP 小组应加以修改调整。

2. HACCP 危害分析及其控制办法

步骤 6：危害分析及控制措施

危害分析是 HACCP 最重要的一环。按食品生产的流程图，HACCP 小组要列出各工艺步骤可能会发生的所有危害及其控制措施，包括有些可能发生的事，如突然停电而延迟加工、半成品临时储存等。危害包括生物性（微生物、昆虫及人为的）、化学性（农药、毒素、化学污染物、药物残留、合成添加剂等）和物理性（杂质、软硬度）的危害。在生产过程中，危害可能来自原辅料、加工工艺、设备、包装储运、人为等方面。在危害中尤其不能允许致病菌存在与增殖及不可接受的毒素和化学物质的产生。危害分析要对危害的出现可能、分类、程度进行定性与定量评估。

对食品生产过程中每一个危害都要有对应的、有效的预防措施。对于微生物引起的危害采用以下措施：原辅料、半成品的无害化生产，并加以清洗、消毒、冷藏、快速干制、气调等；加工过程中注意调 pH 值与控制水活度 A_w；加热、冻结、发酵；添加抑菌剂、防腐剂、抗氧化剂处理；防止人流物流交叉污染等；重视设备清洗及安全使用；强调操作人员的身体健康、个人卫生和安全生产意识；包装物要达到食品安全要求；储运过程防止损坏和二次污染。对昆虫、寄生虫等可采用加热、冷冻、辐射、人工剔除、气体调节等措施。如是化学污染引起的危害，应严格控制产品及原辅料的卫生，防止重金属污染和农药残留，不添加人工合成色素与有害添加剂，防止储藏过程中有毒化学成分的产生。如是物理因素引起的危害，可采用提供质量保证证书、原料严格检测、遮光、去杂、加入抗氧化剂等办法。

确定危害可以用建立危害分析表的方法，如表 6-1 所示。

表 6-1　危害分析工作单

工厂名称：　　　　　　　　　　　　　　　　产品描述：
工厂地址：　　　　　　　　　　　　　　　　销售和储存方法：
预期用途和消费者：

(1) 配料/加工步骤	(2) 确定在这步中引入的、控制的或增加的潜在危害	(3) 潜在的食品安全危害是显著的吗？(是/否)	(4) 对第 3 列的判断提出的依据	(5) 应用何预防措施来防止显著危害	(6) 这步是关键控制点吗？(是/否)
	生物的 化学的 物理的				
	生物的 化学的 物理的				
	生物的 化学的 物理的				
	生物的 化学的 物理的				

步骤 7：确定关键控制点（CCP）

HACCP 计划中关键控制点的确定有一定的要求，并非有一定危害就设关键控制点。应当明确，一种危害往往可由几个 CCP 来控制，若干种危害也可以由一个 CCP 来控制。如果显著危害在某一步骤可以被控制、被预防、消除或降低到可接受水平，那么该步骤就是 CCP。

步骤 8：确定各 CCP 的关键限值（CL）和容差（OL）

在确定研究产品生产经营过程的所有 CCP 后，HACCP 小组还应确定各 CCP 的控制措施要求达到的关键限值（CL），也就是要预先规定 CCP 的标准值。这种 CCP 的 CL 值参数（温度、时间、水分、pH、A_w、化学物质、产品感官和管理要求等）最好能相对较快并易于被测知，以利于作出更快速的反应和采取必要的改正措施。有的 CCP 可能存在 1 个以上控制预防方法，则都应一一建立控制界限或 CL 值。当操作中偏离了 CL 值，必须马上采取纠偏措施。

CL 值的确定，可参考有关法规、标准、文献、专家建议和实验结果，如果一时找不到适合的 CL 值，食品企业应选用一个保守的 CL 值。由于每一个 CCP 一般都存在多种的控制方案或不同的限值内容，因此，限值的确定或选择的原则是：可控制且直观、快速、准确、方便和可连续监测。在生产实践中，一般不用微生物指标作为 CL，可多考虑用温度、时间、流速、水分含量、A_w 值、pH 值、盐度、相对密度、质量（重量）、有效氯等物理的和可快速测知的化学参数。

容差（OL）即具体操作时的限值，操作工必须将偏差控制在 OL 范围内，这有利于弥补设备与监测仪表存在的正常误差，可为生产条件的瞬间变化设立一个缓冲区。在食品加工生产中，很多加工参数如温度、压力、时间、水活度等都有规定的限值范围。

为确保 HACCP 计划顺利实施，可以制定并采用 HACCP 方案表格（表 6-2）。

表 6-2　HACCP 方案表格

工厂名称：　　　　　　　　　　　　　　产品描述：

工厂地址：　　　　　　　　　　　　　　销售和储存方法：

预期用途和消费者：

1	2	3	4	5	6	7	8	9	10
关键控制点（CCP）	显著危害	对于每个预防措施的关键限值	监　控				纠偏行动	记录	验证
			监控什么	怎么监控	监控频率	谁监控			

工厂管理员签字：　　　　　　　　　　　　　　　　　日期：

步骤 9：建立各 CCP 的监控制度

建立监控制度是对 CCP 是否符合规定的限值与容差进行有计划的测量和观察，从而确保所有 CCP 都在规定的条件下运行。同时，监控过程应作精确的运行记录，为将来分析食品安全原因提供数据。实施监控时必须明确：

（1）监控的内容　监控是指对 CCP 的有计划的测定或观察，以确定是否符合限值的要求。监控的内容可以是生产线上的，如时间与温度的测量；也可以是非生产线上的，如盐、pH 值、总固形物、化学成分、微生物总数等的测定。如果是原辅料，则要查验供货商的产品质量证书。生产线外的监控花时间较长，容易造成纠偏动作之前较长时间的失控状态。因此，监控应尽可能在生产线上的操作过程中解决，这样有利于及时采取改正措施，预防食品安全受影响。监控内容还包括：现场观察检查、卫生环境条件、原料产地、原料包装容器上标志、政府法规是否允许等。

（2）监控人员选择及其任务　监控人员可以是流水线上工人、设备操作工、工序监督员、维修人员等。监控人员由 HACCP 小组推荐，企业主管认定，要求经过严格的培训并有实践操作经验，能对监控活动过程及结果提供准确报告。要求监控人员及时报告异常事件或 CCP 偏离情况。监控人员有权对 CCP 产生的危害（超出限值或容差允许范围）采取改正行为，作好各项规定的记录并同另一审核人员共同签字，同时作好数据档案保管。

（3）如何进行监控　对 HACCP 计划的每一进程，都要按规定及时进行监控。监控可以是连续性的（如温度、压力）和非连续性的（如固形物、重金属）。非连续监控是点控制，对样品及测定点要有代表性。非连续性监控要规定科学的监控频率，该频率要能反映 CCP 的危害特征，如果监控数据欠稳定，产品生产量大，应加大监控的频率。监测方法有口测、品评、物性测量、化学分析、微生物快速检测等。监控必须认真细致、快速、及时、方便且要求精确。要使用好温、湿度计,自动温度控制仪,钟表,衡器,pH 计,水活度计,台秤及其他(快速)生化测定设备,及时校正仪器仪表。对加热工艺温度的测定,应在测定区的最冷点进行或均匀布点,对冷却工艺的温度测定则相反。监控过程所获数据应由专业人员进行评价。

3. HACCP 计划的维护

步骤 10:建立纠偏措施

食品生产过程中,HACCP 计划的每一个 CCP 都可能发生偏离规定限值或容差范围的现象,这时要有纠偏行动,并以文件形式表达。纠偏行动要解决两类问题:①制定使工艺重新处于控制之中的措施;②拟好 CCP 失控时生产食品的处理办法,包括将失控的产品进行隔离、扣留、评估其安全性、原辅料及半成品移作他用(如做饲料)、重新加工(杀菌)和销毁产品等。对每次施行的这两类纠偏行动都要记入 HACCP 记录档案,并明确指明原因及责任。具体纠偏措施包括:采用的纠偏动作能保证 CCP 已经在控制限值以内;纠偏措施要经有关权威部门认可;对不合格产品要及时处理;纠偏措施实施后,CCP 一旦恢复控制,有必要对这个系统进行审核,防止再出现偏差;授权给操作者,当出现偏差时停止生产,保留所有不合格品,并通知质量控制人员;在特定的 CCP 失去控制时,使用经批准的可替代原工艺的备用工艺。

纠偏行动过程应作的记录内容包括:①产品描述、隔离或扣留产品数量;②偏离描述;③所采取的纠偏行动(包括失控产品的处理);④纠偏行动的负责人姓名;⑤必要时提供评估的结果。

步骤 11:建立验证(审核)措施

验证(审核)是了解所规定并实施的 HACCP 系统是否处于准确的工作状态中,能否做到确保食品安全。验证内容包括两个方面:①验证应用的 HACCP 操作程序是否还适合产品,对工艺危害的控制是否正常、充分和有效;②验证拟定的监控措施和纠偏措施是否仍然适用。

验证时要复查整个 HACCP 计划及其记录档案。

验证方法与具体内容包括:①要求原辅料、半成品供货方提供产品合格证明;②检测仪器标准,并对仪器仪表校正的记录进行审查;③复查 HACCP 计划制定及其记录和有关文件;④审查 HACCP 内容体系及工作日记与记录;⑤复查偏差情况和产品处理情况;⑥CCP 记录及其控制是否正常检查;⑦对中间产品和最终产品的微生物检验;⑧评价所制订的目标限值和容差,不合格产品淘汰记录;⑨调查市场供应中与产品有关的意想不到的卫生和腐败问题;⑩复查已知的、假想的消费者对产品的使用情况及反应记录。

验证报告内容包括:①HACCP 计划表;②CCP 点的直接监测资料;③监测仪器校正及正常运作;④偏离与矫正措施;⑤CCP 点在控制下的样品分析资料(物理、化学、微生物或感官品评的);⑥HACCP 计划修正后的再确认;⑦控制点监测操作人员的培训等。对验证过程,食品企业可自行实施,也可委托第三方实施,官方机构作为 HACCP 方法强制性实施的管理者,也可组织人员进行验证。验证以 HACCP 是否有效实施、体系是否符合法规规定为主要内容。重要的是验证的频率、手段和方法应可靠,可证实 HACCP 计划运行的有效性。

步骤 12:建立记录保存和文件归档制度

完整准确的过程记录,有助于及时发现问题和准确分析与解决问题,使 HACCP 原理得到正确应用。因此,认真及时和精确的记录及资料保存是不可缺少的。HACCP 程序应文件化，文件和记录的保存合乎操作种类和规范。保存的文件有：说明 HACCP 系统的各种措施（手段）；用于危害分析采用的数据；与产品安全有关的决定；监控方法及记录；由操作者和审核者签名的监控记录；偏差与纠偏记录；审定报告及 HACCP 计划表；危害分析工作表；HACCP 执行小组会上报告及总结。

各项记录归档前要经严格审核，CCP 监控记录、限值偏差与纠正记录、验证记录、卫生管理记录等所有记录内容，要在规定的时间（一般在下、交班前）内及时由工厂管理代表审核，如通过审核，审核员在记录上签字并写上时间。所有 HACCP 记录归档后妥善保管。

步骤 13：回顾 HACCP 计划

HACCP 方法经过一段时间的运行，有必要对整个实施过程进行回顾与总结。一般来说，在对整个 HACCP 或某一点进行调整前，应对 HACCP 的过去进行回顾，特别是发生以下变化时：①原料、产品配方发生变化；②加工体系发生变化；③工厂布局和环境发生变化；④加工设备改进；⑤清洁和消毒方案发生变化；⑥重复出现偏差，或出现新危害，或有新的控制方法；⑦包装、储存和发售体系发生变化；⑧人员等级和职责发生变化；⑨假设消费者使用发生变化；⑩从市场供应上获得的信息表明有关于产品卫生或腐败的风险。

回顾 HACCP 计划形成的资料、数据、改进措施应形成文件，保存在 HACCP 记录档案中。

总之，完成整个 HACCP 计划后，要尽快形成草案，并由 HACCP 小组成员或有关专家修改，再经 HACCP 小组最后审核，成为最终版本，上报有关部门审批或在企业质量管理中应用。

五、应用实例——糕点生产中的关键控制点

从糕点的制作过程来看，大多数工艺需要手工操作，因而微生物污染所带来的潜在性危害不容忽视，必须采取有效的预防、控制措施，清除和减少这种危害。

1. 糕点生产中的危害分析

一般从原料、加工过程、食品从业人员三方面考虑。

（1）原料　首先将原料列出清单或制出流程图，以便对原料进行危害分析。

糕点的主要原料是面粉、糖、油脂、奶品、蛋品，其次还有果仁、蜜饯及食品添加剂等。在做原料危害分析时，要考虑到，选料中使用了哪些原料；有无在一般条件下容易变质的原料；什么原料有毒性；使用了何种食品添加剂。

从微生物学的角度看，糕点生产中使用的原料（奶、蛋等动物性食品原料）都属于高危险性食品原料。

（2）加工过程　糕点的品种很多，但生产工艺基本上要经过选料、投料、和面、制皮、成型、美化、熟制冷却、装箱入库等过程。在进行生产过程中的危害分析时，应考虑到产品可能受到微生物污染的几方面：

在热加工等过程中，微生物、毒素未被灭活；

热加工后的环节中，微生物或毒素有可能再次污染；

包装/容器不卫生造成微生物污染。

（3）作业人员　熟制环节（烘坯、油炸、蒸）出来的产品是卫生安全的，在包装材料、工用具卫生的前提下，微生物的危害主要来自于操作人员不卫生的手。对手进行消毒的具体措施是：用流动水清洗消毒，用肥皂水洗刷，再用 75% 的酒精棉球擦拭。

2. 关键控制点

根据对原料、加工过程、从业人员三方面的危害分析，就可确定关键控制点。

关键控制点要符合下列要求：①控制措施将预防一个或多个危害；②控制的危险性、严重程度应属高度或至少中度；③控制标准应能建立和规定；④关键控制点能被监测；⑤当监测结果表明具体的标准未达到时，应能采取适当措施加以控制。

关键控制点在实际生产中可分为两种形式，即：

CCP1　将确保控制一种危害（绝对消灭）。

CCP2　将减少但不能确保控制一种危害。

按照上述要求，结合前面危害分析，糕点生产过程中至少可设以下几个关键控制点：

（1）原料

① 采购的原辅料必须向售方索取检验合格证书，不符合规定的拒绝入库。

② 糖必须符合国家绵白糖标准，感官上结块、酸败、变黄的禁止使用。

③ 必须使用国家定点厂生产的食品添加剂，必须符合国家食品添加使用卫生标准。

糕点生产中使用的食品添加剂按不同品种涉及到 7 类，即防腐剂、膨松剂、酸度调节剂、增稠剂、甜味剂、着色剂、乳化剂。添加时必须严格按照使用范围和使用剂量标准。

（2）加工工艺

① 蛋需经过选蛋、洗蛋及消毒环节，严格控制沙门菌污染。

② 在热制过程中严格控制加温时间和温度，起到杀菌作用。

③ 成品盛放器（木箱、塑料箱）按照要求严格洗刷消毒，并不得直接接触地面。

④ 成品包装用纸：散装的糕点装箱前，必须用衬纸包严密，衬纸要符合国家食品包装用纸标准的要求。

第二节　良好操作规范

良好操作规范（good manufacturing practice，GMP）是一种特别注重制造过程中产品质量和安全卫生的自主性管理制度。良好操作规范在食品中的应用，即食品 GMP。良好操作规范以现代科学知识和技术为基础，应用先进的技术和管理方法，解决食品生产中的主要问题：质量问题和安全卫生问题。广而言之，良好操作规范并不是仅仅针对食品企业而言的，应该贯穿于食品原料生产、运输、加工、储存、销售、使用的全过程，也就是说，从食品生产到使用的每一环节都应有良好操作规范。因此，食品良好操作规范是实现食品工业现代化、科学化的必备条件，是食品优良品质和安全卫生的保证体系。

一、食品良好操作规范的历史和现状

食品良好操作规范的概念借鉴于药品的良好操作规范。美国食品和药物管理局（FDA）于 1963 年颁布了药品的良好操作规范。1969 年美国以联邦法规的形式公布食品的 GMP 基本法《食品制造、加工、包装、储运的现行良好操作规范》，简称 CGMP 或 FCMP。该规范包括 5 章，内容包括定义、人员、厂房及地面、卫生操作、卫生设施与控制、设备与用具、加工与控制、仓库与运销等。美国还制定了相应的补充法规来加强基本法 CGMP，如熏鱼的良好操作规范、酸性食品良好操作规范、瓶装饮用水的加工和罐装良好操作规范、食品辐照良好操作规范。这些操作规范有的是强制性的，有的是指导性的。

加拿大政府也在食品工业界大力推广 GMP，但是，加拿大的食品 GMP 既包含政府制定的有关食品控制法规，也包含企业自身管理章程，其 GMP 含义不同。具体有 3 种实施情况：①生产企业必须遵守政府系列法规中的 GMP；②鼓励生产企业自觉遵守政府出版发行的 GMP 工业企业操作规程；③为有利于出口以及与国际同步而执行的由国际组织制定的 GMP。生产企业必须遵守的 GMP 属强制性 GMP，在加拿大已实施多年，如厂房建筑 GMP 规定、凡出口或跨省销售的企业必须注册、注册的首要条件就是厂房的建筑结构等要达到要求。鼓励生产企业自觉遵守的 GMP 属推荐性 GMP，仅作为政府支持与推荐的标准，而不是强制性条文，这对执法有利，可作为立法解释。至于立法过程必须与加拿大现有法规相协调，这些法规有：①企业建筑与设计生产设施要求；②有关药品生产设备 GMP（药品条例）；③食品卫生操作规范通则（食品法典委员会）；④低酸罐头食品管理条例及操作规范（食品法典委员会）；⑤海虾加工过程 GMP（渔业监督条例）；⑥质量管理程序（渔业监督条例）。加拿大卫生部（HPB）按照《食品和药物法》制定了《食品良好制造法规》（GMRF），其描述了加拿大食品加工企业最低健康与安全标准。农业部建立了食品安全促进计划（ESEP），旨在确保所有加工的食品以及这些产品的加工条件是安全卫生的。

欧盟对食品生产、进口和投放市场的卫生规范与要求包括以下六类：①对疾病实施控制的规定；②对农药残留、兽药残留实施控制的规定；③对食品生产、投放市场的卫生规定；④对检验实施控制的规定；⑤对第三国食品准入的控制规定；⑥对出口国当局卫生证书的规定。

日本制定了 5 项食品卫生 GMP，被称为"卫生规范"，这 5 项卫生规范如下：①盒饭与饭菜卫生规范（1979）；②酱菜卫生规范（1980）；③糕点卫生规范（1988）；④中央厨房传销零售餐馆体系卫生规范（1987）；⑤生面食品类卫生规范（1991）。

日本的卫生规范包括目的和适用范围，定义了设施管理、食品处理、经营人员以及从原料到成品全过程的卫生要求等 30 项内容。日本的卫生规范是指导性而非强制性的标准。达不到规范要求不属违法，以终产品是否合格为准。

我国为加强对出口食品生产企业的监督管理，保证出口食品的安全和卫生质量，1984 年，原国家商检局制定了类似 GMP 的卫生法规《出口食品厂、库卫生最低要求》，该规范于 1994 年 11 月修改为《出口食品厂、库卫生要求》。为了适应国际形势发展的要求，2002 年 4 月 19 日，国家质量监督检验检疫总局公布了《出口食品生产企业卫生要求》，于 2002 年 5 月 20 日起施行。该要求是衡量我国出口食品生产企业能否获取卫生注册证书或者卫生登记证书的标准之一。

1994 年，我国卫生部参照采用 FAO/WHO 食品法典委员会 CAC/RCP Rev.2—1985 《食品卫生通则》，并结合我国国情，制定了国家标准《食品企业通用卫生规范》（GB 14881—1994），以此国标作为我国食品 GMP 的总则，迄今为止共制定了 19 类食品加工企业的卫生规范（即类似于国际上普遍采用的 GMP 标准），形成了我国食品 GMP 体系。这些规范如下：

① 罐头厂卫生规范（GB 8950）

② 白酒厂卫生规范（GB 8951）

③ 啤酒厂卫生规范（GB 8952）

④ 酱油厂卫生规范（GB 8953）

⑤ 食醋厂卫生规范（GB 8954）

⑥ 食用植物油厂卫生规范（GB 8955）

⑦ 蜜饯厂卫生规范（GB 8956）

⑧ 糕点厂卫生规范（GB 8957）

⑨ 乳品厂卫生规范（GB 12693）

⑩ 肉类加工厂卫生规范（GB 12694）

⑪ 饮料厂卫生规范（GB 12695）

⑫ 葡萄酒厂卫生规范（GB 12596）

⑬ 果酒厂卫生规范（GB 18687）

⑭ 黄酒厂卫生规范（GB 12698）

⑮ 面粉厂卫生规范（GB 13122）

⑯ 饮用天然矿泉水厂卫生规范（GB 16330）

⑰ 巧克力厂卫生规范（GB 17403）

⑱ 膨化食品良好生产规范（GB 17404）

⑲ 保健食品良好生产规范（GB 17403）

二、GMP 的主要内容

食品种类很多，情况很复杂，在此只介绍通用的良好操作规范。各类食品企业还应根据实际情况分别执行各自食品的良好操作规范，或参照执行相近食品的良好操作规范。在执行政府和行业的良好操作规范时，企业应根据实际情况，进一步细化、具体化、数量化，使之更具有可操作性和可考核性。

（一）食品原材料采购、运输和储藏的良好操作规范

食品生产所用原材料的质量是决定最终产品质量的主要因素。食品生产的原材料一般分为主要原材料和辅助材料，主要原材料是来源于种植、畜产和水产的水果、蔬菜、粮油、畜肉、禽肉、乳品、蛋品、鱼贝类等，辅助材料有香辛料、调味料、食品添加剂等。这些原材料在种植、饲养、收获、运输、储藏过程中会受到很多有害因素的影响。食品生产者必须从影响食品质量的重要环节，即原材料采购、运输和储藏着手加强卫生管理。

对食品原材料采购的卫生要求主要包括对采购人员、采购原料质量、采购原料包装物或容器的要求。

1. 对采购人员的要求

采购人员应熟悉本企业所用食品原材料的品种、卫生标准和卫生管理办法，清楚各种原材料可能存在或容易发生的卫生问题。采购食品原材料时，先进行初步的感官检查，对卫生质量可疑的应随机抽样，进行完整的卫生质量检查，合格后方可采购。应向供货方索取检验合格证或化验单，采购食品添加剂时还必须同时索取定点生产证明。采购的原辅材料必须验收合格后才能入库，按品种分批存放。食品原辅材料的采购应根据企业食品加工和储藏能力有计划地进行，防止一次性采购过多，造成原料积压、变质。

2. 采购原辅材料的要求

目前，我国主要的食品原料、辅料和包装材料多数都具有国家卫生标准、行业标准、地方标准或企业标准，仅有少数无标准。采购时应尽量按国家卫生标准执行。无国家卫生标准的，依次执行行业标准、地方标准和企业标准。对无标准的原辅材料应参照类似食品原辅材料的标准执行。在执行标准时应全面，不能人为减少执行项目。

食品原辅材料的卫生标准检查通常由 4 个部分组成：

（1）感官检查 感官质量是食品重要的质量指标，而且检查简单易行，结果可靠。检查时应抽取具有代表性的样品，在无干扰的情况下进行，必要时借助相关的工具。

（2）化学检查 食品原辅材料在质量发生劣变时都伴有某些化学成分的变化，所以常常也通过测定特定的化学成分来了解食品原辅材料的卫生质量。如水果蔬菜类原材料可测定叶

绿素、抗坏血酸、可溶性氮等指标；动物性食品可测定酸度、氨态氮、组胺等。

（3）微生物学检查　主要指标有细菌总数、大肠杆菌群、致病菌等。某些食品原材料的主要检查对象有所不同，如花生常常要检测黄曲霉。

（4）食品原辅材料中有毒物质的检测　有些食品原辅材料在种植、养殖、采收、加工、运输、销售和储藏等环节中，往往会受到工业污染物、农药、致病菌及毒素产生菌的污染。在采购时，应充分估计到这种可能性，进行相关的化学或微生物学检测，排除被污染的可能性。

① 原辅材料的保护性处理　为去除污染物及防止在运输中不良变化的发生，对原辅材料进行适当的处理是必需的。一般来说，污染物可采用洗涤或消毒的方法，常用的洗涤剂有水、表面活性剂的水溶液、碱水、专用的消毒液等。洗涤液必须新鲜配制，不能反复使用。洗涤时间不能过长，凡使用过洗涤剂的原辅材料，最后必须用饮用水冲洗，流水冲洗时间不少于 30s，池水冲洗应换水 2 次以上。新鲜水果蔬菜洗涤应在低温下进行。

② 原辅材料的包装物或容器应符合卫生要求　食品原辅材料应根据其物理形态选择合适的包装物或容器，用于制造这些包装物的材料应符合食品相关包装材料的要求，不得随便使用包装用品，严防食品原辅材料被污染。

运输食品时，特别是运输散装的食品原辅材料时，严禁与非食品物资（如农药、化肥、有毒气体）同时运输，也不得使用未经清洗的运输过非食品物资的运输工具。运输工具应专用，如做不到专用，应在使用前彻底清洗干净。运输食品原辅材料的工具最好设置篷盖，防止运输过程中由于雨淋、日晒造成的污染或变质。不同的食品原辅材料应依其特性选择不同的运输工具。运输小麦、大米、油料等干性食品原辅材料时可用普通常温运输工具。运输水果蔬菜等生鲜植物原辅材料时应分隔放置，避免挤压撞伤而腐烂。气温较高时，应采用冷藏车，气温较低时应采取一定保温措施，以防冻伤。运载肉、鱼等易腐烂食品原辅材料时，最好用冷藏车。运载活畜、禽时应分层设置铁笼，通风透气，长途运输时应供给足够的饲料和饮水。装卸应轻拿轻放，严禁摔打，对液态材料还应注意放置方向，切勿倒置。运输动物时还应注意保护动物，如运输猪时应保持车的清洁，适时提供饮食和饮水，运输时间超过 8h 时，必须休息 24h。

食品企业必须创造一定的条件，采取合理的方法储藏食品原辅材料，确保卫生安全。对食品原辅材料储藏的卫生要求有：

① 储藏设施　对储藏设施的要求依食品的种类不同而异，原辅材料的性质是决定储藏设施卫生条件的主要因素。对于容易腐烂变质的肉、鱼等原料，应采取低温冷藏；对于容易腐烂、失水的水果蔬菜原材料，应有保鲜仓库，采取冷藏或气调储藏等。对于油料、面粉、大米等干燥原料，储藏设施要具有防潮功能。

② 储藏作业　储藏设施的卫生制度要健全，应有人负责，职责明确，原料入库前要严格按有关的卫生标准验收合格后方能入库，并建立入库登记制度，做到先入先出。库房要定期检查、定期清扫、消毒。保持适宜的储藏温度。控制温度相对稳定也非常重要，储藏温度的大幅度变化往往会带来储藏原辅材料品质的劣化。不同原辅材料分批分空间储藏，同一库内储藏的原辅材料不应相互影响其风味，不同物理形态的原辅材料也要尽量分隔放置。储藏不宜过于拥挤，物资之间保持一定距离，便于进出库搬运，利于通风。

（二）食品工厂设计和设施的良好操作规范

1. 食品工厂厂址选择

（1）厂区周围不得有粉尘、烟雾、有害气体、放射性物质和其他扩散性污染物，不得有垃圾场、污水处理厂、废渣场等。

（2）防止企业污水和废弃物对居民区的污染，应设有废水和废弃物处理设施。

（3）建立必要的卫生防护带，如屠宰场距居民区的最小防护带不得少于500m，酿造厂、酱菜厂、乳品厂等不得少于300m，蛋品加工批发部门不得少于100m。

（4）有利于经处理的污水和废弃物的排出。

（5）要有足够、良好的水源，能承载较高负荷的动力电源。

（6）要有足够可利用的面积和较适宜的地形，以满足工厂总体平面合理的布局和今后扩建发展的要求。

（7）厂区应通风、采光良好，空气清新。

（8）交通要方便，便于物资运输和职工上下班。

2. 食品工厂建筑设施

（1）食品工厂建筑设施

① 建筑物和构筑物的设置与分布应符合食品生产工艺的要求，保证生产过程的连续性，使作业线最短，生产最方便。

② 厂房应按照生产工艺流程及所要求的清洁级别进行合理布局，同一厂房和邻近厂房进行的各项操作不得相互干扰。做到人流、物流分开，原料、半成品、成品以及废品分开，生食品和熟食品分开，杜绝生产过程中的交叉污染。

③ 三区（生产区、生活区和厂前区）的布局应合理，生活区（宿舍、食堂、浴室、托儿所）应位于生产区的上风向，厂前区（传达室、化验室、医务室、运动场等）应与生产区分开，锅炉房等设施应在工厂的下风端。

④ 厂区建筑物之间的距离应符合防火、采光、通风、交通运输的需要。

⑤ 生产车间的附属设施应齐全，如更衣间、消毒间、卫生间、流动水洗手间等。

⑥ 厂区应设有一定面积的绿化带，起滞尘、净化空气和美化环境的作用。

⑦ 给排水系统管道的布局要合理，生活用水与生产用水应分系统独立供应。

⑧ 废弃物存放设施应远离生产和生活区，应加盖存放，尽快处理。

（2）食品加工设备、工具和管道

① 在选材上，凡直接接触食品原料或成品的设备、工具或管道应无毒、无味、耐腐蚀、耐高温、不变形、不吸水，要求质材坚硬、耐磨、抗冲击、不易破碎，常用的质材有不锈钢、铝合金、玻璃、搪瓷、天然橡胶、塑料等。

② 在结构方面，要求食品生产设备、工具和管道要表面光滑、无死角、无间隙、不易积垢、便于拆洗消毒。

③ 在布局上，生产设备应根据工艺要求合理定位，工序之间衔接紧凑，设备传动部分应安装有防水、防尘罩。管线的安装尽量少拐弯，少交叉。

④ 在卫生管理制度上，要定期检查、定期消毒、定期疏通，设备应实行轮班检修制度。

（3）食品加工建筑物　食品工厂厂房的高度应能满足工艺、卫生要求以及设备安装、维护、保养的要求，车间的工作空间必须便于设备的安装与维护。食品的存放、搬运过程中，避免食品与墙体、地面和工作人员的接触而造成污染。生产车间的地面应不渗水、不吸水、无毒、防滑，对有特别腐蚀性的车间地板还要做特殊处理。地面应平整、无裂缝，稍高于运输通道和道路路面，便于冲洗、清扫和消毒。仓库地面要考虑防潮，加隔水材料。屋面应不积水、不渗漏、隔热，天花板应不吸水、耐温，具有适当的坡度，利于冷凝水的排除。在水蒸气、油烟和热量较集中的车间，屋顶应根据需要开天窗排风。天花板最低高度保持在2.4m以上。墙壁要用浅色、不吸水、耐清洗、无毒的材料覆盖。在离地面1.5～2.0m的墙壁应用白色瓷砖或其他防腐蚀、耐热、不透水的材料设置墙裙。墙壁表面应光滑平整、不脱落、不吸附，墙壁与地面的交界面要呈弧状，便于清洗，防止积垢。防护门要求能两面开，自动关闭。门窗的设计不能与邻近车间的排气口直接对齐或毗邻，车间的外出门应有适当的控制，必须设有备用门。车间内的通道应人流和物流分开，通道要畅通，尽量少拐弯。车间的空气要清洁，要求有适当的通风，可采用自然通风和机械通风，尽量要求自然通风。对一些特别食品要求对车间空气进行净化，尤其是生产保健食品的车间必须按照工艺和产品质量的要求达到不同的清洁程度。食品生产车间的清洁级别可参考药品生产 GMP 要求。生产车间应有充足的自然光和人工照明，应备有应急照明设备。对于经常开启的门窗或天窗应安装纱门、纱窗等，防止灰尘和其他污染物进入车间。

（4）食品工厂卫生设施　在车间进口处和车间内的适当地方设置洗手设施，大约每 10 人 1 个水龙头，并在洗手设施旁边设有干手设备。特别车间的工作人员应戴手套。食品从业人员应勤剪指甲，必要时用来苏水或酒精消毒手。在饮料、冷食等卫生要求较高的生产车间的入口处应设有消毒池，一般设在通向车间的门口处。消毒池壁内侧与墙体呈 45°坡形，池底设排水口，池深 15～20cm，大小应以工作人员必须通过消毒池才能进入车间为宜。食品从业人员进入车间时必须在更衣室换上清洁的隔离服，戴上帽子。更衣室应设在便于进入车间的位置，应有更衣通风设施，并安装紫外灯。为保持从业人员的个人卫生，应设置淋浴器。厂区厕所应设置在生产车间的下风侧，距生产车间 25m 以外，车间的厕所应设置在车间外，入口不能与车间的入口直接相对。厕所应装有洗手设施和排臭装置，并备有洗手液或消毒液，厕所的排水管道应与车间分开，定期消灭蚊蝇，每天每班清洗消毒。

3. 食品生产用水的良好操作规范

（1）水源选择　水源选择应考虑用水量和水质两个方面。水量必须满足生产的需要，用水量包括生产用水和非生产用水。生产用水主要指需要添加到产品中的水量，非生产用水包括冷却水、消防用水、清洁用水、日常生活用水等。不同食品对水质和卫生的要求不一样，一般说来，自来水是符合卫生要求的。对一些水质要求较高的食品（如饮料、啤酒、汽水、超纯水等）需要进行特殊的水处理，使之达到其用水标准。

（2）生活饮用水水质标准　1985 年卫生部颁布了《生活饮用水卫生标准》（GB 5749），包括 4 个方面：①感官性状和一般理化性质；②毒理学指标；③细菌学指标；④放射学指标。

4. 食品检验的良好操作规范

（1）食品检验机构的职责　为保证食品生产经营企业食品卫生和质量检验的正常实施，必须建立专门的机构负责这项工作，严格把关，有效预防、监督和保证出厂产品的质量，促进食品卫生和质量的不断提高。食品卫生和质量检验机构的责任有：

① 负责《食品卫生法》、《产品质量法》和国家、企业相关的食品卫生和质量规定的贯彻落实，严格执行有关标准和法规，保证出厂产品符合标准。

② 对产品进行有效的检验，并根据检验结果独立而公正地实行卫生质量否决权。

③ 负责产品企业标准的制定，并研究详细可行的产品检验计划，报国家有关部门批准。

④ 负责新产品开发、研制和设计过程中的卫生和质量的审查和鉴定工作。

⑤ 负责不合格产品的处理、标示和保管。

⑥ 对食品卫生和质量检验人员进行培训和考核，提高他们的业务素质。

⑦ 对全体职工进行食品卫生法规和质量法规的宣传和教育，增强食品卫生和质量意识。

（2）食品检验的内容和实施　按生产流程可将食品卫生和质量检验分为原料检验、过程检验和成品检验。原料检验是对进入加工环节的原辅料进行检验，保证原料以绝对好的状态进入加工。过程检验是在加工的各个环节对半成品进行检验，及时剔除生产中出现的不合格产品。成品检验是食品卫生和质量检验的最后环节，包括外观检查、理化检验、微生物检验、标签和包装检验等。

食品卫生和质量检验的依据是技术标准。技术标准分为国际标准、国家标准、行业标准、地方标准等。食品卫生和质量检验的国家标准是由国务院标准化行政主管部门审批、标号和公布，它是食品生产经营企业进行生产经营活动必须遵守的准则。

食品卫生和质量检验的实施主要包括以下几步：

① 明确检验对象，获取检验依据，确定检验方法；

② 抽取检验样品；

③ 按照检验依据的要求，逐项对样品进行检验；

④ 将测定结果与检验依据进行对比；

⑤ 根据对比结果对产品作出合格与否的结论；

⑥ 对不合格的产品进行处理，作出相应的处理办法和方案；

⑦ 记录检验数据，出具报告并对结果作出适当的评价和处理，及时反馈信息，进行改进。

5. 食品生产经营人员个人卫生的良好操作规范

（1）食品生产人员个人卫生的要求

① 保持双手清洁　在工作前、便后、接触不干净的生产工具后、处理废弃物后必须洗手，洗手时要使用肥皂，用流动水清洗，必要时用酒精或漂白粉消毒，洗完将手烘干，或用餐巾纸、消毒毛巾擦干，指甲要经常修剪，保持清洁。

② 保持衣帽整洁　进入车间必须穿戴整洁的工作服、帽、鞋等，防止头发、头屑等污染食品。工作服要求每天清洗更换，不能穿戴工作服进入废物处理车间和厕所。

③ 培养良好的个人卫生习惯　食品从业人员应勤剪指甲、勤洗澡、勤理发，不要用手经常接触鼻部、头发和擦嘴，不随地吐痰；不戴手表、戒指、手镯、项链、耳环，进入车间不宜化浓艳妆、涂指甲油、喷香水。上班前不准酗酒，工作时不得吸烟、饮酒、吃零食。生产车间中不得带入和存放个人日常生活用品。进入车间的非生产人员也应遵守上述要求。

（2）食品生产人员的健康要求　我国食品卫生法规定"食品生产经营人员每年必须进行身体健康检查，新参加工作和临时参加工作的食品生产经营人员必须进行健康检查，取得健康证明后方可参加工作"。检查的内容主要是有无有碍食品卫生的疾病的既往史、现病史。检查的重点是病毒性肝炎、伤寒、痢疾、活动性肺结核、化脓性或渗出性皮肤病。检查项目必须包括肝脾触诊、皮肤检查、肠道带菌检查、胸部透视、肝功能、乙型肝炎表面抗原及阳性者的乙型肝炎 e 抗原检查。承担健康检查的医疗机构必须是经当地卫生行政部门认可的单位，在指定范围内进行健康检查工作。食品卫生法规定"凡患有痢疾、伤寒、病毒性肝炎等消化道传染病（包括病原携带者）、活动性肺结核、化脓性或渗出性皮肤病以及其他有碍食品卫生的疾病的，不得参加接触直接入口食品的工作"，其他有碍食品卫生的疾病主要有流涎症状、肛瘘、腹泻、皮屑症患者等。

三、食品良好操作规范的认证

食品良好操作规范是一种自主性的质量保证制度，为了提高消费者对食品良好操作规范的认知和信赖，一些国家和地区开展了食品良好操作规范的自愿认证工作。我国台湾省自 1989 年起开展 GMP 认证工作，目前经食品 GMP 认证的食品有饮料、冷饮、面粉、糖果、茶叶、面条、食用油、罐装食品、水产制品、肉制品等近 30 种。

1. 认证程序

食品 GMP 认证程序包括：申请、资料审查、现场评审、产品检验、签约、授证、追踪考核。

　　食品企业应递交申请书。申请书包括产品类别、名称、成分规格、包装形式、质量、性能，并附公司注册登记复印件、工厂厂房配置图、机械设备配置图、技术人员学历证书和培训证书等。

　　食品企业还应提供质量管理标准书、制造作业标准书、卫生管理标准书、顾客投诉处理办法和成品回收制度等技术文件。

　　质量管理标准书的内容包括质量管理机构的组成和职责、原材料的规格和质量验收标准、过程质量管理标准和控制图、成品规格及出厂抽样标准、检验控制点和检验方法、异常处理办法、食品添加剂管理办法、员工教育训练计划和实施记录、食品良好操作规范考核制度和记录、仪器校验管理办法等。

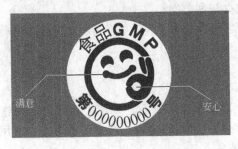

图 6-1　食品 GMP 认证标志

　　制造作业标准书的内容包括产品加工流程图、作业标准、机械操作及维护制度、配方材料标准、仓储标准和管理办法、运输标准和管理办法等。

　　卫生管理标准书的内容包括环境卫生管理标准、人员卫生管理标准、厂房设施卫生管理标准、机械设备卫生管理标准、清洁和消毒用品管理标准。

　　2. 食品 GMP 认证标志

　　食品 GMP 认证标志如图 6-1 所示。认证编号由 9 位数组成，1～2 号代表产品的类别，3～5 号代表工厂编号，6～9 号代表产品编号。

第三节　ISO 9000 系列标准

一、概述

（一）ISO 9000 质量保证体系的产生和发展

1. ISO 9000 产生的基础

ISO 9000 系列标准是国际标准化组织（ISO）制定的关于质量管理和质量保证的一系列国际标准，是在总结各个国家在质量管理与质量保证的成功经验的基础上产生的，经历了由军用到民用，由行业标准到国家标准，进而发展到国际标准的发展过程。1959 年美国国防部发布了军用标准 MIL-Q-9858A《质量保证大纲》，要求企业"应制定和保持一个与其经营管理、技术规程相一致的有效的和经济的质量保证体系"。此后，美国国防部还发布了《承包商质量大纲评定》、《承包商检验系统评定》等标准文件，形成了一套完整的质量保证文件。1971 年，美国机械工程师协会（ASME）发布了《锅炉与压力容器质量保证标准》；美国国家标准协会（ANSI）制定了国家标准《核电站质量保证大纲要求》。

　　英国于 1979 年发布了一套质量保证标准：BS5750《质量保证体系》，共分 3 部分和相应的使用指南。加拿大 1979 年制定了一套质量保证标准：CSACAN3—Z299《质量大纲标准的选用指南》和《质量保证大纲》。

　　西方工业国家通过制定和实施这些质量管理与质量保证标准，极大地减少了产品的质量事故，提高了产品的竞争力，取得很大的成功。同时，也为制定国际标准打下了良好的基础。

2. 国际间的经贸往来促进了 ISO 9000 的产生和发展

科学技术的发展使产品种类增多，结构和性能日趋复杂，凭经验和能力很难判定其质量的好坏。顾客为了避免风险，对生产企业提出了质量保证要求。由于竞争的加剧，各国用严格的标准和质量体系要求来阻挡商品的进口。由于各国采用的评价标准和质量体系的要求不同，因而阻碍了国际间的经济合作和贸易往来。企业为了获得市场，不得不付出很大代价去满足各个国家的质量标准的要求。

随着国际贸易的不断发展，不同国家、企业之间的技术合作、经验交流和贸易也日益频繁，在这些交往中，对产品的质量问题就需要有统一认识、共同的语言和共同遵守的规范。这就促进了国际标准的形成。在此背景下，ISO 在 1980 年成立质量管理与质量保证标准化技术委员会（ISO/TC176），专门负责制定有关质量与质量保证方面的国际标准。在总结各国经验的基础上，ISO/TC176 于 1987 年 3 月正式发布了 ISO 9000 系列标准：ISO 9000，ISO 9001，ISO 9002，ISO 9003 和 ISO 9004。1994 年又对其作出了进一步的补充和完善，形成了 ISO 9000—1994 版国际标准。

这套标准的发布，使不同国家、不同企业之间在经贸往来中有了共同的语言、统一的认识和共同遵守的规范。目前，已有 90 多个国家将其直接采用为国家标准，作为开展质量管理和质量保证的依据。

（二）ISO 9000 标准的构成

到目前为止，ISO/TC 176 共正式发布了 19 个标准，尚有很多标准正在拟议中，已经发布的标准按其性质分为 5 类：

1. 质量术语标准

ISO 8402—1994：质量管理与质量保证术语标准。ISO 8402 定义了与质量有关的 67 个术语，按性质分为：基本术语、与质量有关的术语、与质量体系有关的术语、与工具和技术有关的术语。

2. 质量保证模式标准

（1）ISO 9001 质量体系——设计、开发、生产、安装、服务的质量保证模式。其主要目的是防止从设计到服务的所有阶段中出现不合格产品。

（2）ISO 9002 质量体系——生产、安装和服务的质量保证模式。

（3）ISO 9003 质量体系——最终检验和试验的质量保证模式。

3. 质量保证要求标准

（1）ISO 9000-1 质量管理和质量保证标准第一部分：选择和使用指南。

阐明了与质量有关的基本概念以及这些概念之间的关系，并提供了 ISO 9000 系列标准的选择和使用指南。拟建立和实施质量体系的企业都应参照该标准。

（2）ISO 9000-2 质量管理和质量保证标准第二部分：ISO 9001，ISO 9002，ISO 9003 通用实施指南。

（3）ISO 9000-3 质量管理和质量保证第三部分：ISO 9001 在软件的开发、供应和维护中的使用指南。

软件不存在明显的生产阶段，因此软件的开发、供应和维护过程不同于其他类型的工业产品。软件不会耗损，所以软件设计阶段的质量活动对最终质量来说是至关重要的。

（4）ISO 9000-4 质量管理和质量保证第四部分：可信性大纲管理指南要提供产品的可信性特性的保证时，应选 ISO 9004，此标准阐述了对资源进行策划、组织、指导和控制的综合性的可信性大纲的基本特征。

4. 质量管理指南标准

（1）ISO 9004-1 质量管理和质量体系要素第一部分：指南。本标准阐述了与产品寿命周期内所有阶段和活动有关的质量体系要素，以帮助企业选择和使用其需要的要素。

（2）ISO 9004-2 质量管理和质量体系要素第二部分：服务指南。全面阐述了服务业建立质量体系的概念、原则和所涉及的要素，适合于所有类型的服务。

（3）ISO 9004-3 质量管理和质量体系要素第三部分：流程性材料指南。流程性材料是指经过各种转化制成的（最终或中间）产品，有固体、液体、气体或其组合体，其中包括粒状、块状、线状或板状材料。

（4）ISO 9004-4 质量管理和质量体系要素第四部分：质量改进指南。本标准阐述了质量改进的原则，质量改进的管理，质量改进的方法以及支持工具和方法。

5. 质量技术指南标准

（1）ISO 9005 质量管理——质量计划指南。本标准为企业在制定、评审、认可和修订质量计划时提供指南。

（2）ISO 9006 质量管理——技术状态管理指南。本标准描述了产品的功能性和物理特性，并提供了明确的控制方法。

（3）ISO 90011-1 质量体系审核指南第一部分：审核。规定了审核的基本原则、步骤和方法，为质量体系审核的确立、计划、实施及文件化提供指南，为验证质量体系各要素的实施情况以及验证体系达到规定目标的能力提供指南。

（4）ISO 90011-2 质量体系审核指南第二部分：质量体系审核员评定准则。对从事质量体系审核人员的教育、培训、经历、素质和管理能力等方面作了规定，为质量体系审核员的资格评定提供指南。

（5）ISO 90011-3 质量体系审核指南第三部分：审核工作的管理。

（6）ISO 90012-1 测量设备的质量保证要求第一部分：测量设备的计量确认体系。

（7）ISO 90013 质量手册编写指南。介绍了编写质量手册的目的及其应包括的基本内容。

（三）质量保证模式标准的作用

质量保证模式主要用于合同情况，对企业的质量体系进行评价和对企业质量体系的第三方认证或注册。

（1）在合同中引用，规定对供方的质量体系要求 在合同情况下，供方按合同要求向需方提供产品。但需方不仅关心所提供的产品的质量，还关心供方质量体系的某些要素，因为这些要素可能会影响供方按要求持续生产产品的能力。因此，经双方协定，可在订货合同中直接引用合适的质量保证模式，明确需方对供方质量体系的要求。

（2）用于对供方的评价 顾客为了确保供方提供的产品符合规定要求，并减少由于产品不合格带来的风险，往往需要对供方的质量体系进行评定。

（3）用于质量体系认证或注册 质量保证模式最为重要的作用就是用于质量体系的认证或注册。企业为了提高产品的信誉，在市场竞争中取胜，往往向质量体系认证机构申请质量体系认证和注册，而认证的依据就是 3 个质量保证模式。

二、食品企业质量保证体系的建立与实施

（一）质量保证体系的质量体系要素

ISO 9000 系列标准中有三个质量体系标准，分别代表三种质量保证模式，用于供方证实其能力以及外部对其能力进行评定。在这三个质量保证模式标准中，ISO 9001 中 20 个质量体系要素包含了 ISO 9002 和 ISO 9003 的内容。下面就 ISO 9001 中所涉及的质量体系要

素作简要的说明。

1. 管理职责

（1）质量方针 标准要求供方管理者以书面方式确立质量方针、质量目标和对质量的承诺。质量方针应体现企业的组织目标以及顾客的期望和需求，并且要确保企业各级人员都理解和贯彻执行质量方针。

（2）组织的职责、权限和相互关系 标准中规定，应明确管理人员、执行人员和验证人员的职责和权限。特别是对控制质量体系要素和过程的人员，要明确规定他们相应的工作要求并形成文件。

（3）资源 指人员、资金、设施、设备、技术和方法等。为了实现质量方针和目标，企业管理者应根据资源需求来确定并配置适宜的资源。

（4）管理者代表 要求在企业管理层中指定 1 名管理者代表，授权其负责安排并监督维持质量体系的运行。管理者代表的职责有：确保质量体系满足所选模式标准、相应的法律法规的要求；向管理者报告质量体系的适宜性和有效性，并以此为基础进行管理评审和对质量体系进行改进；就质量体系的有关问题与外界联系。

（5）管理评审 企业的管理者应按规定的时间间隔对质量体系进行评审，确保持续的有效性。管理评审的内容主要包括：组织结构的适宜性；质量保证模式标准的符合程度及质量体系的有效性；质量方针的贯彻情况；产品质量状况等。管理评审一般每年进行 1 次，在年初或年末进行。

2. 质量体系

企业应建立质量体系，形成文件并加以保持，作为确保产品符合规定要求的一种手段，企业应编制覆盖标准要求的质量手册，质量手册应包括质量体系程序，并概述质量体系文件的结构。

（1）质量体系文件 质量体系文件包括质量手册、质量体系程序和其他质量文件 3 个层次：

① 质量手册 是纲领性体系文件，是组织的战略体现，是对质量体系的总体描述，是控制的基础。

② 质量体系程序 是根据质量保证模式和供方的质量手册，对职能部门涉及的质量体系要素活动的描述。

③ 其他质量文件 包括各岗位与质量有关的管理标准（制度）、作业指导书、表格、报告和记录，是过程操作的依据。

（2）质量策划 内容包括质量体系要素的应用和如何满足产品的质量要求。

3. 合同评审

标准要求，企业应建立并保持合同评审和协调合同评审活动的形成文件的程序。在企业与顾客发生招标、合同或订单的关系时，能否使双方满意的关键因素是确保履约，而合同评审是履约的前提。合同评审应在签订合同前的各个阶段进行，评审的范围是全部的标书、合同和订单，包括口头订单。

当顾客的要求或企业的情况发生变化时，应考虑重新执行合同评审程序。

在所有情况下，都要保存评审记录。

4. 设计控制

企业应建立并保持产品设计控制和验证的形成文件的程序，以确保满足规定的要求。在设计和开发阶段要确定基本的质量特性和法规要求，如产品的性能、安全性和可信性等。

（1）设计和开发计划 企业应建立设计和开发计划的程序。对每项设计和开发活动编制计划。计划应阐明或列出应开展的活动，并规定实施这些活动的职责。计划应包括以下内容：设计目标；质量活动的时间和性质；项目的人员及职责分配；资源的配置及活动顺序的确定；对产品设计中的安全性、性能和可行性进行评价；产品测量、试验和接收标准；进度计划等。

（2）组织和技术接口　组织接口是指设计部门与其他部门之间联络过程中的职责和权限，技术接口是指企业外部、企业内部其他部门与设计部门内部有关信息技术的传递。标准要求，应规定参与设计过程的不同部门之间在组织上和技术上的接口，将必要的信息形成文件，予以传递并定期评审。

（3）设计输入　企业应确定与产品有关的设计输入要求，包括适用的法令和法规要求，要形成文件，并要经过评审。设计输入包括：性能要求；物理参数；材料的选择范围；安全性和可靠性要求；有关标准的描述；储存要求；服务要求；有关法规要求和行政命令等。

（4）设计输出　在设计过程中，企业需将设计输入的要求转化为设计输出。设计输出应形成文件，并用能够对照设计输入要求进行验证和确认的形式来表达。设计输出应满足设计输入的要求；包含或引用验收准则；标出与产品安全和正常工作关系重大的设计特性。设计输出文件应在发出前予以评审。

（5）设计评审　设计评审是评价设计满足质量要求的能力，识别问题，若有问题提出解决办法，对设计作综合的、有系统的并形成文件的检查。在设计的适当阶段，应有计划地对设计结果进行正式的评审，并形成文件。

（6）设计验证　在设计的适当阶段，应进行设计验证，目的是验证设计输出是否满足设计输入的要求。

（7）设计确认　设计确认是在设计完成之前，对最终产品进行的确认。设计确认是批准设计生效，进入生产阶段的先决条件。目的是确保产品能够满足使用者的要求。

（8）设计更改　所有的设计更改和修改在实施之前都应由授权人加以确定，形成文件，并评审和批准。

5. 文件和资料控制

标准中规定，企业应建立并保持形成文件的程序。

（1）文件资料的批准和发布　文件和资料在发布前应由授权人员审批其适用性。应制定并可随时得到识别文件的现行修订状态的控制清单或文件控制程序，以防止使用失效和/或作废的文件。

（2）文件和资料的更改　应由该文件的原审批部门或组织进行审批。若指定其他部门或组织审批时，该部门或组织应获得审批所需依据的有关背景资料。如有可能，应在文件或相应附件上标明更改的性质。

6. 采购

企业应建立并保持形成文件的程序，以确保所采购的产品符合规定的要求。为此企业应对采购进行策划并在适当控制下实施。控制包括：评价、选择并控制分承包商；明确采购要求；进行适宜的采购品的验证。

7. 顾客提供产品的控制

企业从事生产活动时，有时需要其他企业（顾客）的产品作为配套，因此企业对顾客提供的产品应建立并保持验证、储存和维护的形成文件的控制程序。如有丢失、损坏或不适用的情况，应予以记录并向顾客报告。不论顾客提供何种类型的产品，都应对所提供产品的质量负责，企业的验证并不能免除顾客的责任。

8. 产品标识和可追溯性

企业在生产过程中，如果有要求或可能出现误用情况时，应建立并保持形成文件的程序，在接收、生产、交付、安装的各阶段以适当方式对产品进行标识。

对产品有可追溯性要求时，企业应建立并保持形成文件的程序，对每个或每批产品都应有唯一性的标识，并加以记录。

9. 过程控制

标准中要求企业应确定并策划直接影响质量的生产、安装和服务过程，确保这些过程在受控状态下进行。

10. 检验和试验

包括进货检验、过程检验、最终检验、产品交付整个过程中所有的检验和试验活动，以验证产品是否满足规定的要求。

11. 检验、测量和试验设备的控制

检验、测量和试验设备使用时，应确保其测量不确定度已知并与要求的测量能力一致。

12. 检验和试验状态

产品的检验和试验状态应以适当的方式加以标识，标明产品经检验和试验后合格与否。

13. 不合格品控制

防止不合格品的非预期使用和安装。应控制不合格品的标识、记录、评价、隔离和处置，并通知有关职能部门。

对不合格品的评审要形成文件，规定进行不合格品评定的职责和处理的权限。对不合格品的处理如下：进行返工以达到规定的要求；经返修或不经返修作为让步接收；降级改作他用；拒收或报废。

14. 纠正与预防措施

为防止已出现的不合格、缺陷或其他不希望的情况再次发生，消除其直接原因或潜在原因所采取的措施即为纠正和预防措施。企业应执行和记录由纠正和预防措施所引起的形成文件程序的任何更改。

（1）纠正措施的程序 包括：有效地处理顾客的意见和产品不合格报告；调查与产品、过程和质量体系有关的不合格产生的原因，并记录调查结果；确定消除不合格原因所需的纠正措施；实施控制，以确保纠正措施的执行及其有效性。

（2）预防措施的程序 包括：利用适当的信息来源（如影响质量的过程和作业、让步、审核结果、质量记录、服务报告和顾客意见）发现、分析并消除不合格的原因；确定处理步骤；采取预防措施并实施控制；将所采取的措施提交。

15. 搬运、储存、包装、防护和交付

企业应对搬运、储存、包装、防护、交付进行策划，以控制这些活动，确保产品妥善交付。

（1）搬运 企业应提供防止产品损坏或变质的搬运方法。

（2）储存 企业应使用指定的储存场地或库房，以防止产品在使用或交付前受到损坏或变质。应规定授权接收和发放的管理办法。应按适宜的时间间隔检查库存品状况，以便及时发现变质情况。

（3）包装 企业应对装箱、包装和标志过程进行必要的控制，确保符合规定要求。

（4）防护 当产品受企业控制时，企业应采取适当的防护和隔离措施。

（5）交付 在最终检验和试验后，企业应采取保护产品质量的措施。合同有要求时，这种保护应延续到交付的目的地。

16. 质量记录的控制

质量记录是指产品质量满足质量要求程度的记录以及质量体系运行情况的记录。质量记录应予以保存，以证明符合规定的要求和质量体系有效运行。所有质量记录应清晰，保管方式应便于查阅，保管设施应提供适宜的环境，防止损坏、变质和丢失。应规定并记录质量记录的保存期。合同有要求时，在商定期内质量记录可提供给顾客或其代表评价时查阅。

17. 内部质量审核

质量审核是指确定质量活动和相关结果是否符合计划安排，以及这些计划安排是否有效实施。标准要求，企业应建立并保持用于策划和实施内部质量审核的形成文件的程序，以验证质量活动和有关结果是否符合计划的安排，并确定质量体系的有效性。内部质量审核应根据审核的活动的实际情况和重要性来安排日程计划，并由与审核活动无直接责任的人员进行。应记录质量审核的结果，并提请受审核区域的责任人员注意。对发现的问题，应及时采取纠正措施。

18. 培训

企业应明确培训需求，对有关人员都进行培训，并应保存培训记录。对从事特殊工作的人员应进行资格考核。

19. 服务

在规定有服务要求的情况下，企业应建立并保持对服务的实施、验证和报告的形成文件的程序，以使服务满足规定要求。

20. 统计技术

企业应明确所需的统计技术。

（二）质量保证体系（模式）的选择

1. 三种质量保证模式的基本内容

ISO 9000 系列标准提供了三种质量保证模式，其特点如下：

（1）ISO 9001 质量体系——设计、开发、生产、安装和服务的质量保证模式

这一模式要求企业建立一个从设计、开发一直到服务全过程都严格控制的质量体系，它对影响产品的技术、管理和人员等因素提出了全面控制的要求，目的在于防止从设计到服务的所有阶段出现不合格产品。该模式包含 20 个质量体系要素，强调对设计质量的控制，要求新设计的产品结构先进、性能稳定可靠、维修方便、价格合理。

（2）ISO 9002 质量体系——生产、安装和服务的质量保证模式

要求建立一个对生产全过程严格控制的质量体系，以防止从生产到服务的所有阶段出现不合格品。体现了预防为主的思想，并对有关的质量体系要素作了具体规定。ISO 9002 包含了除"过程控制"以外的 19 个质量要素。这种模式与 ISO 9001 的主要区别是，产品设计已由顾客提供或已有定型设计，有确定的技术规范，无需强调要求开发设计的质量保证证据。

（3）ISO 9003 质量体系——最终检验和试验的质量保证模式

要求建立一个产品检验和试验的质量体系，并使其有效运转。主要内容包括：明确规定从事检验和试验人员的职责、职权和相互关系；编制一套对产品进行检验和试验的程序和规程；保存设备的校准和检定记录；产品检验和试验状态的标识；不合格的控制。这种模式由 16 个质量保证体系要素组成，要求保证对产品最终质量的检验和试验能力，以保证出厂产品质量符合规定要求。

三种质量保证模式在内容上存在包容关系，即 ISO 9001 包含 ISO 9002，ISO 9002 又包含 ISO 9003，但三者并无好坏高低之分，在适宜的条件下分别使用三种质量保证模式标准，其使用价值是等同的。三种模式的主要差别在于涉及的质量体系要素的数量不同，针对每一要素提出的要求不同，进而所要求提供的证据也不同，以适应不同情况下的质量保证要求。

三种质量保证模式标准并不代表质量保证程度的强弱，更不反映质量管理水平的高低。

2. 质量保证模式的选择

三种质量保证模式分别代表着对供方质量体系的三种不同要求，在合同情况下，供需双方应就采用哪一种质量保证模式达成协议。当进行第三方案或认证时，所选的模式应是适宜的，应不会给顾客造成误解。

（1）质量保证模式的选择 企业在选择之前，应仔细研究或参照 ISO 9000—94《质量管理和质量保证标准选择和使用指南》，结合本企业的具体情况，充分考虑以下因素，最终确定采用哪些要素和采用的程度：

① 设计的复杂性 如果产品的设计过程复杂，就需要对设计过程进行周密策划，通常应选择 ISO 9001 模式。

② 产品的成熟性和稳定性 若产品设计的成熟性和稳定性较差，通常采用ISO 9001 模式。

③ 生产过程的复杂性 如果产品生产涉及的过程较多，甚至需要开发一些新的过程，就要选用质量保证要素较多的模式。

④ 产品特性 产品越复杂，需要控制的性能参数就越多，需要选择全面的模式。

⑤ 产品的安全性 安全性要求高的产品，也需要采用质量要素多的模式。

⑥ 产品的经济性 一般来说，质量要素越多，需要的费用也越多，企业在选择质量保证模式时，还要考虑其经济性。

总地说来，若产品设计难度大、成熟性差、产品的相关特性多、对安全性要求高，且产品出现问题造成损失严重时，企业应选择涉及质量体系要素的质量保证模式。

（2）质量体系要素的选择 质量体系要素的选用原则是以选定的质量保证模式为基础，从中增加或删除若干质量体系要素。

增加的原则：①质量保证模式缺少，但对产品质量形成有关的要素；②对质量体系的有效性有影响的要素；③法规规定必须执行的要素；④合同中规定的要素。

删除原则：①供方承担的任务与产品质量形成过程无关的要素；②供方暂时没有能力执行，且对产品质量和质量体系影响不大的要素；③重要程度低，但费用很高的要素。

（三）质量保证体系的建立和实施

贯彻 ISO 9000 标准，是企业走向国际市场的需要，也是企业建立和完善质量体系的需要。在实施质量保证模式标准时，不同的企业可根据情况，采用不同的步骤和方法。从已有的经验来看，质量保证体系的建立和实施一般包括质量体系的确立、质量体系文件的编制、质量体系的实施运行和质量体系认证注册 4 个阶段。

1. 质量体系的确立

（1）领导决策、统一认识 建立和实施质量体系的关键是企业领导的重视和直接参与。只有领导层统一了思想，下定决心并作出正确决策，才能建立起有效的质量体系。

（2）组织落实、成立贯彻小组 作出决策后，就要制定政策，选择合适的人员组成贯彻小组。

（3）培训、制定工作计划 首先要对贯彻小组成员进行培训，在此基础上，有计划地对各级领导、管理人员、技术人员或具体操作人员进行必要的培训，提高每个职工的质量意识，了解建立和实施质量体系的重要意义。

ISO 9000 标准是现代质量管理和质量保证的结晶，要真正领会这套标准并付诸实施，就必须制定全面而周密的实施计划。制定计划时，应明确目标，控制进程，突出重点。

（4）制定质量方针、确立质量目标 质量方针是企业进行质量管理，建立和实施质量体系，开展各项质量活动的根本准则。制定质量方针时，应根据企业的具体情况、发展趋势和市场形势，制定出具有特色、生动具体的质量方针。确定质量方针后，应制定有关产品质量、工作质量、质量保证和质量体系等方面的质量目标。

（5）调查现状、找出薄弱环节　只有充分了解企业的现状，认识到存在的问题，才能建立适合企业需要的有效的质量体系。必须明确：企业当前存在的主要问题就是今后建立质量体系时要重点解决的内容。

广泛调查企业产品质量形成过程中各阶段、各环节的质量现状、存在问题、各部门所承担的质量职责及完成情况，相互之间的协调关系及不协调情况：

收集有关质量体系的标准文件或有关资料以及在以往合同中需方所提的一些要求；

收集同行中通过质量体系认证企业的资料；

收集企业应遵循的法律、规定，以及与国际贸易有关的规定、协定、准则和惯例等。

（6）与模式标准对比分析、合理剪裁　将调查结果与所选的模式标准进行逐条、逐项的对比分析，从而确定企业所需要的质量体系要素及采用程度。

（7）进行职能分配、确定资源配置　职能分配是指将所选择的质量体系要素分解成具体的质量活动，并将完成这些质量活动的相应职责和权限分配到各职能部门。职能分配的通常做法是：一个职能部门可以负责或参与多项质量活动，但绝不应让多个职能部门共同负责一项质量活动。

资源是质量体系的重要织成部分，企业应根据设计、开发、检验等活动的需要，积极引进先进的技术设备，提高设计、工艺水平，确保产品质量满足顾客的需要。同时，还要对涉及的软件和人员进行适当的调配和充实。

2. 质量体系文件的编制

质量体系文件是企业开展质量管理和质量保证的基础，是质量体系审核和质量体系认证的主要依据。质量体系文件必须具有系统性、协调性、科学性和可操作性。质量体系文件由4部分组成：质量手册、质量体系程序、质量计划和质量记录。

（1）质量手册的编制　质量手册是企业开展质量活动的纲领性文件，是企业建立、实施和保持质量体系应长期遵循的文件。企业的质量手册至少包括以下内容：质量方针；对质量有影响的相关人员的职责、权限和相互关系；质量体系程序和说明；有关质量手册本身的信息（手册的修改、评审和控制的规定）。

（2）质量体系程序的编制　质量体系程序是质量体系文件的重要组成部分，上接质量手册，下接作业文件。编制质量体系程序的最佳办法就是对企业现有文件和规章制度进行整理，然后按所选的质量保证模式标准的要求加以修订和补充。

每个质量体系程序应包括下列内容：程序目的和范围，应做什么，由谁来做，何时、何地以及如何做，应使用什么材料，设备的文件，以及如何进行控制和记录。

（3）质量计划的编制　质量计划是针对特定的产品、项目和合同，规定专门的质量措施、资源和活动顺序的文件。当企业已建立了文件化的质量体系，在编制计划时就可根据需要，对质量手册和质量体系程序中包含的大多数通用文件进行选择、采用或补充。

当企业尚未确立明确的质量体系时，质量计划可作为一套独立的文件，对企业的质量管理和质量保证作出具体要求和规定。

（4）质量记录的编制　质量记录是为已完成的活动或达到的结果提供客观证据的文件。产品记录可反映产品质量形成过程的真实状况，为正确、有效地控制和评价产品质量提供客观证据。质量体系记录将如实地记录企业质量体系中每一要素、过程和活动的运行状态和结果，为评价质量体系的有效性，进一步健全质量体系提供依据。质量记录应具有系统性，以完整地反映企业的产品质量情况和质量体系运行情况；质量记录应具有可溯性；质量记录应满足企业内、外部质量保证的要求；质量记录的内容要真实、准确、可靠；质量记录应便于管理。

3. 质量体系的实施运行

质量体系的实施运行实质是指执行质量体系文件并达到预期目标的过程，其根本问题就是把质量体系规定的职能和要求，按部门、专业、岗位加以落实，并严格执行。企业可以通过全员培训、组织协调、内部审核和管理评审来达到这一目的。

（1）全员培训　在质量体系的运行阶段，首先要对全体员工进行培训，使其都了解各自的工作要求和行为准则。通过培训，在思想上认识到：建立新的质量体系，是为了适应国际贸易发展的需要，是提高企业竞争能力的需要；新的质量体系是对过去质量体系的变革；无论设想多么好，经过实践都可能出现变化。

（2）组织协调　组织协调主要解决质量体系在运行过程中出现的问题。新建立的质量体系在全面实施运行之前可试运行。对于发现的问题，要及时研究解决，并对程序文件和质量手册中的内容作出相应的修改。质量体系的运行是动态的，而且涉及企业各个部门的各项活动，相互交织，因此协调工作就显得尤为重要。

（3）内部审核和管理评审　内部审核和管理评审是质量保证模式的重要内容，是质量体系运行的关键环节，也是保证质量体系有效运行的重要措施和手段。

内部审核指由企业自己来确定质量活动及其有关结果是否符合计划安排，以及这些安排是否有效并适合于达到目标的有系统的独立的审查。其中心内容是：审核质量体系程序是否与质量手册相协调；审核是否执行了文件中的有关规定；审核是否按规定要求、自身要求和环境条件变化；是否需要改进所进行的综合评价。管理评审由企业最高管理者主持定期进行。

有效地实施 ISO 9000 系列标准是构筑良好质量保证体系的基础，通过建立质量保证体系，规范作业，完善质量文件，减少质量损失，提高效率，开拓市场，对一个企业来说，肯定有很大的帮助。但是，质量标准体系并不是万能的。因为国际标准化组织为了让 ISO 9000 系列标准适用于不同国家和不同行业，制定的标准就比较原则，不够具体，比较粗，缺乏针对性。而且标准体系的建立往往取决于组织指导者的水平，同一企业按某咨询师的指导，可能设立 100 种文件及记录；按另一咨询师的指导，可能设立 150 种文件的记录。也就是说，并不是设立的文件和记录越多，管理水平就越高。加之我国一部分企业建立和实施质量标准体系的态度不端正，只是为了抬升企业的外部形象，而不是为了真正提高质量管理水平，因此常常出现突击编造数据、应付审核的情况。同时，ISO 标准系列需要开展大量的书面工作，其中一些是大可不必的，因此也常常被抱怨有太多的官僚主义和缺乏效率。

4. 质量体系认证注册

（1）概念

① 质量认证的发展　质量认证已成为一个覆盖全球的潮流。对认证机构实施国家认可制度已成为各国认证机构的通行做法。统一的国家认可制度有利于加强对认证机构的管理，规范认证的行为。特别是有利于实施双边或多边互认。1992 年，我国组建了第一个第三方质量体系认证机构，此后，我国质量体系认证工作迅速发展。

② 质量认证和质量体系认证　质量认证是第三方根据程序对产品、过程和服务符合规定的要求给予书面保证。质量认证是随着现代工业的发展作为一种外部质量保证的手段逐步发展起来的，开始时，采取"合格声明"的方式，以取得买方对产品质量的信任。随着科学技术的发展，产品结构和性能日趋复杂，仅凭买方的能力很难判断产品是否符合要求，并且

企业的"合格声明"并不总是可信。在此情况下，由第三方来证实产品质量的现代质量认证制度便应运而生。现代的第三方质量认证制度始于英国，1903 年使用第一个质量标志——风筝标志，并且已于 1922 年注册，成为受法律保护的认证标志。

质量认证只能证明企业的产品设计符合规范要求，并不能担保企业以后继续遵守技术规范。1970 年以后，质量认证制度有了新的发展，出现了单独对企业质量体系进行评定的认证形式。国际标准化委员会（ISO）1970 年建立了认证委员会，1985 年又改为合格评定委员会（CASCO）。其主要任务是研究评定产品、过程、服务和质量体系符合适用标准或其他技术规范的方法，制定有关认证方面的国际指南，促进各国和各地区合格评定制度的相互承认。

质量体系认证是非分明，由第三方依据公开发布的质量体系标准对企业的质量体系实施评定，评定合格的颁发质量体系认证证书，并予以注册公布，证明企业在特定的产品范围内具有必要的质量保证能力。

（2）质量认证的实施程序

① 认证的申请　申请认证的条件：申请方持有法律地位证明文件；申请方建立、实施和保持了文件化的质量体系。

② 认证申请的提出　申请方应根据自身的需要和产品特点确定：申请认证的质量体系所覆盖的产品范围；申请质量体系认证所采用的质量保证模式。向质量体系认证机构正式提出申请后，要按要求填写申请书，提交所需的附件。申请书的附件是指说明申请方质量体系状况的文件。包括以下几个方面：覆盖所申请认证质量体系的质量手册；申请认证质量体系所覆盖的产品名录；申请方的基本情况。

③ 认证申请的受理和合同的签订　认证机构收到正式申请后，经审查若符合规定的申请要求，决定受理申请，并发出"受理申请通知书"，签订认证合同。

④ 建立审核组　签订认证合同后，认证机构应建立审核组，审核组名单和审核计划一起向受审核方提供，由受审核方确定。审核组一般由 2～4 人组成，其正式成员必须是注册审核员，其中至少有 1 名熟悉申请方生产技术特点的成员。对于审核的组成人员，若申请方认为会与本单位构成利害冲突时，可要求认证机构作出更换。

⑤ 质量体系文件的审查　质量体系文件审查的主要对象是申请方的质量手册及其他说明质量体系的材料，审查的内容包括：了解申请方的基本情况；企业的产品及生产特点、人员、设备质量保证能力的业绩等；判定质量手册所描述的质量体系在总体下是否符合相应的质量保证模式标准的要求；是否有明确的质量方针和质量目标；审查质量职能的落实情况；审核质量体系要素是否包含了相应质量保证模式要求证实的全部质量体系要素。

了解质量体系文件的总体构成状况。质量体系文件审查合格后，审核组到现场检查之前，质量体系文件不允许作任何修改。

⑥ 现场审核

a. 现场审核的准备　确定现场审核的日期；制订审核计划，并征求受审核方意见，根据质量体系特点，编制现场检查表，明确检查项目与检查方法。

b. 现场审核　现场审核的目的是通过查证质量手册的实际执行情况，对质量体系运行的有效性作出评价，判定是否真正具有满足相应质量保证模式标准的能力。

现场审核的程序如下：

Ⅰ. 首次会议　向受审核方介绍审核组成员；确认审核目的、范围和依据文件；简要介绍审核的方法和程序；

Ⅱ. 现场检查　审核组按事先编制的检查表所制定的检查项目，并根据现场情况适当调整后，对受审核方质量体系的具体建立情况和实际运行有效性进行深入细致的检查取证和评价。检查取证的方法：第一，面谈，通过面谈，调查有关人员履行所承担质量职责、从事相应质量有关活动的能力；第二，查阅文件和记录；第三，观察，通过对工作现场和活动的观察，了解质量控制措施的执行情况及有效性。

Ⅲ. 不合格的报告　对于现场检查过程中发现的不合格，审核组将向受审核方提交书面的不合格报告，并需取得受审核方的签字确认。

Ⅳ. 不合格的原因　质量体系文件与选定的质量体系标准或法规、合同的要求不符；未执行质量体系文件的规定或实际执行不符合质量体系文件的规定；虽按文件规定执行，但缺乏有效性。

Ⅴ. 严重不合格　质量体系与约定的质量体系标准或文件的要求不符；造成系统性区域严重失效的不合格；可造成严重后果的不合格。

Ⅵ. 一般不合格　孤立的人为错误；文件偶尔未被遵守，造成的后果不太严重；对系统不会产生重要影响的不合格等。

Ⅶ. 内部评定　由审核组全体成员研究检查情况，对检查结果进行评定，作出审核结论。审核结论有 3 种：第一，建议通过认证；第二，进行复审，要求对发现的不合格的纠正措施效果进行现场复审，证实对不合格确已采取了适当的纠正措施后，再建议通过认证；第三，要求进行重审。这实际上表示本次审核不能通过，若想通过认证，尚需重新接受一次全面的质量体系审核。

Ⅷ. 末次会议　审核组完成内部审核后，与受审核方举行末次会议，报告审核过程总体情况、发现的不合格项、审核结论、现场审核结束后的有关安排等。

Ⅸ. 提出审核报告　审核报告是现场审核结果的证明文件，由审核组编写，经组长签署后，报认证机构。

⑦ 注册和发证　认证机构对审核组提出的报告进行全面的审查，若批准通过认证，由认证机构颁发质量体系认证证书并予以注册。

第七章 食品安全性评价原理

为了研究食品污染因素的性质和作用，检测其在食品中的含量水平，控制食品质量，确保食品安全和人体健康，需要对食品进行安全性评价。食品安全性评价主要是阐明某种食品是否可以安全食用，食品中有关危害成分或物质的毒性及其风险大小，利用毒理学资料确认该物质的安全剂量，以便通过风险评估进行风险控制。

现代食品安全性评价除了必须进行传统的毒理学评价外，还需要进行人体研究、残留量研究、暴露量研究、膳食结构和摄入风险性评价等。需要强调的是，食品安全性评价工作是一个新兴的领域，对其评价方法仍然在不断研究、完善之中。在实际应用中可能会存在一些不同的观点，这是在所难免的。

第一节 毒理学基本概念

毒理学（toxicology）是研究有毒物质与生物体之间相互作用的一门科学。毒理学的前身是毒物学。早在"神农尝百草"年代，人们已具备了中毒方面的知识，但是毒理学作为一门新兴的边缘学科并得到迅速发展，却是近20多年的事。

随着科学技术的进步，近25年来毒理学的研究范围迅速扩展。现代毒理学着重于慢性毒性和微细效应（subtle effect）的研究；不再着眼于即时效应（immediate effect），而着重于特有的最终迟发性反应（delayed response），如致突变（mutagenic effect）、致癌（carcinogenic effect）、先天性缺陷（birth defect）、免疫抑制（immunosuppression）或对行为的影响（behavioral effect）等。现代毒理学实质上是研究毒物如何破坏正常生物的体内平衡。具体来说，毒理学家对毒物的研究主要是确定毒性作用的特定部位［即受体（receptor）、量-效关系（dose-effect relationship）和毒物-受体相互作用（toxicant-receptor interaction）］的化学本质，即研究这些作用是可逆的、不可逆的还是可代偿的，以及其对整个机体可能发生的破坏性影响。

一、毒物、毒性和毒作用

（一）毒物

在一定条件下，较小剂量即能够对机体产生损害作用或使机体出现异常反应的外源化学物称为毒物（toxicant）。毒物可以是固体、液体和气体，在与机体接触或进入机体后，能与机体相互作用，发生物理化学或生物化学反应，干扰或破坏机体的正常生理功能，引起暂时性或永久性的病理损害，严重的甚至危及生命。

毒物与非毒物之间并无绝对界限，某种外源化学物在某些特定的条件下可能是有毒的，而在另外一些条件下又可能是无毒的。例如，正常情况下氟是人体组成所必需的微量元素，但当过量的氟化物被吸收进入体内后，可作用于骨骼，与骨盐晶体表面羟磷灰石的羧基和碳酸氢根离子发生交换，并通过抑制骨磷酸化酶或者与体液中的钙离子结合形成难溶性的氟化钙，从而使机体的钙、磷代谢紊乱，导致低血钙、氟斑牙和氟骨症等一系列病理性变化。由此可见，要区分一种外源化学物是有毒还是无毒，必须充分考虑其接触的剂量和途径。可以认为，任何一种外源化学物在一定的条件下均是有毒的，除化学致突变物和致癌物外，这些化合物同时也都存在一个对机体的健康不产生任何损害作用的安全接触条件。正如 Paracelsus 所描述的，"物质本身并非毒物，只有在一定剂量下才能使一种物质变成毒物"，"毒物和药物之间的区别也就在于正确的剂量"。

毒物按其用途和分布范围可分为：

（1）工业化学品　包括生产时使用的原料、辅助剂以及生产中产生的中间体、副产品、杂质、废弃物和成品等。

（2）食品中的有毒物质　包括天然的或食品变质后产生的毒素，以及各种食品添加剂，如糖精、食用色素和防腐剂等。

（3）日用化学品　如化妆品、洗涤用品、家庭卫生防虫杀虫用品等。

（4）生物毒素（biotoxin）　也统称为毒素，它是由活的生物体产生的一种特殊毒物。根据其来源的不同，可分为以下几种：①动物毒素（zootoxin），即由低等动物产生的毒素；②植物毒素（phytotoxin），即由植物产生的毒素；③霉菌毒素（mycotoxin），是由某些霉菌产生的毒素；④细菌毒素（bacterial toxin），为细菌产生的毒素，其中存在于细菌细胞内的毒素称为内毒素（endotoxin），在细菌内合成后排出菌体的毒素称为外毒素（exotoxin）。

（5）农用化学品　包括化肥、农药、除草剂、植物生长调节剂、瓜果蔬菜保鲜剂和动物饲料添加剂等。

（6）医用化学品　包括用于诊断、预防和治疗的化学物质，如血管造影剂、医用消毒剂、医用药物等。

（7）环境污染物　如生产过程产生的废水、废气和废渣中的各种化学物质。

（8）军事毒物　主要指用于军事上的一些化学物质，如战争毒剂等。

此外，毒物还可按其毒性作用的靶部位、毒性作用性质和外源化学物的化学结构或理化性状进行分类。

（二）毒性

毒性（toxicity）是指外源化学物与机体接触或进入体内的易感部位后，能引起损害作用的相对能力。毒性较高的物质，只需要相对较小的数量，即可对机体造成一定的损害；而毒性较低的物质，需要较多的数量，才呈现毒性。物质毒性的高低仅具有相对意义。在一定意义上，只要达到一定数量，任何物质对机体都具有毒性，而如果低于一定数量，任何物质都不具备毒性。关键是此种物质与机体接触的量。通常用 LD_{50} 来表示物质的毒性。不同物质的 LD_{50} 差异很大，LD_{50} 越大，则表明其毒性越小，反映在食品方面，则表明其安全性越高。例如，已知毒性较高的肉毒梭菌毒素的 LD_{50} 约为 100ng/kg 体重，而氯化钠的 LD_{50} 约为 40g/kg 体重，需要大量的氯化钠才可以产生毒性。我国卫生部 1994 年在《食品安全性毒理学评价程序和方法》中将各种物质按其对大鼠经口 LD_{50} 的大小分五类（见表 7-1）。但这种表示方法并不能反映动物在中毒现场接受毒物的真实剂量，它既不能反映动物接触毒物的

表 7-1　化学物质的急性毒性分级

毒性分级	大鼠一次经口 LD_{50}/(mg/kg)	6 只大鼠吸入 4h 死亡 2～4 只的浓度/(mg/kg)	兔涂皮时 LD_{50}/(mg/kg)	对人可能致死量	
				(g/kg)	总量(60kg 体重)/g
剧毒	<1	<10	<5	<0.05	0.1
高毒	1～50	10～100	5～44	0.05～0.5	3
中等毒	50～500	100～1000	44～350	0.5～5	30
低毒	500～5000	1000～10000	350～2180	5～15	250
微毒	>5000	>10000	>2180	>15	>1000

注：摘自《化学物质毒性全书》

持续时间，亦不能反映影响机体对毒物产生反应的各种因素。因为在动物和毒物固定不变时，动物所呈现的毒效应可因条件的不同而异。例如空腹服下毒物时，往往毒效应表现较剧烈；相反，当胃较饱满时，毒效应则相对较小。

在一定条件下，外源化学物对机体的毒性作用具有一定的选择性。一种外源化学物只对某一种生物有损害，而对其他种类的生物不具有损害作用，或者只对生物体内某一组织器官产生毒性，而对其他组织器官无毒性作用，这种外源化学物对生物体的毒性作用称为选择毒性（selective toxicity）。受到损害的生物或组织器官称为靶生物或靶器官，未受损害的即为非靶生物或非靶器官。外源化学物在靶器官中的浓度并不一定是机体中最高浓度部位。例如，甲基汞由于具有亲脂性而易于透过血脑屏障进入脑组织，从而对神经系统产生毒性作用，它的靶器官是中枢神经系统，但甲基汞在脑组织中的浓度却远低于肝脏和肾脏。

外源化学物对机体存在选择毒性的原因可能有以下几个方面：

（1）物种和细胞学的差异　例如，植物在许多方面不同于动物，它缺少神经系统，缺少有效的循环系统和肌肉组织，但却具有光合作用和细胞壁。又如，细菌具有细胞壁而人类却没有。正是利用这种差异而研制的有选择毒性的化学药物，如青霉素和先锋霉素等，可杀灭细菌，而对人体细胞相对无损害。

（2）不同生物或组织器官对外源化学物或其毒性代谢产物的蓄积能力不同　如在医学上用放射性碘治疗甲状腺机能亢进，就是利用甲状腺能选择性蓄积碘的功能。

（3）不同生物或组织器官对外源化学物所造成损害的修复能力存在差异　例如，化合物 N-甲基-N-硝基脲（N-methyl-N-nitrosourea，MNU）对大鼠诱发的肿瘤主要在脑部，在肝脏中从未发现。这是因为肝脏能有效地将 RNA 和 DNA 分子中形成的 O^6-烷基-鸟嘌呤进行酶解，而脑组织中却不存在这种酶解作用。

（4）不同生物或组织器官对外源化学物在体内生物转化过程的差异　例如，细菌不能直接吸收叶酸，要利用对氨基苯甲酸、谷氨酸和蝶啶（pteridine）来合成，但人类却只能从食物中吸收叶酸而不能自身合成。因此磺胺类药物对细菌有选择毒性，对人体却没有。这是因为磺胺与对氨基苯甲酸的分子结构和大小相似，可拮抗对氨基苯甲酸参与合成叶酸的过程。黄曲霉毒素 B_1 对大鼠和小鼠的致癌作用也存在不同的选择性，小鼠能抵抗黄曲霉毒素 B_1 的致肝癌作用，原因是小鼠体内含有一种谷胱甘肽转硫酶的同功异构酶，该酶与黄曲霉毒素 B_1 的致癌性环氧化物具有高度亲和力，可对黄曲霉毒素进行解毒。而大鼠对黄曲霉毒素的这种解毒作用较低，即使摄入很少量黄曲霉毒素 B_1 也可诱发肝脏肿瘤。

（三）毒作用

毒作用（toxic effect）是化学物质本身或其代谢产物在作用部位达到一定数量并停留一定时间，与组织大分子成分互相作用的结果。

毒作用可根据其特点、发生的时间和部位，按不同的方法进行分类。

1. 速发和迟发作用

速发作用（immediate effect）：机体与化学物质接触后在短时间内出现的毒效应。

迟发作用（delayed effect）：机体与化学物质接触后，中毒症状缺如或虽有中毒症状但似已恢复，经过一定的时间间隔才表现出来的毒效应。

2. 局部与全身作用

局部作用（local effect）是指某些外源化学物在机体接触部位直接造成的损害作用。如接触具有腐蚀性的酸碱所造成的皮肤损伤，吸入刺激性气体引起的呼吸道损伤等。

全身作用（systemic effect）是指外源化学物被机体吸收并分布至靶器官或全身后所产生的损害作用。例如一氧化碳引起机体的全身性缺氧。

3. 可逆或不可逆作用

外源化学物的可逆作用（reversible effect）是指停止接触后可逐渐消失的毒性作用。一般情况下，机体接触外源化学物的浓度愈低，时间愈短，造成的损伤愈轻，则脱离接触后其毒性作用消失得就愈快。反之，不可逆作用（irreversible effect）是指在停止接触外源化学物后其毒性作用继续存在，甚至对机体造成的损害作用可进一步加深。对于多数外来化学物来说，往往是短期低剂量造成的损伤轻微，因而可逆；长期、低剂量或短期高剂量则损伤严重，因而不可逆。

有些外来化学物对某些酶的抑制或对某些组织细胞的损伤虽然不可逆，但停止接触后，由于酶的重新合成或细胞的增生而得到补偿，使得中毒症状和体征逐渐消退，临床的表面现象为可逆。例如，以三邻甲苯磷酸酯（TOCP）为代表的某些有机磷农药中毒，临床检查胆碱酯酶的受抑时间，与该酶重新合成和补偿所需时间相等。又如肝的再生能力强，多数外来化学物对其的轻度损害是可逆的；而外源化学物引起的肝硬化、肿瘤等就是不可逆的。

4. 对形态或功能的影响

外源化学物对形态的作用（morphologic effect）是指机体组织形态发生的肉眼或镜下可见的病理变化。如微生物农药苏云金杆菌内外毒素混合原粉，大剂量经口给予大鼠后，主要损害其肝、肾和小肠，病理变化为肝细胞颗粒性变性或水泡变性，肾近曲小管上皮细胞变性或坏死，小肠黏膜上皮细胞肿胀、变性和脱落。外源化学物引起的形态学改变有许多是不可逆的，例如组织坏死、神经元损伤等。而对功能性的作用（functional effect）通常是指外源化学物引起靶器官功能的可逆性变化，例如一定条件下肝、肾功能发生的变化。

5. 过敏性反应（hypersensitivity）

过敏性反应也称之为变态反应（allergic reaction），是机体对外源化学物产生的一种病理性免疫反应。引起这种过敏性反应外源化学物称为过敏原（allergen），过敏原可以是完全抗原，也可以是半抗原。许多外源化学物作为一种半抗原，当其进入机体后，首先与内源性蛋白质结合形成抗原，然后再进一步激发抗体的产生。当再次与该外源化学物接触后，即可引发抗原-抗体反应，产生典型的变态反应症状。变态反应是机体不需要的一种有害反应，从毒性学的角度也可视为是一种损害作用。

通常所说的高敏感性与过敏性反应不同，它是指少数个体对某种外源化学物具有的高反应性（hyperreactivity）或高感受性（hypersusceptibility），在这种情况下，只要机体接触一次小剂量的该化学物即可产生毒性作用，而不需要预先接触，也不产生抗原-抗体反应。如果以人群作为研究对象，这部分个体称为易感人群。与此相对应的是，接触外源化合物的人群中，有少数个体，他们对某种外源化学物特别不敏感，能够耐受远远高于大多数个体所能耐受的剂量，即这些个体具有高耐受性（hyperresistibility）。

二、剂量、剂量-反应关系

剂量（dose）是决定外源化学物对机体造成损害作用的最主要因素。它的概念较为广泛，可指给予机体的数量、与机体接触的数量、吸收进入机体的数量或在体液或靶器官中的含量或浓度。虽然外源化学物对机体的损害作用主要取决于吸收进入体内的数量或在体液或靶器官中的浓度或含量，但要准确测定体内这些外源化学物的含量十分复杂。一般情况下，给予机体或机体接触外源化学物的数量愈大，则吸收进入体内或在靶器官中的数量也愈大。因此，一般多以给予机体的外源化学物数量或与机体接触的数量作为剂量的概念。

剂量的单位通常是以单位体重接触的外源化学物数量（mg/kg 体重）或环境中的浓度（mg/m^3 空气，mg/L 水）来表示。

对于同一种外源化学物，不同的剂量对机体可以造成不同性质和不同程度的损害作用，因而在涉及剂量的概念时，必须与损害作用的性质和程度相联系。

（一）致死剂量

致死剂量（lethal dose，LD）是指某种外源化学物能引起机体死亡的剂量。常以引起机体不同死亡率所需的剂量来表示。在一个群体中，个体死亡的多少有很大程度的差别，所需的剂量也不一致，因此致死量又具有下列不同概念：

1. 绝对致死量（absolute lethal dose，LD_{100}）

绝对致死量是指能引起一个群体全部死亡的最低剂量。"一群"是一个广泛的概念，可能包括 10、50、100 或更多的个体。

由于在一个群体中，不同个体之间对外源化学物的耐受性存在差异，可能有某些个体耐受性过高或过低，并因此造成 100% 死亡的剂量出现过多的增高或减小。所以表示一种外源化学物的毒性高低或比较不同外源化学物的毒性时，一般不用 LD_{100} 而采用半数致死量（LD_{50}），因为 LD_{50} 较少受到个体耐受性差异的影响，比 LD_{100} 更为准确。

2. 半数致死量（median lethal dose，LD_{50}）

半数致死量是指能引起一群个体 50% 死亡所需的剂量，也称致死中量。表示 LD_{50} 的单位为 mg/kg 体重，例如滴滴涕（DDT）的 LD_{50} 为 300mg/kg 体重（大鼠，经口）。LD_{50} 数值越小，表示外源化学物的毒性越强；反之，则毒性越弱。

由于不同动物物种品系、外源化学物与机体接触的途径和方式都可影响外源化学物的 LD_{50}，所以表示 LD_{50} 时，必须注明实验动物的种类和接触途径，如果其毒性存在性别差异，还应说明实验动物的性别。例如：2-甲基丙醇-1(2-methylpropanol-1) 的 LD_{50} 为 2650mg/kg 体重（雄性大鼠，经口），3100mg/kg 体重（雌性大鼠，经口）。此外，还应注明 95% 的可信区间，一般以 lg^{-1}（$lgLD_{50} \pm 1.96 \times S_{lgLD_{50}}$）来表示其可信区间，$S_{lgLD_{50}}$ 为标准误差。例如西维因（sevin）的 LD_{50} 为 363mg/kg 体重（小鼠，经口），其 95% 的可信区间为 294～432mg/kg 体重。

LD_{50} 是通过对各实验组的数据进行统计分析所得。它代表受试群体感受性的平均情况，位于剂量-反应关系 S 形曲线的中央。因此，它不受两端个别动物感受性特高或特低的影响。此处曲线的坡度最大，因而灵敏性高；其附近的线段又几乎成直线，所以稳定性好。由于死亡比非致死的许多效应都便于准确观察，因而 LD_{50} 是最早和最常用的毒性参数，特别常用于急性致死毒性试验的结果评价。有时在一些多次反复染毒的致死毒性试验中，也计算 LD_{50}。此时为了与 1 次染毒所得 LD_{50} 相区别，往往写成 $LD_{50(n)}$，其中的 n 代表染毒次数或时间（天）。

3. 最小有作用剂量（minimal effect level，MEL）

最小有作用剂量也称中毒阈剂量（toxic threshold level）或中毒阈值（toxic threshold value），是指在一定时间内，一种外源化学物按一定方式或途径与机体接触，并使某项灵敏的观察指标开始出现异常变化或使机体开始出现损害作用所需的最低剂量。

最小有作用剂量对机体造成的损害作用有一定的相对性。严格的概念不是"有作用"剂量，而是"观察到作用"的剂量。所以 MEL 应该确切称为最低观察到作用剂量（lowest observed effect level，LOEL）或最低观察到有害作用剂量（lowest observed adverse effect level，LOAEL）。

4. 最大无作用剂量（maximal no-effect level，MNEL）

最大无作用剂量也称为未观察到作用剂量（no observed effect level，NOEL），是指某种外源化学物在一定时间内按一定方式或途径与机体接触后，根据目前现有认识水平，用最

116

为灵敏的试验方法和观察指标，未能观察到对机体造成任何损害作用或使机体出现异常反应的最高剂量，文献中也称为未观察到损害作用剂量（no observed adverse effect level，NOAEL）。

一般来说，略高于最大无作用剂量，即为最小有作用剂量。在理论上，最大无作用剂量与最小有作用剂量应该相差极微，任何微小甚至无限小的剂量增加，对机体造成的损害作用也应该有相应的增强。但由于受到对损害作用观察指标和检测方法灵敏度的限制，不能对机体任何细微的异常变化进行检测，而只有当两种剂量的差别达到一定数量时，才能明显观察到损害作用程度的不同，所以 MNEL 和 MEL 之间实际上存在有一定的剂量差距。当外源化学物与机体接触的时间、方式或途径以及观察对机体造成损害作用的指标发生改变时，最大无作用剂量或最小有作用剂量也将随之改变。所以表示一种外源化学物的最大无作用剂量和最小有作用剂量时，必须说明试验动物的物种品系、接触方式或途径、接触持续时间和观察指标等。

最大无作用剂量是根据亚慢性毒性试验或慢性毒性试验的结果来确定的，是评定外源化学物对机体造成损害作用的主要依据。以此为基础可制订出某种外源化学物的每日容许摄入量（acceptable daily intake，ADI）。ADI 是指人类终生每日随同食物、饮水和空气摄入的某一外源化学物不致引起任何损害作用的剂量。

5. 阈值

近三四十年来，对于阈值（threshold）曾有过迥然不同的两种概念。一种认为阈值是对机体不发生损害的浓度（或剂量）。这一概念又有 3 个不同的定义：①绝对阈值（absolute threshold），是指在此浓度以下，该化学物不会与靶细胞相互作用；②现实或生物学阈值（real or biological threshold），是指该化学物到达靶细胞的量有限，不能产生损害，即在此浓度以下不发生导致损害所必需的生物化学反应；③表观阈值（apparent threshold），是指化学物到达靶细胞的浓度不能测出（接近于或等于零），于是不产生有害效应。Dinman（1972）、Claus（1974）、Henschler（1974）和 Seiler（1977）都曾提及绝对阈值，而现实阈值和表观阈值只有 Seiler（1977）提及。这一概念的阈值，无论哪一种定义，在实验结果中都表现为 NOEL 或 NOAEL。

另一种阈值的概念是指刚开始发生有害效应的浓度。对于"刚开始"有不同的理解。一种理解是在多个浓度组中，使效应增强或反应率增高，有统计学意义的最低浓度（李寿祺，1987）。Kirsch-Volders（2000）和 Elhajouji（1995）将这一概念的阈值称为统计学阈值（statistical threshold）。统计学阈值事实上就是 LOAEL。在不同实验条件下（物种、样本含量、染毒途径、观测的效应及观测方法），统计学阈值不同。应当注意的是，在其他可影响阈值改变的因素相同的条件下，样本含量越大，阈值越低。因此，即使对于传统上否认阈值存在的化学致癌问题，在样本含量不太大的动物试验中（每组动物数为 100～200 只），常可测得统计学阈值。另一种理解是指化学物刚开始引起个体出现效应的最低浓度。这种阈值可称为个体阈值。对同一物种、相同染毒途径、相同效应和相同观测方法，在个体间的阈值可有很大的差异，且在不同时间中有波动。个体阈值大致在 LOAEL 到 NOAEL 之间。

在安全性毒理学评价时，常假设 NOAEL 为阈值（个体）的近似值，特别是在食品安全性毒理学评价时。而对于车间卫生标准的制订，则由于接触人群仅限于社会人群的小部分，一些国家常以 LOAEL 为重要依据。

近年简单地提到阈值一词时，是指后一种概念，即为 LOAEL；而前一种概念的阈值已不用，完全以 NOAEL 代替。

6. 基准剂量

由于 NOAEL 和 LOAEL 都是实验中的两个具体剂量值，易受每组样本含量大小和组间剂量距宽窄等因素影响，因此 Crump（1984）提出用基准剂量（benchmark dose，BMD，基线剂量）代替。BMD 是指 LC_1、LC_5 或 LC_{10} 的 95％可信限下限（Faustman，Omenn，2002）。因此，这是用实验中全部剂量组的数据经统计处理而得。BMD 已成功应用于发育毒性（Allen，1994）和生殖毒性（Auton，1994）的危险度评价。也许，在其他有害效应的安全评价中也有可能使用 BMD。为推广其应用，美国环保局已制成软件（可查网址 http：//www.epa.gov/ncea/bmds.htm）和颁布了指导文件（EPA，2000）。

（二）剂量-反应关系

1. 效应和反应

效应（effect）表示一定剂量外来化合物与机体接触后可引起的生物学变化。此种变化的程度用计量单位来表示，例如若干个、毫克、单位等。

反应（response）是一定剂量的外来化合物与机体接触后，呈现某种效应并达到一定程度的比率，或者产生效应的个体数在某一群体中所占的比率，一般以百分数或比值表示。

2. 剂量-效应关系和剂量-反应关系

剂量-效应关系（dose-effect relationship）是指不同剂量的外源化学物与其在个体或群体中所表现的量效应大小之间的关系。剂量-反应关系（dose-response relationship）是指不同剂量的外源化学物与其引起的质效应发生率之间的关系。

剂量-效应关系和剂量-反应关系是毒理学的重要概念。机体内出现的某种损害作用，如果肯定是由某种外源化学物所引起，一般来说就应存在明确的剂量-效应关系或剂量-反应关系。值得注意的是，机体的过敏性反应虽然也是外源化学物引起的损害作用，但这是另外一类反应，它与一般中毒效应不同，涉及机体的免疫系统。小剂量即可引起剧烈的甚至是致死性的全身症状或反应，往往不存在明显的剂量-反应关系。

3. 剂量-效应关系和剂量-反应关系曲线

剂量-效应关系和剂量-反应关系都可用曲线表示，即以表示效应强度的计量单位或表示反应的百分率或比值为纵坐标，以剂量为横坐标，绘制散点图所得到的曲线。不同外源化学物在不同具体条件下，引起的效应或反应类型是不同的，这主要是由于剂量与效应或反应的相关关系不一致，因此，在用曲线进行描述时可呈现不同类型的曲线。一般情况下，剂量-效应或剂量-反应曲线有下列基本类型：

（1）直线型 效应或反应强度与剂量呈直线关系，即随着剂量的增加，效应或反应的强度也随着增强，并成正比关系。但在生物体内，此种直线型关系较少出现，仅在某些体外实验中，在一定的剂量范围内存在。如采用修复缺陷的细菌或细胞试验系统进行致突变试验时，常常在较低剂量下即曲线的起始部分观察到线性的剂量-反应关系，在这种情况下，剂量与反应率完全成正比。

（2）抛物线型 剂量与效应或反应是非线性关系，即随着剂量的增加，效应或反应的强度也增高，且最初增高急速，随后变得缓慢，以致曲线先陡峭后平缓，而成抛物线。如将此剂量换成对数值则成一直线。将剂量与效应或反应关系曲线转换成直线，可便于在低剂量与高剂量或低反应强度与高反应强度之间进行互相推算。

（3）S 形曲线 在外源化学物的剂量与反应关系中较为常见，部分剂量与效应关系中也有出现。此种曲线的特点是在低剂量范围内，随着剂量增加，反应或效应强度增高较为缓慢，然后剂量较高时，反应或效应强度也随之急速增加，但当剂量继续增加时，反应或效应强度增高又趋向缓慢。曲线开始平缓，继之陡峭，然后又趋平缓，成为"S"形状，如图7-1所示。该曲线的中间部分，即在反应率 50％左右，斜率最大，此时剂量略有变动，反应即有较大增减。S形曲线可分为对称与非对称两种。非对称S形曲线两端不对称，一端较长，另一端较短。如将非对称S形曲线的剂量以对数表示，则成为一对称S形曲线，如再将反应率换成概率单位（probit）则成一直线。

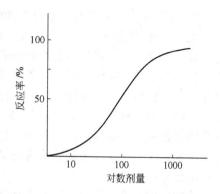

图 7-1 剂量-反应曲线（S形曲线）

（4）"全或无"反应（all or none response） 在毒性试验中有时可见到"全或无"的剂量-反应关系现象，这种现象仅在一个狭窄的剂量范围内才能观察到，为坡度极陡的线性剂量-反应关系。例如，致畸试验中的剂量-反应关系，在低剂量时，由于只有极个别的动物易感，因此致畸率的增长并不明显，当剂量增加到一定程度时，致畸率迅速增高，随后剂量稍有增加，即可引起胎仔或母鼠的死亡，因此在高剂量范围内致畸率增高的曲线就无法观察和描述。产生"全或无"反应的原因应根据具体情况进行分析和解释。

除上述几种反应类型的曲线外，剂量-反应关系还可能表现为其他的曲线形式。

4. 时间-剂量-反应关系

外源化学物对机体的毒作用规律通常采用剂量-效应关系或剂量-反应关系来描述。而引起机体出现某种效应或反应的时间，因外源化学物的种类和实验动物的物种与品系的不同存在着较大的差异。应该考虑到，外源化学物在一定剂量下对机体所产生的毒性作用含有时间因素，也就是说，外源化学物对机体的毒性作用不仅仅是剂量-效应关系或剂量-反应关系，实际上应该是时间-剂量-反应的三维关系，此即为时间-剂量-反应关系（time-dose-response relationship，TDRR）。有文献介绍，当效应指标固定不变时，接触剂量（D）与效应发生时间（t）之间的关系可表示为：

$$D_1 \times t_1 \approx D_2 \times t_2$$

即当剂量发生改变时，效应的出现时间亦相应发生改变。但由于外源化学物的 TDRR 数学特征和曲线性质都十分复杂，其规律也还需要深入研究，故上式很值得进一步推敲。

TDRR 中运用了时间生物学的方法，对于确定外源化学物的毒性作用特点有着重要意义。一般情况下，机体接触外源化学物后迅速产生毒性作用，表明其吸收和分布快，作用直接；反之，则说明吸收或分布缓慢，或在产生毒性作用前需经代谢活化。中毒后恢复迅速，则表明外源化学物能很快被代谢解毒或排出体外；反之，说明解毒或排泄的速率很低，或者是已在体内产生了生理或生化方面的损害作用并难以恢复。

在进行外源化学物的毒理学安全性评定或危险度评价时，TDRR 应该是一个重要的考虑因素。因为机体接触外源化学物的时间长短与其产生的损害作用存在着非常直接的关系。在外源化学物剂量相同的情况下，连续接触所产生的损害作用远远大于间断接触所造成的损害；在损害作用相同的情况下，连续接触所需的剂量远远小于间断接触所需的剂量。

近代生物学研究已证明机体的内环境与各种生理功能都存在着节律性的变化。生物节律包括昼夜节律、近周节律和近年节律等。研究发现：①外来化学物的作用存在着时间性毒性（chronotoxicity），而时间毒理学的研究起源于时间药理学的研究；②中枢神经系统药、心血管系统药、激素类药、细菌毒素等对机体的毒性作用（以及疗效）都具有昼夜节律。例如，发现一些药物或毒物于一天的不同时间使用或染毒的 LC_{50} 或 LD_{50} 是不同的。

目前对染毒时间、染毒期限长短、效应强弱以及出现迟、早等时间因素与毒性的关系已逐渐引起注意。

5. 剂量-反应（效应）关系及其曲线的应用价值

无论剂量-反应（效应）关系曲线属哪一种曲线类型，总是表现为剂量越高，反应率越高或效应强度越大，成为一条渐升的曲线。只有当毒作用表现为"抑制性"的量效应时，剂量越高，其观察值越低，成为一条渐降的曲线。这是毒物剂量与反应（效应）之间关系的总规律。当实验结果呈现这种现象时，称之为存在剂量-反应（效应）关系。确认存在剂量-反应关系的一个可靠办法，是进行趋势分析。只有存在剂量-反应（效应）关系，人们才承认所观察受检物的反应（效应）对剂量的依赖关系，才有可能是因果关系。当然，在承认因果关系之前，还必须排除随着受检物剂量增高而增加的混杂因素，特别是受检物中的杂质产生作用的可能性。

将实验资料拟合成一个既有统计学意义、拟合优度又好的回归方程，当然能更为直观地说明存在剂量-反应（效应）关系。但其真正的应用价值是能推算一定的反应率或效应强度所需的剂量。进行这种推算时，以使用曲线末端的数值为最佳，当外推某些数值时，必须比较不同回归方程的拟合优度，择优使用。应当切记，曲线向其末端越近，可信限范围越大。而外延时，可信限范围增大的程度更是难以想像。

第二节　毒物在体内的生物转运与转化

外来化学物从体外吸收、在体内分布和排泄出体外的过程称为生物转运（biotransport）。近年常用配置（disposition）来描述这一问题。外来化学物可经皮肤、消化道，呼吸道及其他一些途径或方式被机体吸收；经血液运输分布到全身各组织器官，它们被储存或在组织细胞内发生生物转化，转变为代谢物（metabolite）；最后，以其原物（parent substance）或其代谢产物通过各种途径排出体外。由于吸收、分布、排泄过程的机制具有共同点，故统称为生物转运或配置。外来化学物的毒性决定于其进入体内的剂量和到达靶组织的剂量。因此，吸收、分布、排泄都是外来化学物毒性的决定因素。

外来化学物不论经过哪种途径，都必须通过各种类型的生物膜，才能进入人体内到达靶器官，并进入细胞和细胞器。同样，外来化学物在体内的分布和排泄，也需通过各种生物膜。因此，首先应了解生物膜的基本构成、功能和外来化学物通过生物膜的方式。

一、生物膜和生物转运

生物膜（biomembrane）是将细胞或细胞器与周围环境分隔开的半透膜，包括细胞膜、核膜、线粒体膜、内质网膜和溶酶体膜等。生物膜除可将细胞或细胞器与周围环境分隔开以保持内环境稳定外，还能有选择地通过一些物质。生物膜还含有多种酶系统，可由于化学信息（外来化学物、药物、激素等）作用于膜上，而改变其活性和生理功能，致使出现毒性作用。

（一）生物膜的结构特点

生物膜是一种可塑的、具有流动性的脂质与蛋白质镶嵌而成的双层结构（镶嵌模型，mosaic model）。不同组织的生物膜存在差异，但所有的生物膜都是由双层类脂分子和嵌入其间的蛋白质所构成。脂类占组成的一半，并以磷脂为主。磷脂排列成双分子层，构成膜的骨架。磷脂的磷脂酰胆碱基，是亲水性基团，排列在双分子层的两表面，通过静电引力与氢键对水产生亲和力；磷脂的脂肪酸氢链为疏水性基团，排列在膜的中间，是极性化合物通透的屏障，保证了细胞内环境的稳定。镶嵌在脂质层中的膜蛋白肽链氨基酸的亲水基也排列于表层，疏水基也是排列在双层中间的非极性区。这些蛋白在细胞膜中起着转运载体、毒物受体、能量转运和"泵"的作用。

（二）生物转运

外来化学物通过生物膜是一种跨膜转运。可分为两大类：①被动转运（passive transport），包括简单扩散和膜孔滤过；②特殊转运（special transport），包括主动转运、易化扩散和胞吞作用。

1. 简单扩散

简单扩散（simple diffusion）又称顺流转运，即在膜两侧的外来化学物从高浓度向低浓度扩散，此过程不消耗能量，也不与膜起反应。当膜两侧的浓度差逐渐减小，以至达到动态平衡时，这种转运方式即停止。

这种简单扩散是大多数外来化学物通过生物膜的主要转运方式。以此方式通过生物膜的难易程度受以下因素影响：

（1）生物膜两侧化学物的浓度梯度　生物膜两侧化学物的浓度差越大，化学物通过膜扩散的速度越快，两者呈正比。

（2）化学物在脂质中的溶解度　化学物在脂质中的溶解度，以脂/水分配系数表示。凡是脂溶性越大、水溶性越小的化学物，它的脂/水分配系数越大，就越易通过生物膜。但因化学物在体内的扩散除需通过脂相外，还需通过水相，故对于只能全部溶于脂肪或只能全部溶于水或在两者中均难溶解的物质，都难以通过。而像乙醇既是水溶性又是脂溶性的物质，就容易通过多种生物膜（胃肠道、肝脏和中枢神经系统等）。

（3）化学物的离解度和体液 pH 值的高低　化学物的离解度和体液 pH 值对化学物通过生物膜的难易有很大影响。化学物以离解状态存在时，在脂质中溶解度低，不易通过生物膜；而以非离解状态存在时，脂溶性高，较易通过生物膜。弱酸、弱碱的离解度又与体液的 pH 值有关。当 pH 值下降时，弱酸性物质的离解减少，以不带电的非离解分子存在，故其脂溶性强，易通过生物膜扩散；反之，弱碱性物质的离解增高，故其脂溶性低，不易通过生物膜扩散。

（4）脂溶性物质与蛋白质的结合率　脂溶性物质易同蛋白质结合，但与不同蛋白质结合的亲和力不同。化学物在生物膜上的扩散速度与膜两侧体液中的蛋白质浓度及与之结合的亲和力大小有关。

2. 膜孔滤过

膜孔滤过（filtration）作用是化学物通过生物膜上的亲水性孔道的过程。在渗透压梯度和液体静压作用下，大量水可经这些膜孔道通过，同时还可以作为载体携带小分子化合物或离子从膜孔滤过，从而完成生物转运过程。凡分子直径小于孔道的化学物都可通过。一般情况下，相对分子质量（分子量）小于 $100 \sim 200$ 的化学物，可通过直径为 4nm 的孔道；相对分子质量小于白蛋白分子（约 60000）的化学物可通过直径为 70nm 的孔道。例如，水由肾小球滤过时，除血中蛋白质及血液中有形成分被阻留下来外，其余所有溶于血浆中的溶质，均能被水携带通过肾小球毛细血管内皮生物膜孔，而进入肾小管腔。

3. 主动转运

主动转运（active transport）是水溶性大分子化学物的主要转运方式。其特点是需要通过蛋白载体（carrier）作用，逆浓度梯度使化学物通过生物膜。因此，主动转运需要消耗一定的能量。并且，载体蛋白不同结构的化学物具有一定的选择性。由此，具有相似结构的化学物对同一载体具有竞争性。另外，载体是生物膜的组成成分，有一定的限量，当化学物浓度达到一定程度时，载体可被饱和。

在毒理学上，主动转运方式对于被吸收后化学物的不均匀分布及从肾和肝排泄的过程特别重要，而与吸收的关系较小。

4. 易化扩散

易化扩散（facilitated diffusion）又称促进扩散。其基本特点与主动转运相同，但化学物不能逆浓度梯度转运，因而也不消耗能量。一些水溶性大分子如葡萄糖、氨基酸和核苷酸等在体内即通过顺浓度梯度的易化扩散而转运。

5. 胞吞作用

胞吞作用（endocytosis）包括胞饮作用（pinocytosis）和吞噬作用（phagocytosis）。由于生物膜具有可塑性和流动性，因此对颗粒状物质和液滴，细胞可通过生物膜的变形移动和收缩，把它们包围起来最后摄入细胞内，这就是吞噬和胞饮作用。如血液中白细胞的吞噬作用，以及肝和脾的单核吞噬细胞系统清除血液中的有害化学物，都具有重要意义。

生物膜对化学物转运的影响，主要是阻留和屏障作用。但另一方面，在化学物通过生物膜的过程中，对膜的结构和功能有可能产生一定的毒作用。

二、食品毒物的吸收

吸收（absorption）是外来化学物在多种因素影响下，自接触部位透过生物膜进入血液循环的过程。化学物主要通过呼吸道、消化道和皮肤 3 条途径吸收。

（一）经呼吸道吸收

空气中的化学物是以气体、蒸气和气溶胶等形式存在，因而呼吸道是空气中化学物进入机体的主要途径。气态物质极容易经肺吸收，这是由肺的解剖生理特点所决定的。如肺泡数量多（约 3 亿个），表面积大，高达 $50 \sim 100 m^2$，相当于皮肤表面面积的 50 倍。由肺泡上皮细胞和毛细血管内皮细胞组成的肺泡壁膜极薄，且遍布毛细血管，血供丰富，便于化学物经肺迅速吸收进入血液。肺泡壁膜对脂溶性分子、水溶性分子及离子都具有高度通透性。

（二）经消化道（胃肠道）吸收

此途径是食品毒物的主要吸收途径。由大气、水和土壤进入食物链中的环境化学物均可经消化道吸收。从呼吸道进入的化学物有一部分也在消化道吸收。

外来化学物在胃肠道吸收的主要方式是简单扩散，但在一定条件下，滤过和某些特殊转运系统也起一定的作用。

1. 简单扩散

以简单扩散方式被胃肠道吸收的主要是脂溶性物质。有机酸在胃液中多以未离解的形式存在，其脂溶性高、易吸收，而在小肠中由于 pH 值改变而不易吸收；有机碱与之相反，在小肠中易吸收，而在胃中不易吸收。但事实上，由于小肠具有极大的表面积，绒毛和微绒毛可使其表面积增加 600 倍左右，因此小肠也可吸收相当数量的有机酸。

2. 主动转运

以主动转运方式被胃肠道吸收的主要是水溶性物质。哺乳动物胃肠道具有特殊的转运系统，以吸收营养物质和电解质。有些化学物可竞争性作用于这些主动转运系统而被吸收。如氟尿嘧啶（5-FU）利用嘧啶转运系统，铅及其他二价重金属元素则利用钙转运系统，铊、钴、锰等利用铁蛋白转运系统。

3. 胞吞作用

胞吞作用主要吸收颗粒物质。如已证明偶氮染料以此方式在十二指肠被吸收，吃奶婴幼儿也主要通过此种方式吸收镉离子。

影响胃肠道吸收的最主要因素是胃肠道的 pH 值、化学物的脂溶性和化学物的解离常数的负对数（pK_a 和 pK_b）。此外，其他因素（如胃内容物的多少和胃排空时间、肠蠕动和肠排空时间、肠道菌群等）在一定程度上也影响外来化学物经消化道的吸收。某些物质（如胆酸、高脂肪酸的盐类）具有助溶性，可将不溶性化学物转化成溶解性较大的物质。因此，在毒理学研究中，应特别注意控制各种因素，使其尽可能小地影响外来化学物的吸收及毒性反应。

（三）经皮吸收

在工业现场及化妆品、药品和农药等使用过程中，皮肤是有害物质进入机体的天然屏障。大多数外来化学物不易通过皮肤吸收，但也有很多化学物易经皮肤吸收，从而引起中毒和死亡。如多数有机磷农药，可透过完整皮肤引起中毒或死亡；CCl_4 经皮吸收而引起肝损害等。经皮吸收是外来化学物透过完整皮肤进入血液的过程。

（四）其他途径

外来化学物经其他途径吸收，有时也有实际意义。如一滴焦磷酸四乙酯（tetraethyl pyrophosphate）滴入眼中，可致大鼠死亡，也可使人致死。外来化学物经眼吸收与经胃肠道吸收情况相似，差别只是眼内浓度比进入全身的浓度大，于是局部作用先于全身作用。

此外，在药物治疗和毒理学动物实验中，有时采用静脉、腹腔、皮下和肌内注射等途径将化学物注入体内。静脉注射可使化学物不经任何吸收过程，即能迅速分布于全身，且保证剂量准确。腹腔注射时，因吸收面积大和血流丰富，化学物吸收快而完全，吸收后主要进入门脉循环而先抵达肝脏。在这一点上，腹腔注射的作用类似于从胃肠道吸收。皮下及肌内注射时，吸收稍慢，且易受局部供血情况和剂型的影响。

三、食品毒物的分布与蓄积

（一）分布

外来化学物通过吸收进入血液或其他体液后，转运到全身组织细胞的过程称为分布（distribution）。化学物在机体各部位的分布不是均匀的。根据化学物与器官亲和力的大小和组织血流量的差异，可选择性地分布到某些器官。

在分布的开始阶段，器官和组织内化学物的分布，主要取决于器官和组织的血液供应量。但随着时间的延长，化学物在器官中的分布则越来越受组织本身的"吸收"特性的影响，也就是说，按化学物与器官的亲和力大小，选择性地分布在某些器官，这就是毒理学中常提到的再分布（redistribution）过程。例如，铅吸收入血液后，首先在血浆与红细胞之间取得平衡，随即有部分转移到肝、肾等组织。随着时间的推移，这些早期定位于红细胞、肝、肾的铅，又重新分布并逐渐转移而定位于骨骼。

影响化学物分布的主要因素有：①器官组织的血流量；②化学物在血液中的存在状态及穿透生物膜的能力；③化学物与器官的亲和力，以及组织提供的结合点的多少；④化学物进入器官和组织时是否有屏障。

化学物由血液向组织器官的分布，一般均可以用化学物通过毛细血管壁和其他生物膜屏障的规律加以解释。但化学物由血液进入脑组织以及由母体进入胎儿时，需分别通过血脑屏障（blood-brain barrier）和胎盘屏障（blood-placental barrier）。身体其他部位也有屏障，如血睾屏障（blood-testis barrier）、血胸腺屏障（blood-thymus barrier）和血房水屏障（blood-placental barrier）。

血脑屏障存在于血液和脑组织之间，使中枢神经系统与血液间的物质交换受限制。血脑屏障是由毛细血管壁和脑组织外面的一层脂质细胞所组成。它很像一般的生物膜，只有未与血浆蛋白结合的脂溶性的物质才易通过。如汞，溶解于血浆中的汞蒸气易通过，而与血浆蛋白结合的汞离子难通过，因此汞蒸气比汞盐引起的神经系统损害更明显。但是有一些物质仍可借助特殊转运方式通过血脑屏障。葡萄糖系非脂溶性物质，可通过易化扩散进入脑组织。

胎盘是由在母体和胎儿血液循环之间的许多层细胞构成，其层数随物种和妊娠期不同而有差异（表7-2），最多6层（如猪、马、驴），最少仅1层（如大鼠、豚鼠、兔）。对于各层的通透性，目前尚不清楚，但一般认为层数越少，通透性越强。像大多数化学物通过生物膜一样，多数以简单扩散方式透过胎盘，少数能以主动转运方式透过胎盘。

表 7-2　胎盘屏障的物种差异

物　种	部　位	母　体　组　织			胎　儿　组　织		
		内　皮	结缔组织	上　皮	滋养层	结缔组织	内　皮
猪、马、驴	上皮绒膜	+	+	+	+	+	+
牛、羊	组织绒膜	+	+	−	+	+	+
猫、犬	内皮绒膜	+	−	−	+	+	+
人、猴	血绒膜	−	−	−	+	+	+
大鼠、豚鼠、兔	血内皮	−	−	−	−	−	+

注："＋"表示在胎盘屏障中存在这层组织；"－"表示在胎盘屏障中不存在这层组织。

（二）蓄积

1. 蓄积作用

化学物在体内的蓄积作用（accumulation）有两种方式：

（1）物质蓄积　这是指长期反复接触某化学物时，如果吸收速度超过消除速度（包括化学物的降解和排泄），就会出现该化学物在体内逐渐增多的现象。

（2）功能蓄积（损伤蓄积）　有些化学物在体内代谢和排出速度快，但引起的损伤恢复慢，在第一次造成的损伤尚未恢复之前又造成第二、第三次损伤，这样的残留损伤的累积称为功能蓄积。

一般提及蓄积作用，往往是指物质蓄积。

2. 储存库

化学物蓄积时，在体内的分布常为相对集中的形式，化学物对这些蓄积地点可有作用，也可无作用。当化学物对蓄积点相对无害时，这种蓄积点就称为储存库（store depot）。

一般认为，储存库对急性中毒具有保护作用，可减缓化学物到达毒作用点的量。另一方面，储存库中的化学物与血浆中游离化学物保持动态平衡，当机体停止接触时，或机体内解毒或排出时，血浆中化学物减少，此时储存库即释放化学物，成为二次污染源。在慢性接触化学物时，储存库中的化学物的蓄积作用，无论是对于直接提高毒作用点的化学物浓度，使其达到毒作用水平；或是间接通过储存库提供化学物来达到毒作用水平，都是慢性中毒的一个重要条件。

体内主要有4种储存库，即：血浆蛋白储存库，肝、肾储存库，脂肪储存库和骨骼储存库。

四、食品毒物的排泄

排泄（excretion）是化学物及其代谢产物向机体外转运的过程。毒物经过转化和排泄，可使有机体内部的毒物浓度降低。肾脏是毒物的主要排泄器官。在毒性物质的各种排泄途径中，经肾过滤形成尿排泄是最主要的。该途径不仅排泄毒性物质的数目多，而且量也非常大。乳汁分泌在毒物的排泄中占次要的地位。某些药物、农药残留（如DDT）和霉菌毒素可通过乳汁少量排出，从而污染牛乳和乳制品。这一途径的重要性在于，考虑到婴儿对毒性物质的极度敏感性。此外，肺、肠道、胆汁、皮肤、汗腺及毛发亦可排除部分毒物。

（一）经肾脏排出

肾脏是排出化学物很有效的器官，它接受心排血量的 25％，其中绝大部分要经肾小球滤过。此外，血浆中未与蛋白质结合的游离化学物或其代谢物还可经肾小管细胞主动转运和简单扩散的机制排出。肾对毒物质的排泄与其对正常的排泄机制相同、肾小球的过滤速率取决于血浆蛋白的结合程度。肾小球过滤属于膜孔扩散。因肾小球的膜孔较大（40nm），除与蛋白质牢固结合的毒物不可滤过外，几乎所有的毒物（相对分子质量小于 2000）都滤过。毒物在肾小球滤液中的浓度，基本与肾小球滤过率成正比。但由于尿液浓缩，其中毒物的浓度远远大于血中浓度，可刺激或损害泌尿系统。如汞离子可导致肾实质性损伤。

毒物通过肾小管的分泌和排泄是通过肾小管生物膜上的膜泵转运的。这种主动运输的排泄速度很快。毒物与蛋白质的结合并不阻碍这种主动运输的分泌。有机酸和有机碱毒物主要通过主动的、载体介导的管分泌滤过肾小球。每一种毒物都有其相应的主动运输系统。例如，有机酸毒物主要通过尿酸的分泌系统排出，有机碱则经分泌胆碱和组胺的系统排出。由于细胞膜上这种主动运输的载体有限，所以，不同化合物会竞争分泌过程。例如经有机酸转运体系转运的物质可与尿酸竞争，结果使尿酸在血浆中浓度上升而引起痛风，这种情况对制定含有多种毒物的食品的卫生标准有重要意义。

（二）经肝脏排泄

肝脏对于排泄由胃肠道吸收的外来化学物处于有利地位，因为胃肠道血液先流经肝脏再到达大循环。于是肝脏能防止这些由胃肠道吸收的化学物损伤机体其他部位。另外，由于肝脏是主要的生物转化器官，其代谢物可直接排入胆汁，一些外来化学物就可经此途径进入小肠，而不必等待代谢物进入血液循环才经肾排出。

毒物经胆汁分泌是次要的排泄途径，这是由于胆汁的形成速度远低于尿液的形成速度，但对于某些化合物而言，通过胆汁分泌是主要的排泄途径。乙烯雌酚（DES）是胆汁排泄的主要例子。通过结扎胆管的方法发现 DES 在体内的半衰期大大延长，且其毒性也增加了130 倍。汞和镉在胆汁中的浓度与血浆相同，而胆汁中铅和砷的浓度高于血浆中的浓度。

由肝脏通过胆囊进入肠腔也是机体的重要解毒途径。肝脏对毒物及其代谢产物的代谢率很高，其中有一部分可经主动或被动运输的方式转移至胆囊，由于胆汁浓缩，其中有害物质浓度很高，再随胆汁入肠腔，其中一部分被再吸收入肝，进而进入胆汁，这种由肠入肝，再入肠的周而复始的过程，称为肝肠循环，凡是能参与肝肠循环的物质，其生物半衰期较长。

（三）经肺排出

在体温条件下主要以气态存在的物质，基本上由肺排出。挥发性液体常与气态保持平衡，因此这类物质也由肺排出，并决定于其在肺泡中的分压。乙醇二乙基乙醚这类强挥发性物质未经生物转化的部分几乎全部由肺排出。个别物质可在体内转化成挥发性物质，如硒在体内可转化成二甲硒，而经肺排出。与吸收的情况相反，血/气分配系数小的化学物排出快；反之，则慢。另外，能与血红蛋白结合的气体，排出较慢，特别是与血红蛋白的结合能力比 CO_2 大上千倍的 CO，更难排出。

一些不溶解的颗粒化学物进入呼吸道后，可通过肺泡及细支气管、支气管等消除系统，从肺组织移至咽部，随痰咳出或吞入消化道。

（四）其他排泄途径

（1）消化系统　在粪便中出现的外来化学物，其来源有四：①吸收后的物质由胆汁排出；②吸收后的物质随唾液、胃液、肠分泌液和胰分泌液排出；③经口摄入后，未完全吸收；④气溶胶吸入肺后未经吸收排出至口腔，被咽下后仍未吸收。其中第 2 种是真正由肝以外的消化系统排出的。

胃和肠每日约分泌 3L 胃液，血液中的化学物可随之排出。虽然可通过主动转运的方式，但多数以简单扩散方式排出。过去认为这一途径无实际意义，但近年资料显示一些高度亲脂化合物主要以此种途径排出。例如有机氯杀虫剂、二噁英和多氯联苯。这些物质在体内的半衰期极长，如增高肠道的脂质成分将有助于其排出。

（2）经乳腺排入乳汁　经乳腺排入乳汁虽然不是一条重要的排泄途径，但在考虑一种化学物对人类的毒性危害时，应特别注意，因为化学物可通过此途径由母体进入婴儿体内。若按单位体重摄入乳汁的容积计算，婴儿摄入体内的化学物的量大于一般人群。另外，一些外来化学物或其代谢物可随同饲料被牛摄入，然后经牛的乳汁排出，人可通过饮用牛奶而摄入。例如黄曲霉毒素 B_1（AFB_1）的代谢物黄曲霉毒素 M_1（AFM_1）即可出现在牛奶中，虽然 AFM_1 的毒性较 AFB_1 为弱，但仍有致癌作用。

（3）脑脊液　脑脊液是唯一仅从一个器官排出其中外来化学物的。全部外来化学物都能随脑脊液的整体液流经过蛛网膜绒毛排出中枢神经系统。脂溶性毒物也能通过血脑屏障排出，有机离子也能像在肾脏中一样，以主动转运方式从脑脊液中排出。

（4）头发和指甲　虽然头发和指甲本身不是排泄物，但有些化学物（砷、汞、铅、锰等）可富集于头发和指甲中，且返回血液循环的可能性不大。因此，可将头发和指甲作为化学物的排出途径。

（5）汗腺和唾液　化学物也可以简单扩散的方式经汗腺排出，如碘、溴和氟化物以及汞等，但其排出量甚微。

外来化学物通过以上各种途径排出体外以后，除残留损害外，不能继续发挥毒作用，因此可将排出看成是一种解毒方式。但从另一角度看，化学物经某些途径排出时，可能对局部组织产生毒作用。如镉、汞可损害近端肾小管；汞由唾液腺排出可引起口腔炎；β-萘胺经代谢转化后经尿路排出而致膀胱癌等。

五、食品毒物的生物转化

细胞膜的构造决定了其在吸收大多数水溶性或极性物质时具有较强的选择性。这种吸收的选择性表现在其只允许一些水溶性营养成分通过，而对绝大多数有毒水溶性物质有明显阻滞作用。但是，细胞膜对脂溶性物质的吸收几乎无任何选择性。因此，虽然大多数活的有机体可以有效阻止水溶性毒物透过，但它们不能阻止其对绝大多数脂溶性毒物的吸收。

生物膜的这种特性对脂溶性物质和水溶性物质的潜在毒性具有十分深远的影响。一种存在于环境中的水溶性毒素无论含量多高，其最终还是均匀分布于环境中的水相成分中。但是如果是一种脂溶性的毒素，即使其处在像海洋这样大的水相环境中，也最终将通过生物膜的无选择性吸收而富集在活的生物体中，从而造成毒害。

（一）脂溶性物质的转化

可能是对脂溶性物质易于透过细胞膜这一现象的适应，高等生物在进化过程中发展出一种有效的代谢机制——可以将异源物质（xenobiotics）转化为水溶性较强的代谢物，并排出体外。这种代谢机制可分为Ⅰ相反应和Ⅱ相反应（见图 7-2）。Ⅰ相反应总的来说是指对脂溶性物质的氧化和还原反应，包括羟基化、环氧化、脱氨基和脱硫基反应等，使脂溶性物质成为易于反应的活性代谢物。Ⅱ相反应一般指一种或多种具有较高极的内源物质（如谷胱甘肽或葡萄糖醛酸）与Ⅰ相反应代谢产物的结合，以及Ⅰ相反应代谢产物（如环氧化物）的水解。上述过程明显将增加异源物质或毒素的水溶解性，使其易于排出体外。

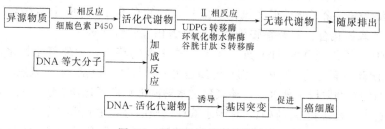

图 7-2　异源物质代谢的模式

需要指出的是，Ⅰ相反应产生的活性代谢物也可以和富电子的 DNA 碱基、磷脂等基团发生反应，导致 DNA 的氧化、环化和缺失等一系列突变性损伤，其结果不仅导致癌变的发生，也导致人体衰老和其他一些疾病的发生。

（二）Ⅰ相反应

Ⅰ相反应中最主要的反应是羟基化反应。一般而言，这个反应由一种含细胞色素 P450 的酶系统介导，该酶是一种单加氧酶（monooxygenases），也被称为多功能氧化酶（mixed-function oxidases）。该酶系统需要 NADPH 作为初始电子供体，分子氧作为形式上的氧化剂（见图7-3）。在 NADPH 和氧的存在下，该酶系统转移一个氧原子到异源，而另一氧原子被还原为水。NAPDH 的电子被转移到细胞色素 P450 上，该反应由 NADPH/细胞色素 P450 还原酶催化，该酶也称为 NADPH/细胞色素 C 还原酶。整个反应将异源物质与氧化态的细胞色素 P450 结合起来，该复合物进一步被还原并与氧结合形成一种活化的氧-异源物质-细胞色素复合物。经过一系列复杂的电子转移之后，该反应产生水、氧化态细胞色素 P450 和氧化态的异源物质。

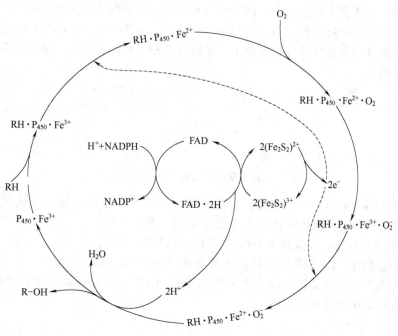

图 7-3　多功能氧化酶系统

细胞色素 P450 氧化酶主要存在于肝细胞的内质网膜上，约占肝细胞蛋白总量的 20%～70%。对肝组织进行匀浆和离心后，该氧化系统可以微粒体的形式被分离出来，细胞色素 P450 氧化酶也是一种诱导酶，病人服用苯巴比妥药物后，该酶的总量可增加 3～4 倍。此外，针对不同的外源物质，如环境污染物、农药残留、致癌物和药物，有各种不同类型的细胞色素 P450 氧化酶。除了介导很多氧化反应外，细胞色素 P450 电子转移系统还介导某些还原反应，如将偶氮化合物和芳香胺化合物转化为相应的胺类等。

在Ⅰ相反应中，除细胞色素 P450 外，还有一些重要的酶类，如环氧化物水解酶（epoxide hydrolase）、酯酶和胺氧化酶。环氧化物水解酶是另一种与细胞色素 P450 截然不同的酶，该酶在外源物质代谢的早期阶段十分重要。环氧化物水解酶催化环氧化物水解形成水溶性的反式二元醇化合物，这个过程在脂溶性物质转化为水溶性物质的过程中起重要作用。

尽管胺氧化酶能从微粒体片段中分离出来，但是它和细胞色素 P450 氧化酶的特性有明显的不同。一般而言，胺氧化酶系统优先代谢强碱，而细胞色素 P450 系统优先代谢弱碱。很多哺乳动物的组织中还含有多种多样的酯酶、胺酶和羟化酶，这些酶可水解胺、醛、酮和酯类化合物，产生相应的酸和醇。Ⅰ相反应产物的醇既可被排出体外，也可参加Ⅱ相反应的结合反应。

（三）Ⅱ相反应

生物体内至少有五种类型的Ⅱ相反应：葡萄糖苷酸化（glucuronidation）反应、硫酸盐化反应（sulfation）、与还原性谷胱甘肽（GSH）结合反应、乙酰化反应和甲基化反应。在Ⅰ相反应中产生的已经被氧化或还原的活性代谢物，在Ⅱ相反应中与一个具有高度极性的化合物结合（conjugation），产生一个具有更高极性的分子，从而易于排出（通常通过尿和胆汁排出）。Ⅱ相反应中的主要酶类有：葡萄糖醛酸转移酶、谷胱甘肽 S 转移酶（glutathione S-transferases，GST）和巯基转移酶。

葡萄糖醛酸化和硫酸盐化是最主要的Ⅱ相反应（见图 7-4）。葡萄糖醛酸转移酶和硫酸基转移酶分别催化尿二磷葡萄糖醛酸（UDPG）、活性硫酸盐（PAPS）与各种醇类、酚类、胺类、羧酸类、巯基类化合物结合，使之成为易于排出的葡萄糖苷酸和硫酸结合物。葡萄糖醛酸转移酶主要存在于肝细胞的内质网膜和细胞液中。由于Ⅰ相反应酶类的细胞定位直接影响其脱毒反应的效能，这种结合性可使Ⅰ相反应和Ⅱ相反应的脱毒系统协同作用，快速活化和除去外源毒物。

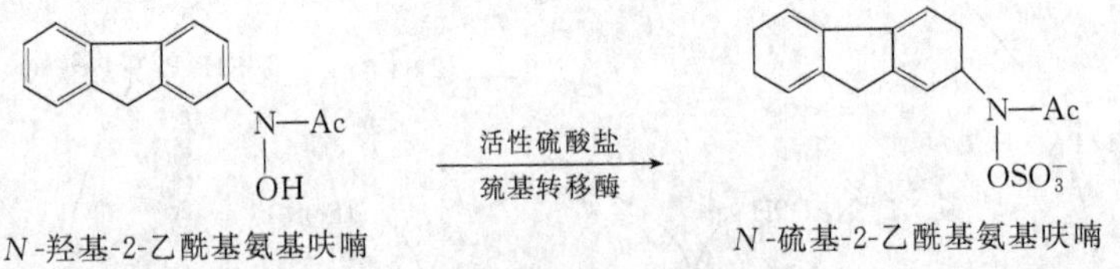

N-羟基-2-乙酰基氨基呋喃　　活性硫酸盐／巯基转移酶　　N-硫基-2-乙酰基氨基呋喃

图 7-4　Ⅱ相反应中硫酸盐与毒物的结合

谷胱甘肽 S 转移酶（GST）主要以可溶性酶的形式存在于肝细胞的胞液成分中，占肝可溶性蛋白含量的 5%，是肝细胞中主要的胞浆酶。在肝细胞中，大多数外源毒物与胞浆 GST 以非共价形式结合，以复合物的形式存在。GST 催化谷胱甘肽和Ⅰ相反应代谢物的结合（见图 7-5）。例如，GST 催化谷胱甘肽和氯化二硝基苯的取代（置换）反应，该酶也催化环氧化衍生物产生，并最终形成巯基尿酸。因此，GST 不仅介导催化水溶性物质的产生，而且直接参与环氧化物的水解反应。

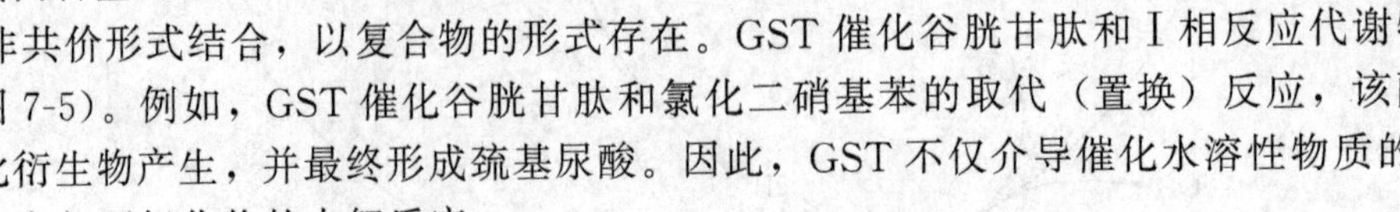

多芳香烃　　单加氧酶系／加氧　　环氧化物（致癌物）　　谷胱甘肽 S 环氧化物转移酶／GSH　　谷胱甘肽结合物

图 7-5　还原性谷胱甘肽与毒物的结合

GST 主要催化 GSH 与亲电的外源物质（如卤化物、硝基化合物及环氧化物等）结合而产生脱毒作用。GSH 除参与 II 相反应外，还是一种很重要的胞内还原剂，可有效淬灭活性氧自由基，该反应是由谷胱甘肽过氧化物酶催化的。如果人体内的 GSH 含量低，则亲电性的外源物质（大部分是致癌物）很容易和 DNA、RNA 或细胞蛋白共价结合，造成严重的细胞损伤，包括使人患癌症。

（四）膳食对生物转化的影响

一种物质的毒性不仅与生物体的种类、性别、种系和年龄等遗传性因素有关，而且还与代谢速率的强弱、代谢系统的发育状况及有机体的外部因素（如膳食情况）等有关。

膳食对某种物质毒性的影响主要通过其对有机体代谢活力的影响来实现。从理论上讲，任何一种营养素的缺乏都可能导致有机体脱毒系统活力的降低。实际上有机体所摄入的营养素成分的变化也使毒性发生一些难以预测的变化。例如对小鼠进行短期核黄素缺乏处理会导致小鼠细胞色素 P450 活性的提高并增加某些物质的氧化概率，而长期的核黄素缺乏（7 周）却使小鼠细胞色素 P450 活性持续下降。

维生素 E 和维生素 C 是另两种对 I 相氧化反应有明显直接影响的营养要素。维生素 E 是细胞色素 P450 的基本成分——血红素合成的调节因子。在大鼠试验中发现，维生素 E 缺乏降低了某些 I 相反应的活性。维生素 C 缺乏降低了细胞色素 P450 和 NADPH/细胞色素 P450 还原酶的活性，从而使肝对许多毒物的代谢活性下降。虽然还不完全清楚这种作用的详细机制，但是维生素 C 缺乏似乎会降低生物体整个代谢系统的稳定性。从维生素 C 缺乏的小鼠身上分离到的肝细胞微粒体对超声、透析及铁离子螯合剂处理的稳定性均有显著的下降。

另外，蛋白质和矿物质缺乏均可影响一些物质的代谢。

（五）代谢诱导

如前所述，细胞色素 P450 氧化酶是一种诱导酶。很多生物体的肝脏代谢活性随其摄入大量的各种药物、致癌物和其他外源化学物质的增多而剧增。对多功能氧化酶活性具有诱导作用的外源化合物在环境中较为普遍，其中包括多环芳烃（PAHs）、卤代烃、尼古丁以及其他碱类、用作食品添加剂的抗氧化剂和色素。多功能氧化酶系统的激活直接归因于肝细胞中细胞色素 P450 和其他微粒体酶含量的增加，该过程需要 mRNA 合成及相继的蛋白质合成的增加。

给供试动物饲喂诱导剂对化合物的羟基化速率有明显的影响，如施加 3-甲基胆蒽及类似诱导剂趋向于增加多环芳烃（PAHs）的羟基化速率，同时形成一种与细胞色素 P450 稍微不同的细胞色素——细胞色素 P448。该酶不是在 450nm 处有强吸收，而是在 448nm 处有强吸收，该酶也称作多环芳烃水解酶（AHH），对 PAHs 类致癌物有较强的水解能力。吸烟者的肺细胞中往往比不吸烟者有较多的细胞色素 P448。

植物类食物中也存在一些具有微粒体氧化酶诱导活性的天然化合物。这类物质大多是脂溶性的，吸收后定位于肝细胞的内质网膜上。这些物质也是细胞色素 P450 或其他微粒体酶的底物或结合物。十字花科蔬菜（包括孢子甘蓝、卷心菜、花茎甘蓝和花椰菜）具有微粒体氧化酶的诱导活性，饲喂十字花科蔬菜可使大鼠小肠多功能氧化酶活性增加 100 倍以上。

生物的转化是一复杂的过程。对毒性物质敏感性的个体差异也许与遗传或环境诱导的生物转化的差异有关，基于目前已有的数据，还不能推断出食物含有的酶诱导剂对异源毒物毒性总的效应，因为诱导剂对几种微粒体氧化酶总的影响效果比其对特定一种酶活性的影响更为复杂。举例来说，在体外条件下，增加细胞色素 P450 介导的多环芳烃（PAHs）的氧化水平将引起活化物质如环氧化物含量的增加，反而引起细胞毒性水平的上升。但是在体内系统中，Ⅰ相反应（如细胞色素 P450 活性的增加）往往伴随相继的Ⅰ相反应（如 GST 和葡萄糖醛酸转移酶活性的增加），最终导致肝对毒素代谢活性及排泄水平总的增加，从而使外源物质的毒性下降。基于现有的实验证据，大多数趋于增加微粒体氧化酶活性的物质都能降低许多物质的毒性。例如，十字花科蔬菜中的有效成分——吲哚可抑制由苯并［a］芘诱导的小鼠前胃的瘤性增生，并可抑制由 7,12-二甲基苯并蒽诱导的大鼠乳腺肿瘤的形成。

第三节　毒物毒作用的影响因素及机理

一、毒作用影响因素

前述生物转运和生物转化都是外来化学物毒作用的决定因素。因此，凡是能在质或量方面影响这两个过程的因素，都是在一定程度上影响化学物毒作用的因素。除此以外，还有其他因素可直接或间接地影响化学物的毒作用。

了解各种对毒性的影响因素，一方面在评价化学物的毒性时，可设法加以控制以避免其干扰，使实验结果更准确，重现性更好。另一方面，人类接触化学物时，这些因素并不能完全控制，因此以动物实验结果外推于人时，特别在制订预防措施时，都应予以注意。

毒物作用的强弱受多种因素影响。除剂量因素外，毒物的毒性、选择性、生物个体的差异和环境因素等都与其作用有密切关系。

（一）毒物的毒性

理化特性是毒物毒性的基础。物理性可决定毒物的化学活性，而化学结构既可决定其化学反应特点，又可决定其物理特性。化学物的物理特性则可能影响吸收与剂量，从而影响毒性大小或靶器官的选择。

1. 化学物的化学结构与活性

化学物的化学结构是决定毒性的重要物质基础，因而找出化学结构与活性关系的规律，有利于对化学物毒性作用的估计和预测。同时，还可按照人们的要求去生产高效低毒的化学物。

（1）化学结构与毒作用性质　化学物的化学结构决定它在体内可能参与和干扰的生化过程，因而决定其毒作用性质。例如：苯具有麻醉作用和抑制造血功能的作用，当苯环中的氢被甲基取代成甲苯或二甲苯时，抑制造血功能的作用就不明显；当苯环中的氢被氨基或硝基取代时，则其作用性质有很大的改变，此时具有形成高铁血红蛋白的作用，而且对肝脏具有不同程度的毒性；当苯环的氢基被卤素所取代时，则以肝毒性为其特征。又如，环氧化物仅当环氧基团处于分子末端时才有致敏作用。一些物质，化学结构虽不相同，却表现出某些共同的作用。如脂肪族烃类、醇类、醚类，在高浓度下均有麻醉作用。此作用常由化学物的整个分子所引起，统称为非电解质作用。

（2）化学结构与毒性大小　化学结构与毒性大小的关系是一个相当复杂的问题。虽然已作了大量的研究，但目前仅找到一些相对而有限的规律，现举例说明如下：

① 同系物的碳原子数　烷、醇、酮等碳氢化合物按同系物相比，碳原子数愈多，则毒性愈大（甲醇与甲醛除外）。但当碳原子数超过一定限度时（7~9 个），毒性反而迅速下降。例如，毒性大小为：戊烷<己烷<庚烷，但辛烷毒性迅速降低。而 ω-氟羧酸［$F(CH_2)_n COOH$］系列的比较毒性研究，则发现分子为偶数碳原子的毒性大，奇数碳原子的毒性小。同系物当碳原子数相同时，直链的毒性比支链的大，如庚烷的毒性大于异庚烷；成环的毒性大于不成环的，如环戊烷的毒性大于戊烷。

130

② 基团的位置　基团的位置不同也可能影响毒性。例如带两个基团的苯环，大多数情况下是邻位的毒性大于对位，如 o-氨基酚的毒性大于 p-氨基酚。

③ 卤代烷烃类卤素数　此类物质对肝脏的毒性可因卤素的增多而增强。例如氯甲烷的肝毒性大小依次是 $CCl_4 > CHCl_3 > CH_2Cl_2 > CH_3Cl$。其原因是，卤素取代后，可使分子极性增加，容易与酶系统结合而使其毒性增强。

④ 手征性　化学物的同素异构体存在着手征性（chirality），即对映体（enantiomer）构型的右旋和左旋（相应以 R 和 S 表示，对于氨基酸、糖类等少数物质以 D 和 L 表示），以及其中一部分显示出的旋光性的偏振平面顺时针向右偏转或逆时针向左偏转［相应以（＋）和（－）表示，部分也以 d 和 l 表示］，对于生物转化和生物转运都有一定影响，从而影响其毒性。例如最近发现 S（－）-沙立度胺（thalidomide，反应停）的致畸性要比 R（＋）构型的强烈。

⑤ 分子饱和度　分子中不饱和键增加时，其毒性也增加。例如二碳烃类的麻醉作用是：乙炔＞乙烯＞乙烷。

在分析结构与活性的关系时，应注意分子的整体性，尤其是其中产生特定效应的关键结构以及其他基团或组分（constituent）对毒性大小或毒作用性质的影响。例如，各种有机磷酸酯都具有抑制胆碱酯酶的效应，是由其基本结构 $R_2PO(S)\cdot X$ 所产生的，而 X、R（甚至两个 R 不同）、$P = O$ 或 $P = S$ 的差别都对其毒性效应的大小产生不同程度的影响。上述苯环结构携带不同基团不仅可能改变其部分效应，甚至产生截然不同的效应。

2. 化学物的物理特性与毒作用特性

化学物的物理特性在一定程度上影响其毒作用特性。例如化学物的溶解度影响其吸收部位和在体内的分布，因而影响其靶器官，但化学物的物理特性更多的是因影响吸收、分布、蓄积而影响毒性大小。

（1）溶解度

① 水溶性　化学物在水中的溶解度直接影响其毒性大小，溶解度愈大，毒性愈大。如 As_2O_3（砒霜）在水中的溶解度比 As_2S_3（雄黄）大 3 万倍，因而其毒性远大于后者。另一方面，化学物的水溶性还影响其毒作用部位。如水溶性气体氯化氢、氨等主要作用于上呼吸道，引起强烈的刺激性；而不易溶于水的二氧化氮则可深入至肺泡，引起肺水肿。

② 脂溶性　脂溶性物质易在脂肪中蓄积，侵犯神经系统。如 DDT 易在脂肪中蓄积；四乙基铅因其亲脂性，而对神经系统的毒性大。

（2）分散度　气溶胶的分散度不仅和它进入呼吸道的深度和溶解度有关，而且还影响它的化学活性。例如一些金属烟（锌烟和铜烟），因其表面活性大，可与呼吸道上皮细胞或细菌等蛋白作用，产生异性蛋白，引起发烧。而锌尘和铜尘则无此种作用（烟是气体，尘是分散在大气中微小颗粒，是固体）。

（3）挥发度　液态物质的挥发度以在空气中饱和蒸气浓度来表示。液态化学物的挥发度越大，在空气中可能达到的浓度越大，于是通过呼吸道吸收引起中毒的危险性愈大。如苯与苯乙烯的 LC_{50} 为 0.045mg/m³ 左右，但苯的挥发度较苯乙烯约大 11 倍，故其危险性远较苯乙烯大。

（二）生物体差异

毒性效应的出现是外来化学物与机体相互作用的结果，因此生物体内环境的许多因素都可能影响化学物的毒性。

1. 物种、品系与个体感受性差异

生物体的差异表现在动物种属间和个体间两方面。毒物的毒性在不同动物种属间（包括动物与人之间）常有较大差异。如人对阿托品的敏感性要比兔大 15 倍，而士的宁对兔的毒性却比人大得多。比较动物与人之间的这种差异，对于将动物实验结果外推到人是极为重要的。一般来说，非近亲繁殖的种系动物之间的差异性要比近亲繁殖种系间的要大。

个体差异主要取决于遗传因素。一种毒物对同一种属的不同品系甚至不同个体的毒性往往也有所不同。这是由于代谢途径和生化机理不同而导致不同的毒性。例如，苯乙酸在人体内与谷氨酰胺结合，在鸡体内与鸟氨酸结合，而在其他动物体内则与甘氨酸及葡萄糖醛酸结合。苯异丙胺在人、猴、豚鼠体内的代谢是脱氨基作用，而在大鼠体内则是对位羟化作用。兔体内有一种酯酶能水解阿托品，所以兔食颠茄叶不会中毒，而其他动物体内缺少这种酶，因此易中毒。

个体差异还表现在不同免疫状态对毒物的影响。如个别个体遇微量青霉素就发生过敏反应。还有些毒物能抑制体内的免疫功能，使机体对毒物的毒性反应增强。

遗传性个体差异有时表现在先天性代谢性疾病以及原因不明的特异体质，可对某种化学物质产生异常反应。如患遗传性红细胞葡萄糖-6-磷酸脱氢酶缺乏症，对一些氧化物质（如苯胺）有高敏性，接触后容易发生溶血。

2. 性别、激素和妊娠

有些毒物的毒性作用，有明显的性别差异。如一定剂量的氯仿，雌鼠可以耐受，而对雄鼠可引起死亡。若将雄鼠去势，或给予雌激素，或给雌鼠以雄激素则可消除此种差异。

3. 病理状况

毒性作用的个体差异往往与病理状况有密切关系。如患贫血时对铅，患肝脏病对四氯化碳，患肾脏病对砷都更易中毒。

4. 年龄

年龄对毒物的敏感性也有影响，如新生动物的中枢神经系统对兴奋剂不敏感，而对抑制剂却很敏感。幼龄和老龄动物对毒物代谢较慢而易中毒。

（三）环境因素

任何化学物都是在一定条件下才显示其毒性。生活与劳动环境中存在的化学因素与物理因素都可能使化学物的作用条件发生改变，机体所受损害亦可能有差异。

环境污染物中同时（或在极短时间内先后）存在两种或多种化学物，其对机体的毒作用统称为联合作用（joint action or combined effect）。联合作用的结果可表现为相加作用（addition or summation），协同作用（synergism）或增强作用（potentiation），对抗作用（antagonism，颉颃作用，拮抗作用）。

环境温度、湿度、气压和噪声等物理因素与毒物有联合作用。如高温环境可增强氯酚的毒性；氯化氢、氟化氢等在高湿环境中，其刺激性明显增强；氮在常压下只有单纯的窒息作用，而在高压下则具有麻醉作用。此外，有时即使是同一化学物质和同一机体，在不同环境下也表现不同作用。如吗啡镇痛效力在上半夜最强，而下午最弱；戊巴比妥的麻醉效力在下午最强，而下半夜最弱，但其致死毒性则相反，一般下午最弱，下半夜最强。

（四）营养

由种种原因造成的营养不良，可加剧毒物的毒性反应。如缺乏蛋白质可加剧黄曲霉毒素对肝脏的损害，这可能是由于肝脏的解毒能力降低所致。实验证明，维生素 B_2 可降低奶油黄的致癌作用，可能与维生素 B_2 是体内黄酶类的组成部分有关，在肝微粒体氧化酶或一些还原酶的反应过程中都需要黄酶参与。维生素 C 也能使肝脏对某些毒物的生物转化功能加强。维生素 A 缺乏会增加呼吸道对致癌物的感受性。再如丙烯基化合物的短缺将减少细胞色素 P450 的产生，因而降低肝微粒体对一些毒物的代谢能力。此外，各种类固醇激素在体内的代谢与某些毒物的生物转化也有很大影响。如雄激素可加强肝微粒体上葡萄糖醛酸与毒物结合的能力；孕酮则抑制肝微粒体的氧化过程；肾上腺皮质激素可加强肝脏中生物转化功能。所以，合理地平衡膳食是至关重要的。

上述因素都是影响毒物作用的重要条件。但是，决定一种毒物所产生的危害性大小的是毒物的剂量和染毒方式，有些毒物毒性虽大，若剂量很小，实际危害性不大。有些毒物的急性毒性虽然不强，但污染环境的范围广，如食品中残留的农药、添加剂或混入水和大气中的毒物，其危害性将更严重。

二、毒性作用机制

化学物可通过各种途径对生物体的结构和功能产生不同程度的毒性。由于毒物种类繁多，可能受影响的生物体的结构和功能复杂，因此毒物作用的机制也复杂多样。最直接的作用途径是可以通过不同代谢反应而作用于机体重要部位，例如当化学物沉积在肾小管时阻断尿的形成，其毒性就主要是通过传递这一途径引起。稍微复杂的途径是通过损伤细胞的功能而引起毒性。例如河豚毒进入生物体后，直接作用于运动神经元的钠离子通道，阻断信号传递，抵制运动神经元的活动，最终导致骨骼肌麻痹，细胞所具备的修复功能一般难以阻止这类毒物的作用。

复杂的毒理机制可涉及多个层次和步骤：首先，毒物被传送到靶部位，相互作用而结合，引起细胞功能和结构的紊乱，后者进一步引发细胞或分子水平的修复活动。当毒物引起的靶分子结构变化或功能紊乱超过修复能力或修复本身发生障碍时，即产生毒性效应。组织坏死、癌症或纤维化等毒性效应都是通过多种途径发展而成的。

对于外来化学物在体内的病理生理作用，可分为两个层次来叙述：一是对靶器官的选择作用；二是对细胞的损伤作用。

（一）对靶器官的选择作用

吸收进入血循环的外来化学物，往往攻击某一特定器官发挥其毒作用。这种对靶器官的选择性决定于：①血流供应的多少；②器官的位置与功能；③代谢转化能力及其活化-解毒系统平衡；④存在特定的酶或生化过程；⑤存在特殊的摄入系统；⑥对损伤的脆弱性与特化程度；⑦能否与大分子结合；⑧修复能力。

体内的骨髓与肾和肝相比，血流供应少得多，因此不易受到外来化学物作用。胃肠道、呼吸道处于外来化学物的进入途径，肾和肝则是排泄途径，因此易受外来化学物的损伤。肝脏的代谢能力强，其活化能力也高，因此对特定外来化学物的活化-解毒能力不平衡时，即可受损。同理，某些组织虽然活化能力低于肝脏，但对特定外来化学物的活化能力极高或解毒能力极低甚至缺乏，则反较肝脏易受损伤。

外来化学物对靶器官的选择性当涉及活化解毒条件时，就比较复杂。一些外来化学物虽从肺外途径吸收，却仍选择肺为靶器官，即与肺脏的特定代谢条件有关。例如丁基羟基甲苯（butylhydroxytoluene，BHT），既能诱导肺中的混合功能氧化酶，又受这些酶活化。其活性代谢物在肺中与大分子共价结合的能力大于在肝脏中的。

一些外来化学物的靶器官选择性与该器官所含的特定的代谢酶有关。例如，哌替啶（dolantin，度冷丁）的杂质1-甲基-4-苯基-1，2，3，6-四氢吡啶（MPTP）攻击多巴胺神经元引起帕金森病的机制，在于其亲脂性便于透过血脑屏障进入中枢神经系统的星形细胞。在星形细胞中被活性特高的单胺氧化酶B所氧化，形成 $MPDP^+$ 并进一步氧化为 MPP^+。后者不能通过血脑屏障排出，而进一步被多巴胺神经元摄入，并依赖载体浓缩于这些神经元的线粒体中，进而发挥其毒性作用。又如少数外来化学物选择性地作用于甲状腺，其原因之一是由于这些外来化学物需甲状腺特有的一种过氧化酶活化，才能发挥其毒性作用。

特化程度高而又与生命息息相关的组织，如中枢神经系统，与特化程度低的脂肪组织相比更易受损。

（二）对细胞的损伤机制

对细胞的损伤可能是可逆或不可逆的。由可逆发展成为不可逆的转折临界点尚不完全清楚。但在这一过程中发生的事件顺序，按目前的理解可分为初级、次级和三级事件。

初级事件是指化学物或其活性代谢物直接作用所出现的最早损害。主要的初级事件有：①脂质过氧化；②巯基状态的改变；③与大分子共价结合；④酶抑制；⑤缺血。有时可能同时出现几种初级事件，并可能相互关联。有时则仅单独出现一种初级事件。

次级事件是继发于初级事件之后出现的细胞改变。一个细胞受损后的次级事件可能同时有几种生物化学的和形态结构方面的改变，是由子初级事件引起的细胞失去控制或代偿的结果。主要的次级事件有：①膜的结构及其通透性改变；②线粒体损伤与功能抑制；③细胞骨架改变；④Ca^{2+}稳态紊乱；⑤ATP 及其他辅因子耗竭；⑥内质网损伤；⑦溶酶体不稳定；⑧DNA 损伤和聚 ADP-核糖基化作用；⑨激发细胞凋亡。

这些事件有时可能是初级事件，但在多数情况下，继发于初级事件或另一次级事件。

三级事件是指接触毒物后最终可观察到的表现。有时可几种表现同时发生或相继发生。主要的三级事件有：①脂肪变性；②大泡形成；③水样变性；④凋亡；⑤坏死。

除凋亡和坏死事件是不可逆的外，其他事件都是可逆的。

1. 初级事件

（1）自由基与脂质过氧化　许多外来化学物都是通过代谢活化后，由其活性代谢物来启动毒性作用的。自由基（free radical）是一类特殊的活性代谢物，它们是含有未配对电子的原子或原子团，可以是正、负或中性离子，并以碳、硫、氮或氧为其中心。一些过渡金属也可能成为自由基。各类自由基中，最常见的是以氧为中心的自由基，如超氧自由基和羟自由基。应当注意所谓活性氧族（reactive oxygen species，ROS）一词，不仅包括以氧为中心的超氧自由基和羟自由基，也包括含氧的化学性质活泼的非自由基衍生物，如 H_2O_2、单线态氧以及次氯酸，甚至还包括对氧化物、氢过氧化物（hydroperoxide）、内源性脂质和外来化学物的环氧化代谢物。

自由基的共同特点是化学反应性极高，具有亲电子性或亲核性，而与细胞成分发生反应。非自由基的 ROS 的化学活性虽稍低，但也对细胞成分产生氧化能力。自由基在体内持续不断地产生，其中大多数是执行某些生物学功能所必需。当自由基产生过多或机体的抗氧化防御体系因故削弱时，就可能出现细胞损伤。

细胞膜和细胞器膜的脂质中含有不少多不饱和脂肪酸（polyunsaturated fatty acid，PUFA）。PUFA 中的双键会减弱其邻近碳原于上的 C—H 键能，于是自由基很容易从 PUFA 抽提氢原子，使 PUFA 形成脂质自由基（L·）。以亚麻酸为例，一旦 L·形成，即会发生连锁反应产生新的自由基（或 ROS），其最终结局是脂质崩解产生脂质醇类、醛类或更小的片段（如丙二醛）。这就是脂质过氧化作用。脂质过氧化的连锁反应可蔓延到整个细胞，除非上述防御体系起作用，或因两个自由基发生共价结合而终止反应。

有证据表明，在某些情况下，脂质过氧化可能并非是细胞损伤的原因，而更可能是后果。例如敌草快（diquat），这种除草剂通过 ROS 引起脂质过氧化，但需要在细胞谷胱甘肽耗竭后才发生细胞死亡。而细胞谷胱甘肽耗竭，并非是所有的细胞毒性化学物的作用。另外，抗脂质过氧化的保护性措施也不一定能防止细胞死亡。许多化学物〔如肼（hydrazine）和硫代乙酰胺（thioacetamide）是两种肝毒性物质〕并不引起脂质过氧化。所以很明显，虽然脂质过氧化作用是某些外来化学物对细胞损伤的重要途径，但并非是各种细胞毒性反应的普遍机制。

尚应注意氧化性应激。氧化性应激（oxidative stress）是指由于 ROS 产生增加，所引起的促氧化与抗氧化的平衡失调而倾向于前者所导致的可能损害。所有的细胞成分，包括脂质、蛋白质、核酸以及糖类均可受 ROS 所损害。也就是说氧化性应激的诱发因素排除了氧自由基以外的自由基，又包括了含氧的化学活泼的非自由基。

（2）巯基状态的改变　外来化学物的活性代谢物能直接或通过谷胱甘肽转移酶介导而间接地与还原型谷胱甘肽（GSH）起反应。如活性代谢物过多，则细胞内谷胱甘肽可能耗竭。还有，活性代谢物能氧化谷胱甘肽及其他巯基（如蛋白质的巯基），从而使巯基的状态改变。当对谷胱甘肽氧化的速度超过谷胱甘肽还原酶的承受能力时，则氧化型谷胱甘肽（GSSH）将主动转运到细胞外而流失。所以，还原型谷胱甘肽可因氧化作用或与蛋白质形成混合型二硫化物而可逆地减少；也可被生物转化中 II 相反应的结合作用或 GSSH 由细胞排出而不可逆地消除。例如，接触能引起氧化性应激的苯醌类化学物，如甲萘醌（维生素 K_3），将形成 GSSH 和混合型二硫化物以及谷胱甘肽结合物，这些都降低细胞内 GSH 的水平。

谷胱甘肽在细胞内具有保护性作用，故其耗竭使细胞在化学物作用下更脆弱。GSH 在细胞内减少将使其他巯基（例如关键蛋白质的巯基）对随后的氧化作用、交联作用形成混合型二硫化物或共价加合物更敏感。经研究，蛋白质的巯基似乎是对攻击最敏感的亲核性靶子，它又常是酶发挥功能的关键。于是，酶蛋白的巯基被修饰，例如被砷、汞及其他重金属所修饰，常抑制酶的功能。这类酶在细胞内可能具有关键性的作用，例如调节离子浓度、主动转运或线粒体代谢。有证据表明，蛋白质巯基的改变也可能是细胞损伤的重要环节。

（3）共价结合作用　共价结合是指两个原子（或原子团）反应时，在双方各一原子之间形成由一对或多对共用电子组成的键。其中每一共用电子对由结合在一起的两个原子各自贡献出一个电子所组成。在毒理学中，共价结合作用是指外来化学物或其代谢物与机体的重要生物大分子进行共价结合，改变生物大分子的化学结构与生物学性能，从而引起一系列病理、生理变化。

共价结合理论认为外来化学物的损害与其亲电代谢物不可逆地结合于细胞大分子的亲核部位有密切关系。当外来化学物结合于与细胞生死攸关的蛋白质（包括酶），就会使蛋白质失去正常功能而导致细胞受损和死亡。因此，共价结合理论解释了化学结构类型不同的一些化学物为什么能产生类似的特定器官损害，而同一化学物有时因作用条件不同却可产生不同的靶器官损害。

实际上除亲电物质外，还有较少见的亲核物质也可能与细胞大分子发生共价结合。其中除直接烷化剂外，大多数外来化学物需经代谢活化才能起反应。由于活性代谢物大多活性极高，半衰期往往很短，因此共价结合的靶点就发生在进行生物转化的组织内。

可能与外来化学物或其活性代谢物发生共价结合的生物大分子有核酸、蛋白质、酶和脂质等。外来化学物与这些物质共价结合后形成加合物。

（4）酶抑制　酶不仅能因共价结合使其活性中心（特别是巯基）发生改变而导致功能受抑，还可能因外来化学物的其他作用使酶的抑制成为致命的初级事件。例如，氰化物抑制细胞色素 aa_3 可致细胞呼吸阻断而致细胞死亡。又如氟柠檬酸通过竞争性抑制乌头酸酶从而妨碍三羧酸循环的进行，阻断了细胞呼吸。酶抑制的后果决定于所抑制的酶的功能重要性如何，以及是否与生命相关。例如，有机磷抑制好几种酶，其中胆碱酯酶受抑能导致胆碱使神经持续兴奋，而出现毒蕈碱样症状和烟碱样症状，严重时可致死亡。而有机磷抑制的其他某些酶却与临床表现无关。许多外来化学物都可抑制蛋白质合成所涉及的酶，而致蛋白质合成减少。无论抑制发生于特定的位置（如四环素）还是较广泛（如四氯化碳），结果都导致细胞损伤，特别是会发生脂肪变性，但毫无例外最终必然导致细胞死亡。由于蛋白质合成的第一步是氨基酸活化，它需要 ATP 供应能量，所以有时蛋白质合成受抑是继发于 ATP 酶受抑的次级事件。蛋白质合成需要 mRNA 作模板，抑制 mRNA 合成的酶也可成为蛋白质合成抑制的原发事件。只有抑制蛋白质合成过程实质上的第一步所需的转移氨基酸的氨酰-tRNA 连接酶及其以后步骤所需的酶受抑，蛋白质合成受抑才属于初级事件。

（5）缺血　携带氧和营养物质的血液一旦对某一组织停止供应，或减少供应的时间过长，都会损害细胞，并导致细胞死亡。低氧或缺氧可能是亚硝酸盐、苯胺、硝基苯等引起高铁血红蛋白血症，或一氧化碳引起碳氧血红蛋白血症等的特定毒性效应的原因，也可能仅仅是因血流减少所致。缺血也可能是组织中的细胞肿胀而减少血液流通所出现的次级事件。肝小叶中央对缺血特别易感，因此处接受含氧血液更少。

2. 次级事件

（1）膜的结构和通透性的改变　外来化学物可使细胞膜和细胞器膜受到损伤。这种损伤可能是由于上述脂质过氧化作用改变和破坏膜脂质所引起，也可能由于膜结构中的蛋白质受到共价结合作用引起。许多酶是膜结合酶，其结构改变可能使膜的通透性和对化学物的转运改变。例如，肾小管细胞和中枢神经系统细胞生物膜上的巯基，可分别成为高汞离子和甲基汞的靶。其结果是膜的通透性和外来化学物的转运过程改变，最终导致细胞死亡。此时，电镜可观察到的膜结构损伤是内质网的破裂或线粒体肿胀。线粒体损伤的结果使细胞内 Ca^{2+} 浓度改变（见后文）。细胞膜损伤的结果可使离子或其他内源性物质的流入或流出改变，导致水的流入过多而使细胞肿胀（见后文）。然而在膜通透性改变之前，还可见到细胞表面起泡等可逆的结构改变。这些结构的改变可用光镜在体外和体内试验的细胞中观察到。这种起泡目前认为是三级事件。离体细胞膜的改变可见到有 K^+ 和酶（如乳酸脱氢酶）溢出，以及台盼蓝摄入。溶酶体膜的破损有严重后果，因可导致降解酶的溢出。

（2）线粒体损伤及其功能受抑　线粒体常是毒作用的靶，并可在电镜下观察到。由于结构与功能密切相关，影响其功能就会引起肿胀或挛缩等结构改变。

结构改变有的是因液体摄入过多，于是液体由外室进入内室并使线粒体嵴折叠摊开，随之内膜可能破裂。线粒体挛缩与 ADP/ATP 比例增高有关。例如在缺氧时或因解偶联剂产生的氧化性磷酰化。持续挛缩可导致内膜变性和大幅度肿胀。最后不能再挛缩，于是膜破裂和崩解。

线粒体对于细胞的生存极为重要，如果其中的电子传递链受抑（如氰化物所引起那样），可很快导致细胞死亡。虽然线粒体对于 Ca^{2+} 稳态可能仅有次要的作用，线粒体受损仍可导致 Ca^{2+} 释出，从而增高细胞溶质中的 Ca^{2+} 浓度。线粒体肿胀和结构崩解常在细胞坏死和死亡之前发生。

（3）细胞骨架损伤　细胞骨架包括能在细胞质环流、变形运动、细胞分裂、吞噬作用、胞吞作用和胞吐作用等细胞活动中起收缩作用的肌动蛋白组成的微丝（microfilament）、起细胞支架作用的中间丝（intermediate filament）和起支持作用同时也是细胞质中颗粒结构运动的轨道的微管（microtubule）。微管在细胞分裂时组成纺锤体和中心粒，同时是纤毛发生的基础和鞭毛发生的原基。显而易见，不同的外来化学物损伤细胞骨架时，由于其损伤成分不同而带来不同的后果。所以虽然有些外来化学物特异地作用于细胞骨架，却引起不同的后果。例如次毒蕈环肽（phalloidine，毒伞素）与肌动蛋白微丝结合，使之稳定而不能解聚。这样就以某种方式使 Ca^{2+} 由细胞内释出。细胞内 Ca^{2+} 浓度是细胞骨架发挥其功能的重要因素。胞内 Ca^{2+} 浓度升高引起肌动蛋白微丝与 α-辅肌动蛋白分离，而后者参与肌动蛋白细胞骨架网络与细胞膜的结合。肌动蛋白结合蛋白质（actin-binding protein）也参与细胞骨架与细脑膜结合。钙可使蛋白酶活化，于是就使细胞骨架与细胞膜离开，从而可在细胞膜上形成大泡。不过，并非所有细胞骨架改变都与 Ca^{2+} 稳态改变相关联。

（4）Ca^{2+} 稳态紊乱 近年来，对细胞损害与死亡机制报道最多的是细胞内钙浓度调节的改变，或称钙稳态紊乱。多年来，许多研究都表明，细胞内钙的持续增高以及细胞内分布改变，可能是由许多类型的化学物引起，是对细胞和组织的损伤和坏死机制的重要一环，因而曾被称为"细胞死亡的最终共同途径"。例如，四氯化碳和对乙酰氨基酚对肝细胞的毒性，氰化物对脑的毒性，铝、汞和有机锡对神经的毒性以及二噁英对心肌和胸腺细胞的毒性都被认为涉及细胞内钙蓄积。

胞溶质游离钙持续增多可引起多种后果：

① 改变细胞骨架 细胞骨架的完整性依赖细胞内钙浓度，后者影响肌动蛋白束、肌动蛋白与肌球蛋白的相互作用和 α-微管蛋白聚合。当 Ca^{2+} 浓度增高而使细胞骨架破坏或功能受损时，细脑膜将起泡或突出。和 Ca^{2+} 增多一样，巯基和烷化剂或芳化剂起反应或被氧化，也可使细胞骨架破坏，因为硫醇对于其完整性是重要的。相似地，像次毒蕈环肽那样直接与细胞骨架互相作用，也会导致细胞损伤。

② Ca^{2+} 活化磷脂酶 磷脂酶定位于生物膜，它催化膜磷脂水解时，需 Ca^{2+} 作为辅因子。当发生脂质过氧化时，磷脂酶 A_2 能参与磷脂氢过氧化物的解毒。但该酶的持续作用却可导致膜崩解和释出具有细胞毒性的溶血磷脂和可代谢转化为炎症中介物的花生四烯酸。所以胞溶质中 Ca^{2+} 持续增高，将活化这些酶，并导致膜崩解和细胞毒性。

③ Ca^{2+} 活化蛋白酶 这类酶又称 calpains，是非溶酶体酶，定位于胞溶质隔室中。它们参与正常细胞的酶活化和膜的再塑造等功能。当胞溶质中 Ca^{2+} 增多时，这些蛋白酶改变细胞骨架和膜蛋白，从而导致上面述及的细胞毒性后果。

④ Ca^{2+} 活化内切核酸酶 这类酶参与细胞凋亡的正常过程，以及将 DNA 裂解为碎片。DNA 的崩解结局为细胞死亡。其他参与 DNA 断裂的酶，也可被 Ca^{2+} 所活化。胞溶质 Ca^{2+} 增多也有其他效应，例如抑制线粒体功能。

（5）ATP 和其他辅因子耗竭 许多种外来化学物都可引起 ATP 耗竭，其后果则可能是不同的生化改变。虽然化学物可用多种方式引起细胞内 ATP 耗竭，但干扰线粒体氧化磷酸化也许是最常见的原因。

细胞缺乏 ATP，表示细胞内外之间和细胞内部的主动转运将停止或减少，其后果是 Na^+、K^+ 和 Ca^{2+} 在特定隔室中的浓度改变。同时，蛋白质、脂质的合成和糖原异生等各种生化合成过程倾向于减少。对于组织，这种情况发生在肝脏则意味着肝细胞的胆汁生产效果差，而发生在肾脏则为近曲肾小管对必需氨基酸和葡萄糖不能主动重吸收。

其他辅因子如 NADPH、NADP 和 UTP 等耗竭，也可在细胞受损时直接或间接地累及。

（6）内质网损伤 由于滑面内质网是许多外来化学物氧化代谢的地方，它对活性代谢物如环氧化物和自由基的损伤易感。寿命短的活性代谢物的作用半径很短，故对其近邻损伤明显。例如，四氯化碳损伤滑面和粗面内质网，导致其整个细胞器的功能（如代谢和蛋白质合成等功能）崩溃。对细胞内稳定极重要的内质网有一种特殊功能：储存钙。四氯化碳等损伤内质网的外来化学物已被证实能抑制这种钙储存的功能。

（7）溶酶体不稳定 曾经认为溶酶体酶释出是细胞损伤和死亡的机制。但是，虽然这会在细胞损伤时发生，却是在细胞损伤达到不可逆的晚期才发生，故不是损伤的原因。在某些情况下，溶酶体损伤可以是一种启动事件。例如，溶酶体损伤是在肺巨噬细胞吞入硅石（silica，在预防医学界常称之为矽石）颗粒，随之又摄入溶酶体中，对之产生损伤。又如在近曲肾小管细胞将庆大霉素（gentamycin）摄入溶酶体。在这两种情况下，外来物质的存在却使溶酶体破裂释出水解酶而损伤和毁坏细胞。

（8）DNA 断裂和聚 ADP 核糖基化　氧化性攻击和烷化作用都可使 DNA 发生单链断裂，从而激活多 ADP 核糖基聚合酶。该酶通过使 NAD 糖苷链裂解，释出 ADP 核糖，进一步使后者聚合，并使聚 ADP 核糖共价结合到蛋白质的氨基酸上，从而完成聚 ADP 核糖基化作用。这一作用是对蛋白质实行翻译后修饰，也涉及 DNA 修复时的聚合反应。后者通过调节 DNA 连接酶的活性而发挥作用。这种作用要消耗 NAD。当 DNA 损伤严重时，NAD 即被耗竭，而降低细胞生成 ATP 的能力，影响能量供应和钙稳态，最后导致细胞死亡。实际上这很可能是一种保护性机制，一种细胞的"安乐死"，从而保证带有广泛 DNA 损伤的细胞不至于复制，这样就使得在损伤的 DNA 上可能存在的任何错误编码都不能传递下去。

（9）激发细胞凋亡　凋亡（apoptosis）又称程序性细胞死亡（programmed cell death，PCD）。它广泛存在于正常组织的形态发生、生长与发育阶段，是一种有重要生物学意义、维持生物体自身稳定的主动自杀行为。PCD 的形态特征与坏死不同（见下文），其触发是由化学物或某种信号刺激受体合成一种介导 Ca^{2+}（及 Mg^{2+}）涌入细胞的蛋白质，使内切核酸酶被激活，于是启动 PCD。实验证实 TCDD 和三丁酸甘油酯等化学物可诱发胸腺细胞发生 PCD 而导致胸腺细胞萎缩。

3. 三级事件

（1）脂肪变性　脂肪蓄积是细胞对毒物的常见反应，正常情况下是可逆的。一般蓄积的是三酰甘油（triglyceride，甘油三酯），但有时蓄积的可能是磷脂（如氯苯丁胺所引起的）。脂肪变性特别常发生于肝脏，因为肝脏的一个重要作用是脂质代谢。在细胞内，脂质可能以许多小滴或单一大滴出现。脂质代谢干扰的发生有多种途径：

① 抑制细胞排泄脂质　这是最常见的脂肪变性的原因，虽然导致抑制的原因可能有好几种。例如，抑制蛋白质合成将阻断脱辅基蛋白（apoprotein，脂质受体蛋白）的合成。该蛋白是将脂质以极低密度脂蛋白（VLDL）转运出细胞所必需的。再如，嘌呤霉素（puro-mycin）和四环素两者都通过抑制蛋白质合成引起脂肪变性；四氯化碳通过损伤蛋白质合成和组装的地点内质网和高尔基复合体，也可引起脂肪变性。

② 增加脂质合成或摄入　例如胼引起脂肪肝，可能是因增加脂质合成，因为胼可活化参与二酰甘油（diglyceride）合成的酶。但胼也消耗 ATP，抑制蛋白质合成。酗酒的人发生脂肪肝，相信其部分原因是增加了脂肪酸的合成。这是由于 NADH/NAD 比例增高，而增加三酰甘油的合成。组织中脂质流通改变后由肝脏摄入，也是另一脂质变性的原因。

③ 降低脂质的代谢　降低线粒体对脂肪酸的氧化是乙醇诱发脂肪变性的另一可能原因。其他原因还有维生素缺乏和线粒体电子转运链受抑。

（2）大泡形成　这是体外或体内试验中细胞受损的早期形态学改变。这些大泡或突出，在膜通透性改变之前出现，开始是可逆的。但是，如果毒作用足够严重，则细胞的改变成为不可逆，大泡可能破裂。这种现象一旦发生，细胞中的重要成分可能丢失，于是细胞死亡。大泡的形成原因可能有如前述，是因细胞骨架与细胞膜连接的部分受损，也可能因胞溶质的 Ca^{2+} 增多，与细胞骨架蛋白质相互作用或巯基的改变。

（3）水样变性　这个词是指细胞因摄入水而肿胀。这是一种可逆的改变，但常可能发生于不可逆改变和细胞死亡之前。细胞的渗透平衡是以主动控制离子的流入相流出而得以保持的。细胞内 Na^+ 和 Ca^{2+} 的浓度保持低于细胞外液，是依靠 ATP 的主动转运过程，而 K^+ 浓度则保持高于细胞外液。但是这样的一个体系决定于膜和转运系统的完整性和 ATP 的供应。参与主动转运的 ATP 酶，被代谢抑制剂所抑制或 ATP 供应被减少，都将破坏上述平

138

衡而使细胞内离子浓度增高。于是,由于细胞内渗透压提高而引起水分流入细胞使之肿胀。这样,就有可能导致细胞和细胞器受损,也可见到线粒体和内质网都肿胀。

(4)坏死与凋亡 细胞发生不可逆损伤时,将达到不可恢复的程度,发生一系列的变性改变,包括细胞成分的水解和蛋白质变性,结局是细胞死亡,即坏死。存活组织中部分细胞发生坏死的特征是线粒体和内质网肿胀,出现空泡和积液等改变。这些改变可能出现在坏死之前,并且可逆,或预示着细胞死亡和坏死。急骤而大的膨胀并有结构破损的线粒体,往往于坏死之前出现。内质网也可能发生膨胀和破裂。哪一种细胞器首先受损,可能决定于作用机制。例如,缺氧可能使线粒体受损先于内质网;而四氯化碳诱发的细胞损伤,则是内质网首先受损。发生坏死的细胞也表现出核染色质固缩,而后是核碎裂。有时细胞核仅仅是变淡和发生核溶解。

与坏死相反,发生凋亡的细胞则线粒体保持正常外观。凋亡细胞由其邻近退缩,其细胞质和细胞膜可能出现大泡,染色质固缩可能是内切核酸酶的作用。

第四节　一般毒性作用

外源化学物的毒性(toxicity)是一个非常笼统的概念。从不同角度研究一个外源化学物的毒性,可以有不同的研究方法、领域与称谓。例如研究外源化学物有无致癌效应,就可谓之有无致癌毒性;又如化学物能引起突变损伤,可谓之有诱变毒性,这些都属于特异毒性作用,在下面的几节中介绍。本节所介绍的是外源化学物的基础毒性(basic toxicity),即实验动物单次或多次或长期染毒,动物机体所产生的总体毒性综合效应。

一、急性毒性作用

(一)急性毒性作用的概念

急性毒性(acute toxicity)是指机体(人或实验动物)一次或于24h之内多次接触(染毒)外源化学物之后,在短期内所发生的毒性效应,包括引起死亡效应。

实验动物接触外源化学物所引发的急性毒性效应出现的快慢和毒性反应的强度,因外源化学物的性质(主要为化学结构与理化性质)和染毒剂量的大小不同而有很大差别。例如,有的化学物实验动物染毒中等剂量很短期内即可发生明显的中毒症状(如丙烯酯);有的化学物则在接触致死剂量后症状也不明显,却渐渐死亡(如过氧化二碳酸二环己酯);有的化学物则仅有一些轻微的中毒症状,不久恢复,过几十小时方才出现严重中毒症状(如碳基镍)。

关于所谓"一次或24h内多次"。一次是指瞬间给实验动物染毒,如经口染毒、经注射途径染毒。但经呼吸道与经皮肤染毒,则是指在一个特定的期间内使实验动物持续地接触化学物的过程,所以"一次"含有时间因素。当外源化学物毒性过低,需给予实验动物较大剂量时,则可在24h内分次染毒,即为"多次"。

一般而言,急性毒性往往在1次(或24h内多次)接触后不久,即出现临床中毒表现。其轻重程度决定于接触该化学物剂量大小。轻的不太明显,很快恢复;重的可致死。有的由轻而重,逐渐恶化,恶化的速度也决定于剂量;有的可在初始临床表现后有一间歇、相对平稳和潜伏的时期,以后又出现严重的中毒表现;有的甚至仅有迟发作用。

急性毒性研究的目的,主要是探求化学物的致死剂量,以初步评估其对人类的可能毒害的危险性。再者是求该化学物的剂量-反应关系,为其他毒性试验打下选择染毒剂量的基础。

(二)急性毒性与LD_{50}值的评价

为了评价外源化学物急性毒性的强弱及其对人类潜在的危险程度,国际上提出了外源化学物的急性毒性分级（acute toxicity classification）标准，用以对急性毒性进行评价。这种急性毒性分级标准是以 LD_{50} 为基础的，但是各国际组织与各国制定的分级标准还没有统一。我国自 20 世纪 70 年代后期也制定了一些分级标准。不论我国还是国际上的急性毒性分级标准均有值得再深入推敲之处，需要依据实践经验改进。

以 LD_{50} 为基础的急性毒性分级标准虽然是有一定价值与依据的，但是也应当认识到 LD_{50} 值所反映的急性毒性的局限性。

关于 LD_{50} 值的局限性的讨论已有不少，关键是 LD_{50} 所表达的是一个质的现象，即前已述及的 50% 存活与 50% 死亡的点剂量。可是有些化学物的 LD_{50} 值（相同实验动物、同一品系、相同染毒条件）相同或相似，但其毒作用带或致死剂量范围却明显不同，这反映了其实际毒性的差异。因此，评价外源化学物的急性毒性就应在 LD_{50} 值之外再加上其急性毒作用带或其斜率（死亡率换算成概率单位与剂量对数作回归直线求斜率）将更为合理。全面介绍化学物的急性毒性还应该详细描述其中毒症状及其程度、出现症状的时间、死亡前征兆及死亡时间、未死动物的体重变化、死亡动物的病理变化等。总之，绝对不应仅凭化学物的 LD_{50} 值来评价该化学物的急性毒性。

二、蓄积作用

外源化学物进入机体后，可经代谢转化以代谢产物或者以未经代谢转化的原形母体化学物排出体外。但是当化学物反复多次给予动物染毒，而且化学物进入机体的速度或总量超过代谢转化的速度与排出机体的速度或总量时，化学物或其代谢产物就可能在机体内逐渐增加并驻留于某些部位。这种现象就称为化学物的蓄积作用（accumulation）。

现今仍认为外源化学物在机体内的蓄积作用是化学物发生慢性中毒的物质基础。因此，研究外源化学物在机体内有无蓄积作用及蓄积程度是评价化学物能否引起潜在的慢性毒性的依据之一，也是制定有关的卫生标准时选择安全系数的依据之一。

外源化学物的母体或/和其代谢产物在机体内的蓄积部位及其毒理学意义是一个很重要又很复杂的问题。现今一般还是认为蓄积作用包含两个内涵：当在多次、反复外源化学物对实验动物染毒一定时间后，若能用化学方法测得机体内（或某些组织脏器内）存在该化学物母体或其代谢产物（例如重金属铅、汞、锰等，又如 DDT 的代谢物），就称之为物质蓄积（material accumulation）；但当测定不出该物质而又有慢性中毒症候时（如某些有机溶剂、有机磷化合物等），称之为功能蓄积（functional accumulation）。所以功能蓄积是指多次接触化学物所引起的机体损害累积现象。但是实践上，功能蓄积现象也存在部分假象，即当化学物毒性很大，进入机体的数量极微，而目前化学分析方法尚不够灵敏，不能检出时，则实际上是一种物质蓄积，或者物质蓄积与功能蓄积二者兼而有之。例如有机磷化合物沙林（sarin），在微量反复进入机体时，由于沙林降解很快，代谢物由尿中排出也很快，很难在血液和脏器中测出。但是沙林与乙酰胆碱酯酶结合形成磷酰化乙酰胆碱酯酶，一般分析方法难以测得酶上的磷酰基残基，酶却很快老化。可见此时沙林的磷酰基残基依然存在，乙酰胆碱酯酶持续失去功能。所以蓄积作用的研究方法还有待深入研究。蓄积作用的常用研究方法为蓄积系数法和生物半衰期法。

三、亚慢性毒性作用

亚慢性毒性（subchronic toxicity）是指机体（人或实验动物）连续多日接触化学物较大剂量所发生的毒性效应。但是"较大剂量"应小于急性中毒的致死剂量。

此定义中的"连续多日"，目前一般是指连续染毒 3 个月或 90 天。

也有学者主张先做亚急性毒性（subacute toxicity）试验，必要时再做亚慢性毒性研究。亚急性毒性研究连续染毒时间一般在 15～30 天。

亚慢性毒性研究的目的：第一是为慢性毒性研究作选择剂量准备，即求出亚慢性毒性的阈剂量或 NOAEL；第二是为慢性毒性研究毒性反应观察指标作筛选（观察和化验指标选择应依化学物的结构特征，依循有关国家安全性评价程序要求而定）；第三是根据化学物中毒症状和化验检查分析该化学物可能的靶部位；第四是研究急救治疗措施和治疗药物筛选。

四、慢性毒性

慢性毒性（chronic toxicity）是指以低剂量外源化学物长期给实验动物染毒，观察化学物对实验动物机体的毒性损伤效应。多数发病缓慢而不明显，逐渐加重的过程较长。

同一外来化学物急性和慢性毒性损伤的器官、系统和作用机制可能一致，也可能不一致。有些外来化学物只有急性毒性而没有慢性毒性或其慢性毒性不明显，这存在争议。有的外来化学物常见慢性毒性，而罕有急性毒性的发生。

在毒理学实验中，按照染毒（exposure）次数或期限可分为急性或慢性（长期）染毒试验、亚急性（subacute）、亚慢性（subchronic）染毒试验。亚急性染毒的期限常为数天至 1 月，亚慢性染毒常为 1～3 月，慢性染毒在半年以上直至终生。不同国家和地区对亚急性、亚慢性和慢性染毒的染毒期限要求不同，在应用不同化学物的情况下，考虑也不同。

慢性毒性研究的目的是研究确定受试化学物的毒性下限，即当长期接触该化学物之后引起可察觉的中毒最轻微症状（或反应）的剂量——阈剂量和无作用剂量（NOAEL），依此进行受试化学物的危险度评估（risk assessment）和为制定人接触该化学物的安全限量（卫生标准）提供毒理学依据。

第五节　致突变作用

由于遗传物质在自我复制过程中的偶尔失误，或由于个体发育与生存受到变化复杂的内外环境条件的影响，一种物种在个体间或历代间的性状出现不同程度的差异，这种差异称为变异（variation）。只有源于基因和染色体改变的变异才能遗传，可遗传的变异称之为突变（mutation）。任何生物如果具有适合当时当地特定生活环境条件的突变，便有较大的机会保存下来；经过长期自然选择，就逐渐繁衍成适合所处生态环境的特殊生物物种。所以只有能遗传给下一代的变异，才能提供物种进化的源泉，不能遗传给下一代的变异，必然随该个体的死亡而消逝。

突变除了有自发突变（spontaneous mutation），还可有诱发突变（induced mutation）。自发突变的发生频率极低，由此引起的变异与物种进化有密切关系。诱发突变则最早由 Müller（1927）用 X 射线作用于果蝇生殖细胞引起基因突变。Auerback 和 Robson（1943）发现芥子气也能诱发果蝇基因突变，而首次报道了化学物可诱发突变。Cattanack（1966）第一个报道了化学物可引起哺乳动物发生突变。

至今已发现相当数量的外来化学物能诱发突变，这类物质（包括非化学物）称为遗传毒性物（genotoxic agent），又称致突变物或诱变剂（mutagen）。突变的发生及其过程称为诱变作用（mutagenesis）。

一、突变的类型

传统习惯对于突变的类型以能否为光学显微镜所见来区分。光学显微镜的分辨能力极限

为 $0.2\mu m$。在这一长度范围内的染色体含 4.7×10^6 核苷酸对，因此这一长度以下的改变是核苷酸水平的改变，不能为光学显微镜所察觉，只能从表型（phenotype）的改变，如生长、生化、形态等改变来观测。核酸水平的改变也就是基因突变（gene mutation），可通过核酸杂交技术、DNA 聚合酶链反应（PCR）、单链构象多态性 PCR（SSCP/PCR）和 DNA 测序等方法来确定。染色体结构改变超过 $0.2\mu m$ 以上，为光学显微镜所见的称为染色体畸变（chromosome aberration）。染色体数目改变当然也能为光学显微镜所见，称为染色体组畸变（genome aberration，基因组畸变）或染色体数目畸变（numerical aberration）。

（一）基因突变

基因突变从结构上看是 DNA 序列的改变。可能仅涉及单个密码子，其中通常是一对碱基的改变，称为点突变（point mutation）。点突变可分为碱基置换（base substitution）和移码（frameshift）。也可能涉及一个或几个密码子的整码突变（codon mutation），甚至跨越两个或多个基因的片段核苷酸序列的改变，即所谓片段突变。

基因突变时发生的 DNA 序列改变，可能导致基因产物功能的改变。野生型（wild type）基因发生突变而引起基因功能及其产物的正常功能丧失或改变，称为正向突变（forward mutation）。突变型（mutant type）基因改变使结构恢复为野生型基因时，基因功能及其产物即可回复正常，称为回复突变（reverse mutation，backward mutation）。

1. 碱基置换

碱基置换是真正的点突变，是某一碱基脱落或其配对性能改变，于是在 DNA 复制时，互补链上的相应位点（site）配上一个错误的碱基，即发生错误配对（mispairing）。在下一次复制时，却按正常规律配对，结果是原来的碱基对被错误的碱基对所置换。如果是嘌呤置换另一种嘌呤，或者是嘧啶置换另一种嘧啶，称为转换（transition）；如果是嘌呤换成嘧啶，或是嘧啶换成嘌呤，称为颠换（transversion）。无论是转换还是颠换，都只会涉及一对碱基，其结果是造成一个三联密码子的改变，可能出现错义密码、无义密码（终止密码）或同义密码。由于错义密码所编码的氨基酸不同，对蛋白质产生何种影响决定于替代的氨基酸及其在蛋白质一级结构所处的位置。终止密码则使所编码的蛋白质肽链缩短。

2. 整码突变

整码突变指 DNA 链上减少或增加 3 个（或 3 的倍数）碱基对，而且正好涉及整个密码子，故又称为密码子缺失（deletion）或插入（insertion）。这样，基因产物的多肽链减少或增多一个或几个氨基酸，此部位之后的氨基酸序列无改变。

3. 移码

移码指发生一对或两对的碱基减少或增加，以致从受损点开始碱基序列完全改变，按顺序连续阅读就形成一长串错误的密码子，并被转译成为不正常的氨基酸，致使蛋白质的活性改变较大，较易出现致死性突变（lethal mutation）。特别是在错读的密码子中出现终止密码，则蛋白质多肽链变短，更易引起致死性突变。

4. 片段突变

片段突变指 DNA 链上缺失或插入一段核苷酸序列，是一个基因内或跨越两个至数个基因的改变，涉及数以千计的核苷酸。缺失的核苷酸片段长度远未达到能在光学显微镜下见到染色体缺失的程度，因此也称为小缺失。小缺失往往是 DNA 链断裂后重接发生的缺陷。有时在减数分裂过程中发生错误链或不等交换，也可造成小缺失。因小缺失而游离出来的 DNA 片段可整合（intergration）到某一基因中，而形成插入。如果是两个基因的局部片段互相拼接和融合所形成的插入，并因此而出现亲代没有的基因组合，称为重组（recombination）；如果 DNA 链发生两处断裂，而断片发生倒转后重新接上，称为重排（rearrangement）。

片段突变的缺失和插入如果其起止处不是一个完整的密码子，就会产生移码的效果；如果起和止都是完整的密码子，就不会发生移码子而是整码突变的扩大。

（二）染色体畸变

染色体畸变是染色体或染色单体断裂所致。当断端不发生重接（reunion）或虽重接而不在原处，即可发生染色体结构改变。发生断裂的作用和过程称为断裂作用（clastogenesis），诱发断裂的物质称断裂剂（clastogen）。多数化学断裂剂像紫外线一样只能诱发 DNA 单链断裂（single strand break，SSB），故称拟紫外线断裂剂。SSB 需经 S 期复制才能在中期相（metaphase）出现染色单体型畸变（chromatid-type aberration）。所以拟紫外线断裂剂又称为 S 期依赖断裂剂（S-dependent clastogen）。少数化学断裂剂能像电离辐射那样诱发 DNA 双链断裂（double strand break，DSB），故称拟放射线性断裂剂。所以在 DNA 复制之后或 G_2 期发生作用都可在中期相出现染色单体型畸变，而在 G_0 和 G_1 期作用，就会经 S 期的复制而出现染色体型畸变（chromosome-type aberration）。由于拟放射性断裂剂在细胞周期的任一时间作用，都能在中期相中见到染色体畸变，故又称为 S 期不依赖断裂剂（S-independent clastogen）。

染色单体型畸变在经过一个细胞周期后，会转变为染色体型畸变。

1. 染色体型畸变

染色体型畸变是染色体中两条染色单体同一位点受损后所产生的结构异常，有如下表现：

（1）断裂与裂隙　断裂（gap，csb）和裂隙（break，csg）皆是染色体上狭窄的非染色带，过去认为带宽超过染色单体宽度为断裂，否则为裂隙。自 20 世纪 70 年代中期开始，国外逐渐以该带所分割的两段染色体是否保持线性排列（成直线或圆滑的曲线）来区分，线性者为断裂，否则为裂隙（Evans，1984）。裂隙并非染色体损伤，不属于染色体畸变。

（2）环状染色体和无着丝点环　染色体两臂均发生断裂，重接形成环状结构，称为环状染色体（ring chromosome）或无着丝点环（acentric ring）。在镜下，无着丝点环常呈短而胖的 8 字形双环，而环状染色体除明显呈带有着丝点的环以外，还可见伴有一双无着丝点断片依附其旁，而形似重叠的环。

（3）缺失、断片和微小体　染色体发生断裂而不重接，就失去一部分节段，称为缺失（deletion，del）。当 del 发生于染色体末端，称为末端缺失（terminal deletion，terdel），其游离的节段称为断片（fragment，csf）。当在一侧臂上发生二次断裂，中间的节段游离出来，远端的节段与染色体重接，此时称为中间缺失（interstitial deletion，interdel），还有的称之为等径或点状缺失（isodiametric or dot deletion）。中间缺失所游离出来的节段往往很小，呈圆点状，称为微小体（minute body，min）。在显微镜下 min 稍模糊，色稍淡，且直径似比染色单体的宽度还小。微小体可成对或单个出现。单个或成对出现时应为染色单体或染色体中间缺失的表现（Evans，1984）。如果出现的 min 很多，则并非来源于中间缺失，而是基因扩增（gene amplification）的结果。

（4）插入和重复　一个染色体臂内发生两处断裂，而游离出来的节段重接到同一或另一染色体的断裂处，称插入（insertion，ins）。如插入节段的碱基序列与着丝点的位置、关系、方向未变，称顺向插入（direct insertion，dir ins）；否则称反向插入（inverted insertion，inv ins）。如插入使该染色体有两段完全相同的节段时，称为重复（duplication，dup）。重复也有顺向（dir dup）和反向（inv dup）之分。此外，多体性和多倍性也是重复的形式。

（5）倒位　一个染色体发生两次断裂，其中间节段颠倒 180° 后重接起来，称倒位（inversion，inv）。臂间倒位指带有着丝点的中间节段被颠倒。臂内倒位指被颠倒的仅涉及长臂或短臂的某一节段。

（6）易位　染色体断裂游离出来的节段接到另外的染色体上称为易位（translocation，t）。两条染色体各发生 1 次断裂，其断片相互交换重接，形成结构重排的两个染色体，称为相互易位、对称易位或平衡易位（reciprocal，symmetrical，balanced translocation，rcp）。

两个染色体各发生 1 次断裂，仅 1 个断片接到另一染色体上，称为单方易位（unidirectional translocation）、不对称易位或不平衡易位。不对称易位有可能是两个带着丝点的节段重接起来。3 个或更多染色体发生断裂，其游离节段交换重排时，称复杂易位。复杂易位有时可形成三着丝点、四着丝点，甚至多着丝点染色体。

对于生殖细胞，当两个非同源染色体发生 1 次相互易位时，将出现易位杂合子（translocation heterozygote）。在初级精（或卵）母细胞第 1 次成熟分裂前期（前期Ⅰ），联会过程中的偶线期至粗线期之间，由于易位杂合子发生同源染色体节段的接合配对，而使两对同源染色体形成十字构形的交叉（chiasma），称为相互易位型四射体（quadriradial，图 7-6）。

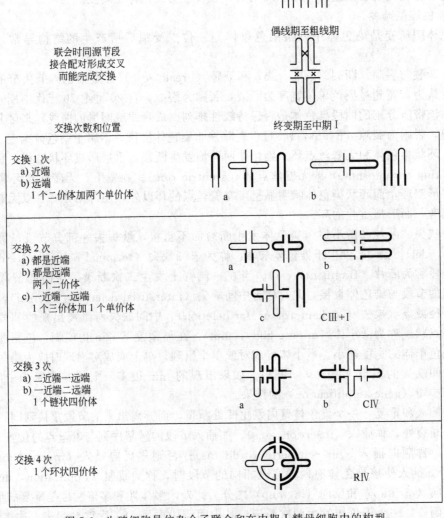

图 7-6　生殖细胞易位杂合子联会和在中期Ⅰ精母细胞中的构型

（引自 Leonard，Adler，1984）

144

以后，随着前期Ⅰ向前发展，在交叉中同源节段的配对部位发生遗传物质交换（crossing-over），并因交换次数不同，位置是在近端（着丝点和断裂之间）还是在远端（端粒和断裂之间）的不同，而于终变期至中期Ⅰ（MⅠ期）分别形成不同构型：①交换1次，无论在近端还是远端，都形成1个二价体（bivalent）和2个单价体（univalent）；②交换2次，同在近端或同在远端，则形成2个二价体，如一在近端一在远端，则形成1个链状三价体（trivalent）和1个单价体（CⅢ＋Ⅰ）；③交换3次，2次近端1次远端或相反，都形成1个链状四价体（CⅣ，quadrivalent）；④交换4次，形成1个环状四价体（RⅣ，Leonard and Adler，1984）。

非同源染色体的相互易位如发生两次或多次，将产生更为复杂的构型，如六价体、八价体或十价体。单价体的出现也可因联会失败或联会复合体过早消失所致。

2. 染色单体型畸变

在某一染色体的一条单体上发生的畸变。

染色单体的断裂、断片、缺失、倒位，以及裂隙的含义与染色体型畸变的csb、csf、del、inv和csg基本相同，差异在于姊妹染色单体中仅有一条出现结构异常。

（1）姊妹染色单体交换（sister chromatid exchange，SCE）　在使用差别染色法时，可见到染色体的两条姊妹染色单体染成一深一浅。如某一染色体在姊妹染色单体间发生等位节段的内交换，就会使两条姊妹染色单体都出现深浅相间的染色（等位节段仍是一深一浅）。

（2）染色单体交换　染色单体交换（chromatid exchange，cte）是两条或多条染色单体断裂后变位重接的结果。在同一染色体内或单体内的染色单体交换称为内交换（intrachange），不同染色体间的染色单体交换称为互换（interchange）。两条染色体间的单体互换可出现三射体（triradial，tr）或四射体（quadriradial，qr）。它们分别具有三臂或四臂的构型。在3个或多个染色体间的单体互换则形成复合射体（complex radial，cr）。

关于染色体畸变，用近年发展的原位杂交技术观察，则上面的描述已不全面。Tucker（1995）为此提出专用的命名方案——PAINT（protocol for aberration identification and nomenclature terminology），从略。

（三）染色体组畸变

在真核生物中，一个配子所含有的全部染色体称为染色体组（或基因组），其染色体数目称为基本数目（用 n 表示）。进行有性生殖的生物，其体细胞中一般都具有两套同源的染色体组（故染色体数为 $2n$），称为二倍体（diploid）；其成熟的生殖细胞，由于经历过减数分裂，染色体数减半，称为单倍体（haploid）。不同物种体细胞染色体数目不同。

染色体组畸变有非整倍性（aneuploidy）和整倍性（euploidy）两类改变；两者都是异倍性（heteroploidy）改变（值得注意的是染色体畸变一词有时广义地涵盖了染色体组畸变）。在两种染色体组改变中，目前较关注非整倍体，将其诱变作用称为非整倍化作用（aneuploidization），而其诱变剂称为非整倍性诱变剂（aneugen，aneuploidogen，aneuploidy inducing agent），简称非整倍体剂。

非整倍性改变是细胞增多或减少1条或多条染色体。某对染色体增加1条时称三体（trisome），丢失1条时称单体（monosome），两条均缺时为缺体（nullisome）。从二倍体细胞中染色体总数看，多了染色体称超二倍体（hyperdiploid，$2n^{+}$），例如 $2n+1$；少了称亚二倍体（hypodiploid，$2n^{-}$），例如 $2n-1$。

整倍性改变指染色体数目改变是以染色体组为单位的增减，如单倍体（monoploid）、三倍体（triploid，$3n$）和四倍体（tetraploid，$4n$）。凡染色体组数目超过2的通称为多倍体

(polyploid)。

直接导致非整倍性改变是不分离（nondisjunction）和染色体丢失（chromosome loss），导致整倍性改变的是核内再复制（endoreplication）和细胞质分裂障碍。

二、化学突变作用的机制

（一）DNA 损伤的分子机制

1. 共价结合形成加合物

许多化学诱变剂或其活化产物是亲电子化学物，可与 DNA、RNA 或蛋白质等大分子亲核物质发生共价结合，形成加合物（adduct）。DNA 加合物的形成被普遍认为是诱变作用的重要事件。正常的 DNA 碱基配对在腺嘌呤和胸腺嘧啶是藉两个氢键相联（A：T），而在鸟嘌呤和胞嘧啶则是藉三个氢键相联。这些氢键都是以弱静电力与嘌呤或嘧啶特定位置的氧或氮联结。如果亲电化学物与 DNA 碱基上涉及氢键的部位发生共价结合，加合物就能够由氢键位置产生电子转移，使得有机会形成短寿命的错配碱基对（如 A：C 或 G：T）。这种错配如发生于 DNA 复制时或复制前，结果就会出现置换型突变。

致癌化学物有许多都是亲电子化学物，能与 DNA 发生共价结合。例如，一些烷化剂（alkylating agent，是带有易释放的烷基的化学物）能提供烷基与 DNA 共价结合（称烷化作用，alkylation）。共价结合所攻击的碱基和碱基上的位置，有些是专一的，而有些却专一程度低。

碱基被烷化的位置：鸟嘌呤是 C-8，N-7 和 O-6 位；腺嘌呤是 N-1，N-3 和 N-7 位；胞嘧啶是 N-3 和 O-2 位；胸腺嘧啶是 N-3，O-2 和 O-4 位。DNA 链上磷酸酯键上的氧也可受到烷化。

鸟嘌呤的 O-6 位被烷化常引起碱基错配，由原来的 G：C 转换为 A：T，并常诱发肿瘤。鸟嘌呤的 N-7 位或其他碱基的环上的氮被烷化后，一般不致引起错配，但有时发生碱基脱落，即碱基缺失（base deletion），结果是移码突变。但偶然可在碱基缺失的互补链的相应位置随机接上任一碱基，于是可能导致转换或颠换。

有的烷化剂可同时提供 2 个或 3 个烷基，称为双功能或三功能烷化剂，即多功能烷化剂。它们常使 DNA 链内、链间或 DNA 与蛋白质之间发生交联（cross linkage）。发生交联后 DNA 链不易修复或发生易错修复，因而高度致基因突变，也经常发生染色体或染色单体断裂，并易发生致死性突变。交联也可继发于碱基脱落之后。

应当指出，少数外来化学物的代谢物具有亲核活性，其活性反应中心富有电子，可攻击低电子云点，如胞嘧啶、尿嘧啶和胸腺嘧啶的 C-6 位，从而形成加合物。亲核活性物攻击核酸分子较少见。

2. 改变或破坏碱基的化学结构

有些化学物可对碱基产生氧化作用，从而破坏或改变其结构。例如，亚硝酸根能使腺嘌呤和胞嘧啶发生氧化性脱氨，相应变为次黄嘌呤和尿嘧啶。羟胺能使胞嘧啶 C-6 位的氨基变为羟氨基。这些改变都会造成转换型碱基置换。一些化学物能在体内形成有机过氧化物或自由基，从而破坏嘌呤或嘧啶的化学结构，容易导致 DNA 链断裂。例如，甲醛、氧基甲酸乙酯（又称尿烷或乌拉坦）和乙氧咖啡碱等都以这种机制诱变。

3. 平面大分子嵌入 DNA 链

有些大分子能以静电吸附形式嵌入 DNA 单链的碱基之间或 DNA 双螺旋结构的相邻多核苷酸链之间，称为嵌入剂（intercalating agent）。它们多数具有多环的平面结构，尤其是三环结构，因其长度是 6.8×10^2 nm，恰好是 DNA 单链相邻碱基距离的两倍，故易于嵌入。如果嵌入到新合成的互补链上，就会使之缺失 1 个碱基；如果嵌入到模板链的两碱基之间，就会使互补链插入一个多余的碱基。无论多或少 1 个碱基都会造成移码突变。

4. DNA 的构象改变

不仅 DNA 的化学变化与突变有关，其物理变化，即构象改变也与突变有关（Hoffmann，1991）。例如，乙酰氨基芴（AAF）和 N-2-氨基芴（AF）都作用于鸟嘌呤的 C-8 位，形成加合物，但结果有异，AAF 主要导致移码，而 AF 主要引起颠换。发现在形成加合物时，AAF 插入 DNA 中，使鸟嘌呤凸出，于是发生 DNA 双螺旋局部变性，而 AF 则保持在双螺旋之外，不引起变性（Bichara，1985）。

5. 碱基类似物取代

碱基类似物（base analogue）能在 S⁻ 期与天然碱基竞争，取代其位置。例如，5-溴脱氧尿嘧啶核苷（5-bromodeoxyuridine，BrdU 或 Bdur）能取代胸腺嘧啶，2-氨基嘌呤（2-AP）能取代鸟嘌呤。取代后如出现异构互变（tautomerism），BrdU 由常见的酮式变为少见的烯醇式，或 2-AP 由常见的氨式变为亚氨式，就会使互补链发生错误配对。下次复制时，该错配的碱基按常规配对，于是原有碱基对被错误的碱基对置换。

（二）导致染色体组畸变的作用机制

曾认为诱发染色体组畸变是损伤纺锤体的结果，故其诱变剂曾称为纺锤体毒（spindle poison），事实上损伤不仅限于纺锤体，不过纺锤体毒一词仍见使用，但含义已泛化。同样地，还有有丝分裂毒（mitotic poison）一词，也带有片面性，忽略了减数分裂过程也可产生染色体组畸变。

上文已指出导致非整倍性改变的是不分离和染色体行动滞后，以及联会复合体形成障碍和着丝粒早熟分离；导致整倍性改变的是核内再复制和细胞质分裂障碍。但对其详细的作用机制迄今了解尚少。

微管（microtubule）是纺锤体结构及功能的重要成分。中心粒（centriole）的结构中含有微管，中心粒之间的联系有极间微管（连续纤维），中心粒与染色体的联系是着丝点微管（染色体纤维），两组子染色体间的联系是带间纤维。所以中心粒的复制及向两极移动、染色体在赤道的排列和分别移向两极都与微管有关。因此，微管蛋白（tubulin）聚合与微管组装障碍，微管功能因其巯基被结合而功能异常，微管的破坏与解聚都将引起非整倍性和整倍性改变。

着丝粒/着丝点是微管操纵染色体排列与移动的锚着点。着丝粒（kinetochore，曾称为动粒）是中期染色体所显示的初级缢痕处的大体结构，是微管附着处较宽阔的区域，含蛋白质。着丝点（centromere）是电镜下所见的微管与着丝粒之间的界面，有 3 层结构，含微管蛋白。已发现秋水仙素能使这 3 层结构改变，但是长春碱却不能。

微丝（microfilament）和微管以及中间丝（intermediate filament）一起组成细胞骨架。其中微丝的主要成分是肌动蛋白，其收缩使细胞完成各种运动。如果细胞质分裂时，赤道平面上缩窄的环形分裂沟不能形成和不断加深并最后不能形成两个子细胞，就会形成双核细胞。在染色体畸变试验中，细胞核膜和细胞膜同时涨破，就会出现四倍体改变。细胞松弛素 B（cytochalasin B）就有这种作用，它使肌动蛋白解体。诱发细胞质分裂失败，从而出现双核细胞的机制，也许应当包括机械作用干扰了微丝的收缩和必要的细胞质运动。已观察到石棉（刘云岗，1997）和玻璃纤维（刘玉清，1993）可诱发形成双核细胞。早就报道过石棉可诱发四倍体。这种机械作用也许还会干扰微管的定向活动，因为石棉可诱发微核，很可能这就是染色体行动滞后的结果。

三、突变的不良后果

从总的方面看，突变的结局可能是致死的，或可能是对程序性细胞死亡（programmed cell death，PCD）即细胞凋亡（cell apoptosis）的调控改变（即使之增多或减少），或可能是细胞的表型（phenotype）改变。这些都通过靶细胞呈现出来。当靶细胞是体细胞时，其影响仅涉及接触诱变剂的个体，而不能影响后代。当靶细胞是生殖细胞时，才有可能殃及后代，也有可能对接触的个体有影响。

通过靶细胞所呈现出来的突变后果必然与突变的类型有关。其中整倍性改变几乎对人体健康无影响。因为正常人肝细胞中有10％为四倍体，0.2％为八倍体。正常动物的多倍体肝细胞更多。

（一）生殖细胞突变的不良后果

不同发育阶段的生殖细胞发生突变的意义不同。最要紧的是精原干细胞、卵原细胞和休止期的卵母细胞，如果是这些细胞发生突变，就存在着整个生育年龄排出突变的生殖细胞的可能性。如突变仅限于精原干细胞以后的发育阶段或正在成熟与成熟了的卵母细胞，那么仅在很短一段时间中（男性8周左右，女性1次排卵周期），才有排出突变生殖细胞的可能。

生殖细胞的致死性突变可导致不育、半不育。生殖细胞非致死突变是可遗传的改变。其后果一是产生遗传病，另一后果是对基因库（gene pool）和遗传负荷（genetic load，genetic burden）产生不良影响。

产生遗传病，可能是出现新遗传病病种，也可能是使其发生频率增加。遗传病有单基因遗传病（常染色体显性遗传病、常染色体隐性遗传病、X连锁显性遗传病、X连锁隐性遗传病、Y连锁遗传病等）、多基因遗传病和染色体病。

基因库是指某一物种的生育年龄群体于特定时期能将遗传信息传至下一代的基因的总和。遗传负荷指基因库中携带的一定量的有害基因。基因库中存在一定量的有害基因，将使下一代的体质下降，故称之为遗传负荷。Brusick（1999）指出，对于人类的遗传负荷，如以新生儿存在的遗传学损伤的千分率表示，则常染色体基因突变为5.0‰，性连锁基因突变为1.5‰，多基因综合征（先天异常）为35.0‰，染色体异常为6.7‰。他认为遗传负荷是能遗传的，每一代都将由于自发突变和不可避免的辐射、矿物燃料燃烧产物、霉菌毒素以及其他普遍存在的遗传毒性物的作用而增加小数目新的突变。当然遗传病种的增加也许不仅仅是因自发和诱发的遗传学损伤增多和遗传负荷加重，还可能与医学上鉴定新病种的技术水平增高有关。但无论如何，控制环境污染和保护生态环境，应是各国共同的任务。

（二）体细胞突变的不良后果

1. 体细胞突变致癌

早就发现肿瘤细胞中存在着与肿瘤种类特异的缺失、易位、倒位等染色体畸变。以后又发现一些诱变试验的测试结果与啮齿类动物致癌试验结果的符合率较高。近年又发现一些肿瘤细胞有特异的非整倍性改变（Aardema，1998年举出有此改变的9种肿瘤细胞的例子），甚至认为75％的人类肿瘤存在着非整倍性改变（Rew，1994）。现已查明，体细胞基因突变、染色体畸变和非整倍性改变都是因癌基因激活和抑癌基因失活等改变而致病。其中，也涉及对PCD的抑制。从孕晚期胎儿开始，体细胞发生这些突变性改变，都有可能导致肿瘤的发生。

2. 体细胞突变致畸与发育毒性

孕体的体细胞由受精卵起至器官形成期的细胞，因外来化学物引起突变，就有可能使新生儿存在外观或内脏的畸形，也可能发生着床前死亡、流产、死胎和新生儿死亡，而活胎则可能有发育迟缓。

3. 体细胞突变的其他不良后果

动脉硬化可因动脉壁细胞被诱发突变而引起。衰老被认为是体细胞组织累积的突变所致。

第六节　致癌作用

早在 18 世纪末期，英国外科医生 Pott 就指出煤烟和煤焦油是引起烟囱清扫工发生阴囊癌的病因。Hill 也发现使用鼻烟可致鼻癌。19 世纪末，德国外科医生 Rehn 又发现苯胺染料生产厂工人膀胱癌发病率高。到 20 世纪初，人们开始通过动物实验来显示化学物的致癌性。1915 年，日本人市川和山极用煤焦油涂抹兔耳诱发皮肤癌成功。1937 年，美国人 Huepper 用狗做实验证明苯胺工人接触的联苯胺和 2-萘胺可致膀胱癌。这样化学物能致癌的概念才确立。Higginson（1969）从肿瘤患病率的地区差异与环境化学污染的相关性出发，认为 60%～90% 的人类肿瘤是环境化学污染所致。Boyland（1977）更指出："人类肿瘤由病毒等生物因素引起的不足 5%，放射线和紫外线等物理因素引起的也不超过 5%，约有 90% 是化学物引起。"

一、化学致癌物及其分类

（一）定义

化学致癌物（carcinogen）是能够诱发肿瘤发生的化学物。WHO（1969）指出机体对化学致癌物可能产生下列反应形式的一种或多种：①与对照组比较，相同类型肿瘤的发生率增高；②发生对照组所没有的肿瘤类型；③发生肿瘤的时间比对照组的早；④平均肿瘤数比对照组多，即多发性（multiplicity）增高。目前已普遍把这 4 种反应作为化学物能否诱发肿瘤的判断标准。

（二）分类

对致癌物进行分类时，人们最关心的是能否对人致癌。由于物种差异，动物致癌物不一定能对人致癌。其次是关心致癌物是否需代谢活化，不需活化的其物种差异也许小些。最后是与致癌机制有关的分类。

1. 按对动物还是对人致癌分类

目前估计有 7000 种化学物已经过动物致癌试验。其中约 1700 种为阳性反应。目前仅有 87 种化学物和接触环境被国际癌症研究中心（IARC）（2002）确认对人致癌。对于确证人类致癌物的要求，各国认识比较一致。主要是：①设计严格，方法可靠，能排除混杂因素的流行病学调查；②有剂量-反应关系；③有另外的调查资料验证，或有动物实验支持。

（1）按对人的致癌危险分类　IARC（2002）对已有资料报告的 878 种化学物（或接触环境）根据其对人的致癌危险分成 4 类：

1 类——对人致癌（carcinogenic to humans），87 种。

2A 类——对人很可能致癌（probably carcinogenic to humans），63 种。

2B 类——对人可能致癌（possibly carcinogenic to humans），234 种。

3 类——对人的致癌性尚无法分类，即可疑对人致癌（unclassifiable as to its carcinogenicity to humans），493 种。

4 类——对人很可能不致癌（probably not carcinogenic to humans），仅 1 种。

（2）按对动物致癌性的证据分类　IARC 对动物致癌物的分类尚未见新的分类方法，其沿用的分类也是对已获得的对动物致癌性的证据来分，共分 5 类：

① 致癌性证据充分　指恶性肿瘤发生率升高：a. 见于多物种或多品系动物；b. 见于多种实验，尤其是用不同染毒途径或以不同剂量水平进行的实验；c. 在肿瘤发生率、部位、类型或发病年龄方面达到非一般的程度。

② 致癌性证据有限　指有关资料揭示具有致癌作用，但资料有限：a. 只涉及单一物种、品系的动物或单一实验；b. 由于剂量水平不够、接触试验物质的时间不够、追踪观察的时间不够、生存期太短、动物数太少或报告不全面，而使实验意义受到限制；c. 所出现的肿瘤往往是自发产生的（类型），或仅仅根据组织学标准难以将其划为恶性肿瘤。

③ 证据不足　是指由于重要的质量或数量上的限制，因而不能把已进行的研究解释为能够证明致癌作用的存在与否。

④ 致癌性证据阴性　有好几个充分的研究显示，在其实验条件所限制的范围内，该化学物不致癌。

⑤ 无证据可引用　对于确认动物致癌物的要求，各国认识差别较大，同一国家不同管理机构也有差异，似乎美国管理机构协调组（IRLG，1979）的要求最宽松。IRLG 指出：为了充分证实受检物的致癌性，虽然一般都提出应有两种动物和两个性别以及每组最低限度的动物数等要求，但是即使只有一种试验动物的结果为阳性，甚至是以哺乳动物快速致癌试验，只要实验设计严格，其所得的阳性结果就可作为致癌性的证据。至于阴性结果，必须全部符合最低实验要求，否则在技术上不能被接受。

应当承认，受检物在两物种、品系动物致癌试验都得到阳性结果时，在一定程度上说明该受检物在物种易感性方面差异较小，因而外推于人较为可靠。但是不能说只在一物种、品系动物得到阳性结果时，就认为人类接触该种化学物时可不必提高警惕。

2. 按活化的需要分类

该分类把致癌物区分为：①不需活化的，称为直接致癌物（direct acting carcinogen）或称不依赖活化致癌物（activation-independent carcinogen）；②需活化的，称为前致癌物（procarcinogen，或 pre-carcinogen、parent-carcinogen），或称依赖活化致癌物（activation-dependent carcinogen）、间接致癌物（indirect carcinogen）。其活性代谢物为终致癌物（ultimate carcinogen），在活化过程中接近终致癌物的中间产物称为近似致癌物（proximate carcinogen）。

近年对于诱变剂也引用上述概念，而有直接诱变剂、前诱变剂、终诱变剂和近似诱变剂等名词出现。

3. 按是否诱变分类

由于致癌的体细胞突变和非突变作用两大学说的确立，人们很自然地把致癌物分成两大类：①诱变性致癌物；②非诱变性致癌物。

二、化学致癌机制

目前，化学致癌机制还有许多细节尚未彻底阐明，但传统上有两种假说，即体细胞突变致癌说和非突变致癌说。Boveri（1914）在论述恶性肿瘤时，即提出突变是细胞生长异常的原因。而 Eauer（1923）则较系统地阐明了肿瘤发生的体细胞突变说。但这一概念直到 20 世纪 60 年代才累积了较多的证据。后来发现有些致癌化学物在诱变试验中呈阴性，从而出现了非遗传毒性致癌说（nongenotoxic theory）或称基因外致病说（epigenetic theory）和非突变致癌说。

化学致癌机制的现代概念认为，化学致癌是多因素引起、多基因参与、多阶段的过程。

（一）致癌过程的多阶段

从开始接触致癌物至肿瘤形成是一个长期的过程，需要经历多个阶段。例如皮肤肿瘤的诱发可分为：①潜伏的瘤前期；②乳头状腺瘤发展期；③恶变期。从具体的动物致癌试验染毒程序出发，小鼠皮肤肿瘤可分为启动（initiation，引发）和促进（promotion，促长，促癌）两个阶段。目前已发现肺、肝、乳腺、脾脏、结肠肿瘤的发生和发展也有类似的两个阶段（Schutte-hermann，1999）。Potter（1981）、Farber（1984）和 Hennings（1993）先后建立了恶性肿瘤的诱发经历启动—促进—演变三个阶段染毒的皮肤癌和肝癌模型。

1. 化学致癌的启动与促进

启动作用是化学物通过诱变，使原癌基因（proto-oncogen）活化（Strom，1990）或抑癌基因（tumor suppressor gene）失活（Puisieux，1991），使细胞成为具有发展为肿瘤潜能的启动细胞（initiated cell）。后者长期蛰伏，直至足量的促癌剂以较短的间隔持续反复作用才形成肿瘤。启动作用对 DNA 的损伤是细微的，很可能仅仅是转换、颠换、小缺失等基因突变（Pitot 和 Dragan，1991，2002）。

促进作用选择性地使启动细胞比正常细胞增殖增多或细胞凋亡（apoptosis）相对减少，从而实现克隆扩展（clonal expansion）。其作用机制较复杂，总体而言是非诱变性的，因而可逆。对 TPA 的促癌作用研究较多，它的作用重点是与细胞表面的蛋白激酶 C（PKC）高度特异地发生可逆性结合，并使之活化产生多效性效应（Castagna，1982）。效应之一是抑制细胞膜的间隙连接的细胞间通讯（gap junction intercellular communication，GJIC）。通常单个启动细胞处于正常细胞包围之中，其瘤性表型即被 GJIC 所实现的细胞间代谢合作所抑制，于是蛰伏下来，处于瘤前阶段（preneoplastic stage）。当 GJIC 被 TPA 抑制后，启动细胞的瘤性表型才得以表达（Purchase，1994），从而启动细胞大量增殖或细胞凋亡受抑，于是实现克隆扩展（Trosko，Goodman，1994），成为促进细胞（promoted cell）。目前认为 PKC 是 TPA 的主要受体。发现 TPA 具有生长因子的类似作用，TPA 可通过 PKC 对细胞生长控制，并对细胞分化的信号转导（transduction）起重要作用，使多种基因的调控部位被活化（Weinstein，1991）。

目前认为其他促癌剂也像 TPA 一样是通过受体的介导而起作用的。例如，二噁英依赖 Ah 受体的介导作用于肝和皮肤，性激素通过与雌性激素或雄性激素相应的受体介导作用于肝和乳腺，合成抗氧化剂〔丁基羟甲苯（BHT）和丁基羟基茴香醚（BMA）〕、苯巴比妥和过氧物酶体增生剂以及多肽促激素，它们都是通过受体介导。促进剂作为受体的配位体形成可逆性复合物，或与受体进行共价结合而发挥作用。其作用位置往往是特定基因的信号转导系统的上游，于是转导终端的基因的表达即起变化（Pitot，1995）。

2. 化学致癌的演变阶段

启动细胞经促进作用后，其终产物绝大多数是良性肿瘤或癌前细胞灶（premalignant cell focus），恶性肿瘤仅有少数。促进剂的剂量加大，仅可导致良性肿瘤数增多而使恶性肿瘤的绝对数增多，并不能使恶性肿瘤所占比例（恶性比）增高（Pitot，1989）。小鼠皮肤经启动剂和促进剂作用产生乳头状腺瘤后，如再给予启动剂，则恶性比和恶化速度均增高。这就是 Hennings（1993）建立的小鼠皮肤癌三阶段诱发模型。Potter（1981）和 Faber（1984）也曾以相似方式先后建立诱发大鼠肝癌的三阶段模型。

演变作用和启动作用虽同样与突变有关，但并非仅有前述的基因突变一种，而且还有染色体易位、倒位、缺失、插入等与染色体断裂后的错误重接有关的改变，以及染色体丢失等核型结构改变。尽管在演变过程中基因组在分子水平上不断发生多种改变，但基本上可概括为核型不稳定以及表型的异质性。此外，还可有基因扩增。DNA 分子的不断"混乱"

（shuffle）不仅仅是恶性肿瘤细胞增殖速度提高、侵袭、转移和退行性变等特征出现的基础，也是呈现多数药物抗性以及出现异常基因表达的原因。

3. 化学致癌 3 个阶段的顺序及有关致癌物

启动和促进两个阶段先后顺序不能颠倒是确切不争的事实，但是演变阶段曾被 Pitot（1989）称为致癌过程的最后阶段，以及 Barrett（1993）宣称演变和促进两个阶段明显可分，则是有疑义的。一般而言，虽然演变阶段是在促进阶段之后，但是在足够高剂量的诱变性致癌物作用下，或某种条件下，演变可以在启动之后就发生。从 Hennings（1993）所列的小鼠皮肤癌的启动剂、促进剂和演变剂（表 7-3）来看，仅有部分启动剂才兼有演变作用。有理由推测，启动剂能否兼有演变作用，似乎更重要的是所诱发的突变是涉及与启动和演变两者都有关的基因还是仅涉及其中之一。在兼有两种作用的前提下，两阶段试验出现的恶性肿瘤数目和恶性比才有"启动剂"剂量依赖性。

表 7-3　小鼠皮肤癌的启动剂、促进剂和演变剂

启 动 剂	促 进 剂	演 变 剂
氨基甲酸乙酯	TPA	氨基甲酸乙酯
MNNG	过氧化苯酰	MNNG
4-NQO	杀鱼菌素（telecocidin）	4-NQO
DMBA	密执毒素（mezerein）	过氧化苯酰
β-丙内酯	驱虫豆素	过氧化氢
B[a]P	冈田酸（okadaic acid）	ENU
	污秽毒素（aplysiatoxin）	电离辐射
	外伤	顺铂
		B[a]P 二醇过氧化物

注：1. B [a] P—苯并 [a] 芘；DNBA—二甲基苯并 [a, h] 蒽；ENU—乙基亚硝基脲；MNNG—N-甲基-N-硝基 N-亚硝基胍；4-NQO—4-硝基喹啉-N-氧化物

2. 引自 Hennings，1993。

目前认为，仅能诱发启动细胞的化学物称为启动剂，能导致启动细胞发生克隆扩增的化学物称为促进剂，能使启动细胞或处于促进阶段的细胞演变为潜在的癌细胞的化学物称为演变剂。对于启动剂可认为是不完全致癌物，而具备将正常细胞诱发癌的能力的化学物，可称之为完全致癌物。完全致癌物通常兼有启动、促进和演变的性能（Pitot，Dragan，2002）。

（二）基因与癌变

癌变过程涉及的基因有原癌基因和抑癌基因。

1. 原癌基因与癌基因

原先将引起肿瘤的基因统称为癌基因（oncogen），是指病毒或细胞中存在的、能诱导正常细胞转化，并使其获得新生物一种或多种特征的基因。细胞癌基因的基因产物执行细胞增殖和分化等重要功能，仅有低水平的表达，当其突变激活后表达异常而致癌。故其原型称为原癌基因（proto-oncogen），突变型才是癌基因。

2. 抑癌基因

相反地，抑癌基因（tumor suppressor gene，肿瘤抑制基因）对正常细胞的生长和分化起抑制性作用。如将正常细胞与肿瘤细胞杂交，发现杂交细胞易丢失染色体。如果丢失的是正常细胞某些特定染色体，就会恢复恶性表型。说明丢失的这些正常细胞染色体上有抑制恶性表型和阻断肿瘤形成的基因，它们的缺失、失活会导致细胞增殖失控和癌变。所以把这类基因称为肿瘤抑制基因或抑癌基因。

野生型抑癌基因的功能是使正常细胞以及肿瘤细胞分化不致增殖过多（通过减少增殖或

增加凋亡）。只有抑癌基因突变失活才让肿瘤细胞增殖失控，所以认为凡因染色体缺失、丢失或点突变导致两个等位基因失活，有利于肿瘤的发生与发展的基因都属抑癌基因，同时其突变失活属隐性失活。

典型的抑癌基因是 *Rb*，其突变型促使儿童期的成视网膜细胞瘤和年长时的骨肉瘤发生。同样地，*APC* 基因与遗传型结肠癌有关，*BRCA 1* 和 *BRCA 2* 与乳腺癌有关。这些基因失活，使特定组织部位发生肿瘤。与此相反，*p 53* 失活存在于 51 种人类肿瘤中。

3. 多基因突变参与致癌过程

肿瘤细胞有两个生物学特征：一是永生性（immortality）即无限传代而不衰老；二是恶性表型的改变。早期 Land（1983）的体外试验发现：*myc* 和 *myb* 重排或扩增均能使正常细胞具有永生性，但无恶性表型。而 *ras*、*src* 或 *abl* 的活化都可使正常细胞获得恶性表型，而无永生能力。因此，认为只有引起这两种特征的有关基因各有一种发生改变时，才能使正常细胞出现肿瘤细胞的两种生物学特征。这一发现有力地阐明了肿瘤的生物学特征的呈现，至少需要有两种基因改变。

肿瘤的启动阶段与演变都涉及突变，到底在这两阶段中会有哪些基因参与，是人们关心的问题。为了解在发生肿瘤的过程中到底有多少基因发生改变，其顺序又如何，Fearon（1990）搜集了家族性结肠直肠癌各个发展时期的标本进行研究。发现涉及 *FAP*（家族性结肠癌基因）、*K-ras*、*DCC*（结肠直肠癌基因）和 *p 53* 四种基因改变。其中，绝大部分按图 7-7 的顺序发生，而且还有 DNA 低甲基化。但有的并不依顺序，如偶见很小的早期腺瘤中，已有 *p 53* 丢失，而且在已开始部分恶化的晚期腺瘤中，虽在腺瘤区域已有 *p 53* 丢失，但尚无 *FAP* 和 *DCC* 的丢失，反而要在恶化部位才出现 *FAP* 和 *DCC* 的丢失。因此认为在整个癌变过程中，基因改变的顺序是主流，但累积更关键（Fearon，1990）。值得注意的是 *FAP*、*DCC* 和 *p 53* 都是抑癌基因，因此可以理解为它们可以互相替代，一些在启动阶段起作用，另一些在演变阶段起作用。Berilacqua（1991）和 Goyett（1992）认为抑癌基因和原癌基因一样，导致恶性转化的突变，很可能发生于演变阶段。Pitot（1993）认为抑癌基因的一个拷贝的遗传学改变，可能是启动阶段的关键事件，而另一等位基因的改变，则发生于促进过渡到演变期间。

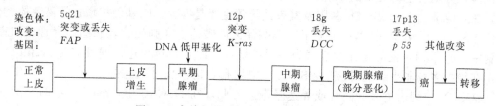

图 7-7 家族性结肠直肠癌癌变的遗传学模型

引自 Fearon, Vogelstein. A genetic model for colorcctal tumorigenesis. Cell, 1990，61（5）：759

在有些肿瘤中出现改变的基因可能更多。例如肺癌有 *c-myc*、*L-myc* 和 *N-myc* 扩增和 *raf*、*p 53* 和 *Rb* 失活。又如乳腺癌有 *c-erbB-2* 和 *c-myc* 扩增，*p 53* 突变或丢失，*Rb* 丢失，3p、11q、11p、16q、18q、22q 等位点 *LOH*，总共 10 个基因发生了改变。

（三）致癌过程涉及的内在因素

致癌过程不仅仅是启动剂、促进剂、演变剂等多种外来因素引起的多基因参与和经历多阶段的过程，还涉及外来化学致癌物在体内的活化与解毒代谢过程，以及过去研究较少的与肿瘤发生密切相关的一些内在因素。例如细胞周期调控系统紊乱、纺锤体关卡障碍、细胞凋亡的积极参与、端粒危机的牵涉等问题。

1. 细胞凋亡与癌变的关系

在实体瘤组织中，可见两类细胞死亡：细胞坏死与细胞凋亡（PCD）。PCD 是在基因控制下的细胞主动死亡，是正常胚胎发生过程和成年发育期中清除衰老或异常细胞的较慢死亡的途径。在正常情况下，DNA 受损的细胞将中止于 G_1 期，直至损伤得到修复，如不能修复，则 PCD 将被启动。$p53$ 和原癌基因 $c\text{-}fos$ 可诱导 PCD，而原癌基因 ras、$bcl\text{-}2$、$v\text{-}abl$、$r\text{-}raf$ 和突变型 $p53$ 则抑制 PCD。$c\text{-}myc$ 当接受存活信号时，细胞增生，否则出现 PCD。

某些类型的肿瘤对坏死具有抗性，所以并非所有类型的肿瘤组织中都可见细胞坏死。但是经仔细观察过的肿瘤类型都存在有 PCD，而且有人发现 CD 随着肿瘤的生长而增加。因此，PCD 与肿瘤的发生、生长和演变的关系可能并非如上述那么简单，而是极为复杂的。

2. 细胞周期调控系统紊乱与癌变的关系

肿瘤的发生、发展和恶化的生物学特征之一是细胞增殖失控。细胞的正常生长和分化，依靠细胞周期调控系统的正常运转。这一调控系统是由细胞周期蛋白（cyclin）、cyclin 依赖性激酶（CDK）和 CDK 抑制蛋白（CKI）三者所构成，简称为 cyclin-CDK-CKI 网络。细胞进入分裂周期与分裂的精确性和定时性完全决定于能否顺利通过若干关卡（check point），又称节制点或限制点（restriction point）。这些关卡中最重要的是 $G_1\text{-}S$ 转换和 $G_2\text{-}M$ 转换两个关卡。$G_1\text{-}S$ 关卡是决定细胞继续进行增殖还是退出细胞周期而分化，抑或凋亡的。通过该关卡后，细胞的分裂、DNA 复制与修复等事件基本上是细胞内部自我调节的过程。肿瘤形成的关键之一是 $G_1\text{-}S$ 转换的失调。

CDK 需要与 cyclin 结合形成异二聚体才具有激酶活性。已知 cyclin 共有 8 种——cyclin A～H，而 CDK 有 7 种——CDK1～7。不同的 cyclin 的水平分别在细胞周期不同期相中达高峰，并与特定的 CDK 组装起来从而发挥作用。cyclin D 和 cyclin E 都属 G_1 期 cyclin。cyclin D 在 G_1 早期即开始表达，到 G_1 中、晚期表达增加，并与 CDK4 和 CDK6 结合，到 S 期又迅速降解。故认为 cyclin D 是细胞周期的启动因子，其表达是生长因子通过 $c\text{-}myc$、$K\text{-}ras$ 等基因的诱导，因此又将 cyclin D 看作是生长因子的感受器。cyclin D 有 D_1、D_2 和 D_3 三种亚型，分别对不同类型的细胞起作用。研究较多的是 cyclin D_1，已证明其基因是原癌基因。在肿瘤细胞中 cyclin D_1 基因及其表达异常主要是因为：①基因扩增；②染色体倒位；③染色体易位；④由于 mRNA 失去了 3′非翻译区而表达。在肺癌、乳腺癌、食管癌和胃癌的细胞中，cyclin D_1 的异常主要表现为基因扩增，从而导致过表达。据目前对 cyclin D_1 的研究，在绝大多数非小细胞肺癌（NSCLC）中均有表达，且过表达的不少；而在小细胞性肺癌（SCLC）中则表达多为阴性或表达轻微。因此，在 NSCLC 中，cyclin D_1 的扩增和表达为早期事件（Califano，1996）。cyclin E 的表达在 $G_1\text{-}S$ 转换期达峰值，并与 CDK1 和 CDK2 结合，从而控制细胞进入 S 期与否，其过表达可加速细胞进入 S 期。在乳腺癌、结肠癌、前列腺癌等许多肿瘤中都存在着 cyclin E 过表达。在正常情况下，CDK 蛋白水平波动较少，但在人类的一些肿瘤中已发现 CDK4 和 CDK6 的高表达（Hanon，1994；Tam，1994）和 CDK4 的扩增（He，1994）。在小鼠肺腺瘤中已发现 CDK4 的过表达（Sabourin，1998）。

CKI 有两个家族：p16 蛋白家族（包括 p16，p15，p18 和 p19）和 p21 蛋白家族（p21，p27 和 p57）。近年认为已知的全部 CKI 都可能是抑癌基因的产物，已有证据表明 $p16$、$p21$ 基因是重要的抑癌基因，p27 基因是新近引起注意的抑癌基因。p16 蛋白特异地抑制 CDK4 和 CDK6，p27 蛋白则抑制 CDK2 和 CDK4，而 p21 蛋白对 CDK 有较为广谱的抑制作用。p21 蛋白还能抑制增殖细胞核抗原（proliferative cell nuclear antigen，PCNA），从而抑制 DNA 合成。检测 290 多种人类肿瘤细胞株发现 $p16$ 基因的纯合子缺失率高达 50%（Kamb，1994）。对 77 个 NSCLC 细胞系和 93 个 SCLC 细胞系的检查发现Ⅲ、Ⅳ期（演变期）NSCLC 细胞系纯合性丢失率为 28%，而来自Ⅰ、Ⅱ期的为 0（Kelly，1995），表明 $p16$ 基因丢失（和突变）发生于肿瘤的晚期（Kamb，1994；Nakayawa，1995；Kelley，1995）。对 54 例肺腺癌 p21 表达研究发现，p21 蛋白阳性率在高分化肿瘤中为 12.2%，中、低分化者中则仅 5.5%。还发现 p27 蛋白的表达水平在 NSCLC 中远低于 SCLC。

3. 纺锤体关卡与肿瘤发生的关系

细胞周期中另一重要的关卡是纺锤体关卡。它保证细胞分裂所得的两个子细胞为二倍体，而不出现与肿瘤发生密切相关的非整倍体。它监控纺锤体形态，负责着丝粒与微管连接、染色体的位置与排列以及姊妹染色单体分离。已知 Bub 1,2,3 和 Mad1,2,3 六个基因的产物是执行纺锤体关卡功能所必需。如果 Mad 或/和 Bud 基因突变，细胞就会忽略纺锤体的损伤而继续分裂。如果着丝粒与微管连接障碍或染色体排列失误，即可使关卡组分活化从而抑制 Cdc20/slp 1p，并发生级联式抑制后继续反应步骤，使后期暂停开始以获得修复和调整时间。在这一过程所涉及的任一成分或其相应基因异常都有可能出现非整倍体子细胞。

4. 端粒危机与癌变关系

端粒（telomere）是染色体末端由许多重复序列及相关蛋白质所组成的复合结构，具有保护端区、维持染色体稳定的作用。随着细胞分裂次数增加，端粒即缩短，而细胞逐步走向衰老。端粒酶是催化端区 DNA 合成的酶，以连续或非连续方式延伸端粒 DNA，从而防止端粒进一步缩短。

已检测过的肿瘤（卵巢癌、淋巴瘤、骨髓瘤、肝细胞癌、结肠癌、头颈部鳞状细胞癌、肾胚胎性癌瘤、乳腺癌、前列腺癌、神经母细胞癌、脑瘤、小细胞肺癌、肌肉瘤、急性和慢性淋巴细胞性白血病等）均呈端粒酶阳性，但其相应毗邻正常组织和良性增生组织（如纤维瘤、前列腺增生等）几乎均为端粒酶阴性。因此，端粒酶活性与肿瘤之间存在密切关系。但是端粒酶基因在瘤细胞恶性化的演变过程中的激活机制仍是未解的难题之一。

（四）非突变致癌说

自 20 世纪 60 年代开始，人们热衷于研究体细胞突变致癌机制，Virchow 曾提出过的炎症"刺激"致癌说受到冷落。但逐渐发现有一部分动物致癌物不能引起诱变试验的阳性反应。例如，据有关数据库的资料显示，610 种动物致癌物有 71 种为诱变试验阴性。于是提出除可通过体细胞突变致癌外，还可通过非突变机制致癌，即非遗传毒性说或基因外致癌说。近二三十年才开始重视非突变致癌机制的研究。

事实上，促进作用基本上是通过非突变机制选择性地使启动细胞增生，从而使之参与二、三阶段的致癌过程。下述持久增生致癌、激素失调致癌、免疫抑制致癌与受体介导致癌 4 种情况，除了免疫抑制致癌以外，都是通过不同的途径达到细胞的存在与增生的效果。只不过此时细胞增生并无选择性。也许正是在增生过程中增加了自发突变和减少了 DNA 修复的机会，至于免疫抑制致癌则是选择性放任瘤前细胞的存在与增生。因此，可以认为非突变致癌说与体细胞突变致癌说并非相互排斥的，而是相辅相成的。

1. 持久增生致癌

长期以来都认为，慢性刺激产生的组织反复损伤，可导致补偿性细胞增生而诱发肿瘤。有研究者认为细胞毒物和丝裂物即可通过这种方式引起肿瘤（Williams 和 Weisburger，1991）。例如大剂量糖精（膳食中含量达 5% 以上时）可导致尿液在膀胱中释出糖精的微晶体，从而引起持久的细胞毒性作用，结果发生膀胱肿瘤。如膳食中糖精含量低到不致在膀胱中出现其微晶体，则不会发生肿瘤（Coben，1990）。

一些生物因素的感染，如幽门螺旋杆菌、日本血吸虫及埃及血吸虫可分别引起胃、结肠、膀胱溃疡或慢性刺激，使局部细胞持久增生而致癌。局部注射浓度过高的溶液（如蔗糖）或包埋薄金属片、塑料片都可产生肉瘤。所以，细胞长久而大量损伤，不论其损伤机制为何，都是这种致癌机制的关键事件（Purchase，1994）。

2. 激素失调致癌

激素可引起各种组织肿瘤。例如，长期使用孕酮或孕酮-雌激素合剂使狗发生乳腺肿瘤；长期使用雌激素或孕酮使大鼠和小鼠发生垂体和乳腺肿瘤；长期使用多巴胺治疗可发生子宫内膜瘤。激素致癌的作用通常需大剂量和长期染毒。外来化学物（包括药品）影响内分泌系统的都会有致癌作用。一般先作用于靶器官或垂体（合成促激素），于是激素失衡而导致肿瘤。

激素诱发肿瘤的机制尚未完全阐明，不过已知全部致癌激素均可刺激相应的靶器官增生。有的激素（如甲状腺素和雌激素）与细胞受体结合，通过与特定 DNA 序列结合而影响调控生长与分化的基因表达。甲状腺激素受体已确定为原癌基因 *c-erbA* 的产物，而甲状腺素似乎对实验动物的肿瘤、人类乳腺癌以及其他肿瘤的发生起作用。某些雌激素，最低限度合成雌激素己烯雌酚，可通过胎盘。故一般认为青春期前，女孩发生阴道肿瘤与其母亲于妊娠期中使用保胎的激素类药物有关。

3. 免疫抑制致癌

半个多世纪前环境污染尚轻，那时几乎只有老人才有癌症危险，这与老年免疫能力低下有一定关系。艾滋病患者发生白血病、淋巴瘤和皮肤多发性出血性肉瘤（Kaposi 肉瘤）的危险性增高，也归因于获得性免疫缺陷。器官移植病人和动物因使用免疫抑制剂，如咪唑硫嘌呤（azathioprine）、巯嘌呤（mercaptopurine）和环孢素 A（cyclosporin A）可诱发白血病或淋巴瘤，偶有实体瘤。环孢素 A 还可在使用链尿霉素之后增高肾肿瘤的发生率。

4. 受体介导致癌

Purchase（1994）通过二噁英和过氧物酶体增生剂的致癌作用研究均涉及受体的参与，因而提出受体介导致癌。

二噁英是对啮齿动物肿瘤诱发能力最强的物质之一，其作用机制涉及细胞质 Ah 受体的活化。其结果有可能与 DNA 中称为外来化学物反应单位（xenobiotic response element）的特殊碱基序列结合，而该单位可调控 *cyp 1A 1* 基因的表达。因而增强对前致癌物的活化。还发现活化的 Ah 受体可能影响另外一些与细胞生长有关的基因，于是二噁英能发挥类似促进剂的作用。

上百种无毒物质可使大鼠肝脏的过氧物酶体增生，并诱发肝肿瘤。这些物质称为过氧物酶体增生剂（peroxisome proliferalor）。过氧物酶体的生物学功能在于对长链脂肪酸的分解代谢，此外，还对胆固醇代谢起作用，并可能对化学产热和保持体温有作用。对脂肪酸的分解作用是依靠过氧物酶体中的氧化酶进行 β-氧化作用。这种分解活性的结果是释出 H_2O_2 及氧自由基（ROS，活性氧族）。于是认为过氧物酶体氧化酶是通过 ROS 损伤 DNA 从而启动肝细胞（Roddy. 1989）。但尚未发现过氧物酶体增生后出现 DNA 损伤的证据。过氧物酶体增生剂也对肝脏诱发细胞增生起促进作用。后来发现过氧物酶体增生剂可活化一种雌激素样核激素受体（estrogen-like nuclear hormone receptor），且激活能力与其致肝癌能力密切相关（Isseman，1990）。Tugwood（1992）又发现过氧物酶体增生时所诱导的乙酰辅酶 A 氧化酶的转录是受该受体所介导的。所以，Purchase（1994）认为这些发现说明过氧物酶体增生剂所激活的受体能起介导作用（包括介导这些物质的促有丝分裂作用），这具有关键意义。

三、化学致癌的影响因素

（一）联合作用

1. 致癌性的增强

单独接触不致癌的化学物，除促癌剂可增强致癌作用之外，还有助癌剂（cocarcinogen，辅癌剂）。两者的区别在于作用的时机。促癌剂是在启动剂接触之后才起作用，而助癌剂是在启动剂接触之前或同时接触都可起作用。

两种致癌物相加作用或协同作用都称为共致癌作用（syncarcinogenesis），同时接触为联合共致癌（combination syncarcinogenesis），先后接触为序贯共致癌（sequential syncarcinogenesis）。序贯共致癌应与启动促进相区别：①序贯共致癌时两致癌物接触顺序可先后颠倒，而启动促进不能先后颠倒；②序贯共致癌的两种致癌物一般都有诱变性，而促癌剂一般无诱变性。

2. 致癌性的抑制

在许多动物试验中都可发现化学致癌物的作用被抑制与对抗，其作用方式有：①减少吸收和阻碍细胞摄取；②干扰致癌物的活化或加强对其解毒；③防止体内形成致癌物；④抗氧化或共价结合使致癌物灭活；⑤干扰致癌过程的顺利进展；⑥与致癌物的竞争作用。致癌性的抑制是当前研究热点之一，旨在预防肿瘤的发生。

（1）减少吸收和阻碍细胞摄取　食物纤维的作用在于减少吸收和阻碍细胞摄入。食物纤维难于消化，不被吸收，它增加了粪便的量，起到了稀释和吸附胃肠内的致病物的作用。同时，它也使排便通畅、减少便秘而缩短致癌物在肠道内停留的时间。这两种作用都减少致癌物在胃肠内的吸收。食物中的脂肪酸在肠道中分解产生的短链脂肪酸（碳链<8C 为短链脂肪酸）以及食物纤维被肠道菌群酶降解所产生的少量短链脂肪酸都可阻碍 N-亚硝基二甲胺（NDMA）被摄入细胞，其原因可能与羟化 NDMA 形成难以跨越细胞膜的复合物有关。

（2）干扰致癌物的活化或加强对其解毒　如不饱和脂肪酸可抑制食物热解物多环芳烃、亚硝胺类等的诱变性，这可能是酶蛋白阻断这些物质的代谢活化所致。另外，也许是通过不饱和脂肪酸的微团（micelle）捕捉这些物质。又如 DDT、BHT、苯巴比妥或苯并黄酮等均能诱导代谢酶，如与致癌的偶氮染料同时接触，则往往加强其解毒而降低致癌性。诱导Ⅱ相代谢酶对多种致癌物都有这种效果，但有些致癌物如卤代烃是靠谷胱甘肽结合而活化的，此时诱导作用加强其致癌性。

（3）防止体内形成致癌物　来源于蛋白质消化后的仲胺及其他含有双键氮物质或吸烟时吸入的这类物质，可与来自食物、水、香烟等的硝酸盐、亚硝酸盐和氮氧化物发生亚硝化作用，形成致癌的亚硝胺；已知有不少化学物可将亚硝酸还原成为一氧化氮，从而防止体内形成亚硝胺。这类有还原作用的物质有：①维生素 C 及其盐类；②维生素 E、酚及多元酸（但 BHT 和 BHA 例外）；③硫化物，如二氧化硫与重亚硫酸盐；④其他，如尿素、肼类、羟胺、叠氮化物和山梨酸等。

（4）抗氧化或共价结合使致癌物灭活　维生素 C、维生素 E 和一些合成抗氧化剂（BHT、没食子酸丙酯、丁羟茴香醚、乙氧喹等）以及硒的抗氧化作用可对氧自由基或其他活性氧族等对 DNA 氧化性损伤的致癌物灭活。不过这些物质有些也许还因诱导代谢酶而加强对致癌物的解毒。此外，维生素 E 和硒的盐类是谷胱甘肽过氧化酶的辅因子，可直接加强其对致癌物的代谢转化解毒。一些亲核性化学物可与致癌性的亲电代谢物结合，从而保护 DNA 亲核部位免受攻击。

（5）干扰致癌过程的顺利进展　在致癌过程的启动、促进和演变等各阶段中都涉及多种因素和多种基因，在这个复杂的网络中只要出一点点纰漏，致癌过程都会受抑。例如鞣花酸（ellagic acid）可有效阻断黄曲霉毒素 B_1 和 N-甲基亚硝胺对 DNA 的甲基化作用。香草醛、香豆素、硫醇等可增强 DNA 修复。氯化钴加强 DNA 重组修复，并增强复制的保真性。亚砷酸钠以及一些蛋白酶抑制剂可抑制 umuC 基因的表达，从而抑制错误修复。促进阶段中，调控细胞周期达到细胞增殖的效果涉及信号转导系统的运转，其中 PKC（蛋白激酶 C）这一关键作用的酶很容易受抑。其他激酶、受体和钙离子等的作用受干扰时，可产生 PKC 受抑相同的效果。失分化（dedifferentiation）与促癌作用有密切关系，而维 A 酸、维生素 D_3、糖皮质醇、环腺苷酸等都有诱导分化功能或诱导分化基因表达加强的作用。

(6) 与致癌物的竞争作用　非致癌的化学物如结构与致癌物相似而剂量又大时，即可发生竞争性抑制。如不致癌的乙酰替苯胺的浓度超过致癌的 N-2-乙酰氨基芴 20mol/L 时，即可抑制后者对一些物种诱发肝癌的能力。

（二）营养因素

饲料成分对偶氮染料的致癌性有明显的影响。低蛋白、低维生素 B_2 饲料（如大米）可使大鼠对 4-二甲氨基偶氮苯诱发肝癌高度敏感，如补充足量的蛋白质和维生素 B_2 即可降低其致癌性。这与偶氮染料还原酶的活性水平受饲料的影响而改变该致癌物的有效剂量有关。黄曲霉毒素 B_1 对 DNA 甲基化而发挥其致肝癌能力，如降低必需的甲基供体（如蛋氨酸和胆碱）的供应，可减少其致肝癌的能力。

在促癌阶段限食，可减少小鼠皮肤癌诱发试验中的癌症发生率。不仅如此，还发现限食可减少各种肿瘤，尤以内分泌敏感肿瘤的发生减少为多，并可延长寿命。其作用机制是降低了细胞增殖速度（Clayson，1989）。

下面分述几种营养素对致癌的影响：

1. 蛋白质

低蛋白饲料除上述偶氮染料的特殊情况外，一般不增加肿瘤的发生。相反，完全缺乏蛋白质的饲料（不能长期持续使用）可降低某些致癌物对特定靶器官的致癌能力。例如对大鼠给予强烈致肝癌的二甲亚硝胺并同时喂以无蛋白质饲料，则完全不发生肝癌。这是由于特异的细胞色素 P450 系统活性降低，从而抑制了对致癌物的生物活化。

2. 碳水化合物

动物实验证实，麦麸、米糠和果胶等富含食物纤维的饲料可降低某些结肠致癌物的致癌性。对于其他许多类致癌物而言，使用其自然食品比低渣半纯化饲料的肿瘤诱发率要低得多。如前所述，自然食品中因含有食物纤维素（以及淀粉和食物残渣），不仅可增加粪便量和使排便通畅而减少致癌物吸收，还可使酶诱导剂对致癌物的解毒有增强作用。相反，半纯化饲料中高溶解度的碳水化合物（如葡萄糖和蔗糖）可增加致癌物的吸收。

3. 脂肪

高脂饲料增强对大鼠乳腺癌的诱发，而低脂饲料则使之削弱。对于人，高脂膳食不仅提高乳腺癌的发生率，也增高结肠癌的发生率。Weisburger 和 Horn（1991）认为 ω-6-多不饱和脂肪酸对于结肠、胰和内分泌器官都有很强的促癌作用。但是单不饱和的油类（如橄榄油）无作用，而 ω-3-不饱和油类，则实际上有保护作用。饱和脂肪的促癌作用较低。这样为了减少结肠癌、乳腺癌以及胰腺癌和内分泌器官肿瘤的发生，膳食中既应注意脂肪含量不能太多，又要注意其化学类型。

4. 维生素与矿物质

许多维生素和矿物质是一些重要的酶的必需辅因子或辅酶，因此其缺乏可影响机体的生理状态，使之对各种外来化学物（致癌物、化学物、药物）的反应异常。上文已提及维生素

B_2 缺乏可增高偶氮染料诱发大鼠肝癌，此外还涉及其他部位（如口腔）肿瘤的诱发过程；维生素 C 和维生素 E 可防止体内产生亚硝胺，这样就可减少肝脏、上消化道和呼吸道的致癌危险。维生素 A 及其类似物还能诱导上皮组织分化，对于皮肤癌和肺癌的促癌阶段有一定的对抗作用。维生素 A 类似物或视黄酸衍生物能抑制乳腺和膀胱的致癌过程。低维生素 A 摄入除增高膀胱癌的发生以外，还增高宫颈癌的危险性。

（三）宿主因素

宿主本身的多种因素可影响肿瘤发生。

1. 物种和品系的肿瘤易感性差异

这种差异常表现在靶器官的易感性差异。一些研究表明，不同物种和品系的鼠类对肺癌和呼吸道肿瘤的易感性不同。

物种或品系对特定脏器肿瘤被诱发的易感性在一定程度上表现为自发率高。如 F344 大鼠和 A 系小鼠都相应对肝和肺肿瘤有高自发率，而易感性较差的 SD 大鼠及 KM 和 BALB/c 小鼠相应对肝和肺肿瘤的自发率极低，接近于 0。

靶器官差异除与物种有关外，也受到剂量和染毒途径等因素的影响。例如，大剂量 1,2-二甲肼经口或皮下染毒，对于大、小鼠的主要靶器官将是结肠。但较低剂量经口染毒，则不影响结肠，而导致血管内皮瘤。烟草中的特殊亚硝胺，大剂量时引起肺癌，而长期低剂量则诱发胰癌。胰腺是吸烟者的第二位靶器官。2-AAF 对 Wistar 或 Fischer 雄性大鼠通常诱发肝癌，但如同时有色氨酸存在时，则延缓肝脏发癌时间并促进膀胱癌的发生，使膀胱癌更常见。

2. 年龄

动物的幼仔比年龄大一点的对一些致癌物更易感。许多实验证明，刚断奶动物对致癌物也相当敏感，只不过对于低致癌性化学物需要的潜伏期较长。但有时刚断奶动物对致癌物的毒性更敏感，此时不必使用更高的剂量以缩短致癌潜伏期。

有些致癌物可跨越胎盘屏障。在胚胎中也需要相应的酶系统使前致癌物活化，也可能是母体将前致癌物活化后，其活性中间产物到达胚胎或其可转运的结合物到达胚胎后被某种酶活化。Tomatis 等（1989）认为这种跨胎盘染毒的方式也许较易检出致癌物。人类幼儿期发生肿瘤，很可能是这种跨胎盘接触的结果。

3. 性别和内分泌平衡

流行病学调查和实验研究都发现某些肿瘤的产生有性别差异，甚至非内分泌器官也有这种现象。例如，2-AAF 主要在雄性大鼠诱发肝癌，即雄性大鼠对其敏感；某些品系的雌性大鼠也敏感，但多数敏感性差些。相反，邻氨基偶氮甲苯对雌性小鼠更易诱发肝癌。对诱发非内分泌器官的肿瘤，性别差异往往决定于与性别有关的活化能力。如 2-AAF 活化所需的磺基转移酶，雄性大鼠要比雌性大鼠的酶活性高 6～8 倍，而雌性大鼠葡萄糖醛酸结合的解毒能力又比雄大鼠高。

第七节　化学致畸与发育毒性

畸胎（teratism）俗称怪胎（monster），自古以来就受到人们的关注。20 世纪三四十年代，人们发现外界因素可诱发哺乳动物产生畸胎。最先发现母体营养缺乏（维生素 A 和维生素 B_2 缺乏）是致畸因素，以后陆续发现氮芥、台盼蓝、激素、烷化剂、缺氧和 X 射线等化学和物理因素，可诱发哺乳动物产生畸胎。但外界环境因素诱发人类产生畸胎这一问题，直到 1961 年出现大量短肢畸形证实是孕妇服用沙立度胺（thalidomide，反应停，酞胺哌啶酮）所致，才得到重视。沙立度胺不仅诱发短肢畸形（主要是双上肢），还可同时诱发心、眼、肠、肾和外耳畸形。短肢最显眼，而心血管、肾和肠畸形则往往致命。服用该药诱发短肢畸形的危险期（critical period）或称关键期和敏感期是孕 6～7 周（末次月经头天算起的第 35～50 天，即受精后 23～38 天）。在这个时期以外服用，只引起轻微的畸形，如拇指发育不全或肛门、直肠狭窄。在危险期中服用该药，畸形发生率极高，几乎使全部婴儿都有一定程度的畸形。据推算，当时全世界有 7000～10000 畸形儿是由沙立度胺所致。

化学致畸仅仅是发育毒性（developmental toxicity）的一个方面。这里的发育主要指出生前和出生后早期（哺乳期）。当然发育还一直延续至幼儿和儿童时期，在某些方面甚至延续至成年为止。近年已把实验研究的注意力从化学致畸扩展至发育毒性。

一、孕期中外来化学物的分布和转化

孕期中外来化学物是否能够到达孕体，以及以何种形式到达孕体，是毒物动力学非常特殊的研究领域。目前认为，外来化学物的配置和生物转化，都为孕期的生理改变所影响。母体、胎盘和孕体 3 个生理隔室组成相互独立而又相互影响的系统，在整个孕期中发生深刻的变化。

（一）母体孕期生理改变对外来化学物的毒物动力学影响

人类在妊娠早期有多种生理学改变，可增加外来化学物的吸收。口服物质经胃排空和通过小肠变慢，使之吸收增加。妊娠时，呼吸潮气量增加和残气量减小，使得挥发性和可溶性物质经呼吸道吸收增加。对气溶胶的阻留也因气道中气流速度加快而增加。妊娠早期开始（并在整个妊娠期中持续），心排血量增加 30%，这样将提高外来化学物到达组织的量，特别是到达高度充血的子宫和胎盘中的量。皮肤和黏膜的血流加快，因此局部接触物质的吸收增加。

妊娠，可改变好几种影响外来化学物分布的因素。

在妊娠期中，血浆水增加而血浆蛋白减少，导致孕妇发生水肿。于是细胞外空间增加，最多时可增多达 70%。其结果是外来化学物分布范围增加。由于血浆中水的增加，以及白蛋白本身量的减少，使得血浆白蛋白浓度降低 20% 左右。于是，外来化学物在血浆中未结合而游离的比例加大，从而更易进入孕体。

人妊娠的最初 6 个月，体脂含量增加，从而增加此时脂溶性外来化学物的储存库。但于最后 3 个月，体脂向血浆转移，使血浆内游离脂肪酸增加。后者与脂溶性外来化学物竞争白蛋白的结合位置，于是游离的外来化学物增加更多，更易进入孕体。

通过肾脏排泄是外来化学物排泄的主要途径。孕期肾功能改变比其他系统都大。人类妊娠 6 个月末，肾血浆流量和肾小球滤过速度均为原来的两倍，且一直维持至分娩。因此，增加了对外来化学物的原形及其结合产物的排出。

总的说来，孕期中母体生理改变增加了外来化学物的吸收、分布，降低了肝脏的生物转化。这些增加外来化学物潴留的因素可能会被肾排泄增加所抵消。

（二）胚胎对外来化学物的生物转运和生物转化

胎盘在一定程度上可看作母体和孕体之间容许双向转运的脂质膜。生物转运取决于 3 个主要因素：胎盘的类型、化学物的理化性质和胎盘的生物转化。在器官形成期，大多数哺乳类物种有两种截然不同的胎盘：啮齿类以卵黄囊为主；灵长类以尿囊绒膜为主。除了外来化学物对其中一种胎盘有选择毒性以外（如台盼蓝对卵黄囊胎盘），很少研究过胎盘的解剖学结构与其转运能力的关系。一般来说相对分子质量为 934 以下的水溶性外来化学物很易通过人类胎盘。外来化学物与蛋白质结合，可影响外来化学物的相对分子质量大小和脂溶性。

人类胎盘中似乎含有典型的生物转化（氧化、还原、水解和结合）所需的酶系统，但与肝组织对外来化学物生物转化能力相比，胎盘的转化能力可忽略，除非母亲在妊娠期中接触了 3-甲胆蒽型的诱导剂。例如，吸烟对胚胎的危害与芳烃羟化酶（AHH）在胎盘中的活性增高有关。负责编码多环芳烃代谢有关的酶的基因是 $Cyp1A1$ 和 $Cyp1A2$。这两个基因的诱导过程需要芳烃受体。孕 3 个月以内的孕妇吸烟，则其胎盘和胚胎中含有可诱导的 $Cyp1A1$ 酶。大鼠和小鼠接受多环芳烃时，其胎盘也如此。小鼠孕第 5.3～14.5 天用 3-甲胆蒽处理，可在胚胎外组织（而不是胚胎本身）测出 $Cyp1A1$ mRNA。任何条件下都未测出 $Cyp1A2$，如未诱导也测不到 $Cyp1A1$。使用分子探针研究的结果，推翻了过去认为实验动物胚胎和胎盘组织要直到妊娠晚期才能接受酶诱导作用这一传统观念。由于细胞色素 P450 酶系主要定位于胚胎外组织，可在一定程度防止孕体接触化学物原物，但相反地也可能产生对孕体有害的活性代谢产物。

（三）外来化学物在胎儿中的配置和生物转化

通过了胎盘的外来化学物，经脐静脉进入胎儿血循环。胎肝位于脐静脉和下腔静脉之间，因此外来化学物进入胎儿心脏和体循环之前，先流经胎肝。脐静脉血流在胎肝中改道，一部分绕过肝脏进入静脉导管，另一部分进入门静脉并灌流肝实质细胞。

羊水有可能成为外来化学物的慢平衡储存库，带有深室特征。人胎表皮，在孕 20 周以前有高度通透性，于是羊水和胎儿的细胞外液成分一致；孕 20 周后，胎儿表皮开始角化，限制了羊水和细胞外液的物质交换。此时，羊水中的外来化学物的来源是胎尿，而其消除则需由胎儿吞饮后，经脐动脉回到母体血液。所以，此时羊水的成分以及容量代表胎尿排出量和胎儿吞饮量之间的平衡。

二、发育毒性的影响因素

（一）孕体在各发育阶段对发育毒性的感受

发育毒性是指受孕前（亲代的精子或卵子）、出生前孕体发育各期、出生后直至性成熟前，暴露于有害因素而对发育中的个体产生的有害作用。发育毒性主要有 4 种表现：①发育中的机体死亡；②结构异常；③生长迟缓；④器官或系统的功能缺陷。

对于生殖细胞，诱发突变可致不育、半不育。这种对生育力的影响，属于生殖毒性的范畴。此外，可致孕体发育过程中，出现早死胎和生长迟缓，并偶伴有结构异常。如神经管畸形、腭裂、露脑、脑水肿、全身水肿、眼睑张开、脊柱和肋骨畸形、右位心、矮小畸形等种类不多的畸形。有时这些畸形可遗传至下一代。

对雌小鼠，于孕第 10 天用乙基亚硝胺染毒可作用于孕体的原始生殖细胞，其雄性后代成年后，所传的 F_1 代，可有 1% 枕骨底部骨骼畸形（Wada，1994）。

1. 合子

在雌小鼠交配后 1～9h，用半衰期短的诱变剂染毒后，可出现着床数减少至对照组的 75% 以下，围植入期死亡吸收胎块 >25%，中、晚期死胎 >10%，而活胎（孕第 18 天剖杀观察）有畸形者 >10%（Ruteldge，1992；Nagao，1991）。此外，小鼠合子受环氧乙烷的作用后，有 1/3 为死胎，1/3 在断乳前死亡（Generoso，1988）。

多数诱变剂都可对小鼠合子诱发畸胎。孕第 17～18 天，所见畸胎主要是弯肢（24%）、水肿（22%）、开眼（21%）和腹壁缺损（17%），还有腭裂（5%）、短小畸形（4%）和其他畸形（3%）。所见畸形的种类与染毒时间无关。

交配后 1h，即可诱发畸形，畸形率以交配后 4～6h 最高，第 9h 迅速下降，至第 25h（即第 1 次卵裂时），畸形率几乎降至与对照组相等的水平。

不同剖杀时间，所见的畸形亦不同。如用环氧乙烷对雌小鼠于交配后 6h 染毒，畸形率的高峰是孕第 12～14 天剖杀，以后剖杀则畸形渐少，而同时中、晚期死亡增多。这表示，一些有畸形改变的胚胎已发生死亡。弯肢畸形需要在孕第 15 天及以后剖杀才能见到。

2. 卵裂球和胚泡

1984～1996 年期间，7 位学者（Takeuchi，1984；Iunnacone，1984；Bossert，1985；Pillans，1988；Vogel，1989；Cummings，1994；Nagao，1991，1996）报道了由第 1 次卵裂起（孕第 2 天）至原肠形成前（约为孕第 6 天），可由诱变剂和重金属诱发胚胎死亡、生长迟缓和畸形。其中，具有非常说服力的试验是使用了在体外或体内，对植入前孕体染毒后移植至替身母鼠的胚胎移植试验（Kimmel，1993）。在这 1 周时间内，对植入前多细胞孕体染毒的结果，所见畸形发生率常低于胚胎死亡率。所见畸形谱较广，可有腭裂、唇裂、小头、头部血管异常、露脑、小眼、眼睑张开、无眼、突眼、多指（趾）、少指（趾）、脊柱畸形、肢体畸形、其他骨骼畸形、尾畸形、脐疝等。

3. 器官形成期

在原肠形成之前，孕体细胞都具有多能性和可塑性。所以，对其损伤很易使孕体死亡或生长迟缓，但只有诱变剂或足以干扰表达的物质才能致畸。因此，器官形成期是对广谱致畸物的敏感期。在此时期中，染毒除致畸外，可伴有或仅有生长迟缓和/或胚胎死亡。在此期间，各种器官原基先后形成。因此，每种器官或结构各有其最敏感阶段，即"靶窗"（target window）。如图 7-8 所示，一些器官的"靶窗"可能在一定时间内相互重叠，所以往往可见到几个器官和结构出现畸形（称之为畸形综合征）。对于妊娠期短的动物（如大鼠），有的器官的"靶窗"可能短至 1 天。

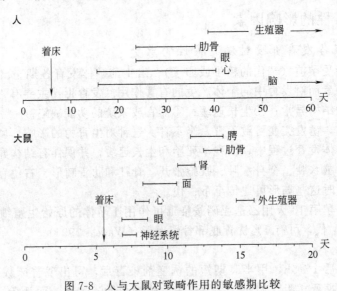

图 7-8　人与大鼠对致畸作用的敏感期比较

图中短线表示"靶窗"

摘自林慰慈. 生殖毒性和发育毒性. 见：周宗灿主编. 毒理学基础.

第 2 版. 北京：北京医科大学出版社，2000，135

在器官形成期染毒与在卵裂球和胚泡发育时染毒相比，所诱发的畸形谱是否更广，尚无文献述及。但在这两个时期，诱发的畸形谱有一部分重叠。

4. 胎儿期

在胎儿期染毒的损害作用多样，可表现为全身生长迟缓，或特定器官的功能缺陷。在围产期染毒，可有经胎盘的致癌作用。由于功能成熟与障碍需在出生后观察，有的还需在出生后很久才能观察（如生育力），因此对其研究较少。

（二）胚胎毒性、胎儿毒性、致畸性与致畸物

胚胎毒性（embryotoxicity）和胎儿毒性（fetotoxicity）是分别指在相应于胚胎期和胎儿期染毒所产生的毒作用。所以胚胎毒性应指胚胎期染毒而出现畸胎（结构畸形）、生长迟缓、着床数减少和吸收胎，也偶有晚死胎。而胎儿毒性应指在胎儿期染毒所诱发的生长迟缓、功能缺陷与肿瘤。

致畸性（teratogenicity）与致畸物（teratogen）两词均应与结构异常的诱发联系起来。但是，也有一些学者把结构异常和功能缺陷两者分别称之为结构畸形与功能畸形。这样致畸物应能引起这两种作用。如果是这样，那么否定一种受检物的致畸性，就要在器官形成期和胎儿期都染毒，而且确认未发生结构畸形和功能缺陷，才能得出准确可靠的答案。而目前传统的经典的致畸试验都仅仅在器官形成期染毒，未见结构畸形比对照组增多，即可下非致畸物的结论。

迄今为止，动物实验表明，具有致畸作用的化学物已达 2500 余种（Shepard，1995），而肯定的人类致畸因素仅数十种，其中化学物或药物约 30 余种。对人类致畸因素报道不一。综合起来包括有：①电离辐射（放射治疗、放射性碘、核弹爆炸散落物或其他原因的核污染）；②化学物和药物，如镇静安眠药（沙立度胺、地西泮、甲丙氨酯、chlorodiazepoxide），抗癫痫、抗惊厥药（苯妥英、苯巴比妥、丙戊醇、三甲双酮、双甲双酮），抗抑郁药（苯异丙胺、丙咪嗪），致幻药和毒品（麦角酸二乙胺、可卡因），抗癌药（氨基蝶呤、甲基氨基蝶呤、环磷酰胺、二苯乙内酰脲），抗感染药（四环素、磺胺类），激素类（二乙基雌二醇、雄性激素），抗甲状腺药（甲硫咪唑、丙硫氧嘧啶等），抗凝剂（香豆素、华法林），螯合剂（青霉胺），有机汞化合物，锂，铝，氯联苯类，碘化钾，吩噻嗪，敌螨普，腐雷利，维生素 A 类似物（如 13-顺-视黄酸、苯壬四烯酸），氧化乙烷，乙醇，咖啡因；③吸烟；④感染（梅毒、风疹、水痘、巨细胞病毒、单纯性疱疹病毒Ⅰ型和Ⅱ型、弓形体病、委内瑞拉马脑炎病毒、Pavovirus B-19）；⑤母体代谢失调（克汀病、糖尿病、高烧、苯丙酮尿病、风湿病、男性化肿瘤、酒精中毒）。

（三）对致畸物感受性的物种差异

经实验确定的动物致畸物已达 2500 种，而流行病学调查认为对人致畸的仅为其中的 1%～2%。这个巨大差异至少有 4 个方面的原因：首先，实验动物的胎盘屏障与人不一致，且生物转化酶的质与量也有差异；其次，致畸性流行病学调查不容易满足为取得可靠结论所需的一些严格的条件，从上文所列人类致畸的 30 多种化学物中有 2/3 为药物就可看出，为取得妊娠中敏感期的致畸物接触史，药物比起一些环境或食品污染物容易得多；其三，对于出生缺陷仅从外观判断，而动物实验中还观察内脏与骨骼等，因而造成流行病学调查中的"失察"；其四，一些新化学物质一旦认定致畸试验阳性，即不能投入生产上市，人群对其无接触机会。

实验动物致畸的敏感性，也有物种差异。例如，沙立度胺对人引起的短肢畸形综合征，在啮齿类动物实验中为阴性结果，而在兔子和猴子的实验中可有阳性结果。仅此一例，即可看出，实验动物中也同样存在着对致畸物感受性的物种差异。

（四）母体毒性与发育毒性的关系

母体毒性是指对妊娠母体的有害作用。发育毒性，特别是致畸性，之所以引起注意，原因之一是由于可在不诱发母体毒性的剂量下出现发育毒性。但有时发育毒性及其中的致畸作用，显然是在较大剂量下产生母体毒性的间接作用。常将仅在引起母体毒性时，才诱发畸形

的致畸物称为共效应致畸物（coeffective teratogen），而对母体无毒性效应时可致畸的，称为非共效应致畸物（non-coeffective teratogen）。

无论是对人或在动物实验中，不一定每一种化学物产生母体毒性时，都必然因母体毒性而间接产生畸形。同时，某些因母体毒性所致畸形，又可能与某些致畸物在非母体毒性下产生的畸形相同（Khera，1987）。例如，腭裂是孕小鼠禁食和禁水诱发的最主要的畸形。但也是多种致畸物（如糖皮质类固醇）在非母体毒性的剂量水平诱发的畸形。

曾认为，仅在母体毒性剂量下才致发育毒性或致畸的物质不重要或不值得进一步研究（Frakes，1985；Schardein，1987）。但是那些被孕妇接受的物质（如酒、烟或职业化学物），即使母体和孕体同时受损，对母体的损害可能是可逆的，而对孕体的致畸则是不可逆的。因此，主张在发育毒性评价时，分成两种类别：①在非母体毒性剂量下损害孕体；②需要在轻度母体毒性剂量下才损害孕体（Kimmel，1986）。

三、发育毒性机制

对于发育毒性的机制研究，往往是着重在致畸机制的探讨。最早讨论这一问题的是Wilson（1977），他概括了9个方面。这样他就对此定下了一个基调，即发育毒性（及致畸）机制是多途径的。直到目前为止，对于这一机制问题到底包含了多少途径，仍然莫衷一是。下面仅讨论几个方面：

（一）突变

突变能诱发畸形，认为大多数诱变剂可致畸（以及发育毒性的其他表现），但致畸物不一定是诱变剂。有必要强调的是，只有诱发生殖细胞突变所致畸形才能遗传，对体细胞诱发突变所致畸形不能遗传，这是遗传毒理学的基本原理。对生殖细胞诱发染色体断裂和非整倍性，大多数在受精后导致着床前死亡（着床数减少）和吸收胎增多。生殖细胞突变，也会产生不育和半不育的结果，不过这是生殖毒性的范畴。对于突变不足以影响生殖细胞及受精后的孕体存活所致遗传危害在前面已有讨论，本节不再论及。因此，下面将仅仅讨论孕体的体细胞突变所产生的发育毒性。

受精卵至原肠形成前（也可说植入前）这一阶段是胚胎发生的早期阶段。前文已述及，多数诱变剂对这一阶段的孕体有致畸性。也指出，对于合子仅诱发范围狭窄的畸形谱，而对卵裂球和胚泡、胚囊诱发的畸形谱范围要宽得多。在原肠形成前期，无论是合子还是卵裂后直至植入前这一时期的孕体，全部细胞都应是胚胎干细胞，都有可塑性和多能性。为何出现合子和其以后的胚胎干细胞的畸形谱的宽窄不同，这是个谜。也许可大胆地猜想，在卵裂后，随着发育过程，愈来愈多的细胞逐渐开始出现一定程度的分化，于是随着分化方向的逐渐增多，畸形谱也渐广。Rutledge（1997）指出，对合子诱发突变所致畸形中，心包积液、眼睑张开、腹壁缺损、骨筋畸形都与水肿有关。首先出现的心包积液影响胸骨的融合，腔壁缺损则是因腹水使肠不能回转到腹腔所致，而眼睑张开则是因皮下水肿所致。这就是不同诱变剂诱发相类似畸形的原因，而畸形的出现又因剖杀观察的时间而异，是由于随着水肿由心包开始逐渐扩展至腹腔和皮下所致。

在器官形成期，有些诱变剂仍然能诱发畸形。在此时期，还有少量干细胞，过去对此时期的干细胞和其他体细胞的诱变致畸，未分别加以研究。Manson（1991）提出以诱发突变的细胞毒性（细胞水平的致死突变）来解释一些畸形出现的机制。在小鼠孕第11天腹腔注射MNNG后四肢缺指/趾（第3～5指/趾）的频率是左肢高于右肢。发现这一现象与左右肢肢芽的细胞坏死指数相关。但是，把突变所致的致畸仅归咎为细胞毒性似乎不妥，这样就仅能解释诱变剂诱发一些短缺性的畸形，而不能论及其他。例如 Gibson 和 Becker（1968）

曾以 20mg/kg 环磷酰胺对 4 组孕小鼠分别于孕第 9 天、第 10 天、第 11 天和第 12 天腹腔注射，结果前肢指畸形依次按染毒早迟由多指过渡到并指、缺指和无指（表 7-4）。小鼠前肢肢芽于第 9.3 天出现，而前肢指辐线形成于孕第 12.3 天。于是在接近指辐线形成的孕第 11 天和孕第 12 天染毒，主要出现缺指和无指，可用诱变导致细胞毒性来解释。但在前肢指辐线尚未形成的第 9 天和第 10 天染毒出现多指和并指，这似乎更易解释，在肢芽发育早期，其远端细胞的祖代细胞的分化与形态发生受到非致死突变的干扰。

表 7-4　环磷酰胺于不同孕时对小鼠染毒出现的指畸形发生率变化

指畸形	孕第 9 天	孕第 10 天	孕第 11 天	孕第 12 天
多指	66.7%	2.4%	5.3%	2.9%
并指	0	44.0%	0	0
缺指	0	20.0%	56.1%	7.1%
无指	0	0	7.0%	5.7%

注：引自 Gibson J E, Becker B A. The teratogenicity of cyclophosphamide in mice. Cancer Res，1968，28：475。

（二）基因表达改变

Rogers 等（1997）详细讨论过对早期胚胎（器官形成期之前）诱发基因表达的致畸作用。认为致畸物可更改位置信息而妨碍胚胎发生。控制位置信息的基因包括那些确定基本体轴（左右、腹背或前后）的基因。这些基因常编码转录因子，调控这些因子将刺激组织分化和形态发生。致畸物则可直接影响细胞分化、增殖或凋亡。亲水性的信号分子（如生长因子）和疏水性分子［如类维生素 A（retinoid）］调控这些过程。激活的信号通路常诱导组织特异基因表达的协调性调控。致畸物除了更改个别信号通路外，还可能使一些信号通路发生不当的相互作用，而表现出与另外的致畸物发生协同作用或对抗作用。

Whiting（1997）讨论了同源框基因（homeobox gene）的异位表达（ectopic expression）有诱导头面畸形的作用，认为视黄酸无论如何有一部分作用是通过调控 Hox 基因或其他头部的同源框基因的异位表达而致头面畸形。

（三）非特异发育毒性

非特异发育毒性是对孕体各细胞有均等损害机会的一种作用。于是，只有生长迟缓和胚胎死亡作用，而没有致畸作用。例如，氯霉素和甲砜霉素等线粒体蛋白合成抑制剂，在孕第 10～11 天染毒，低剂量时，出现生长迟缓，剂量增高就出现胚胎死亡，而且剂量死亡关系曲线极陡，致死亡率接近 100% 的剂量时，仍无畸形产生。

（四）细胞凋亡受抑或增强

在发育过程中，细胞增殖、分化和形态发生得以维持正常，细胞凋亡是不可分割的生物学事件。这一过程决定着许多组织的大小、外形和功能。控制细胞凋亡的特异基因和凋亡的受抑或增强而导致畸胎。这两方面的事实，显示了凋亡受到正确的遗传学调控的重要性。凋亡的受抑或增强都可因诱变作用所致。Zakeri 和 Ahuja（1997）的实验显示了维生素 A 诱发锤状趾是由于增强细胞凋亡所致。这一点首先表明，把诱发的短缺性畸形仅仅归咎为诱变所导致的细胞坏死的观念有局限性。至于上述环磷酰胺诱发多指是否与凋亡受抑有关，则有待证明。

（五）信号及其通路失常

在组织和器官发育过程中，邻近细胞之间的正常通讯至关重要。当一个细胞发出信号后，该信号与另一细胞的跨膜受体蛋白质结合，就使后者的状态发生改变，并从其细胞内的末端转录一个信号，于是就可启动信号通路。信号通路是细胞内的一些中间体，当第一个中间体被信号激活后，即转而激活下一个中间体，而其自身恢复到非激活态。这样一个接一个地传递下去，形成信号通路。在通路的末端，所传递的信号使靶蛋白质激活或受抑，从而使得细胞生物学过程（转录、分化、移动、增生、凋亡）受到调控。

细胞的生长与分化，需要邻近细胞发出信号来诱导。这些能发出信号的细胞，称为诱导者（inducer）或组织者（organizer）。诱导者是一些组织中的一小部分。不同胚层来源的细胞受外来因素（包括信号）作用后，有不同的效应，即经不同方向发展。

信号和受体都处在细胞间隙。一些不能进入细胞的外来化学物，可能改变信号或与信号竞争受体，从而传达错误的信号；而能进入细胞内部的外来化学物，则可能破坏信号通路影响信号转导。

信号通路的破坏，可因中间体被结合或结构受损，也可因基因表达的改变或 DNA 被共价结合，而使信号的正确产生和信号通路的正常构建受到阻碍。这些都可使细胞的生物学过程失常，从而致畸或发生其他发育毒性效应。

已知信号通路有 17 种，分 3 类：①在器官形成期前的早期胚胎发生过程中，使用的有 5 种；②在器官形成和细胞分化时，使用的也有 5 种；③在胎儿期和出生后至成年时发挥生理功能使用的，则有 7 种 (Gerhart, 1999)。

从 3 类信号通路在孕体发育的不同阶段的应用来看，充分说明为什么在器官形成期之前就能够致畸，而功能缺陷仅在胎儿期才被诱发。

（六）母体毒性或胎盘毒性的间接发育毒性

上述 5 个方面都是化学物直接作用于孕体的直接损害所导致的发育毒性。有些发育毒物，仅能在发生母体毒性或胎盘毒性时，间接产生发育毒性。有些外来化学物在一定剂量下，直接产生发育毒性，而剂量增高，就同时产生母体或胎盘的毒性，从而又添上间接产生的发育毒性。

Rogers 和 Kavlock (1996) 指出，因化学物使母体受损而出现的贫血或毒血症、内分泌失衡、营养缺陷、电解质失衡、酸碱平衡紊乱、子宫血流减少和器官功能改变，都可导致发育毒性。而对胎盘毒性所致的胎盘过大、血流减少、运输能力改变，以及代谢改变，也可产生发育毒性。

第八章 食品安全性毒理学评价程序

第一节 食品安全性毒理学评价程序的内容

一、安全性毒理学评价程序的原则

在实际工作中，对一种外来化合物进行毒性试验时，还须对各种毒性试验方法按一定顺序进行，即先进行某项试验，再进行某项试验，才能达到在最短的时间内，以最经济的办法，取得最可靠的结果。因此，在实际上作中采取分阶段进行的原则。即试验周期短、费用低、预测价值高的试验先安排。投产之前或登记之前，必须进行第一、二阶段的试验。凡属我国首创、产量较大、使用面广、接触机会较多、化学结构提示可能有慢性毒性和/或致癌作用者，必须进行第四阶段的试验。

二、安全性毒理学评价程序的基本内容

食品安全性评价内容包括以下四个方面：

（1）审查配方 在用于食品或接触食品的是一种由许多化学物质组成的复合成分时，必须对配方中每一种物质进行逐个的审查。已进行过毒性试验而被确认可以使用于食品的物质，方可在配方中保留。若试验结果有明显的毒性物质，则从配方中删除。在配方审查中，还要注意的是各种化学物质所起的协同作用。

（2）审查生产工艺 从生产工艺流程线审查可推测是否有中间体或副产物产生，因为中间体或副产物的毒性有时比合成后物质的毒性更高，所以这一环节应加以控制。生产工艺审查还应包括是否有从生产设备将污染物带到产品中去的可能。

（3）卫生检测 卫生检测项目和指标是根据配方及生产工艺经过审查后定的。检验方法一般按照国家有关标准执行。特殊项目或无国家标准方法的，再选择适用于企业及基层的方法，但应考虑检验方法的灵敏、准确及可行性等方面的因素。

（4）毒理试验 毒理试验是食品安全性评价中很重要的部分。通过毒理试验可制定出食品添加剂使用限量标准和食品中污染物及其有毒有害物质的允许含量标准，并为评价目前迅速开拓发展的新食物资源、新的食品加工、生产等方法提供科学依据。依据食品安全性评价结果，制定相应的食品卫生标准。

对食品卫生标准的制定程序，目前国际上并无统一规定。但一般来说，在制定标准前，首先要对该食品的不同类型进行卫生学方面的调查研究，并对食品原料、生产过程、销售、运输等方面可能污染的有毒有害物质进行检测，参考国内外有关毒理资料、安全系数等，结合我国实际情况而定。

我国食品卫生标准内容主要包括三个方面：感官要求、理化指标和微生物指标。当然对不同类食品就要有不同的卫生项目及指标，这些指标反映了食品生产过程中的卫生状况。通过卫生标准制定，可促进和提高食品卫生的质量。

食品安全性评价工作在我国还刚刚起步，因此对很多问题意见不一，需要从事食品卫生工作者从我国的实际情况出发，灵活运用国内外的经验，对我国的食品作出安全性评价。

第二节　食品安全性毒理学评价程序

一、适用范围

适用于评价食品生产、加工、保藏、运输和销售过程中使用的化学和生物物质以及在这些过程中产生和污染的有害物质，食物新资源及其成分和新资源食品，也适用于食品中其他有害物质。

① 用于食品生产、加工和保藏的化学和生物物质，如食品添加剂、食品加工用微生物。

② 食品生产、加工、运输、销售和保藏等过程中产生和污染的有害物质，如农药残留、重金属、生物毒素、包装材料溶出物、放射性物质和洗涤消毒剂（用于食品容器和食品用工具）等。

③ 新食物资源及其成分。

④ 食品中其他有害物质。

二、对受试物的要求

① 提供受试物（必要时包括杂质）的理化性质（包括化学结构、纯度、稳定性等）。

② 受试物必须是符合既定的生产工艺和配方的规格化产品，其纯度应与实际应用的相同，在需要检测高纯度受试物及其可能存在的杂质的毒性或进行特殊试验时可选用纯品，或以纯品及杂质分别进行毒性检测。

三、食品安全性评价试验的四个阶段和内容及选用原则

1. 毒理试验的四个阶段和内容

（1）第一阶段　急性毒性试验。经口急性毒性：LD_{50}，联合急性毒性。

（2）第二阶段　遗传毒性试验，传统致畸试验，短期喂养试验。遗传毒性试验的组合必须考虑原核细胞和真核细胞、生殖细胞与体细胞、体内和体外试验相结合的原则。

① 细菌致突变试验　鼠伤寒沙门菌/哺乳动物微粒体酶试验（Ames 试验）为首选项目，必要时可另选或加选其他试验。

② 小鼠骨髓微核率测定或骨髓细胞染色体畸变分析。

③ 小鼠精子畸形分析和睾丸染色体畸变分析。

④ 其他备选遗传毒性试验　V79/HGPRT 基因突变试验，显性致死试验，果蝇伴性隐性致死试验，程序外 DNA 修复合成（UDS）试验。

⑤ 传统致畸试验。

⑥ 短期喂养试验　30 天喂养试验。如受试物需进行第三、四阶段毒性试验者，可不进行本试验。

（3）第三阶段　亚慢性毒性试验——90 天喂养试验、繁殖试验、代谢试验。

（4）第四阶段　慢性毒性试验（包括致癌试验）。

2. 对不同受试物选择毒性试验的原则

（1）凡属我国创新的物质一般要求进行四个阶段的试验，特别是对其中化学结构提示有慢性毒性、遗传毒性或致癌性可能者，或产量大、使用范围广、摄入机会多者，必须进行全部四个阶段的毒性试验。

（2）凡属与已知物质（指经过安全性评价并允许使用者）的化学结构基本相同的衍生物

或类似物，则根据第一、二、三阶段毒性试验结果判断是否需进行第四阶段的毒性试验。

（3）凡属已知的化学物质，世界卫生组织已公布每人每日容许摄入量者，同时申请单位又有资料证明我国产品的质量规格与国外产品一致，则可先进行第一、二阶段毒性试验，若试验结果与国外产品的结果一致，一般不要求进行下一步的毒性试验，否则应进行第三阶段毒性试验。

（4）凡属我国仿制的而又具有一定毒性的化学物质，如多数国家已允许使用于食品，并有安全性证据，或世界卫生组织已公布每人每日允许摄入量者，同时生产单位又能证明我国产品的理化性质、纯度和杂质成分及含量均与国外产品一致，则可以先进行第一、二阶段试验。如试验结果与国外相同产品一致，一般不再继续进行试验，可进行评价。如评价结果允许用于食品，则制定日许量。若在产品质量或试验结果方面与国外资料或产品不一致，则应进行第三阶段试验。

3. 农药、食品添加剂、食品新资源和新资源食品、辐照食品、食品工具及设备的安全性毒理学评价试验的选择

（1）农药　按卫生部和农业部颁布的《农药安全性毒理学评价程序》进行。对于由一种原药配制的各种商品，其中未加入其他未允许使用的成分时，一般不要求分别对各种商品进行毒性试验。如果农药商品制剂是由两种以上国家已经批准使用的原药混合配制而成的，而且还添加了未经批准的其他具有较大毒性的化学物质作为重要成分，则应先进行急性联合毒性试验。如结果表明无协同作用，则按已颁布的个别农药的标准进行管理，并对所用的未经批准的化学物质进行安全性评价；如有协同作用，则需完成混合制品的第一、二、三阶段毒性试验。对于进口农药，除按规定向农牧渔业部提交已有的毒理学资料外，需对进口原药进行第一、二阶段试验。然后，由有关专家进行评议。

（2）食品添加剂

① 香料　鉴于食品中使用的香料品种很多，化学结构很不相同，而用量则很少，在评价时可参考国际组织和国外的资料和规定，分别决定需要进行的试验。

a. 凡属世界卫生组织已建议批准使用或已制定日许量者，以及食品添加剂法规委员会（CCFA）、香料生产者协会（FEMA）、欧洲理事会（COE）和国际香料工业组织（IOFI）四个国际组织中的两个或两个以上允许使用的，在进行急性毒性试验后，参照国外资料或规定进行评价。

b. 凡属资料不全或只有一个国际组织批准的，先进行急性毒性试验和本程序所规定的致突变试验中的一项，经初步评价后，再决定是否需进行进一步试验。

c. 凡属尚无资料可查、国际组织未允许使用的，先进行第一、二阶段毒性试验，经初步评价后，决定是否需进行进一步试验。

d. 从使用动植物可食部分提取的单一高纯度天然香料，如其化学结构及有关资料并未提示具有不安全性的，一般不要求进行毒性实验。

② 其他食品添加剂

a. 凡属毒理学资料比较完整，世界卫生组织已公布日许量或不需规定日许量者，要求进行急性毒性试验和一项致突变试验，首选 Ames 试验或小鼠骨髓微核试验。

b. 凡属有一个国际组织或国家批准使用，但世界卫生组织未公布日许量，或资料不完整者，在进行第一、二阶段毒性试验后作初步评价，以决定是否需进行进一步的毒性试验。

c. 对于由天然植物制取的单一组分，高纯度的添加剂，凡属新品种需先进行第一、二、三阶段毒性试验，凡属国外已批准使用的，则进行第一、二阶段毒性试验。

d. 进口食品添加剂：要求进口单位提供毒理学资料及出口国批准使用的资料，由省、

直辖市、自治区一级食品卫生监督检验机构提出意见，报卫生部食品卫生监督检验所审查后决定是否需要进行毒性试验。

③ 食品新资源和新资源食品　食品新资源及其食品原则上应进行第一、二、三阶段毒性试验，以及必要的人群流行病学调查，必要时应进行第四阶段试验。若根据有关文献资料及成分分析，未发现有或虽有但量甚少，不致构成健康有害的物质，以及较大数量人群有长期食用历史而未发现有害作用的天然动植物（包括作为调料的天然动植物的粗提制品），可以先进行第一、二阶段毒性试验，经初步评价后，决定是否需要进行进一步的毒性试验。

④ 高分子聚合物食品包装材料和食具容器　对个别成分（单体）和成品（聚合物）分别评价。对个别成分应进行第一、二阶段试验。对成品则根据其成型品在 4%醋酸溶出试验中所得残渣的多少来决定需要进行的试验。

如系我国新创制的产品，其蒸发残渣量：

$\geqslant 30\mu g/g$，不合格，不进行毒理学试验；

$20\sim30\mu g/g$（不含 30），进行第一、二、三、四阶段试验；

$10\sim20\mu g/g$（不含 20），进行第一、二、三阶段试验；

$5\sim10\mu g/g$（不含 10），进行第一、二阶段试验；

$<5\mu g/g$，进行急性毒性试验和一项致突变试验。

如系两个或两个以上经济比较发达的国家已允许使用的产品，其蒸发残渣量：

$\geqslant 30\mu g/g$，不合格，不进行毒理学试验；

$10\sim30\mu g/g$（不含 30），进行第一、二阶段试验；

$<10\mu g/g$，进行急性毒性试验和一项致突变试验。

⑤ 辐照食品

a. 研制 10kGy 以下的辐照食品新品种，研制单位应向所在省、自治区、直辖市卫生行政部门申请初审，初审合格后由研制单位报卫生部审批。研制单位应当向卫生行政部门提供下列卫生安全性评价资料：感官性状，营养及微生物等指标。

b. 研制 10kGy 以上的辐照食品新品种，研制单位应向卫生部直接提出申请，并提供下列卫生安全性评价资料：感官性状、营养、毒理及辐解产物、微生物等指标。

c. 卫生部聘请有关专家组成辐照食品卫生安全评价专家组，负责新研制的辐照食品的卫生安全性评价工作。

四、食品安全性毒理学评价试验的目的和结果判定

第一阶段：急性毒性试验

1. 目的

（1）了解受试物的毒性强度和性质。

（2）为蓄积性和亚慢性试验的剂量选择提供依据。

2. 试验项目

（1）用霍恩法、概率单位法或寇氏法，测定经口半数致死量（LD_{50}）。如剂量达 10g/kg 体重仍不引起动物死亡，则不必测定半数致死量。

（2）必要时进行 7 天喂养试验。以上两个项目均分别用两种性别的小鼠或大鼠。

3. 结果判定

（1）如 LD_{50} 或 7 天喂养试验的最小有作用剂量小于人的可能摄入量的 10 倍者，则放弃，不再继续试验。

（2）如大于 10 倍者，可进入下一阶段试验。为慎重起见，凡 LD_{50} 在 10 倍左右时，应

进行重复试验，或用另一种方法进行验证。

第二阶段：蓄积毒性和致突变试验

（一）蓄积毒性试验（凡急性毒性试验 $LD_{50}>10g/kg$ 体重者，则可不进行蓄积毒性试验）

1. 目的

了解受试物在体内的蓄积情况。

2. 试验项目

（1）蓄积系数法：用两种性别的大鼠或小鼠，各 20 只。

（2）20 天试验法：用两种性别的大鼠或小鼠，每个剂量组雌雄各 10 只。以上两种方法任选一种。

3. 结果判定

（1）蓄积系数（K）小于 3，为强蓄积性；蓄积系数大于或等于 3，为弱蓄积性。

（2）如 $1/20\ LD_{50}$ 组有死亡，且有剂量-反应关系，则为强蓄积性；仅 $1/20\ LD_{50}$ 组有死亡，则为弱蓄积性。

（二）致突变试验

1. 目的

对受试物是否具有致癌作用的可能性进行筛选。

2. 试验项目

分为以下四类：

（1）细菌致突变试验：Ames 试验或大肠杆菌试验。

（2）微核试验和骨髓细胞染色体畸变分析试验中任选一项。

（3）显性致死试验：睾丸生殖细胞染色体畸变分析试验和精子畸形试验中任选一项。

（4）DNA 修复合成试验。

根据受试物的化学结构、理化性质以及对遗传物质作用终点的不同，并兼顾体外和体内试验以及体细胞和生殖细胞的原则，在以上四类中选择三项试验。

3. 结果判定

（1）如三项试验均为阳性，则无论蓄积毒性如何，均表示受试物很可能具有致癌作用，一般应予以放弃。

（2）如其中两项试验为阳性，而又有强蓄积性，则一般应予以放弃；如为弱蓄积性，则由有关专家进行评议，根据受试物的重要性和可能摄入量等，综合权衡利弊再作出决定。

（3）如其中一项试验为阳性，则再选择二项其他致突变试验（包括枯草杆菌试验、体外培养淋巴细胞染色体畸变分析、果蝇隐性致死试验、DNA 合成抑制试验和姊妹染色单体互换试验等）。如此两项均为阳性，则无论蓄积毒性如何，均应予以放弃；如有一项为阳性，而为弱蓄积性，则可进入第三阶段试验。

（4）如三项试验均为阴性，则无论蓄积毒性如何，均可进入第三阶段试验。

第三阶段：亚慢性毒性和代谢试验

（一）亚慢性毒性试验

1. 目的

（1）观察受试物以下同剂量水平较长期喂养对动物的毒性作用性质和靶器官，并确定最大无作用剂量。

（2）了解受试物对动物繁殖及对子代的致畸作用。

（3）为慢性毒性和致癌试验的剂量选择提供依据。

（4）为评价受试物能否应用于食品提供依据。

2．试验项目

（1）90天喂养试验。

（2）喂养繁殖试验。

（3）喂养致畸试验。

（4）传统致畸试验。

前三项试验可用同一批动物（一般用两种性别的大鼠，传统致畸试验用两种性别的大鼠和/或小鼠）进行。关于喂养致畸和传统致畸试验的选择，可根据受试物的性质而定。任何一种致畸试验的结果已能作出明确评价时，不要求做另一种致畸试验。但在结果不足以作出评价时，或有关专家共同评议后认为需要时，再进行另一种致畸试验。

3．结果判定

如以上试验中任何一项的最敏感指标的最大无作用剂量（以 mg/kg 体重计）：

（1）小于或等于人的可能摄入量的 100 倍者，表示毒性较强，应予以放弃。

（2）大于 100 倍而小于 300 倍者，可进行慢性毒性试验。

（3）大于或等于 300 倍者，则不必进行慢性试验，可进行评价。

（二）代谢试验

1．目的

（1）了解在体内的吸收、分布和排泄速度以及蓄积性。

（2）寻找可能的靶器官。

（3）为选择慢性毒性试验的合适动物种系提供依据。

（4）了解有无毒性代谢产物的形成。

2．试验项目

对于我国创制的化学物质或是与已知物质化学结构基本相同的衍生物，至少应进行以下几项试验：

（1）胃肠道吸收。

（2）测定血浓度，计算生物半减期和其他动力学指标。

（3）主要器官和组织中的分布。

（4）排泄（尿、粪、胆汁）。有条件时可进一步进行代谢产物的分离和鉴定。

对于世界卫生组织等国际机构已认可或两个及两个以上经济发达国家已允许使用的以及代谢试验资料比较齐全的物质，暂不要求进行代谢试验。对于属于人体正常成分的物质可不进行代谢试验。

第四阶段：慢性毒性（包括致癌）**试验**

1．目的

（1）发现只有长期接触受试物后才出现的毒性作用，尤其是进行性或不可逆的毒性作用以及致癌作用。

（2）确定最大无作用剂量，对最终评价受试物能否应用于食品提供依据。

2．试验项目

可将两年慢性毒性试验和致癌试验结合在一个动物试验中进行。用两种性别的大鼠或小鼠。

3．结果判定

如慢性毒性试验所得的最大无作用剂量（以 mg/kg 体重计）：

（1）小于或等于人的可能摄入量的 50 倍者，表示毒性较强，应予放弃。

（2）大于 50 倍而小于 100 倍者，需由有关专家共同评议。

（3）大于或等于 100 倍者，则可考虑允许使用于食品，并制定日许量。如在任何一个剂量发现有致癌作用，且有剂量-反应关系，则需由有关专家共同评议，以作出评价。

五、进行食品安全性评价时需要考虑的因素

（1）人的可能摄入量　除一般人群的摄入量外，还应考虑特殊和敏感人群（如儿童、孕妇及高摄入人群）。

（2）人体资料　由于存在着动物与人之间的种族差异，在将动物试验结果推论到人时，应尽可能收集人群接触受试物反应的资料，如职业性接触和意外事接触等，志愿受试者体内的代谢资料对于将动物试验结果推论到人具有重要意义。

第九章　保健食品的安全性评价

我国保健食品具有悠久的历史和独特的优势。中华民族在繁衍、生存和发展的过程中，创建了具有完整理论体系和丰富实践经验的中医中药。"药食同源"、食疗、药膳等也是其中重要内容。当前，一批又一批保健中草药，经过系统的实验研究和临床观察，得到了国际公认并已在世界范围内广泛使用，如大蒜、绿茶、人参、银杏叶、刺五加等。随着中国加入WTO和经济、科技的迅猛发展，保健食品越来越深入人们的日常生活，在保健食品的研制与开发时，必须做到"精心挑选，严格把关，尊重科学，一丝不苟"。建立完整的保健食品安全性评价体系已经刻不容缓。本章将对保健食品的安全性评价进行简要的介绍。

第一节　保健食品概述

一、保健食品的概念与特征

近年来，随着人民生活水平的提高，对人体有特定保健功能的食品（即保健食品）得到了前所未有的发展。什么是保健食品？保健食品有哪些特征？下面将详细阐述。

1. 保健食品的定义及分类

保健食品具有一般食品的性状，又有特定的保健功能，介于一般食品与药品之间，很容易引起混淆。因此要对保健食品进行管理，首先就应将其定义明确。但是现在世界上尚未形成保健食品统一的定义，各国的称谓也各有特点。大多数国家对保健食品仅仅有学术上的概念和分类，保健食品所包括的范围各不相同。少数几个将保健食品的管理纳入法制轨道的国家和地区，如中国、日本和欧盟，概念与分类各有千秋。已有的保健食品的概念和分类方法见图 9-1。

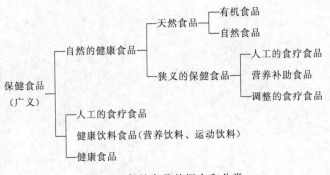

图 9-1　保健食品的概念和分类

保健食品应有营养、功效成分的含量及符合食品的通用卫生标准，不能明确功效成分的则须有与保健功能相关的主要原料。并应进行食品安全性毒理学评价及功能学评价，然后按程序申报，经国家卫生部审查确认。按其应用范围及食用对象不同，将保健食品分为两大类：

一类的食用对象为健康人，以增进人体健康和各项体能为目的的保健食品，即所谓狭义健康食品或称日常保健食品。它是针对各种不同的健康消费群如婴儿、中老年人、学生、孕妇等的生理特点和营养机能调控的需要而设计的，旨在促进生长发育和维持各种机能活力，强调其成分能充分显示身体防御功能和调节生理节律的工程化食品。对于婴儿食用的健康食品，应完美地符合婴儿迅速生长对各种营养素和微量活性物质的要求，补充适量的 DHA、γ-亚麻酸和免疫球蛋白。对于中老年食用健康食品，应符合"一优三足四低"的要求，即优质蛋白质、足量的膳食纤维、足量的维生素、足量的矿物元素，低能量、低脂肪、低胆固醇和低钠。对于学生食用的保健食品，除满足生长发育需要的各种营养素外，其基本要求是能促进学生大脑智力发育，提供旺盛的精力。对于孕妇的食用健康食品则要根据妊娠期生理变化需要来增进营养素的供给量，特别是蛋白质、维生素及钙、铁的补给。其他如井下、高空、低温、高温环境下工作的人群也应有相应的健康食品，以满足他们生理变化的需要。

另一类保健食品是主要供给健康异常的人食用的，以防病为目的的"特种保健食品"。它着眼于某些特殊消费群，如糖尿病患者、肿瘤患者、心脑血管病患者和肥胖者等身体状况特殊的人，强调食品在预防疾病和促进康复方面的调节功能，以解决所面临的"饮食与健康"问题。目前国际上所热衷研究开发的此类保健食品主要有抗衰老食品、抗肿瘤食品、防心脑血管疾病食品、糖尿病患者食品、减肥食品及护肤食品等。

保健食品中各种营养素的功能，已在各种营养学书籍中有详细论述。随着保健食品第三功能的发掘，一些活性成分的重要调节功能已逐渐被人们认识。恶性肿瘤是当代医学尚未揭示其全部奥秘的严重疾病，食品中能抵抗肿瘤的活性成分还是不少的，目前部分研究工作集中在免疫球蛋白、活性多肽、活性多糖、膳食纤维、维生素及微量元素上。免疫球蛋白是通过提高人体自身的免疫力而达到抗肿瘤的目的的。自 1969 年日本人干原从香菇子实体中提取出具有抗肿瘤的活性多糖以来，大量研究表明，存在于香菇、金针菇、灵芝、猴头菇等食用菌中的一些活性多糖，具有通过刺激人体抗体产生，提高人体自身免疫力而达到抗肿瘤的作用。膳食纤维能诱导肠道内有益菌群大量繁殖，且能结合肠内有毒物并促其排出体外。功能性寡糖能诱导肠内双歧杆菌大量繁殖，也具有上述作用。膳食中含有两类抗氧化剂——营养性抗氧化剂和非营养性抗氧化剂。前者包括维生素 A、维生素 E、维生素 C、铜、硒、锌、胡萝卜素等营养素；后者包括超氧化物歧化酶、生物类黄酮、多酚类、植酸、肌酸、叶绿素、泛醌（辅酶 Q）等。一些主要的老年性退行性疾病均由于氧化损伤影响到蛋白质、脂质、碳水化合物和 DNA 合成及功能，并能对健康造成氧化损伤。吸烟和慢性炎症部位的吞噬细胞可产生大量活性氧，从而造成组织损伤，引起人类多种疾病。越来越多的研究结果表明，膳食抗氧化剂在减轻氧化损伤方面具有重要作用。多不饱和脂肪酸中，主要有 DHA（二十二碳六烯酸）、EPA（二十碳五烯酸）、γ-亚麻酸等，具有降低中性胆固醇、血压、血小板凝聚力、血黏的作用。可用于预防高血脂、动脉硬化及心脑血管病。随着科学研究的不断深入，揭示出的生理活性物质将会越来越多。

中国保健食品的发展与国际发展趋势相一致，已形成 20 世纪 90 年代食品以及相关行业科研与生产的新潮流。营养保健食品科学研究涉及营养保健生理功能的研究范围，概括起来有：①增强组织细胞的代谢能力；②增强机体免疫功能；③维持机体内环境的稳态；④提高血睾酮水平；⑤提高大脑皮层的兴奋作用和促进肾上腺素的分泌；⑥提高血清超氧化物歧化酶（SOD）活性；⑦降低血清胆固醇；⑧降低机体乳酸脱氢酶活性。其目的不外乎为调节人体节律、增强人体免疫力、预防心脑血管等疾病、抗肿瘤、延缓衰老、增强抗疲劳能力、提高智力等。

2. 保健食品与药品的区别

保健食品含义理解不清，概念模糊，混淆了食品与药品的本质，把保健食品理解成加药食品，如市场上出现的绞股蓝茶、有机锗口服液、刺五加混合液、天麻口服液等。不少口服液还标有日服三次，每次一瓶的字样，更是与药品无区别。食品与药品的本质区别在于是否存在毒副作用：药物在治病的同时会出现程度不同的副作用，为此才会有一日吃几次一次吃多少的严格规定；而保健食品则绝不能带任何毒副作用，且要求能满足摄食者心理和生理要求。前面已论述了保健食品应具有三种功能，即营养、享受和调节功能。然而目前市场上一些所谓的保健食品带有明显怪味，也没有标明任何功能成分，如果把添加各种中草药的食品当作保健食品提倡人们大量食用，药物中的毒副成分将积累在体内。

各国基本都存在如何区分保健食品与药品这个问题，而且意见较为统一。保健食品属于食品，食品的基本属性决定了食品必须有营养（第一功能）。就目前所知，人体所需要的营养素约70余种（其中必需营养素40余种），营养科技工作者将其概括为以下七类：蛋白质、碳水化合物、脂肪、矿物质、水、维生素和膳食纤维。同时保健食品也应使人们在食用时具有感官享受（第二功能），即利用食品的色香味增进食欲。而保健食品更重要的是其具有调节人体生理活性的功能（第三功能），适合于特定人群适用。保健食品的功能成分大致有以下八类：功能性甜味剂、活性低聚糖、活性多糖、活性油脂、生物抗氧化剂、活性多肽、活性蛋白、乳酸菌类及其他活性成分。一些学者提出生产出的保健食品应符合以下几方面要求：①由通常食品所使用的材料或成分加工而成；②以通常形态和方法摄取；③标有生物调整功能的标签、成分和含量。保健食品与药品的最大区别是不以治疗为目的，在提供营养、满足人们的感官需要的同时，还调节人体的生理状态，除特殊情况外，无剂量限制，长期大量食用不会引起毒副作用。而以治疗疾病为目的的药品具有选择性、严格的适应证、禁忌证与程度不等的毒性，有严格的剂量、用法及疗程的限制，不能长期过量使用，即使在剂量范围内服用，有时也会引起毒副作用，也必须在医生指导下服用。不能依个人喜好放弃使用。

3. 保健食品在国内外的发展背景及现状

随着经济的发展与生活水平的提高，人们对于食品的要求正逐步由温饱型向感官满足型转变，继而向营养保健型，即通过日常饮食达到预防疾病、调整机体生理状态目的的饮食观转变。保健食品正是适应人们通过改善饮食增强体质这种要求而发展起来的。我国保健食品在生产方面发展的速度更为显著，据不完全统计，目前已有300多家企业生产保健食品，2005年年销售总额为420亿元。其产品种类有营养液（口服液）、饮料（固体、液体）、茶类、乳类、蛋类、糕点饼干类、糖类以及胶囊、药膳等，这些产品大部分以天然植物或动物为原料加工制成。通过几年的发展，一些保健食品生产企业已形成了相当的生产规模，创造了较好的经济效益，成为食品工业的一个重要组成部分。

但是，在保健食品快速发展过程中，由于研究和生产尚未纳入科学轨道，使保健食品不可避免地出现了一哄而起，鱼目混珠，粗制滥造，甚至危害人体健康的现象。目前我国保健食品的现状业已出现了许多令人担忧的问题。

二、健康、亚健康与疾病

世界卫生组织认为：健康是一种身体、精神和交往上的完美状态，而不只是身体无病。它给健康所下的正式定义是："健康是指生理、心理及社会适应三个方面全部良好的一种状况，而不仅仅是指没有生病或者体质健壮。"

亚健康状态也称"第三状态"，一般人常常认为，人只有健康和患病之分。但新的医学研究表明，人体健康与患病之间还存在着一个过渡的中间状态，即第三状态。所谓"亚健康状态"是指人的机体虽然检查无明显疾病，但呈现出疲劳、活力、反应能力、适应力减退，创造能力较弱，自我感觉有种种不适的症状的一种生理状态，也称为慢性疲劳综合征、"机体第三种状态"、"灰色状态"。亚健康介于健康与疾病之间，是一种生理功能低下的状态。

又因为其主诉症状多样而且不固定，如无力、易疲劳、情绪不稳定、失眠等，也被称为"不定陈述综合征"。亚健康并不是不健康，属于身体机能失调疾病。它不属于现有的已经明确病因和定义的疾病，但它会诱发这些疾病。因为在亚健康状态，人的免疫功能将大大降低。亚健康也往往是一系列疾病的前兆。它导致人体的精神活力下降、应激能力下降。表现为疲乏无力、精神不振、焦虑不安、易激怒、头痛、失眠、胸痛、胃纳不佳、懒散、注意力不集中、记忆力减退、理解判断能力降低、社交障碍及性障碍。世界卫生组织指出，亚健康是21世纪威胁人类的头号杀手。

世界各国医学家对亚健康进行了大量的研究，但他们至今未发现特殊的致病因素，现有的医学对亚健康的病因和发病机制至今还找不到原因，因而缺乏真正有效的治疗方法和手段。调查表明：亚健康状态在一些从事企业管理、商业活动的人中所占的比例最高。这主要是因为随着生活和工作节奏的加快，竞争日趋激烈，人们承受的心理压力日渐加重的缘故。据统计，处于亚健康状态的患者年龄多在20～45岁之间。美国每年约有600万人处于亚健康状态。大洋洲处于这种亚健康状态的人口达3700多万。在亚洲地区，人们处于亚健康状态的比例则更高。不久前，日本公共卫生研究所的一项调研发现，在被调查的1000名白领员工中，有75％的人处于亚健康状态。在我国，上海市中年知识分子中75％的人处于"亚健康"状态。现代企业管理中，由于整日的操劳与应酬，处于"亚健康"状态的人更是高达85％以上，以致医学界不得不把亚健康列为21世纪人类健康的新课题。亚健康是一个新的医学概念。20世纪70年代末，医学界依据疾病谱的改变，将过去单纯的生物医学模式，发展为生物-心理-社会医学模式。1977年，世界卫生组织（WHO）将健康概念确定为"不仅仅是没有疾病和身体虚弱，而且是身体、心理和社会适应的完美状态"。80年代以来，我国医学界对健康与疾病也展开了一系列的研究，其结果表明，当今社会有一庞大的人群，身体有种种不适，而上医院检查未能发现器质性病变，医生没有更好的办法来治疗，这种状态称为"亚健康状态"。现代医学研究的结果表明，造成亚健康的原因是多方面的，例如过度疲劳造成的精力、体力透支；人体自然衰老；心脑血管及其他慢性病的前期、恢复期和手术后康复期出现的种种不适；人体生物周期中的低潮时期等。

有关专家研究表明，造成"亚健康"的因素主要有以下几种：①由于竞争的日趋激烈，人们用心、用脑过度，身体的主要器官长期处于入不敷出的非正常负荷状态；②由于人体的老化，表现出体力不足、精力不支、神经的适应能力降低；③心脑血管疾病、肿瘤等疾病的前期，在发病前，人体在相当长的时间内不会出现器质性病变，但在功能上已经发生了障碍，如胸闷气短、头晕目眩、失眠健忘；④人体生物周期中的低潮时期，即使是健康人，也会在一个特定的时期内处于"亚健康"状态。

如何预防和消除"亚健康"？专家们认为，对"亚健康"患者来说，最重要的是在于调整。大多数人是由于紧张和压力，再加上饮食不当和偏食才造成了"亚健康"。消除和预防"亚健康"先要养成良好的生活习惯，劳逸结合，平时注意锻炼身体，适当参加一些户外活动。膳食合理，饮食要少盐、少糖，应多吃些高蛋白的食物，如豆制品等。要多吃新鲜蔬菜、瓜果、鱼和水产品，这样可以补充人体所必需的各种营养物质、维生素和微量元素。同时还要注意不要暴饮暴食或偏食。暴饮暴食会造成消化道器质性病变，偏食会因为缺乏某种营养物质而诱发"亚健康"状态。

三、保健食品的发展概况

（一）我国保健食品发展情况

自1998年以来，适应健康新观念，顺应世界回归自然的潮流，具有中国特色的保健产业正在稳健地形成，并且在高新起点上健康发展，重又焕发起勃勃生机。经过对 3000 多种已通过评审的保健食品进行分析，人们欣喜地看到：中国保健食品在配方设计、产品种类、保健功能和实际应用等诸多方面已处于健康的发展状态。

（1）配方设计　打破了纯中医或纯西医的配方思路，充分利用高科技技术，发挥现代营养学和中医饮食疗法各自的优势。这一点在组方、剂型及制作工艺等方面都得到了体现。

（2）产品种类　中国保健食品市场繁荣的一个重要标志是产品种类丰富，不仅在选用食药上，而且在产品的种类上，可以说是全方位开发。不同民族、不同地区都根据本地本民族的客观实际研制出有效的保健食品。如：各种保健酒、保健茶、保健饮料、保健醋，以及糕、粉、米面食品、含片、营养液、口香糖等。又如，我国也有许多国际上流行的新产品出现：龟油、螺旋藻、褪黑素等。

（3）保健功能　消除了过去那种"老少皆宜"等缺乏科学性的用词，代之以经过科学的检验方法证明了的保健功效，如抗疲劳、免疫调节等，使之明确而又严谨。

（二）我国保健食品存在问题

到目前为止，我国的保健食品行业对市场仍存在一些不够全面、正确的认识，表现在：第一是对市场需求缺乏调查和预测，只要主观上认为可行，就盲目上马；第二是市场的再创性意识淡薄；第三是缺少竞争危机意识。现代社会，任何强大的企业都不能垄断市场，每一种产品都需要不断地更新换代。通过走访有关专家，共同分析探讨目前我国保健食品存在的主要问题，现大致归纳如下：

（1）保健功能分布极不均匀　在已通过审批的保健食品中保健功能分布极不均匀，产品的功能主要集中在免疫调节、抗疲劳、调节血脂、改善骨质疏松、改善胃肠道功能、延缓衰老、营养补剂（补充维生素等），产品结构不合理。仅以免疫调节作用的保健食品为例，在调查的 2000 种保健食品中，有 900 多种表明具有免疫调节作用。在表明具有促进睡眠作用的保健食品中褪黑素的使用频率高达 80％以上。这种严重的低水平重复现象，是导致目前保健食品市场上针对一个有前景的产品一哄而上的主要原因。不过，可喜的是，此类情况目前有缓解趋势。

（2）产品寿命短　由于产品低水平重复、盲目上马和市场开发力度弱等原因，致使一些产品速生速灭，甚至有许多品种虽获得生产批文，但根本没有生产上市；卫生部已批准 3000 多个品种，而真正在市场流通者仅有 1000 余个，进入市场的品种数与已批准的品种数比例极不协调，这足以说明当前保健食品的产品和市场开发还不够成熟。

（3）非传统食品的形态过多　所谓非传统食品的形态，系指保健食品以胶囊（软、硬）、口服液、片剂、冲剂和酒为剂型。这些剂型的产品约占整个保健食品的 70％；而具有一般食品形态的产品，如糖、罐头、醋、饼干、蜜饯仅 5％左右。

（4）企业起点低、规模小　由于我国对保健食品厂还未实施国际通行的 GMP 管理，一般企业规模比较小。有的企业在研制生产新产品时，科技投入少，设备简单，技术含量低，造成质量不稳定，生产效率低下，最终产品难以被市场所接受。

（5）保健食品在消费者心目中存在信誉危机　由于个别企业夸大产品质量和功能，误导消费者，从而使消费者对保健食品失去信任，影响了全行业的声誉。保健食品行业要进一步发展并参与国际竞争，必须在调整产品结构、发展规模经济上下工夫，在科技投入、发挥传统优势上下力气，提高产品质量，实事求是地宣传，在消费者心中重新树立良好的形象。

178

第二节　保健食品的安全性

一、我国保健食品存在的安全问题

1. 保健食品不实宣传问题十分严重

2005 年中国消费者协会有关调查显示，当前保健食品宣传存在七大问题：

（1）概念混乱　保健食品适宜于特定人群食用，是具有特定保健功能的食品。保健食品生产及经营企业在宣传上有意回避这一点，导致一些保健食品厂家混淆概念，趁机打"擦边球"，以"似食非食"、"似药非药"误导消费者，造成近半数被调查者购买时概念混乱。

（2）功效不清　保健食品是具有调节机体功能，不以治疗疾病为目的的食品。保健食品生产及经营企业在宣传上未能真实地、客观地陈述功效，模糊保健食品的功效，导致近半数被调查者对保健食品的功效不能准确识别。

（3）夸大宣传　保健食品生产及经营企业借助宣传某些成分的功能，明示或者暗示，夸大功效，强调功效，吸引消费者来购买。

（4）虚假宣传　保健食品生产及经营企业功效虚假宣传较严重，广告和说明书里充斥着众多"科学或准科学"的专业术语，甚至恶意炒作，使消费者信以为真。

（5）冒充药品　保健食品生产及经营企业通常采取暗示该产品或产品主要原料所具有的疗效的办法来暗示疗效，误导消费者。

（6）误导购买　保健食品市场普遍存在夸大宣传产品功效和冒充药品等问题，使多数消费者面对"天花乱坠"的宣传不知所措，往往跟广告"走"。

（7）诚信危机　保健食品是一种借助大量的信息传播和信息识别才能使消费者形成购买动机的商品。过度、夸大和不实宣传等问题已导致了消费者对保健食品的信任危机。

有关人士指出，目前广大消费者希望行政执法部门加强对保健食品宣传的管理，对于虚假宣传、冒充药品、随意夸大保健功能、用新闻报道形式发布违规广告等行为应予以坚决打击，遏制一切不法经营。

2. 非法添加违禁物品问题时有发生

一些企业为突出产品的功能效果，胆大妄为，置消费者健康于不顾，不按卫生部门批准的产品配方和生产工艺组织生产，擅自在保健食品中添加违禁物品。如在减肥类产品中非法添加芬氟拉明、麻黄素等，在抗疲劳类产品中非法添加枸橼酸西地那非（伟哥的主要成分），在促进生长发育类产品中非法添加生长激素等。以上违法行为，对消费者的身体健康构成极大威胁。

近几年，卫生部查处的违法添加违禁物品并撤销批准文号的保健食品主要有：①减肥类食品违法添加芬氟拉明、麻黄素等，如常青春健美素、消胖胶囊、常驻青牌免疫胶囊和御芝堂减肥胶囊等；②部分抗疲劳类保健食品违法添加枸橼酸西地那非，如都瑞口服液、神戈活力胶囊、启阳牌补元酒等。

3. 非法生产经营保健食品问题屡禁不止

有的盗用保健食品批准文号，有的冒用保健食品标志，有的将普通食品当作保健食品进行宣传，有的生产经营假冒伪劣保健食品，有的未经批准擅自生产保健食品……严重扰乱了保健食品市场。

4. 保健食品企业生产条件较差问题尚未得到根本性改变

为加强保健食品生产的监督管理，卫生部颁布实施了《保健食品良好生产规范》。但实际上，一些企业不符合《保健食品良好生产规范》的要求，不具备保健食品自检能力。有些企业片面重视广告宣传和市场营销，而忽视生产设备的更新、改造。

二、保健食品的基本要求

1. 经必要的动物和/或人群功能试验，证明其具有明确、稳定的保健作用。

2. 各种原料及其产品必须符合食品卫生要求，对人体不产生任何急性、亚急性或慢性危害。

3. 配方的组成及用量必须具有科学依据，具有明确的功效成分，如在现有技术条件下不能明确功效成分，应确定与保健功能有关的主要原料名称。

4. 标签、说明书及广告不得宣传疗效作用。

三、保健食品的功能学定位与评价

我国保健品的道路应该走与中医药结合的方式，中国传统医药是我国劳动人民生活实践中的智慧结晶，是历代医家与疾病做斗争的经验总结。数千年来，它独特的理论、良好的疗效为中华民族的繁衍昌盛作出了巨大的贡献。

中医药理论与保健食品有着密切的联系。常根据病症发展的不同时期、生理发育的不同阶段、疾病发生的不同性质等采取相应措施。

1. 根据病症发展的不同时期

应用传统保健食品保持人体健康，防治疾病，基本上可分为预防、保健、治疗、康复四个方面。这四者之间是相互关联，相互影响的关系。

(1) 预防疾病　包括三个概念：

① 合理饮食，增强体质以达到防病的目的，如：全面膳食，节制饮食，注意饮食宜忌等。

② 有针对性地加强某些营养素的摄入，以预防某些疾病的发生，例如：用加钙的食品预防佝偻病，用加碘的食品预防甲状腺肿大等。

③ 应用某些食药的特异性功能直接用于某些病症的预防，例如：用大蒜预防肠道传染病，用山楂预防动脉硬化等。

此阶段应以"为医者当须先洞晓病源，知其所犯，以食治之，食药不愈，然后命药"为原则，以保健食品为主预防病症的发生。

(2) 保健　"保健"一词，《辞海》的解释为："对个人和集体所采取的医疗预防与卫生防疫相结合的综合性措施。"历代中医药文献中记载的保健功能不下百种，如：益智、明目、聪耳、乌发、安神、美容颜、轻身、固齿、肥人、壮阳、益寿、生津、润肺等。

此阶段除了合理饮食、适量运动等保健措施之外，运用保健食品进行保健是一个重要措施。可根据个人需要选用具有相应保健功能的食药。

(3) 治疗　其作用主要体现在祛邪与扶正两方面，此阶段原则上应以药疗为主，以保健食品为辅。然而，也应注意药疗与食疗不同之处："药性刚烈，尤若御兵"，"若能用一食平苛，适情遣疾者，可谓良工"（《备急千金要方·食治篇》）。要根据具体病症酌情施治，对待大多数急症、重症，以药疗为先；而对待大多数慢性病、轻症，又应以保健食品为主。例如：高血压患者在用药后，血压得到了控制，就可以逐渐减少药量，转为以保健食品为主的治疗方案。

(4) 康复　包括疾病后期或病后康复等，不同的康复时期，中医药与保健食品的结合各异。

前文已述，人体的状态可以分为疾病状态、亚健康状态（第三态）和健康状态。这三者之间的区别是相对的，是可以转化的。所谓亚健康，可理解为健康透支状态，即身体确有种种不适但又没有发现器质性病变状态。中药保健食品主要适用于亚健康或病理状态的人群。健康状态时以食为主，疾病状态时以药为主。食品与药品之间是食药两用之品。

2. 根据生理发育的不同阶段

以益智类保健食药的功能为例：大脑和智力的发育都需要充足的营养，并受着一定时期的限制，若以 18 岁青年的智力发育水平为 100%，则 4 岁时已有 50%，7 岁时就有 90% 的智力。因此，可以说，从怀孕的最后 3 个月至 7 岁是大脑发育的主要时期。此时期内，药物是不适宜的，最可行的措施是根据妊娠期、婴幼儿、少年不同时期的生理特点，分别给予最适宜消化吸收的益智类食物。常用益智类食物如：核桃、芝麻、大枣、奶蛋品、动物肝脏、鱼肉、黄花菜、胡萝卜、绿叶蔬菜、苹果等。以此类推，青年、中年、壮年、老年，以及女性经、胎、产、更年期等不同的生理阶段，在应用保健食品时，都需要区别对待。纯食物性的与纯中药性的、含药的保健食品与不含药的保健食品之间的搭配比例应有所不同。保健食品的剂型种类也应有所区别，例如，老年人宜采取糜粥疗法等。

3. 根据疾病发生的不同性质

人体各种组织、器官和整体的机能低下是导致疾病的重要原因。中医学把这种病理状态称为"正气虚"，所引起的病症称为"虚证"。根据虚证所反映的症状和病理的不同，还可分为肝虚、心虚、脾虚、肺虚、肾虚，以及气虚、血虚等，此时应"虚则补之"。如：当归羊肉汤补血，猪骨髓补脑，黑芝麻乌发生津，银耳益气等。外部致病因素侵袭人体，或内部功能的紊乱和亢进，皆可使人发生疾病。如果病邪较盛，中医称为"邪气实"，其证候则称为"实证"。如果同时又有正气虚弱的表现，则是"虚实错杂"。此时既要针对病情进行全面的调理，又要直接去除病因，即所谓"祛邪安脏"。如山楂消食积，赤小豆治水肿，猪胰治消渴，蜂蜜润燥等。疾病性质不同应选用不同的食物或药物，有时以食为主，有时以药为主。利用食物或药物的阴阳属性，适当地应用于调和人体的阴阳平衡，以收祛邪扶正之效。

此外，无论是应用食物、中药还是保健食品都必须注重其中所含的有效成分及药理作用。在人们日常食用的食物、中药和保健食品中，不仅含有丰富的营养素，而且还含有许多有益于人体的有效成分，例如：人参皂苷的抗肿瘤作用，甘草酸的抗感染作用等。这些因素在中医药与保健食品结合应用时是必须考虑到的。

根据上述保健品的定位，保健食品的功能学检验包括以下内容：免疫调节、延缓衰老和抗氧化作用、改善记忆作用、改善生育发育作用、抗疲劳作用、减肥作用、耐缺氧作用、抗突变作用、抗辐射作用的、调节血脂作用、减轻肿瘤放疗、化疗毒副作用和辅助抑制肿瘤作用、辅助降血糖作用、改善胃肠道功能作用（改善消化功能、调节肠道菌群、润肠通便、对胃黏膜有辅助保护作用）、改善睡眠作用、改善营养性贫血作用、对化学性肝损伤有辅助保护作用、促进泌乳作用、美容作用（祛痤疮、祛黄褐斑、改善皮肤水分和油分作用）、改善视力作用、促进排铅作用、清咽润喉作用、辅助降血压作用、改善骨质疏松作用、增加骨密度作用的检验方法。

四、我国保健食品的法制化管理

为加强保健食品的监督管理，保证保健食品质量，国务院责成国家食品与药品监督管理局对保健食品、保健食品说明书进行审批。

1. 保健食品的审批

凡声称具有保健功能的食品必须经卫国家食品与药品监督管理局审审查认定。获得《保健食品批准证书》的食品准许使用保健食品标志。申请《保健食品批准证书》时，必须提交下列资料：

(1) 保健食品申请表。

(2) 保健食品的配方、生产工艺及质量标准。

(3) 毒理学安全性评价报告。

(4) 保健功能评价报告。

(5) 保健食品的功效成分名单，以主功效成分的定性和/或定量检验方式、稳定性试验报告。在现有技术条件下不能明确功效成分的，则须提交食品中与保健功能相关的主要原料名单。

(6) 产品的样品及其卫生学检验报告。

(7) 标签及说明书（送审样）。

(8) 国内外有关资料。

(9) 根据有关规定或产品特性应提交的其他材料。

如果由两个以上合作者共同申请同一保健食品时，《保健食品批准证书》共同署名，但证书只发给所有合作者共同确定的负责者。申请时，除提交本办法所列各项资料外，还应提交由所有合作者签章的负责者推荐书。《保健食品批准证书》持有者可凭此证书转让技术或与他方共同合作生产。转让时，应与受让方共同向有关部门申领《保健食品批准证书》副本。申领时，应持《保健食品批准证书》，并提供有效的技术转让合同书。《保健食品批准证书》副本发放给受让方，受让方无权再实行技术转让。已由国家有关部门批准生产经营的药品，不得申请《保健食品批准证书》。进口保健食品时，进口商或代理人必须向国家食品与药品监督管理局提出申请。申请时，除提供第六条所需的材料外，还要提供出产国（地区）或国际组织的有关标准，以及生产、销售国（地区）有关卫生机构出具的允许生产或销售的证明。

2. 保健食品的生产经营

申请生产保健食品时，必须向省级有关部门提交下列资料：

(1) 有直接管辖权的卫生行政部门发放的有效食品生产经营卫生许可证。

(2)《保健食品批准证书》正本或副本。

(3) 生产企业制订的保健食品企业标准、生产企业卫生规范及制定说明。

(4) 技术转让或合作生产的，应提交与《保健食品批准证书》的持有者签订的技术转让或合作生产的合同书。

(5) 生产条件、生产技术人员、质量保证体系的情况介绍。

(6) 三批产品的质量与卫生检验报告。

凡是未经审查批准的食品，不得以保健食品名义生产经营；未经审查批准的企业，不得生产保健食品。保健食品生产者必须按照批准的内容组织生产，不得改变产品的配方、生产工艺、企业产品质量标准以及产品名称、标签、说明书等。保健食品的生产过程、生产条件必须符合相应的食品生产企业卫生规范或其他有关卫生要求。选用的工艺应能保持产品的功效成分的稳定性，加工过程中功效成分不损失，不破坏，不转化和产生有害的中间体。应采用定型包装。直接与保健食品接触的包装材料或容器必须符合有关卫生标准或卫生要求。包装材料或容器及其包装方式应有利于保健食品功效成分的稳定。保健食品经营者采购保健食品时，必须索取《保健食品批准证书》复印件和产品检验合格证。采购进口保健食品应索取

《进口保健食品批准证书》复印件及口岸进口食品卫生监督检验机构的检验合格证。

3. 保健食品标签、说明书及广告宣传

保健食品标签和说明书必须符合国家有关标准和要求，并标明下列内容：

（1）保健作用和适宜人群。

（2）食用方法和适宜的食用量。

（3）储藏方法。

（4）功效成分的名称及含量。在现有技术条件下不能明确功效成分的，则须标明与保健功能有关的原料名称。

（5）保健食品批准文号。

（6）保健食品标志。

（7）有关标准或要求所规定的其他标签内容。

保健食品的名称应当准确、科学，不得使用人名、地名、代号及夸大或容易误解的名称，不得使用产品中非主要功效成分的名称。保健食品的标签、说明书和广告内容必须真实，符合其产品质量要求。不得有暗示可使疾病痊愈的宣传。严禁利用封建迷信进行保健食品的宣传。未经卫生部按本办法审查批准的食品，不得以食品名义进行宣传。

4. 保健食品的监督管理

根据《食品卫生法》以及卫生部有关规章和标准，各级卫生行政部门应加强对保健食品的监督、监测及管理。卫生部对已经批准生产的保健食品可以组织监督抽查，并公布抽查结果。卫生部可根据以下情况确定对已经批准的保健食品进行重新审查：

（1）科学发展后，对原来审批的保健食品的功能有认识上的改变。

（2）产品配方、生产工艺以及保健功能受到可能有改变的质疑。

（3）保健食品监督监测工作需要。

经审查不合格者或不接受重新审查者，由卫生部撤销其《保健食品批准证书》。合格者，原证书仍然有效。保健食品生产经营者的卫生监督管理，按照《食品卫生法》及有关规定执行。

第三节　保健食品安全性毒理学评价程序

保健食品是近十余年来发展起来的具有特定保健功能的食品，与普通食品的区别在于保健食品是针对特定人群而设计的，具有调节和改善机体功能作用的食品。近十几年来，我国人民生活水平迅速提高，人们的保健意识日益增强，对提高生活质量和身心健康的投入越来越大，致使保健食品在我国迅速发展。因此，在研制开发保健食品时，对保健食品的安全性和有效性进行科学的评价是十分重要的。

安全无毒是保健食品最基本的要求，即各种用于保健食品生产的原料及其产品必须符合食品卫生要求，对人体不产生任何急性、亚急性和慢性危害。因此在申请保健食品时首先必须提交安全性毒理学评价报告。关于食品安全性的问题，我国已经制订实施了国家标准"食品安全性毒理学评价程序（GB 15193.1～15193.19—94）"，主要用于评价食品生产、加工、保藏、运输和销售过程中使用的化学和生物物质以及在这些过程中产生的有害物质，现经多年使用已经趋于成熟。这一标准主要是针对食品中含量较少的有毒有害物质而制订的。保健食品则不同，一般是以普通食品为原料，采用常规或新的工艺进行进一步提取加工，或者在普通食品中加入某种已批准用于食品的物质，或者使用食品新资源，按照一定的配方比例配制而成的，服用量较大，因此保健食品的安全性评价应该有别于普通食品。目前有关部门正在针对保健食品的特点对"食品安全性毒理学评价程序"进行修订。

一、进行保健食品评价的基本要求

（一）受试物

受试物应该是符合既定的配方、生产工艺及质量标准的规格化定型产品，其原料成分、比例及纯度应与实际应用的相同，在需要检测高纯度受试物及其可能存在的杂质的毒性或进行特殊实验时可选用纯品，或以纯品及杂质分别进行毒性检测。进行功能学评价的受试物必须是已经过食品毒理学安全性评价确认为安全的物质，并应提供毒理学安全性评价的资料。同时尽可能提供受试物的理化性质（包括化学结构、纯度、稳定性等）或原料组成、功效成分或特征成分的名称和含量等资料，以及其他必要检测的样品，这些样品必须为同一批次。

（二）实验动物

根据各种实验的具体要求，合理选择实验动物。常用大鼠和小鼠，品系不限，推荐使用近交系动物。动物的性别、年龄、数量依实验需要进行选择。功能学评价时动物的数量原则上要求为小鼠每组至少 10 只（单一性别），大鼠每组至少 8 只（单一性别）。动物应达到清洁级实验动物的要求。

（三）给受试物的剂量及时间

在进行保健食品安全性毒理学评价时，给予受试物的剂量和时间应根据不同的实验目的进行选择，其中 30 天（90 天）喂养实验中，高剂量组原则上应大于或等于人体可能摄入量的 100 倍。功能性评价时，原则上要求各种实验至少应设 3 个剂量组和 1 个对照组，必要时可设阳性对照组。剂量选择应合理，尽可能找出最低有效剂量。在 3 个剂量组中，其中一个剂量应相当于人推荐摄入量的 5～10 倍，受试物的实验剂量必须在毒理学评价确定的安全剂量范围之内，且最高剂量原则上不得超过人体推荐量的 30 倍（特殊情况除外）。给予受试物的时间应根据具体实验而定，一般为 10～30 天。当给予受试物的时间不足 30 天而实验结果阴性时，应延长至 30 天重新进行实验；当给予受试物的时间超过 30 天而实验结果仍阴性时，则可终止实验（特殊情况除外）。

（四）受试物处理

（1）溶剂选择首选溶剂为水，不溶于水的受试物可选用食用植物油、助悬剂、乳化剂等配制成溶液。

（2）受试物推荐剂量较大，超过实验动物承受量时，可考虑适当减少受试物中的赋形剂和/或非功效成分的含量。

（3）对于含乙醇的受试物，原则上应使用其定型的产品进行实验。如乙醇含量超过 20%，允许将其含量降至 15%～20%。如受试物的推荐剂量较大，超过动物承受的容量时，允许将其进行浓缩，但最终的浓缩液体应恢复原乙醇含量，并在 15%～20% 之间，且各剂量组的乙醇含量一致。调整受试物乙醇含量原则上应使用原产品的酒基。当进行果蝇实验时，允许将乙醇去除。

（4）对于以冲泡形式饮用的受试物（如袋泡剂），可用其水提取物进行实验，提取方法应与其推荐的饮用方法相同。如产品无特殊推荐饮用方法，可用受试物重量 10 倍以上的水，在常压、温度 80～90℃条件下浸泡 30～60min，提取两次，收集两次浸出液合并浓缩至所需浓度。

（5）遇水膨胀的受试物可按规定比例掺入饲料，由动物自由进食。

（6）液体受试物需要浓缩时，应尽可能选择不破坏其成分的方法。一般可选择 60～70℃减压进行浓缩，浓缩的倍数依具体实验要求而定。

（五）受试物给予方式

受试物经口给予，原则上应灌胃。如无法灌胃可加入饮水或饲料中，应尽可能准确计算各途径受试物的给予量。将受试物掺入饲料时，应该注意下列问题：受试物必须在饲料中不挥发，不分解破坏，且在饲料中混合均匀；不影响饲料感官性状以及动物摄食量；不降低饲料的营养价值和消化吸收率。饲料中受试物掺入的量一般不应超过饲料重量的 5％，最高不超过 10％，超过 5％时应补充蛋白质使其蛋白质含量与对照组相当。在掺入饲料时，需将受试物的剂量按照动物单位体重的摄食量折算为饲料的量，一般按动物体重的 5％～10％折算。

（六）有关对照组设定

进行安全性毒理学评价时，阴性对照组、阳性对照组依照不同实验的要求设定，阴性对照组一般不给予受试物或给予相应的溶剂，阳性对照组给予有已知特定毒性的物质（如环磷酰胺等）。

进行功能性评价时，以载体和功效成分（或原料）组成受试物，当载体本身可能具有相同功能时，应将该载体作为对照。而对于通过补充营养素或促进营养素的消化、吸收、利用来达到改善生长发育或增加骨密度等功效的保健食品进行功能实验时，可以用我国人群营养素摄入水平及消化吸收资料为参考，将动物饲料中的营养素作相应调整来设定对照组。

二、保健食品安全性毒理学评价程序规范

（一）检测程序和实验项目选择原则

1. 食品安全性毒理学评价实验

第一阶段：急性毒性实验。一般做经口急性毒性实验（LD_{50} 测定），必要时做联合急性毒性实验、一次最大耐受量实验。

第二阶段：遗传毒性实验，传统致畸实验，短期喂养实验。遗传毒性实验的方法组合必须考虑原核细胞和真核细胞、生殖细胞与体细胞、体内和体外实验相结合的原则，至少从鼠伤寒沙门菌/哺乳动物微粒体酶实验（Ames 实验）、小鼠骨髓微核实验、V_{79} HGPRT 基因或 TIC 基因突变实验、小鼠精子畸形实验或睾丸染色体畸变实验中选择三项进行检验。短期喂养实验应进行 30 天喂养实验，如受试物需进行第三、四阶段实验，则可不进行本项实验。

第三阶段：亚慢性毒性实验。包括 90 天喂养实验、繁殖实验和代谢实验。

第四阶段：慢性毒性实验（包括致癌实验）。

2. 实验项目选择原则

① 凡属我国创新的物质一般要求进行四个阶段的实验。特别是对其中化学结构提示有慢性毒性、非遗传毒性或致癌性可能者或产量大、使用范围广、摄入机会多者，必须进行全部四个阶段的毒性实验。

② 凡属与已知物质（指经过安全性评价并允许使用者）的化学结构基本相同的衍生物或类似物，则根据第一、第二、第三阶段毒性实验结果判断是否需进行第四阶段的毒性实验。

③ 凡属已知化学物质，世界卫生组织已公布每人每日允许摄入量（ADI，以下简称日允许量）者，同时申请单位又有资料证明我国产品的质量规格与国外产品一致，则可先进行第一、第二阶段毒性实验，若实验结果与国外产品的结果一致，一般不要求进行进一步的毒

性实验，否则应进行第三阶段毒性实验。

④ 食品新资源、新资源食品原则上应进行第一、二、三阶段毒性实验，以及必要的人群流行病学调查，必要时进行第四阶段实验。若根据有关文献资料及成分分析，未发现有或虽有但量很少不致对健康构成危害的物质，以及较大数量人群有长期食用历史而未发现有害作用的天然动植物（包括作为调料的天然动植物的粗提制品）可先进行第一、二阶段毒性实验，经初步评估后，决定是否需要进行进一步的毒性实验。

⑤ 保健食品应根据原料种类、生产工艺、组成成分种类选择毒性实验项目，原则上应做第一、二阶段毒性实验，无服用史者需进行全部四个阶段毒性实验。

⑥ 关于农药、食品添加剂、辐照食品、食品用容器、包装材料的毒理学评价实验项目的选择本章不作介绍。

（二）食品安全性毒理学评价实验的目的和结果判定

1. 急性毒性实验

急性毒性实验测定 LD_{50}，了解受试物的毒性强度、性质和可能的靶器官，为进一步进行毒性实验的剂量和毒性判定指标的选择提供依据。如 LD_{50} 小于人的可能摄入量的 10 倍者，则受试物不能用于食品，不再继续其他毒理学实验；大于 10 倍者，可进入下一阶段毒理学实验。

2. 遗传毒性实验

对受试物的遗传毒性以及是否具有潜在致癌作用进行筛选。根据受试物的化学结构、理化性质以及对遗传物质作用终点不同，并兼顾体外和体内实验以及体细胞和生殖细胞的原则，在所列的四项实验中选择三项，根据以下原则对结果进行判断：

① 如三项实验均为阳性，则表示该受试物很可能具有遗传毒性作用和致癌作用，一般应放弃该受试物应用于食品，无需进行其他项目的毒理学实验。

② 如其中两项实验为阳性，而短期喂养实验显示该受试物具有显著的毒性作用，一般应放弃该受试物用于食品，如短期喂养实验显示有可疑的毒性作用，则经初步评价后，根据受试物重要性和可能摄入量等，综合权衡利弊后再作出决定。

③ 如其中一项实验为阳性，则再选择另外两项备选的遗传毒性实验，如再选实验均为阳性，则无论短期喂养实验和传统致畸实验是否显示有毒性与致畸作用，均应放弃该受试物用于食品；如有一项为阳性，而在短期喂养实验和传统致畸实验中未见有明显毒性与致畸作用，则可进入第三阶段毒性实验。

④ 如三项实验均为阴性，则可进入第三阶段毒性实验。

⑤ 短期喂养实验对只需进行第一、二阶段毒性实验的受试物，在急性毒性实验基础上，通过 30 天喂养，进一步了解其作用，并可初步估计最大无作用剂量。在只要求进行两阶段毒性实验时，若短期喂养实验未发现有明显毒性作用，综合其他各项实验即可作出初步评价；若实验中发现有明显毒性作用，尤其是有剂量-反应关系时，则考虑进行进一步的毒性实验。

3. 致畸实验、90 天喂养实验、繁殖实验

致畸实验目的是了解受试物对胎仔是否具有致畸作用。90 天喂养实验目的是观察受试物以不同剂量水平经较长期喂养后对动物的毒性作用性质和靶器官，并初步确定最大无作用剂量。繁殖实验的目的是了解受试物对动物繁殖及对子代的致畸作用，为慢性毒性和致癌实验的剂量选择提供依据。根据这三项实验中所采用的最敏感指标所得的最大无作用剂量进行评价，原则是：

① 最大无作用剂量小于或等于人的可能摄入量的 100 倍者表示毒性较强，应放弃该受

试物用于食品。

② 最大无作用剂量大于 100 倍而小于 300 倍者，应进行慢性毒性实验。

③ 大于或等于 300 倍者则不必进行慢性毒性实验，可进行安全性评价。

4. 代谢实验

了解受试物在体内的吸收、分布和排泄速度以及蓄积性，寻找可能靶器官；为选择慢性毒性实验的合适动物种系提供依据；了解有无毒性代谢产物形成。可根据受试物主要功效物质的生物转运与转化过程及代谢产物进行评价。

5. 慢性毒性实验（包括致癌实验）

了解长期接触受试物后出现的毒性作用，尤其是进行性或不可逆的毒性作用以及致癌作用；最后确定最大无作用剂量，为受试物能否应用于食品的最终评价提供依据。应根据慢性毒性实验所得的最大无作用剂量进行评价，原则是：

① 最大无作用剂量小于或等于人的可能摄入量的 50 倍者，表示毒性较强，应放弃该受试物用于食品；

② 最大无作用剂量大于 50 倍而小于 100 倍者，经安全性评价后，决定该受试物能否用于食品；

③ 最大无作用剂量大于或等于 100 倍者，则可考虑允许使用于食品。

6. 其他保健食品、新资源食品、复合配方的饮料等

在实验中，若受试物的最大加入量（一般不超过饲料的 5%）或液体受试物最大可能浓缩物加入量仍不能达到最大无作用剂量为人的可能摄入量的规定倍数时，则可以综合其他的毒性实验结果和实际食用或饮用量进行安全评价。

第十章　转基因食品的安全性评价

第一节　转基因食品概述

基因（DNA）是控制生物遗传性状的结构和功能单位。DNA 是脱氧核糖核酸的英文缩写，它编码各种遗传信息，产生不同的蛋白质。从狭义上说，转基因食品（genetically modified food）是通过基因工程手段将一种或几种外源性基因转移至某种特定生物体（动物、植物和微生物等）中，从而改造生物的遗传物质使其有效地表达相应的产物（多肽或蛋白质），并出现原物种不具有的性状或产物，这样的生物体直接作为食品或以其为原料加工生产的食品就叫做转基因食品。应用转基因技术构建的生物称为转基因生物，包括转基因植物、转基因动物和转基因微生物。与转基因植物、动物和微生物相适应，转基因食品也可以进一步分为转基因植物食品、动物食品和微生物食品。一种生物体新的表型的产生除可采用转基因技术外，还可采用对生物体本身基因修饰的办法。一个基因经修饰后会改变"模样"，其表达产物与不修饰时不同，在效果上等同于转基因，这是广义上的转基因食品。

所有生物的 DNA 上都写有遗传基因，它们是建构和维持生命的化学信息。通过改造生物的遗传物质，使其在营养品质、消费品质等方面向人类所需要的目标转变，以转基因生物为直接食品或为原料加工生产的食品就是转基因食品。简而言之，转基因食品就是移动动植物的基因并加以改变，制造出具备新特征的食品种类。

转基因食品包括转基因植物食品、动物食品和微生物食品三类，其中发展最快的是转基因植物食品。虽然中国、美国和加拿大都有快速生长的转基因鱼已经取得了突破性进展，但是，迄今为止，全世界还没有转基因动物食品批准上市。在国外，将转基因细菌和真菌生产的酶用于食品生产和加工已经比较普遍了，但是用于面包、啤酒、酸奶等食品和饮料的转基因酵母菌和其他微生物还没有获准进入市场应用。因此，目前市场上的转基因食品基本上只有转基因植物食品。

一、生物技术概述

广义的生物技术（biotechnology）可说是无所不包，人类日常生活上的衣食住行，几乎全都离不开生物技术的影响。早在数千年前，埃及人就已经知道用生物技术的方法来生产啤酒或其他酒类，酱油、泡菜、豆腐乳、红糟肉、味精等也都是利用微生物生产的食品。酒类所含的酒精与风味物质、酱油或泡菜的风味物质、红糟肉的抗血脂物质等，都是微生物的代谢产物；而赫赫有名的青霉素，则是青霉菌为了抵抗周围环境中的各种细菌所产生的物质，被人类利用来消灭入侵人体的细菌。因此，生物技术早就被人类所广泛应用，这些可称为传统的生物技术。现代生物技术运用生物化学，分子生物学以及分子遗传学等现代科技利器，来改变生物个体的遗传性质，这是在根本上控制了生物的代谢或生理，以达到生产有用物质之目的。两种生技领域的最大差异在于，现代生物技术是使用细胞与分子层次的微观手法来进行操作，不同于传统以整体动物、植物或微生物的饲养、交配或筛选。

在 20 世纪 70 年代，由于限制性核酸内切酶的发现（Smith H，1970），重组 DNA 技术相继成功（Janet Mertz，1972）。1976 年，美国加州大学旧金山分校博耶（H. Boyer）教授首次将外源基因——生长抑制素释放因子以质粒为载体转入大肠杆菌并获表达。企业家斯旺森（Swanson）闻讯拜访了博耶并协议建立了基因公司，于 1977 年第一个生产出治疗肢端肥大、隐性胰腺炎的生长抑制素释放因子。以往常规生产是从动物的下丘脑提取，每获 1mg 需 10 万只羊；该技术的成功则使每克价格降至 300 美元。该公司相继推出基因工程新产品：人胰岛素（1978）、胸腺素 α-1（1979）、干扰素 α、干扰素 β（1980）和干扰素 γ（1981）、纤溶酶原激活剂（TPA）（1982）、肿瘤坏死因子和凝血因子 Ⅷ（1984）。至 1986 年，仅 TPA 年营业额即高达 10 亿美元。基因工程转化为生产力并产生巨大经济效益，不仅震惊世界，并从而赋予生物技术这一概念以特定含义。

自 20 世纪 80 年代以来，不少学者或学术组织赋予生物技术以各种定义，其基本点归纳起来来有三点：①生物技术是一门多学科、综合性的技术科学；②需有生物催化剂参与；③最后目的是建立生产过程或为社会服务。其相关学科主要包括：生物学（生物化学、微生物学、细胞生物学、分子生物学、遗传学等）、化学（有机化学、分析化学、电化学等）、工程学（化学工程、机械工程、电子工程）、医学、药学、农学等。因此，从严格的意义上讲，生物技术是以生命科学为基础，利用生物的特性或功能，设计构建具有预期性状的新物种或新品系，以及与工程原理和技术相结合进行社会生产或为社会服务的综合性技术领域。

二、生物技术的发展

人类对生物技术的实践却可追溯到远古时代原始人类生活期间。为此，可将生物技术的发展分成四个时期，即：经验生物技术时期，近代生物技术的形成和发展时期，近代生物技术的全盛时期以及现代生物技术的建立和发展时期。

（一）经验生物技术时期（从人类出现到 19 世纪中期）

远古时的原始人类靠捕杀兽类和采集野果、喝兽奶为生，并逐步掌握了制作"风肉"以及"果酒"、"酸奶"等技术。古埃及人民在公元前 40 世纪时已用经发酵的面团制作面包，在公元前 20 世纪时已掌握了用裸麦制作"啤酒"的技巧。公元前 20 世纪古叙利亚人用葡萄酿酒。公元前 25 世纪时古代巴尔干地区的人开始制作酸奶。我国古代人类用高粱造酒是始于我国历史上第一个奴隶制朝代——夏朝初期，用大豆制造酱也有约 4000 年的历史。在商代后期，人们发现发了霉的豆腐可以治外伤；在 3500 年前（商代），我国已开始用人畜的粪便和以桔梗、杂草沤制堆肥；约在 2000 年前（西汉后期）我国就提倡采用豆粮隔年轮种的方法来提高粮食的产量。古代人民在医药上也取得了不少成就，我国在公元 2 世纪时的东汉，医学家华佗就用多种植物配制了一种全身麻醉药——麻沸散；在约 1000 年前，我国已开始用轻症天花病人的痘对健康人进行接种以防传染，这比 1798 年英国的詹纳（E. Jenner）发明的牛痘接种约早了 800 年，因此人痘接种法曾传到国外；明朝药学家李时珍在 1578 年所著的《本草纲目》中就记载了药用植物、动物和矿物 1892 个（主要是植物）。

上面述及的一些生活或生产实践都应归于广义生物技术的范畴，当然这些实践基本上是属于只知其然而不知其所以然的实践，还没有上升到理论，更不能以理论来指导、提高实践，因此在其后相当长的时间中没有获得很大的突破。但上述实践是十分可贵的，因为它为其后相关理论的建立和进一步的实践创造了条件。

（二）近代生物技术建立时期（19 世纪 50 年代~20 世纪 40 年代）

这一时期是与显微镜的诞生和微生物的发现以及微生物学的问世密切相关的。虽然最早的显微镜是荷兰人詹生（Z. Janssen）早在 1590 年制作的，其后在 1665 年英国的胡克（R. Hooke）也制作了显微镜，但都因放大倍数有限而无法观察到细菌和酵母，但胡克却观察到了霉菌，还观察到了植物切片中存在胞粒状物质，并把它称为细胞（cell），此名称一直被沿用至今。1683年荷兰人列文虎克（A. Van Leeuwenhoek，1632—1723）用自磨的镜片制作的显微镜，其放大倍数可近300倍，从而观察并描绘了杆菌、球菌、螺旋菌等的形态，为人类进一步了解和研究微生物创造了条件，并为近代生物技术的建立作出了重大贡献。

在生物学以及生物技术方面依然出现了若干较可喜的进展。例如，1833年帕耶（Payer）用乙醇提取了麦芽，并将其用于淀粉的水解和织物的脱浆；1835年德国的施莱登（M. J. Schleiden）和施旺（T. Schwann）共同阐明了细胞是动植物的基本单位；1857年巴斯德明确指出，"酒精是酵母细胞生命活动的产物"；1858年托劳贝（Traube）提出了发酵是靠酶的作用进行的概念；1863年巴斯德又明确指出"所有的发酵都是微生物作用的结果"。

发酵技术等微生物应用有了较大的发展。1880年起，巴斯德开始对病原菌进行了较系统的研究，并用经减毒的病原菌制成了疫苗。德国的科赫（R. Koch）首先采用了染色法对细菌进行了形态学的观察，1881年他与其助手帕特利（J. R. Petri）创造了一种分离纯粹微生物细胞的方法，即用接种针在铺有凝固琼脂培养基的培养皿（也称双碟或帕特利皿）上进行划线的方法以获得纯粹的细胞；此外，科赫还分离到当时危害性很强、传染性较大的结核杆菌。

在19世纪中后期，酶学和酶生物技术开始萌芽，首先是1876年德国的库尼（L. Kunne）创造了"Enzyme"一词；1892年德国的布希纳（E. Bilchner）发现了磨碎后的酵母细胞仍能进行酒精的发酵，并认为这是酵母细胞中的一系列酶在起作用的缘故；1913年德国的米卡埃里斯（L. Michaelis）和门坦姆（M. L. Mentem）利用物理化学原理和前人工作提出了酶反应动力学的表达式；1926年美国的生物学家萨姆纳（J. Sumner）证实了从刀豆中获得的结晶脲酶是一种蛋白质，其后，他又与别人合作，进一步证明胃蛋白酶和过氧化氢酶也是蛋白质。上面这些有关酶的成果为其后的酶生物技术的进一步发展奠定了基础。

（三）近代生物技术的全盛时期（20世纪40年代初～20世纪70年代末）

这一时期的起始标志是青霉素工业开发获得成功，因为它带动了一批微生物次级代谢和新的初级代谢物产品的开发，并激发了原有生物技术产业的技术改造。此外，一批以酶为催化剂进行生物转化（bioconversion）过程生产的产品问世，加上酶和细胞固定化技术的应用使近代生物技术产业达到了一个全盛时期。

1. 青霉素的发现

1928年9月英国伦敦圣马利医院的细菌学家弗莱明发现有一个能引起化脓性炎症的金黄色葡萄球菌的培养皿被空气中夹带的青霉菌污染了。奇怪的是在那个青霉菌菌落周围的金黄色葡萄球菌都长不出来了，而形成了一个透明的抑菌圈。当时他就敏感地想到可能是那掉下的青霉菌会产生一种抗细菌物质，因而把这株从空气中落下的青霉菌的菌株保藏了起来，准备进一步研究。其后他发现他所保存的青霉为点青霉（*Penicillium notatum*），同时将它所分泌的抗菌物质称为青霉素（penicillin）。第二年他继续对所获得菌种进行培养，并对培养液的青霉素进行提取后进行了初步的动物实验，发现青霉素确实有强烈的杀灭多种病原菌的能力，且毒性不大。但由于青霉素是微生物所产生的次级代谢产物，其产量远比初级代谢产物量低，结构也较复杂，性能又不够稳定，因此要投入生产还存在很多困难。

青霉素的投产开辟了一个生产上百种新的抗生素和其他次级代谢产物的工业微生物产品的道路，同时也对原有的和新的初级代谢产品的生产方式起了很大启示作用，原来以固体发酵为主的有机酸和酶制剂生产大多都改为液体发酵生产。与此同时，一个新的交叉学科——生物化学工程（biochemical engineering）也就诞生了。

2. 重要工业微生物产品的开发概况

（1）新的抗生素青霉素发现以后，陆续发现了大量抗生素，许多实现了商业生产并使用于医药。如 1943 年美国的瓦克斯曼（S. A. Waksman）发现了链孢素，其具有卓越的抗结核菌性能。有人估计各种由微生物产生的医药用抗生素超过了 1000 个。

（2）用于农业和畜牧业的生物活性物质　一些微生物的次级代谢产物。

（3）氨基酸　虽然氨基酸是一类初级代谢产物，但它的开发充分利用了青霉素等的经验和成果，因此获得很快的发展。第一个被开发的氨基酸是由日本微生物学者木下祝郎在 1955 年用谷氨酸棒状杆菌（*Corynebacterium glutamicum*）成功发酵获得的谷氨酸〔其后又改用了黄色短杆菌（*Brevibacterium flarum*）为生产菌种〕。以后鸟氨酸（1957）、赖氨酸（1958）、异亮氨酸（1959）、缬氨酸（1960）、高丝氨酸（1960）等也相继投产。目前几乎所有的氨基酸均可用发酵法生产。氨基酸发酵的发展过程如此迅速，是与巧妙地采用了对"营养缺陷型"突变株进行筛选的方法分不开的。所谓营养缺陷型菌株（auxotrophicmutant），是指这些菌株自己不能产生某些生长所必需的物质，必须要外加这些物质后才能生长的菌株，它可以通过诱变使正常的菌株突变为营养缺陷型菌株。一些营养缺陷型菌株在代谢调节上的变化，使原先很少积累的一些代谢产物得以大量生成。但应注意的是，在培养营养缺陷型菌株生产目标氨基酸时必须要加入适量的这一营养缺陷型菌株自己不能合成的氨基酸，否则它就不可能生长。当然也可巧妙地使用合理的天然培养基，以提供其必需氨基酸。

（4）核苷酸（nucleotide）　是核酸（nucleic acid）的单体，是由含氮碱基、戊糖（核糖或脱氧核糖）与磷酸三部分组成的微生物初级代谢产物。为了发酵获得单一的核苷酸，也可通过营养缺陷型菌株的筛选以获得有关生产菌株。核苷酸发酵始于 20 世纪 60 年代，最早的产品是肌苷酸和鸟苷酸，此后又生产出三磷酸腺苷（ATP）、烟酰胺腺嘌呤二核苷酸（NAD）、黄素腺嘌呤二核苷酸（FAD）、单磷酸尿嘧啶（UMP）等。

（5）维生素　指一类在生物生长和代谢过程中必需的微量物质，属微生物的初级代谢产物。最早用发酵法生产的是维生素 B_2（核黄素，riboflavin），在 20 世纪 20 年代生产丙酮-丁醇时就作为一种副产品而获得，但单独发酵约在 20 世纪 40 年代才实现。维生素 B_{12}（cyanocobalamin）则是在 20 世纪 50 年代从厌氧污水处理的残渣或抗生素（如链霉素）发酵的废液中提取的，但也可通过丙酸菌发酵获得。维生素 C（抗坏血酸，ascorbic acid）也是在 20 世纪 50 年代通过发酵制取山梨糖（用山梨醇为原料），后再用化学法或微生物将山梨糖转化为酮基-古洛酸后制得。维生素 A 原——β-胡萝卜素（β-carotene）以及维生素 D_2 原——麦角固醇（ergosterol）也都可以从发酵中获得。

（6）多糖　这方面的产品主要用作食品或其他产品的增黏剂。可以用微生物生产的多糖有葡聚糖（dextran）、糊精（glucan）、黄原胶（xanthan）、普鲁兰（多糖）（pullulan）、微生物海藻酸（microbial alginate）、微生物几丁质（microbial chitin）等。

（7）新的多元醇　除了在上一时期已开发的甘油外，这一时期内又出现了木糖醇（xylitol，戊五醇，1969）、D-阿拉伯糖醇（D-arabitol，D-戊二醇，1970）、甘露糖醇（mannitol，己六醇，1992）等。

（8）新的有机酸　除了在上一时期中已开发的外，又出现了己酸（1942）、水杨酸（salicylic acid，邻羟基苯甲酸，1943）、2-氧代-L-古洛酸（2-oxo-gulonic acid，1945）、α-酮戊二酸（1946）、苹果酸（malic acid，羟基丁酸，1959）、赤藓酸（D-erythorbic，也称异抗坏血酸，可作氧化剂、食品稳定剂）等。

（9）新的酶制剂　如脂肪酶（可将脂肪降解为甘油和有机酸）、过氧化氢酶（catalase，将 H_2O_2 分解为氧和水）、葡萄糖异构酶（可将 D-葡萄糖异构为 D-果糖生产果葡糖浆）等。

3. 酶反应过程和生物转化过程的开发状况

在本时期内还有两种与酶工程的发展和应用相关的技术，即固定化酶或固定化细胞技术以及生物转化（bioconversion）或称微生物转化（microbial transformantion）技术的建立和发展。这两种技术的发展大大推动了酶的应用，因为酶是一类性质脆弱、结构复杂的蛋白质，要从微生物或动植物体内将其分离纯化相当复杂，因此若能将其固定化后多次使用或不需将其从细胞中分离出来而直接采用细胞作催化剂，当然会在经济上和操作上带来不可比拟的合理性和方便性，因而得到广泛的应用。

在20世纪的30年代中期，一种新的被称为生物转化或微生物转化的生产过程方式出现了。这种生产过程中所进行的酶反应可不采用从微生物中提取出来的酶作为催化剂，而是直接用产生相关酶的微生物细胞来作为催化剂，即把底物直接投入细胞培养液中或将底物溶液通过装有固定化细胞的柱中进行酶促反应。它的好处是可以省去复杂的从微生物细胞（指胞内酶）或培养物的滤液（指胞外酶）中提取酶的过程，并十分适合于多酶反应或需要辅酶、辅因子参与的催化过程。当然要从生物转化液中获得产物还是要通过一系列的分离纯化过程，但至少可省去一次对酶的分离纯化过程。

还有一项应用很广的微生物转化技术被应用于甾体激素的生产中。激素是由内分泌腺体所产生的微量生物活性物质，其在神经系统的控制和相互作用下能促进体质和智力的发育，维持体内各种生理机能和代谢过程的协调。目前微生物转化在甾体激素的生产中已取得了很大成就，如最初用化学合成法以去氧胆酸为原料研制的可的松（cortisone，17-羟-11-脱氧皮质酮，一种糖皮质激素），化学合成路线共需31步。而1952年用微生物转化法把化学合成法中原需9步的过程用1步生物转化反应就可代替。

总之，这一时期是近代生物技术高度发展的时期。次级代谢产物的生产以及酶反应过程的微生物转化过程的出现，使生物技术的产品除了在食品、轻工领域应用以外，又增添了不少的医药产品。核酸酶的出现以及分子生物学的形成，为基因工程的建立和新生物技术时期的来临创造了条件。

（四）现代生物技术建立和发展时期（从20世纪70年代末开始）

现代生物技术时期是以分子生物学的理论为先导，基因工程技术开始能作为生物技术新产品的一种开发手段或关键技术后算起的。

所谓分子生物学是在分子水平上研究生命现象物质基础的一门交叉学科，它研究的范围较广，涉及生命现象物质的面较广；而基因工程（遗传工程、DNA重组技术）则着重于对不同生物体的脱氧核糖核酸（DNA）在体外经酶切，连接构成重组DNA分子后将其通过携带载体（也称克隆运载体，vector）转入受体细胞后，使外源基因得以在受体细胞中进行表达。常用的载体可为质粒（plasmid，染色体外的一种遗传物质，通常为环状DNA可编码为若干基因）、噬菌体（bacteriophage）、病毒（virus）和载粒（也称柯斯质粒，cosmid，由质粒与噬菌体的 cos 位点构建而成）。

美国在1978年发布的《基因操作条例》（Genetic Manipulation Regulations）把基因工程定义为：基因工程是在细胞外将以任何方法分离获得的核酸分子通过病毒、细菌质粒或其他载体系统导入原来在其染色体中不存在上述核酸分子的宿主体内，以使此宿主能形成一种新组合的可遗传物质（heritable material）而不影响宿主的继续增殖的技术。

1. 基因工程产品发展状况

基因工程的应用首先集中在多肽或蛋白质的生化药物中：

① 胰岛素（insulin）；

② 干扰素（interferons）；

③ 疫苗（vaccines）；

④ 激素（hormones）以及相关释放因子（hormone releasing factors）；

⑤ 淋巴细胞活素（lymphokines）；

⑥ 血纤维蛋白溶解剂（fibrinolytics）；

⑦ 集落刺激因子（colony stimulating factor，CSF）、颗粒集落刺激因子（granular CSF，GCSF）、颗粒巨噬细胞刺激因子（granular macrophage CSF，GMCSF）等。

此外，还有凝血因子（blood coagulation factors）或简称血因子［如血因子Ⅵ、血因子Ⅸ、血因子Ⅷ等］。

2. 单克隆抗体的发现和应用

在这一新时期中还出现了一项属于细胞工程内容的巨大成果，这就是杂交瘤（hybridoma）技术，它是在 1975 年由英国的耶那（N. K. Jerne）、德国的科勒（G. Kohler）和阿根廷的米尔斯坦（C. Milstein）所发明的。他们利用了每一个 B 淋巴细胞的表面抗原受体仅能特异地识别一种抗原决定簇而形成其特异性抗体、骨髓瘤细胞能在体外大量繁殖和产生分泌性抗体的特性，把含有目的抗体的淋巴细胞（一般采用脾淋巴细胞）与经变异的已丧失形成自身原含抗体合成能力的骨髓瘤变种细胞［即缺失次黄嘌呤磷酸核糖转移酶（HPRT）或次黄嘌呤鸟嘌呤磷酸核糖转移酶（HGPRT）的细胞］进行细胞融合（也称原生质体融合），所获得的是既能产生目的抗体又能在体外连续培养的单克隆抗体（monoclonal antibodies，Mabs）的细胞株。

3. 动植物细胞培养技术的应用

早在 1907 年美国的哈里逊（H. G. Harrison）就用淋巴液培养了蛙的中枢神经片段，开始了组织培养的实践。1951 年欧利（Earle）等开发了可在体外培养动物细胞的培养基，为一些细胞生物制品的生产提供了必要的条件。但对动物细胞的进一步研究和应用是在基因工程技术发展后才受到人们重视的。其原因是有些结构较复杂的蛋白质不能在具有原核结构的细菌或简单的真核细胞的酵母中进行表达，而必须用哺乳动物细胞来进行表达。再加上前已述及的杂交瘤细胞培养的需要，使动物细胞的培养技术进入了一个新的阶段，其中也包括一些采用新的工程技术培养的一类用多孔玻璃、高分子聚合物、胶原等材料制成的多孔微载体（microcarriers），使它们能悬浮在培养液中让贴壁性细胞在其表面生长进行单层增殖。贴壁细胞是指除了杂交瘤细胞、造血细胞（hematopoietic cells）等少数动物细胞外，大多数的动物细胞均不能直接悬浮在培养液中生长，而依赖某些介质表面进行增殖的细胞。

组织培养（tissue culture），一开始是指将小块的活组织（外植体，explant）从生物机体中取出后，在无菌情况下用确定组分（defined）或不完全确定组分（semidefined）的培养基进行培养，以期使外植株增殖并具有一定生理作用的超前意识培养方法。目前组织培养的内容已逐步扩展为两个方面：①器官培养，指将一块组织或胚胎的外植体经体外培养后获得能保持组织结构、细胞作用以及进行组织学和生物化学分化的增殖组织；②细胞培养，指将一块外植体经酶或机械作用将其分散后以获得细胞悬浮液或相互接接的单层细胞。目前组织培养以人造皮肤的研究进展最快，有望首先突破；其他如人造耳朵（人造软骨）等也取得了较大进展。

近年来细胞工程中另一个热点是干细胞（stemcell）的培养。干细胞是人和哺乳类动物在胚胎发育初期出现的全能性的尚未发育分化的原始细胞。随着胚胎的发育成长，胚胎干细胞就分化成各种组织干细胞，如血液干细胞、肌肉干细胞、骨骼干细胞、器官干细胞、神经干细胞、皮肤干细胞等。过去认为干细胞分化为成熟细胞后就不再分裂了，但后来发现各种器官中还存在一些未分化的原始干细胞，而这些未分化的细胞仍具有全能性。当然，如果能把这些未分化的细胞通过诱导分化成各种组织干细胞，那就可以解决许多因组织病变引起的疾病（如脑细胞功能病变引起的帕金森病、造血系统病变引起的白血病症等），可惜目前还无法圆满地做到这一点，其困难之一是机体的排异问题。为了解决排异问题，目前出现了一种"再生治疗"法，即用自身的未分化原始干细胞经过诱导分化为患者病变部位的组织干细胞，在体外培养后再回输给患者。此外，脐带血和外周血都是造血干细胞来源之一，因此将其中的造血干细胞分离后扩大培养也是有现实意义的，因其对治疗白血病和某些实体肿瘤有效。尽管目前对干细胞的应用还存在一定问题，但关于干细胞的培养却引起了人们很大的兴趣。

植物组织甚至整个植株的无性繁殖可以追溯至古代，如利用插枝（扦插）法繁殖杨、柳等以及利用嫁接法（用优良品种的果树花卉的枝或芽扎绕在矮化的与外接株间有亲和性的砧木上）繁殖果树或花卉。从上述例子中可以看到植物细胞具有潜在的全能性。德国植物学家哈柏兰特（Haberleandt）在1898年就对多种植物组织进行了离体培养，确定了植物的外植体具有再生为完整植株的能力。1939年怀特（White）对番茄根进行培养试验获得了成功，并在此基础上建立了元件繁殖系。同年高斯莱特（Gautheret）对某些树木的形成层组织进行了培养，均发现有细胞的增殖。这为植物组织培养技术的建立作出了贡献。其后人们又发现将植物机体中任何部分所取得的碎片经消毒后置于含固体培养基的平皿中会形成一种半透明的由细胞团组成的形状不规则的疏松团块，并把它称为愈伤组织（callus）。愈伤组织可通过机械切割或液体振荡等方法进行植物细胞的液体培养。适用于植物细胞培养的生物反应器类似于微生物发酵和动物细胞培养的反应器，但应注意避免强烈的机械剪切，除了有供应无菌空气的系统外，还需有供 CO_2 和光照的系统以便需要时使用。

4. 杂交技术在动植物生产中的应用

利用杂交优势进行动植物性能改良的实践自古就有，如驴、马杂交生为骡。近年来，玉米与高粱杂交获得的杂交高粱以及用陆地棉与海岛棉杂交获得的海陆杂交棉的特性也有很大的提高。我国农学家袁隆平在1973年发明了杂交水稻的生产。由于水稻是自花授粉的作物，雌、雄蕊都长在同一朵花中，使杂交发生了困难。袁隆平通过长期的理论和实践的探索终于研究出一种"三系"配套的杂交水稻生产法。所谓"三系"就是指：不育系——自然界罕有的雄性不育水稻，它的雄蕊发育不全因此不能自花授粉，但雌蕊正常；保持系（保持雄性不育系）——指一种外形与不育系十分相似，但雌、雄蕊都正常的品系，当它与不育系共植时，其花粉可靠风力授至不育系而使不育系结籽，但此籽再次种植后其雄蕊仍不正常，仍保持雄性不育的特点（正因为这样，可获得更多的雄性不育的种子，为制种创造了条件）；恢复系——指外形与上两系截然不同，一般长得较高大，但雌、雄蕊都正常的品系，当其与保持系共植时，其花粉授至恢复系的雌蕊而使其结籽，此籽即为杂交水稻。虽然照上述步骤获得的杂交水稻谷粒具有可育性，但仅能用来种植一次杂交水稻，这是因为杂交优势不能遗传，若继续使用就会逐代分化。为此，杂交水稻的种植必须每年都制种。近年来我国和日本以及美国正在研究"两系杂交水稻"的种植，即利用一种光敏不育的水稻品种在夏季长日条件下不育而在秋季短日条件下可育的特点进行杂交水稻的生产，这样就可省去"保持系"的种植。

5. 转基因动植物的研究和开发

转基因植物（transgenic plants）是将某些具有编码性状的外源基因，通过生物、物理或化学的手段导入受体植物细胞，然后进行组织培养而获得的再生植株，具有高产、稳定、优质、抗逆等性能。20世纪80年代，人们从抗生素产生菌中获得的抗菌基因转入植物获得成功后，目前已有上百种转基因植物问世，其中有抗真菌、抗病毒、抗虫害、抗逆、抗除草剂的；有以增加果实颗粒营养成分或生产药用成分为目的的转基因植物，例如，"金稻米"中的 β-胡萝卜素含量较高。

转基因动物（transgenic animals）是指被导入外源基因并能在其染色体的基因组稳定整合和表达，且能将特性遗传给后代的一类动物。从 1982 年美国率先用大鼠的生长激素基因导入小鼠受精卵的雄性原核中而获得一只个体比一般小鼠大一倍的"超级鼠"后发展很快，各种不同的外源基因可在昆虫、鱼、兔、猪、牛、羊等体内表达，如将含药用蛋白的基因以及 β-乳球蛋白启动子同时组建在一个受体中，并将其转入哺乳动物体内使有关药物在其乳汁中表达，以期从中提取药用蛋白，这就是所谓"乳腺生物反应器"。动物转基因的方式方法有：通过微注射法使有关 DNA 进入合子（zygote，两性配子融合后产生的受精卵）或尚未受精的卵细胞，用具有逆转录酶的病毒感染进行外源基因的导入，以及用显微注射法将已在体外培养并被转染外源 DNA 的胚胎干细胞注入到胚泡（blastocyst）中等。

6. 克隆动物的成就

克隆动物（也称无性繁殖动物或体细胞移植动物）用的是已高度分化了的体细胞中的细胞核，将其植入尚未受精但已去核的卵细胞中后，再植入代孕动物的子宫内膜。第一个成功获得克隆动物的实验是 1996 年 7 月在苏格兰出生（但有关报道是在 1998 年 2 月才公布）的取名为多莉（Dolly）的一头雌性小绵羊。多莉没有爸爸，但有 3 个妈妈。第 1 个妈妈是一头白脸绵羊，为它提供乳腺体细胞；第 2 个妈妈是一头黑脸绵羊，它为多莉的出生提供了卵子，此卵子在体外去核后被植入了处于静止状态的乳腺体细胞；第 3 个妈妈则是代孕妈妈，也是一头黑脸绵羊，它的任务是提供子宫将已植入腺体细胞的卵细胞植入，最后生出白脸的多莉来。因此，多莉应是第 1 个妈妈的复制品，第 2 个妈妈仅提供了一个空的卵壳，第 3 个妈妈则是提供了"胚胎"后期妊娠的场所。

三、生物技术的研究热点和发展趋势

科学技术是第一生产力。生物技术自其问世即显示出改造经济结构的神奇威力。它应用于食品饮料、医药卫生、轻工、化工、农业、能源工业、材料工业、环境保护与治理，其中，以医药工业发展最快。从人类面临的能源、食品和环境三大危机来看，生物技术具有巨大潜力。

（一）医药工业的新纪元

生物制药改变了传统制药的原料、工艺和生产方式，使产值效益呈指数增长。生物药多为人体功能物质，例如治疗侏儒症的人生长素，常规方法是从脑下垂体提取，治疗一个病人需 50 具尸体；糖尿病的特效药胰岛素是从牛或猪的胰腺中提取，100kg 原料只生产 4～9g，一位患者就需 40～50 头猪的胰脏。基因工程菌生产的相继成功（1978 和 1979），为这类药物生产开辟了广阔前景。用单克隆抗体（McAb）制备进而研制出用于诊断或治疗的"生物导弹"。利用其专一、灵敏、精确的特性以识别肿瘤相关抗原；若作放射标记，应用闪烁描记，可对病灶转移进行诊断；当与专用药物连接，则转向进入癌组织，而不杀伤正常细胞。根据分子杂交原理，用预先制备的"DNA 探针"，已成功地用于遗传病的产前诊断和流行病（外源基因）调查。基因工程疫苗（如乙肝疫苗）的研制成功，扩大了免疫医学的领域。20世纪 90 年代以来，研究转向癌症和 AIDS 疫苗，并取得相当大的进展。

（二）开发新能源的途径

人类文明的发展带来的能源消耗与日俱增。各国对能源的要求不断增长，而石油价格不断上升，对各国的政治、经济、战略和国家安全造成影响。为此，一些发达国家纷纷寻找新的能源。美国率先成立了石油植物研究所，利用三角大戟和高脂藻类生产柴油和汽油。估计到 2010 年，美国将用以提供机动车燃料的 8%。当今，最受科学界宠爱的当属生物量。根据能量守恒定律，植物通过光合作用将太阳能转变为大分子的化学能。一株植物的全部质量都是能量的来源，此即所谓生物量。研究表明，每年所有植物形成的生物物质，可产生 3×10^{21} J 的能量，折合 1000 亿吨石油，相当于目前全世界能耗的 50 倍。现在，基因工程培育出一种酵母，既能分解纤维素，又耐高浓度酒精。用它来降解禾秆、废纸的纤维素为葡萄糖，进而转变为酒精。巴西由于盛产甘蔗，3/4 的汽车已燃用酒精或含 23% 酒精的混合汽油。生物能源将处于越来越重要的地位。

（三）促进食品工业发展的思路

20 世纪 90 年代以来，世界人口日增 25 万，年增加近 1 亿，到 2050 年将达 102 亿；而世界耕地面积几乎无增加的可能。因此，食品短缺是 21 世纪全球性的突出问题。生物技术的发展使农牧业涌现出大量奇迹。基因工程作物大田试验仅在美国就有 40 多公顷；细胞工程和组织培养成功植物达 1000 多种；超数排卵（使牛等大牲畜一次排卵 10～40 个）和胚胎移植技术扩大了大家畜繁育；单细胞蛋白（SCP）的生产已成为提供食物蛋白的重要途径。

在 30 年内，世界有 43 亿人口以大米为食，水稻产量仍须增加 1000 万吨。资料表明，光合作用效率增加 1%，作物产量增长一倍。增产的潜力在于聚光性叶绿体蛋白。日本、美国研究人员发现，杂草光能利用率高，因其光合作用最初含碳化合物为 C_4 型，并已分离出相应的 CO_2 固定酶基因，将 C_3 型作物（如小麦、水稻）改造为 C_4 型，胜利在望。由于大气污染，臭氧层形成空洞，导致全球性气温升高的温室效应已成定势。为此，英国学者模拟未来气候、大气中 CO_2 含量，培育超前 50～100 年的作物新品种。总之，人类未来食品的供应，在更大程度上仰仗生物技术的发展。

（四）引发传统工业革命

生物技术给传统工业带来全新的思路。通常，化学反应的进行不仅需要高温、高压（高能耗），往往还和有毒、危险性相联系。生命过程则在常温下进行，每个活细胞中同时进行着的化学反应约 2000 种，各由专一的酶来催化。于是，模拟生命过程的生物反应器在酶工程和发酵工程中应运而生。

在活细胞中，酶与细胞器或细胞膜相结合并以固态参与反应。因此，在反应器中，是通过固定化技术将酶（或活细胞）与固体材料（如纤维素、葡聚糖、琼脂糖或高分子聚合物）相结合，构成固定化酶（或固定化细胞）反应器。反应进程、添料、产品回收等均由所装电子设备监控。日本用固定化酵母生产酒精，使劳动生产率提高 10～15 倍。目前，应用葡萄糖异构酶反应器生产的高果糖，是葡萄糖甜度的 200 倍，世界年产量已达几千万吨，美国约占 72%。近年来，化学工业有 20% 被生物反应器所取代，其设备投资减少 80%，能耗降低 50%。一般说来，酶催化比化学催化效率高 10^7～10^{13} 倍。在重工业中，已有 40 个矿山用细菌冶金。日本用硫酸还原菌炼铜，美国细菌浸铜占年总产量的 12%；加拿大用氧化铁硫杆菌从黄铁矿中提金，其滤析率近 100%。

至于净化环境，微生物处理污水已应用于工业体系。美国培育的基因工程"超级菌"几小时便可降解自然菌种需一年降解的水上浮油。日本将嗜油酸单胞杆菌的耐汞基因转入腐臭单胞杆菌，该菌株能把汞化物吸收到细胞内，既可用以处理被汞污染的环境，又使汞得以回收。

（五）近期研究开发的热点

生物技术迅猛发展。当今，又出现了以蛋白质工程、抗体工程、生物传感器和生物计算机为内容的研究热点。前三者为发展新材料和开发新资源；后者在于推动信息技术革命。

酶素是一种蛋白质，而蛋白质是由氨基酸所连接而成的长链，折叠成一定的形状，以具有各种活性或功能；若改变酶素的氨基酸序列，就有可能改变该酶素的活性或其他性质。蛋白质工程就是以遗传工程的手法，把该酶素的基因群殖出来，改变基因上面的某核酸密码，

196

就可改变所表现蛋白质的氨基酸序列。经过如此改变的酵素，通常不可能增加其活性，因为大部分酵素经过亿万年的演化，已经是最佳的状况；通常是修改某氨基酸之后，发现该酵素活性下降或完全失活，就知道该氨基酸很重要。因此，蛋白质工程多用来增加酵素的稳定性，或改变其催化反应条件，或者改变酵素对不同基质的亲和程度。

抗体工程修改动物抗体分子，把其中会引起免疫反应的部分，改成人类抗体分子上的对应部分，或者干脆去除掉，使其得以适用于人体。另外，在获得可以生产所要抗体的融合细胞后，先以分子群殖的方式取得生产抗体分子的基因片段，此基因经过修改以及大规模突变后，插入噬菌体的核酸当中，再放回噬菌体去表达。在可能得到极大规模的噬菌体群落中，可能含有专一性更强的新型抗体，或经修改基因避免对宿主细胞的过敏反应。此过程称"噬菌体表现"（phage display），是以噬菌体来表达大量的抗体基因，以得到不同变化的抗体。

生物传感器是利用生命物质（如酶、抗体）作敏感材料，与电子技术相结合，通过换能器件构成自动化分析系统，用以从多种化合物的复杂样品中有选择地测定某一特定成分。日本研制的人工细胞传感器检查癌症只需 20s；美国的免疫传感器能测定浓度为 $10^{-11} \sim 10^{-15}$ g/ml 的甲胎蛋白和绒毛膜促性腺激素。目前，美、日和西欧各国正加紧研制集成化程度更高的智能传感器。

所谓生物计算机，其核心元件为生物材料。生物芯片是由蛋白质工程生产的，元件密度可达 $10^{15} \sim 10^{16}/cm^2$，比硅芯片集成电路高出 5 个数量级，完成一项运算仅为目前集成电路的万分之一。其工作方式是生物化学过程，能耗极低，且不存在发热问题。美、日运用神经元网络生理学原理和超级大规模集成技术研制智能计算机，迈出抢先的一步。目前，美国已出售神经网络集成电路片，日本研制出由 4 台模拟器连接的原型机。

生物芯片主要指通过微加工和微电子技术在固体芯片表面构建微型生物化学分析系统，以实现对生命机体的组织、细胞、蛋白质、核酸、糖类以及其他生物组分进行准确、快速、大信息量的检测。目前常见的生物芯片分为三大类：基因芯片、蛋白芯片、芯片实验室或称微流控芯片等。生物芯片主要特点是高通量、微型化和自动化。生物芯片上高度集成的成千上万密集排列的分子微阵列，能够在很短时间内分析大量的生物分子，使人们能够快速准确地获取样品中的生物信息，检测效率是传统检测手段的成百上千倍。使用基因芯片分析人类基因组，可找出致病的遗传基因，也就是遗传基因缺陷引起疾病，如由遗传因素导致的癌症和糖尿病。借助一小滴测试液，能很快检测病菌对人体的感染。利用基因芯片分析遗传基因，可以使糖尿病的确诊率达到 50% 以上。生物芯片在疾病检测诊断方面具有独特的优势，它可以在一张芯片上同时对多个病人进行多种疾病的检测。仅用极少量的样品，在极短时间内，向医务人员提供大量的疾病诊断信息，这些信息有助于在短时间内找到正确的治疗措施。对肿瘤、糖尿病、传染性疾病、遗传病等常见病和多发病的临床检验及健康人群检查，具有十分重要的应用价值。

基因治疗已走出实验室，进入实践阶段，如：癌症的基因治疗、肿瘤的基因治疗属于一种生物治疗手段，是一大类治疗策略的总称。根据治疗机理不同，目前至少可以分为以下方面：免疫基因治疗、抑癌基因治疗、反义癌基因治疗、自杀基因治疗、抗血管生成基因治疗和其他基因治疗。随着生物技术的发展和基因研究的不断进步，癌症必将在不久的将来被攻克，不再危害人类。

生物技术，作为一门新兴学科，已经经历了几十年的发展，它给人类带来了巨大的经济利益，同时也带给我们沉重的思考，但相信它将在以后的日子里改变我们的生活，将我们带入到更加广阔的"生物时代"。

四、转基因食品现状

随着生物技术不断取得突破性的进展，转基因产品已经走出实验室，进入寻常百姓家。世界上第一例转基因植物诞生于1983年，目前国内外已经得到60种以上转基因植物，其中玉米、大豆、油菜、马铃薯、番茄和棉花等已经大面积种植。

1994年延熟保鲜转基因番茄在美国批准上市，从1996年开始，转基因作物商品化应用进入迅速发展时期。我国1996年就开始进口转基因食品，现在每年大约有2000万吨的转基因食品登陆中国。转基因食品无论对市场还是对大众的日常生活都形成了巨大冲击。

1999年世界各地转基因植物种植面积已达到4000万公顷。中国1999年种植了30万平方米的转基因作物，较1998年增加了2倍，是全球增长最快的国家，主要品种是棉花。中国转基因食品的播种面积仅次于美国、加拿大和阿根廷，居世界第4位。

2000年，全球转基因作物的种植面积已经达到6770万公顷，种植转基因产品的国家和地区发展到了18个。其中，大豆是种植面积最大的转基因产品，共计4140万公顷，其次是玉米1550万公顷，油菜360万公顷。

2001年在有激烈争议的情况下全世界种植面积仍比上年增加19%，达到5260万公顷。其中，转基因大豆种植面积为3330万公顷，占转基因作物总面积的63%；其次为玉米，980万公顷，占转基因作物总面积的19%；面积较大的还有油菜。种植的国家有13个，其中美国、阿根廷、加拿大分列前3位。各国已获准上市的转基因作物品种已达100多个（次），仅美国即达53个（次），包括番茄、大豆、玉米、油菜、水稻、马铃薯、西葫芦、番木瓜、甜菜、菊苣、亚麻等11种食用农作物。由转基因作物生产加工的转基因食品和食品成分已达4000余种。其中，以大豆和玉米为原料的占90%以上。2001年，中国的转基因作物种植面积排列世界第4位，约占全球转基因作物面积的3%。种植的作物为转基因抗虫棉。

2002年全球转基因作物的种植面积创下了历史新高。全球种植转基因作物的面积达1.45亿英亩（约5867万公顷），基因修饰农作物全球每年播种面积超过2500万公顷。在2002年，全球已有16个国家的600万农民以种植转基因作物为生，其中美国仍是头号转基因作物大国，其种植面积占全球转基因作物种植总面积的66%，据估计有六成加工食品为转基因食品。在英国则有几千种加工食品（包括粮、肉、奶、糖等）含有转基因或基因修饰产物成分。我国转基因生物种植面积超过100万亩，有6种转基因植物已被批准商品化，进入市场的转基因食品有灯笼椒（柿子椒）和番茄。转基因棉花中的棉籽可以榨油。在部分农村，农民吃的就是棉籽油。2002年，中国转基因棉花达到150万公顷，已经占棉花产量的1/3。

自1980年以来，我国政府对农业生物技术的发展一直给予高度重视。在1986年3月启动的成为高技术发展重要里程碑的"国家高技术研究与发展计划"（"863计划"）中，对农业生物技术和医药生物技术的投资大体上对半分配。在国家科技攻关计划、自然科学基金、农业部有关生物技术项目等科研与产业发展计划中，也将农业生物技术列为优先发展的领域。经过近20年的不懈努力，已建成一批国家、部门重点实验室和研究中心等研发基地，发展迅速，生物技术在农业领域的开发体系逐步形成，取得了一系列令人瞩目的成就，实现了从实验室到田间再到产业化的转变。

第二节　主要的转基因食品

用于创造植物新类型的转基因技术，称为植物转基因技术，所产生的植物新类型称为转基因植物。

一、耐受除草剂植物

通过化学方法来控制杂草已成为现代化农业不可缺少的一部分。除草剂的应用情况取决于作物对除草剂的敏感性、杂草的性质和施用除草剂的药效。那些对威胁农业生产的重要杂草具有活性的除草剂也同时能显著地伤害作物，这就限制了这些除草剂的应用。

通过基因工程的方法，把耐除草剂的基因导入现有作物品种。植物耐除草剂的基因工程已经获得较大成功。耐除草剂的转基因植株的出现，不仅扩大了现有除草剂的应用范围（特别是那些对环境安全而行之有效的除草剂），而且还影响新型除草剂的设计和使用。

目前，耐除草剂的基因工程主要有两种策略：

① 修饰除草剂作用的靶蛋白（herbicide target protein），使其对除草剂不敏感，或促其过量表达，以使植物吸收除草剂后仍能进行正常代谢；

② 引入酶或酶系统，在除草剂发生作用前将其降解或解毒。

这两种策略都已成功应用。

二、抗病虫毒植物

虫害是目前造成农作物减产的一大重要因素。据联合国粮农组织统计，在世界范围内因其造成的损失约占农作物总收获量的 13％，每年约损失数千亿美元。如何有效地防治害虫、减少损失已受到各国政府和科学家的普遍关注。随着时间的推移，化学防治的弊端越来越突出，而使用基因工程手段培育抗虫作物品种是农业发展的一个方向。将抗虫基因引入到农作物的细胞中并使其在寄主细胞内稳定地遗传和表达，从而形成抗虫新品系，从理论上讲有下述优点：保护作用具有持续性，可控制任何时期内发生的虫害；只杀害摄食害虫而对非危害生物没有影响；整体植株均可得到保护，包括化学杀虫剂很难作用的部位，如下表面及根部；抗虫物质只存在于植物体内，不存在污染问题，也不易被环境因素破坏，同时也节省了施放费用；与发展新型杀虫剂相比，投资较少。

（一）抗虫基因

目前，在植物抗虫基因工程中使用的抗虫基因主要有三大类：一是从微生物苏云杆菌（*Bacillus thuringiensis*，Bt）分离出的杀虫晶体蛋白（insecticidal crystal protein，ICP）基因，简称 Bt 基因；二是从植物中分离出的昆虫的蛋白酶抑制剂基因，其中应用最为广泛的是豇豆胰蛋白酶抑制剂基因（CPTI）；三是植物外源凝集素基因（lectin gene）。

（二）抗病毒基因

植物病害往往使农业生产蒙受严重损失，农作物产量损失的 1/3 可归因于病毒。仅以马铃薯为例，X 病毒（PVX）引起的产量损失可达 10％，Y 病毒（PVY）引起的损失可达80％，然而迄今常规杂交育种对病毒尚无防范良策。基因工程技术为培育抗病毒的新品种开辟了途径。植物抗病毒基因大体分为三大类：抗植物病毒基因、抗植物真菌病基因与抗植物细菌病基因。

三、改善食品成分

所谓的改善食品成分内容包括有益于健康的植物油（如不饱和脂肪酸）；增加营养价值（如维生素）；富含抗癌蛋白质的大豆；高营养的饲料（如高赖氨酸、表达植酸酶的玉米）等方面。在对农作物品质的生理代谢过程进行充分了解的基础上对植物的代谢过程进行改造从而改善农作物的营养品质是另一个引人注目的发展方向。例如，α-维生素 E 是一种脂溶性抗氧化剂，对人体健康很重要，可以降低心血管病和癌症的发病概率，增强免疫功能。植物油

是 α-维生素 E 的主要来源，但是植物油中 α-维生素 E 含量很低，而主要以其前体 γ-维生素 E 存在。利用基因组学方法（genomics-based approach）从拟南芥中克隆了 γ-维生素甲基转移酶（γ-tocopherol methyltransferase），该酶是 γ-维生素 E 合成代谢中最后的关键酶。通过在拟南芥的种子中表达这种酶，使油脂的成分发生了改变，95% 以上的 γ-维生素 E 被转化成 α-维生素 E。在油料农作物（大豆、油菜、棉籽，包括玉米在内）中表达这种酶，同样也可以将种子中大量的 γ-维生素前体转化成 α-维生素，提高 α-维生素的水平，从而改善油料农作物的营养价值。

利用转基因植物生产稀有蛋白等产品植物生物反应器将是未来基因工程发展的另一个重要领域之一。它具有如下两个明显的优点：投资少，成本低；避免微生物（大肠杆菌）发酵系统中容易出现的产物聚集不溶的现象。利用植物生产口服疫苗、工业用酶、脂肪酸、药物等已成为人们关注的热点和工作重心。

四、改善农作物品质

农作物所处的非生物逆境包括干旱、盐渍、冷冻/高温、营养贫瘠、重金属胁迫、水灾、紫外线等。农作物基因工程已经在抗生物逆境（如抗虫）方面取得了相当的成就。随着人们对非生物逆境的作用机制和植物对非生物逆境信号的反应的分子机制逐渐了解，克隆与非生物逆境信号传导（signal transduction）相关的基因并转入植物将可能使转基因植物获得对非生物逆境的抗性。

（一）抗低温基因

目前，我国已有了将抗冻蛋白基因转入番茄并将其生产期成功延后 20 天的报道。提高植物抗冻能力的一个基本措施就是避免冰晶在植物体内的形成和阻止冰晶的生长。这一生理机制可以通过抗冻蛋白（antifreeze protein，AFP）来实现，抗冻蛋白是指可降低冰点和减慢冰晶生长速度的蛋白质。虽然在各种动植物中均存在有抗冻蛋白，但是在各种生物产生的不同抗冻蛋白中，研究最多的是鱼类的抗冻蛋白，有关昆虫抗冻蛋白基因的研究鲜见报道。南北极地区的海洋鱼类主要依靠血液内所含的 AFP 来降低体液的冰点，以防止因体液冻结而致死。AFP 可以使体液冰点降低至 $-1.9℃$ 左右，其降低冰点效果比分子物质的效果好 $200\sim300$ 倍。用鱼类 AFP 处理植物组织细胞，可以减少细胞冰晶生长，降低冰冻温度，从而获得抗低温的转基因植株。

（二）抗渗透胁迫（抗旱、抗盐）基因

干旱给世界农业生产带来极大的灾害。渗透调节是植物抵御干旱和耐盐的主要方式。甜菜碱和脯氨酸是受到广泛重视的主要的渗透调节物质。甜菜碱在植物中是以胆碱为底物经两步反应合成的，即胆碱单加氧酶（choline monooxygenase，CMO）催化胆碱氧化成甜菜碱醛，然后，甜菜碱醛脱氢酶（betaine aldehyde dehydrogenase，BADH）催化甜菜碱醛形成甜菜碱。植物的 CMO 和 BADH 已被分离纯化，菠菜及山菠菜中编码 BADH 的基因也已被克隆。我国已将 CMO 和 BADH 同时转入水稻并培育出抗盐（5% NaCl）株系。

随着科学的发展，转录因子基因表达的必要性调控作用得到日益深入的研究，大量研究表明 DREB（dehydration responsive element binding）家族的基因，可以通过控制细胞的信号传导，提高植物抗旱能力，转入 DREB 2A 的拟南芥有明显的抗旱性状，该家族的基因也正被用于作物的转化。

渗透蛋白（osmotin，OSM）是和脯氨酸等小分子物质所不同的另一类渗透调节物质，它的作用机理也不断地被揭示。此外，有研究表明光呼吸的增强可以提高水稻的抗盐能力；将水稻的叶绿体谷氨酰胺合成酶的 GS 转入水稻，使其超量表达，GS_2 大量积累，会明显提

高水稻的抗盐能力。

（三）植物抗土壤营养逆境基因

植物抗土壤营养逆境基因工程研究已经取得一定成果，例如，转谷氨酸脱氢酶基因玉米可以大大提高对氮肥的利用率，其生长量提高了10％，植物根系表面氮肥残留物降低50％。

土壤中缺乏一些植物生长必要的无机盐也是一种逆境，通过基因工程手段也可以使植物获得抵抗这种逆境的能力。

重金属是一类严重的污染源，散布在土壤和水分中，会给人类和动植物造成很大伤害。重金属又不同于有机污染物，不能用化学方法或生物方法降解除去。转基因植物在清除重金属污染物方面已经表现出一定的作用。例如，高表达谷胱甘肽合成酶的油菜可以在体内积累镉，高表达锌转运蛋白的拟南芥可以大量积累锌因而这些转基因植物将有望用于抵抗诸如镉、锌等重金属离子的毒害，并有效清除环境中的重金属污染物。

五、延长食品的货架期

通过转移或修饰与控制成熟期有关的基因使转基因生物的成熟期延迟或提前，以适应市场需求。

最典型的例子是使果蔬成熟速度慢，不易腐烂，易储存。

番茄、香蕉、苹果、菠菜等果蔬在储藏及运输过程中，由于果实熟化过程迅速，难以控制，常常导致过熟、腐烂，从而造成巨大损失。长期以来，人们采用各种物理、化学的方法来延缓果实采后生理代谢进程，以延长货架期。然而传统的储藏保鲜方法由于成本、技术限制及效果欠佳等原因而难以满足需求。随着对果蔬成熟及软化机理的深入研究和基因工程技术的迅速发展，通过基因工程的方法改良果蔬品种的遗传特性，生产营养价值高、耐储藏果蔬已成为可能。

果蔬成熟的基因调控研究主要集中于番茄上。1994年，转基因的耐储藏番茄在美国首先商品化。目前国内外均有商品化的转基因番茄生产，我国已育成耐储藏的"华番一号"（百日鲜）番茄，美国育成了"Flavr savr"（保味）、"Endless Summer"（无尽的夏日）番茄，英国育成了专供加工番茄酱的品种。有关的研究仍然在继续进行，并已扩大到了苹果、草莓、梨、香蕉、芒果、甜瓜、桃、西瓜、河套蜜瓜等的遗传转化研究中。尽管其他果实成熟机理与番茄有一定的区别，但果实成熟中乙烯的生成和果胶的降解在果蔬中是相当普遍的现象，因此，对其他果蔬保鲜、延缓衰老有重要指导意义。

第三节　转基因食品的安全性

转基因产品具有抗性强、产量高、品质好及商品经济效益高等优点，但其安全性问题在全世界范围内引起了广泛的争论。目前，转基因植物的安全性问题主要有两方面：一方面是环境安全性；另一方面是食品安全性。

一、转基因食品对人体健康可能产生的影响

1994年美国Calgene公司的转基因延熟番茄经FDA批准上市，成为第一例通过安全评价的转基因植物食品。迄今为止，全世界已有40多个可能作为食品来源的转基因植物获得批准上市。然而，由于转基因植物采用遗传工程操作的特殊手段，可能存在无法预测的其他性状的改变，从而带来某些转基因植物食品的安全性问题。转基因产品可能对人类健康的危害主要有三大类：一是可能含有已知或未知的毒素，引起人类急、慢性中毒或有致癌、致

畸、致突变的作用；二是可能含有已知或未知的免疫或致敏物质，引起机体产生变态反应或过敏性反应；三是转基因产品中的主要营养成分、微量营养成分及抗营养因子可能产生变化，会降低食品的营养价值，使其营养结构失衡，使人体出现某种病症等。

二、转基因食品对环境可能产生的影响

转基因作物对生态环境的影响主要表现在三个方面：

（1）基因漂移　目前转入植物的基因以抗除草剂的为多，其次是抗虫和抗病毒。

（2）抗逆　当这些基因通过基因流逐渐在野生种群中定居后就使得作物的野生亲缘种具有了选择优势的潜在可能，通过花粉的传播与受精将某些基因（主要是抗除草剂基因）漂入野生近缘种或近缘杂草而产生难以控制的"超级杂草"，更难于防治。根瘤菌基因如果转移到杂草上，将促进野生杂草的繁殖，给农业生产带来隐患（如 1998 年和 1999 年的加拿大"超级杂草"事件）。

（3）对生物多样性的影响　植物引入了具有抗除草剂或抗虫的基因后，一些动物试验证明这会使其中毒，有些小生物食用了具有杀虫功能的转基因作物可能死亡，如 1999 年《科学》杂志报道，抗虫玉米杀死非目标昆虫；有的使一些害虫产生抵御杀虫剂的抗体；有的造成生物数量剧减甚至灭绝的危险等（如"斑蝶"事件以及"墨西哥玉米"事件）。又如，2003 年英国《自然》杂志报道，转基因作物产生的杀虫用毒素 Bt 可由根部渗入周围土壤，且保持了很强的活性，仍然杀虫，这种毒素可能助长一些害虫对杀虫剂产生耐药性，从而对土壤生态环境产生长远的负面影响。

三、对天敌产生影响

自然界本来有自己的优胜劣汰规则，物种之间也有天然的相互依存关系，前些年由于病虫害的泛滥而不得不借助于农药，但是在杀灭害虫的同时也注意到这些害虫的天敌也同归于尽，甚至比害虫更脆弱而先丧命，使得病虫害问题日益严重。如今转基因技术解决了这一问题，但不知是否会给这些害虫的天敌带来不幸，有报道说当这些天敌食用了吃过转基因花粉的棉铃虫后就会死去。由于方法、条件不同，在这方面争论很大，这是个非常值得注意的问题。大家都非常重视物种多样性，我国也非常重视生态安全，真不知道这种人为造成的转基因农作物，放到自然以后，会对整个生态产生多大的影响！

四、转基因食品的安全问题

食品安全是一个相对和动态的概念，随着科学技术的进步，今天认为是安全的食品，明天可能发现有不安全的因素；同样，今天认为是不安全的食品成分，明天可以用新的技术将其去除或变为安全。日常食用的食品，大家感到比较放心，是因为人类的祖先在长期实践中逐渐认识到许多食品的不安全因素，掌握了保证安全的种植、养殖、生产、加工技术。虽然转基因技术的初衷是通过人为干预生物的自然进化，使其更符合人们的需要，但是其潜在的危害也不能不重视，社会各界对其安全性的质疑也不无道理。农业转基因生物安全性问题，已不仅仅是科学问题，而且涉及到政治、经贸、法律与伦理等诸多领域。对于转基因可能带来的危害，国内外很多权威机构一直没有停止过研究，到目前为止尚未发现转基因成分对人体有害的确切依据，但也不得不考虑其潜在的危险性以及间接给社会带来的负面影响。

五、关于转基因食品安全性的争论

自从转基因技术问世以来，关于转基因食品是否安全，亦即食用转基因食品对人类健康

是否有不良影响，转基因技术对环境、物种的进化是否有影响等一直就争论不休。随着基因工程技术的进步和在农作物种植、畜牧业生产中的广泛应用，转基因食品的安全性问题更是越来越引起人们的广泛关注。以"转基因食品"为关键词在互联网上检索，就可找到数以千计的有关转基因技术的网页，而这些网页中绝大部分都包含有关转基因食品安全性的论述或争论。赞成与反对的争论非常激烈，观点也易极端化和绝对化。

不但普通消费者对转基因食品安全与否看法差异很大，而且生物工程科学家对此也存在不同观点。近年论述转基因技术和转基因食品安全性的论著也不少，绝大多数论著仅能站在公正和客观的角度来介绍转基因食品安全性的有关争论，而无法作出肯定或否定的结论。1974 年在许多科学家的倡议下，美国国家科学院成立了有关重组 DNA 技术安全性问题的委员会。委员会总结了重组 DNA 技术的发展，指出如果对有关转基因技术的研究不加以限制和指导，可能会产生严重的生物危害。在他们的倡导和组织下，1975 年 2 月在美国召开了人类历史上第一个关于转基因生物安全性的国际会议。经过激烈讨论和投票表决，大会临时性报告获得通过并在当时由美国国家卫生研究院发表，成为全美国国家实验室工作的指导文件。

虽然大家在生物防护和病毒学研究的风险性等方面争议较大，但科学家们一致认为，基因工程方面的研究应该在采取一些适当的防护措施的同时继续进行。这些防护措施包括物理防护和生物防护措施。

国际社会对转基因技术和转基因产品安全性问题的态度主要有三种：一是持肯定和赞成的态度；二是持反对态度；三是持谨慎的态度。

（一）以美国、阿根廷和巴西为代表的食品输出国对转基因技术持较积极和开放的态度

美国是转基因技术的发祥地，也是转基因技术研究最为先进、应用最为广泛的国家。美国的转基因产业在世界上占据主导地位，并能够从转基因产品中获取巨额的商业利润，据有关报道，仅转基因玉米一种产品每年就可为美国带来 40 亿美元的利润。因此，尽管美国有些环保组织反对转基因食品，但美国的转基因开发商坚持认为，转基因食品是科技创新，转基因的本质是运用生物科技来加速的自然选择过程，因而转基因食品是安全的。美国的消费者也对转基因技术及其产品持比较开放和乐观的态度，他们认为没有任何证据可以证明，获准上市的转基因食品在安全性和质量上与其他现有食品有所不同。调查显示，70％以上的民众对转基因食品持"肯定"或"较为肯定"的态度，40％的消费者表示不歧视转基因食品。

（二）以欧盟和日本等为代表的食品进口国则持反对态度

在欧洲，由于 20 世纪 90 年代后半期发生的与转基因食品无关的若干次食品恐慌，消费者对食品供应安全性的信心已显著下降。调查显示，在英国，只有 14％的人对转基因食品表示接受，77％的公民反对在英国国内种植转基因作物。由于欧洲公众对转基因食品可能危害健康和环境的担忧不断增长，欧盟从 1998 年 4 月起暂停批准在 15 个成员国经营新的转基因食品，并要对来自于转基因大豆和玉米的食品实行标签。在日本，根据"Angus keid Group"发布的调查，82％的日本消费者对转基因作物持否定态度。一些民间组织（如消费者组织）对转基因作物持反对立场，并发起了一系列反对转基因作物、食品和饲料的抗议活动，一些记者甚至科学家也加入抵制转基因作物的行列。

（三）大多数发展中国家认为，对转基因技术和转基因食品的安全性问题需要进一步探讨

印度国内对转基因作物的安全性有很大争议，环保组织和其他一些非政府组织提出转基因作物的安全性问题，认为转基因作物将会极大地破坏自然生态系统。一些发展中国家担心，发达国家很可能将本国不能接受的转基因食品出口到经济不发达或转基因食品研究能力弱的国家和地区。

（四）我国转基因食品的生产情况

在国际社会对转基因食品安全性的讨论越来越热烈、抵制消费转基因食品的观点逐渐占上风的情况下，世界范围内对转基因食品的实验研究却始终没有停止，我国有关这方面的研究开发也一直在继续进行。我国对转基因食品的官方意见是，鼓励相关的研究开发，对转基因食品是否会对人体产生影响进行科学的探讨。

第四节　转基因食品的安全评价

关于转基因食品的安全性评价，经济合作发展组织（OECD）于1993年提出了食品安全性评价的实质等同性原则：若某一转基因食品和传统食品具有实质等同性，则认为是安全的；若某一转基因食品与传统食品除引入的新性状外具有实质等同性，则需进行严格的安全性状评价，包括对转基因产物的结构、功能和专一性的评价及由转基因产物催化产生的其他物质（脂肪、碳水化合物或小分子化合物）的安全性评价；若某一转基因食品和传统食品不具有实质等同性，则应从营养性和安全性角度进行全面分析。

一、转基因食品安全性评价的必要性

任何新技术的出现，都有两重性，都是"双刃剑"。以重组DNA技术为代表的转基因技术，在为农业生产、人类生活和社会进步带来巨大利益的同时，也可能对生态环境和人类健康产生潜在的危害，关键是要权衡利弊，作出抉择。安全性评估是要分析潜在风险并加以避免。

传统育种，是通过植物种内或近缘种间的杂交将优良性状组合到一起，还包括远缘杂交和各种突破，如缺失、重复、插入、倒位、易位、跳跃基因，甚至非整倍性、多倍性等，通常会发生预料外抑制或提高某些基因的表达，从而创造产量更高或品质更佳的新品种。这是作物育种中的一种普遍现象。育种学家通常是通过选择得到最好的品系，不理想的子代或毒物水平增加的，有时就简单地淘汰掉。这一技术对20世纪农业生产的飞速发展作出了巨大贡献，但其限制因素是基因交流范围有限，很难满足农业生产在21世纪持续高速发展的要求。转基因植物是指利用重组DNA技术将克隆的优良目的基因导入植物细胞或组织，并在其中进行表达，从而使植物获得新的性状。这一技术克服了植物有性杂交的限制，基因交流的范围无限扩大，可将从细菌、病毒、动物、人类、远缘植物获得甚至人工合成的基因导入植物，所以其应用前景十分广阔。如将抗草甘膦的基因转入大豆，使大豆对这种除草剂产生抗性，从而大大简化了控制大豆杂草的措施。

现代生物技术的遗传修饰和基因整合中，转化基因在染色体上整合的位置不同，也会发生各种意外效应。在植物遗传修饰中大多数的DNA是随机插入的，并产生预料外的基因表达。

从理论上说，转基因技术和常规杂交育种都是通过优良基因重组获得新品种的，但常规育种的安全性并未受到人们的质疑。其主要理由是常规育种是模拟自然现象进行的，基因重组和交流的范围很有限，仅限于种内或近缘种间。并且，在长期的育种实践中并未发现什么灾难性的结果。而转基因技术则不同，它可以把任何生物甚至人工合成的基因转入植物。因为这种事件在自然界是不可能发生的，所以人们无法预测将基因转入一个新的遗传背景中会产生什么样的作用，故而对其后果存在着疑虑。消除这一疑虑的有效途径就是进行转基因植物的安全性评价。也就是说，要经过合理的试验设计和严密科学的试验程序，积累足够的数据。人们根据这些数据可以判断转基因植物的田间释放或大规模商品化生产是否安全。对试验证明安全的转基因植物可以正式用于农业生产，而对存在安全隐患的则要加以限制，避免危及人类生存以及破坏生态环境。只有这样，才能扬长避短，充分发挥转基因技术在农业生产上的巨大应用潜力。

农业是转基因技术主要的应用领域。建立农业转基因生物安全评价制度，是世界各国的普遍做法，也是《生物安全议定书》的主要内容。为进行安全性评估，许多国家都制定了有关生物安全的法律法规，对转基因生物实施管理。中国作为一个农业大国，生物资源多样，又是水稻、大豆等农作物物种的原产地，在加强和促进转基因技术研究与开发的同时，必须十分重视转基因生物的安全。

二、转基因食品安全性评价的内容和要求

安全性评价主要包括环境和食品安全性两方面。环境安全性指转基因后引发植物致病的可能性，生存竞争性的改变，基因漂流至相关物种的可能性，演变成杂草的可能性，非期望效应，以及对非靶生物和生态环境的影响等。食品安全性主要包括转基因食品外源基因表达产物的营养学评价；毒理学评价，如免疫毒性、神经毒性、致癌性、繁殖毒性以及是否有过敏原等；外源基因水平转移而引发的不良后果，如标记基因转移引起的胃肠道有害微生物对药物的抗性等；未预料的基因多效性所引发的不良后果，如外源基因插入位点及插入基因产物引发的下游基因转录效应而导致的食品新成分的出现，或已有成分含量减少乃至消失等。通过安全性评价，可以为农业转基因生物的研究、试验、生产、加工、经营、进出口提供依据，同时也向公众证明安全性评价是建立在科学的基础上的。因此，对农业转基因生物实施安全评价是安全管理的核心和基础。

（一）转基因植物的环境安全性

环境安全性评价要回答的核心问题是转基因植物释放到田间去是否会将基因转移到野生植物中，或是否会破坏自然生态环境，打破原有生物种群的动态平衡。

1. 转基因植物演变成农田杂草的可能性

植物在获得新的基因后会不会增加其生存竞争性，在生长势、越冬性、种子产量和生活力等方面是否比非转基因植株强。若转基因植物可以在自然生态条件下生存，势必会改变自然的生物种群，打破生态平衡。从目前在水稻、玉米、棉花、马铃薯、亚麻、芦笋等转基因植物的田间试验结果来看，转基因植物在生长势、越冬能力等方面并不比非转基因植株强。也就是说，大多数转基因植物的生存竞争力并没有增加，故一般不会演变为农田杂草。

2. 基因漂流到近缘野生种的可能性

在自然生态条件下，有些栽培植物会和周围生长的近缘野生种发生天然杂交，从而将栽培植物中的基因转入野生种中。若在这些地区种植转基因植物，则转入基因可以漂流到野生种中，并在野生近缘种中传播。在进行转基因植物安全性评价时，应从两个方面考虑这一问题：

一是转基因植物释放区是否存在可以与其杂交的近缘野生种。若没有，则基因漂流就不会发生。如在加拿大种植转基因棉花，因没有近缘野生种存在则不可能发生基因转移。同样，在中国种植转基因玉米，因没有野生大刍草，所以也不会发生基因漂流。

另一个可能是存在近缘野生种，基因可从栽培植物转移到野生种中。这时就要分析考虑基因转移后会有什么效果。如果是一个抗除草剂基因，发生基因漂流后会使野生杂草获得抗

性，从而增加杂草控制的难度。特别是若多个抗除草剂基因同时转入一个野生种，则会带来灾难。但若是品质相关基因等转入野生种，由于不能增加野生种的生存竞争力，所以影响也不大。

3. 对自然生物类群的影响

在植物基因工程中所用的许多基因是与抗虫或抗病性有关的，其直接作用对象是生物。如转入 Bt 杀虫基因的抗虫棉，其目标昆虫是棉铃虫和红铃虫等植物害虫，如大面积和长期使用，昆虫有可能对抗虫棉产生适应性或抗性，这不仅会使抗虫棉的应用受到影响，而且会影响 Bt 农药制剂的防虫效果。为了解决这个问题，在抗虫棉推广时一般要求种植一定比例的非抗虫棉，以延缓昆虫产生抗性。除了目标昆虫外，还要考虑转基因植物对非靶昆虫的影响。如有人用 Bt 蛋白饲料喂棉田中 6 种非靶昆虫，当杀虫蛋白浓度高于控制目标昆虫浓度100 倍时，对非靶昆虫均未出现可见的生长抑制。另外，Bt 蛋白对有益昆虫如蜜蜂、瓢虫等都无毒性。

（二）转基因植物的食品安全性

食品安全性也是转基因植物安全性评价的一个重要方面。世界经济合作组织 1993 年提出了食品安全性评价的实质等同性原则。如果转基因植物生产的产品与传统产品具有实质等同性，则可以认为是安全的。如转病毒外壳蛋白基因的抗病毒植物及其产品与田间感染病毒的植物生产的产品都带有外壳蛋白，这类产品应该认为是安全的。若转基因植物生产的产品与传统产品不存在实质等同性，则应进行严格的安全性评价。在进行实质等同性评价时，一般需要考虑以下一些主要方面：

1. 有毒物质

必须确保转入外源基因或基因产物对人畜无毒。如转 Bt 杀虫基因玉米除含有 Bt 杀虫蛋白外，与传统玉米在营养物质含量等方面具有实质等同性。要评价它作为饲料或食品的安全性，则应集中研究 Bt 蛋白对人畜的安全性。目前已有大量的实验数据证明 Bt 蛋白只对少数目标昆虫有毒，对人畜绝对安全。

2. 过敏原

在自然条件下存在着许多过敏原。在基因工程中如果将控制过敏原形成的基因转入新的植物中，则会对过敏人群造成不利的影响。所以，转入过敏原基因的植物不能批准商品化。如美国有人将巴西坚果中的 2S 清蛋白基因转入大豆，虽然使大豆的含硫氨基酸增加，但也未获批准进入商品化生产。另外，还要考虑营养物质和抗营养因子的含量等。

三、转基因食品安全性评价的原则

加强对转基因食品安全管理的核心和基础是安全性评价。目前国际上对转基因食品安全评价遵循以科学为基础、个案分析、实质等同性和逐步完善的原则。我国卫生部在 1953 年颁布、1985 年修订的《食品安全性毒理学评价程序和方法》规定的原则和内容同样也适用于转基因食品的安全性评价。

一个产品被批准上市一般需经 6～7 年时间的评估。各国政府和生物安全委员会正是本着这个原则，对转基因植物及其食品对人体健康和生态环境的安全性作出实事求是的科学评价。所以，在保证安全的前提下，有力地促进了转基因技术和转基因食品的发展。

当前为转基因作物、食品及其产品所制定的安全性评价方法是非常复杂和全面的。包括新插入性状（基因产物）直接毒性的经典评价和转基因食品全面的安全性评价。还要在实质等同性原则的框架内，根据预期的遗传修饰，逐个进行评价。实质等同性原则确认，现有的食品已有很长安全食用的历史，因此在评价转基因食品的安全性时，可以作为对比的基础或参考点。在安全性评价中考虑的不仅以传统作物或对比物为基准，也包括新转基因品种在遗传转化作用中各种可能的变化。以科学数据为依据，经得起历史的考验，是安全性评价必须遵守的基本原则。

四、转基因食品的安全性评价方法

转基因食品是近年来新发展的食品，新食品中有些成分是传统食品中从来没有的。现代生物技术将其他生物基因转入植物，将病毒、细菌和非食物品种的外源基因，以及标记基因中的抗生素抗性基因等引入食用作物，都是传统育种技术无法实现的。再者，现代遗传工程学还比较年轻，谁也说不清这些遗传改变将来会产生什么后果。因此，各国对这类食品的安全检验要求比用传统方法培育生产的更加严格。

对转基因食品的安全性评价包括转基因食品与传统对应物的比较，集中于异同点的测定。对整个转基因食品的安全评价既要考虑期望效应，又要考虑非期望效应。若新的或改变的危害，营养或安全问题被确定，要分析确定对人类健康的关系。新种类的食用植物在上市前并未系统地对其进行广泛的化学、毒理学和营养学方面的评估（除非这些食物可能作为膳食的基本组成应用于特殊的人群，如婴儿），对于诸如食品添加剂或可能在食物中残留的农药要进行典型的严格的安全性评价。

（一）实质等同性（substantial equivalence）原则

目前，国际上普遍采用的是以实质等同性原则为依据的安全性评价方法。

该原则认为，如果导入基因后产生的蛋白质经确认是安全的，或者是转基因作物和原作物在主要营养成分（脂肪、蛋白质、碳水化合物等）、形态和是否产生抗营养因子、毒性物质、过敏性蛋白等方面没有发生特殊的变化的话，则可以认为转基因作物在安全性上和原作物是同等的，也就是说实质等同性原则认为转基因食品与非转基因食品在对人类的影响方面是相通的。

按照实质等同性原则，转基因食品可以分为三类，根据其与现有食品的差异程度，采取不同的方法进行安全性评价：

（1）转基因食品或食品成分实质等同于现有的食物　那么就可认为转基因食品和现有食品是相同的。此时无需更多的考虑转基因食品在毒理、过敏和营养等方面的安全性。

（2）除了某些特定的差异外，与现有食品具有实质等同性　这时应主要分析转基因食品与现有食品之间的差异。分析内容主要包括植入的基因与几种蛋白质有关，是否会产生新物质，基因操作是否改变内源成分或会否产生新的化合物。一般来说，基因本身是不存在安全性问题的，要关注的是植入基因的稳定性和发生基因转移的可能性。

对这类食品的安全性评估应主要考虑蛋白的结构、功能和特异性以及食用的历史。一般来说，与可安全食用的蛋白质功能类似的蛋白质不会引起安全性问题。但若转基因食品蛋白与现有食品蛋白的功能不同，则要作潜在毒性和过敏性分析。除对蛋白质本身的安全性要进行研究外，对由此而产生的其他物质（如脂肪、碳水化合物和小分子化合物）的安全性也应该加以注意。这时可参照其他食品中的同一成分进行对比。如月桂酸含量高的转基因油菜，虽然油菜中并不含有月桂酸，但月桂酸是热带食用油（如椰子油、棕榈仁油）的主要成分，有长期安全食用的历史。因此，这类食品不需进行安全性试验，只要改变其名称以反映其成分和特性的变化。

（3）某一食品没有比较的基础　即它是一种全新的食品，与现有食品相比较，没有等同性。虽然这种新食品与现有食品没有可比性，但并不是说这种食品就一定不安全，但是在这种食品供应市场之前必须对其安全性和营养性进行分析。首先应全面分析基因操作中的各有关要素和基因产物特性，若转入的是功能不很清楚的基因组区段则应同时考虑供体生物的背景资料。

实质等同性概念是在 20 世纪 90 年代早期形成的。在转基因食品发展的早期，各国的食品管理法规中还没有包括转基因食品。随着现代生物技术发展，转基因食品的安全性评价问题也就提上了日程。用食物整体进行动物毒性实验，评价转基因食品是否可以安全食用，似乎是一种理想的方法。但是完整食品体积庞大，很难应用传统的毒性实验进行测试。经典的动物毒性实验，主要是针对新化学品，如药品、农药和食品添加剂等设计的。在动物毒性实验中，每一种化学物质的实验用量，比人类可能的摄入量高很多倍，而转基因食品中新性状表达的蛋白质在整个食物中的浓度可能很低，动物实验难以查出它的实际毒性。同时，长期给动物大量喂饲一种转基因食品会造成动物的营养失衡并出现许多负面反应，很难对实验结果作出正确判断。

因此，实质等同性是一个指导原则，并不是代替安全性评价。它是从事和管理安全性评价的科学家的有用工具。在评价新食品、饲料或加工产品的安全性时，为鉴定中提出的问题提供帮助指导，并不是评价的终结。在安全性评价中实质等同性所强调说明的，就是转基因品种应该和相应的传统品种一样安全。安全性评价中详细比较检查的内容，包括成分、营养、毒性和免疫学检验，以及生物化学和毒性实验等。如果在实质等同性评价过程中得出的结论是，由生物技术作物生产的食品或加工品的成分，除了引入的性状外，和传统的对应物的成分是等同的，那么该引入性状（基因产物）的安全性就是直接评价的焦点，可能需要进行活体外和活体内试验。

（二）确定实质等同性时的比较内容

对这三类不同的转基因食品，其安全性评价的差异非常大，因此判定转基因食品的实质等同性就显得非常重要。一般来说，进行实质等同性比较时应包括以下几个方面：

（1）成分比较　包括主要营养素、抗营养因子、毒素和过敏原。

（2）对植物来说　包括其形态、生长情况、产量、抗病性和其他有关农艺性状。

（3）对微生物来说　包括分类学特征、定殖能力或侵染性、寄主范围、有无质粒、抗生素抗性和毒性。

（4）对动物来说　包括形态、生长生理特征、繁殖、健康特征和产量。

通过这种方式进行安全性评价并不意味着新产品的绝对安全，它更注重于针对任何确定的差异方面的安全性进行评价，因此新食品相对于传统对应物的安全性就可得到考虑。由于在比较时并没有顾及食品的所有成分，所以实质等同性只能保证那些可能和食品安全性有关的成分含量是等同的。实质等同性原则要求将转基因食品和具有安全食用历史的，适当的对应食品进行比较。因此要求文献中有足够的分析数据供比较之用，或可以从分析中得到数据供比较之用。

第五节　转基因食品的管理

世界主要发达国家和部分发展中国家都已制定了各自对转基因生物（包括植物）的管理法规，负责对其安全性进行评价和监控。如美国是在原有联邦法律的基础上增加转基因生物的内容，分别由农业部动植物检疫局、环保署及联邦食品和药物局负责环境和食品两个方面的安全性评价和审批。由于各国在法规和管理方面存在着很大的差异，特别是许多发展中国家尚未建立相应的法律法规，一些国际组织［如经济合作发展组织（OECD）、联合国工业发展组织（UNIDO）、联合国粮农组织（FAO）和世界卫生组织（WHO）等］在近年来都组织和召开了多次专家会议，积极组织国际间的协调，试图建立多数国家（尤其是发展中国家）能够接受的生物技术产业统一管理标准和程序。但由于存在许多争议，目前尚未形成统一的条文。

一、国内外转基因食品管理的现状

针对转基因产品蓬勃发展的现状，各国政府都采取了不同的管理办法。主要分为两大集团，美国、加拿大、阿根廷以及中国香港特区对转基因生物采取自愿标识的管理办法；其他国家及地区主要采取强制标识的管理办法。

（一）美国、加拿大

美国和加拿大制定了转基因产品自愿标识的有关标准以保证标识的延续性和可信度。

在美国，至 2000 年已经有 16 个州立法要求对转基因食品实施标识管理。同时，美国联邦环保局规定，在野生棉花近缘种分布的地区（夏威夷和佛罗里达），不允许种植转基因棉花，以防止外源基因污染野生棉。2001 年 2 月，中国香港特区政府提出一项转基因食品标识管理议案，要求对转基因食品实施基于实质等同性原则的自愿标识管理系政策，任何转基因食品，如果其组成成分、营养价值、用途、过敏性等与传统对应食品不具有实质等同性，则建议在标签上标注这种差异。

（二）欧盟

欧盟对转基因生物标识采取了非常严格的管理办法。

1990 年 4 月颁布实施的欧盟理事会 90/220/EEC 令中，规定了转基因生物的批准程序；1997 年 5 月批准的《新食品法》规定，如果经基因工程修饰使得新食品或食品成分不再等同于已经上市的食品，则应对基因工程食品加贴特殊标签；其后，欧盟又分别于 1998 年 5 月（有关转基因生物制成特定食品，除欧盟 79/112 指令规定外还须强制标识之欧盟理事会 1139/98/EC 条例）、2000 年 1 月（有关含有转基因成分或由转基因生物制成的添加剂和调味剂的食品和食品成分之欧盟委员会 50/2000 号条例）、2003 年 9 月〔关于转基因食品和饲料之欧洲议会和欧洲理事会（EC）No1829/2003 条例；关于转基因生物的可追踪性和标识及由转基因生物制成的食品和饲料产品的可追踪性及对 2001/18/EC 指令的修正，欧洲议会和欧洲理事会 1830/2003 条例〕对转基因产品的标识作出了严格的规定。其特点是：

① 逐步对转基因产品实行强制性的、细致的、规范的、严格而科学的标识制度。

② 强制性地要求对来源于转基因生物的产品，无论是否可以检测出含有转基因的 DNA 和蛋白质成分，都必须标识。

③ 标识的阈值上限由 1% 降低到 0.9%，即由于偶然因素或技术上不可避免的因素而造成的某一个产品中的每一个独立成分中转基因成分超过此独立成分的 0.9%，则这一产品必须标识。

在对转基因产品实施严格标识的同时，2003 年 9 月欧洲议会和欧洲理事会的 1830/2003 条例提出了关于转基因生物的可追溯性和标识，及由转基因生物制成食品和饲料产品的可追踪性。条例要求由转基因生物制成的产品投放市场时，经销者必须保证向下一级经销者传递以下信息：

① 指明食品中每一种由转基因生物制成的成分；

② 指明每一种由转基因生物制成的饲料物质或添加剂；

③ 若产品没有成分表，必须指出产品是由转基因生物制成。

此外，经销者需要建立适当的系统和程序，保证自交易发生的 5 年内能够说明其产品从何而来，又转给了哪个经销者。

奥地利政府还制定了一部纯净种子的法律，禁止常规种子受到高于检测限的转基因品种的污染，该项法律的颁布使得奥地利成为 15 个欧盟成员国中率先对转基因种子污染应用"零允许量"原则的国家。

（三）阿尔及利亚

2000 年 12 月阿尔及利亚发布部级法规，禁止进口、传播、商业化生产和使用转基因植物材料。

（四）澳大利亚/新西兰

2001 年 7 月开始对所有转基因食物实施标识制度，阈值为每种成分的 1%，即：当某一种成分内的转基因成分超过 1%，则必须标识为转基因食物。

（五）瑞士

2000 年 1 月开始，将转基因药品纳入标识制度，使瑞士成为第一个把药物纳入转基因标识制度的国家。对转基因生物及其产品实施"零允许量"。2003 年 3 月，瑞士议会通过新法，对转基因生物造成的损失实行"全额赔偿"，并采用"污染者赔付原则"。瑞士至今未批准转基因生物的商业生产。

（六）巴西

2003 年 4 月实施新的标识制度，要求对所有转基因食品以及食品成分实施标识，阈值为每一成分的 1%，但是，对 2003 年后巴西生产的专用于人类和动物消费的转基因大豆产品，标识为"可能含有转基因大豆"。

（七）以色列

2000 年 11 月，以色列卫生部发布标识制度，对转基因玉米和转基因大豆实施标识，阈值为含 1% 的转基因材料。

（八）沙特阿拉伯

2001 年 12 月沙特阿拉伯开始对进口的转基因食品执行标识制度，要求用三角形警示标识，并用阿拉伯语和英语同时标注。进口转基因生物产品需要出口方的健康证明。新的法规要求自 2004 年 1 月开始，对所有进口和国产的转基因生物都要实施标识。

（九）印度尼西亚

1996 年印度尼西亚的食品法包括监管转基因生物食品。标识制度对所有转基因生物食品都要印有"基因工程改造"，在加工食品的成分表上要注明转基因成分。

（十）斯里兰卡

自 2001 年 5 月 1 日起，斯里兰卡禁止所有转基因食物进口，亦禁止制造、运输、储存、分发和销售经转基因生物加工的食品。

（十一）泰国

2001 年 4 月起，泰国不允许转基因生物的田间试验，内阁于 2003 年 2 月再次确实这种禁止措施。

（十二）韩国

2001 年 3 月 1 日起，韩国对转基因生物及其产品实施标识，阈值为转基因成分占产品的 3% 以上，如不标识将判 3 年牢狱或 3000 万韩元。

（十三）日本

日本政府规定 2001 年 4 月 1 日起，对批准的转基因生物产品，转基因成分占最终产品比率达 5% 需要标识；对未经批准的转基因生物产品实施零阈值，不允许进口。

（十四）中国大陆

20 世纪 80 年代，中国在开展转基因技术研究的同时，国务院有关部门就十分重视基因工程的安全问题。1993 年，原国家科委颁布了《基因工程安全管理办法》。依此办法，1996年 7 月 10 日，农业部颁布了《农业生物基因工程安全管理实施办法》，成立了农业生物基因工程安全委员会和农业基因工程安全管理办公室。1997 年，农业部开始受理在中国境内从事基因工程研究、试验、环境释放和商品化生产的转基因植物、动物、微生物的安全评价与审批，对转基因生物及其产品的商品化生产进行了严格的安全评价。至 2001 年，农业部已经受理了 10 批共 700 多项农业转基因生物安全评价申请。以上各项工作的开展，使中国农业生物基因工程安全管理从无到有，逐步走上规范管理的轨道，对于促进我国农业生物技术研究的健康发展，维护我国民族生物技术产业的发展和转基因食品的安全，保护农业生态环境和人类健康，起到了重要的作用。

总体来说，美国和加拿大对转基因植物的管理较为宽松。美国在 2000 年种植的转基因作物面积 3030 万公顷，占当年全世界转基因作物种植面积的 70%。若再加上加拿大和阿根廷，这三国种植的转基因作物占全世界的 98%。与此形成鲜明对照的是欧洲国家。从研究水平上来说，欧洲国家，特别是英国、法国、德国等在农业生物技术领域都开展了广泛深入的研究，开发出一批可用于生产的转基因作物。但直到现在，欧洲作为商品种植的转基因作物还很少。欧洲的消费者很难接受转基因食品。

二、转基因食品管理的主要内容

对农业转基因生物实施安全管理是国际上的普遍做法。经济合作发展组织（OECD）、联合国粮农组织（FAO）、环保规划署（UNEP）、食品法典委员会都对转基因生物的安全提出了明确的要求。安全性评价是国际上的通行做法。由于各国农业、环境和生物多样性的差异，决定了只有本国确认了安全性之后，转基因生物才能投入商业应用或由输出国引进。日本、欧盟、美国等均实行安全性评价。美国是通过农业部、食品与药物管理局和环保局的安全评价后才允许转基因作物商品化生产；欧盟是通过安全评价后才批准国内外的转基因产品投放市场；日本是通过农林水产省的安全评价后才许可转基因食品进口。目前，按照《生物安全议定书》的有关规定，对进口农业转基因生物实施安全评价管理，可以在收到申请之日起 270 日内作出批复。我国在制定《农业转基因生物安全条例》及其配套规章的过程中，对国外的相关法规进行了比较研究。在安全评价中，遵循"个案分析"的原则、"实质等同性"原则、"逐步完善"的原则等。实行标识管理制度使消费者有知情权和选择权。

转基因产品是现代科技飞速发展的产物，转基因产品几乎涉及国际食品贸易的方方面面。迄今为止，尚没有发生一起由于转基因产品的安全性问题所引发的诉讼。目前，许多国家从保护消费者知情权的角度出发，要求对转基因产品实行严格的标识制度。其次，目前转基因产品的标识管理制度已经日趋成熟，要求进行定量标识的管理制度，使转基因产品的标识管理更加具有科学性和可操作性。对于转基因产品趋向于采用标识管理和可追溯性管理的双重管理，这种管理手段并不仅仅针对转基因产品，它与我国目前实施的"从农田到餐桌"的食物链管理方法是十分吻合的。

三、我国转基因食品管理的有关法律条例

随着科学技术和社会进步，人们对食品安全很自然地提出了更高的要求。同时，食品不仅是营养和能量的来源，还是文化和传统的标志，也是经济贸易的支柱。在转基因食品高度发展的 21 世纪，根据国际发展趋势、综合科技、贸易等多方面因素，制定适合我国国情的转基因食品产业发展和安全管理办法，加强食品安全的科学技术研究，将有利于我国食品生物技术产业的健康发展，在新世纪的国际竞争中占据主动。

1992 年卫生部颁布了《新资源食品卫生管理办法》，规定了对新资源食品的试生产、正式生产的审批制度，对新资源食品包装标识和产品说明书作了规定。1993 年 12 月，国家科委发布了《基因工程安全管理办法》，提出了转基因的申报、审批、安全控制。1996 年 7 月份，农业部又发布了《农业生物基因工程安全管理实施办法》，也是要登记、审查。1999 年，国家环保总局发布了《中国国家生物安全框架》，提出了我国在生物安全方面的政策体系、法规框架、风险评估、风险管理技术准则，国家能力建设；还成立了有关的机构，有七八个部门参加，并发布了一个框架文件。2001 年 5 月 23 日，国务院以 304 号令公布了《农业转基因生物安全管理条例》，在这个条例里面，把农业转基因生物进行了定义，规定了对研究、试验的要求，要取得安全证书；生产、加工，要取得生产许可证；经营，要取得经营许可证。要求在中国境内销售列入目录的农业转基因生物要有明显的标志，要标识。对进口与出口也规定了，所有出口到中国来的转基因的生物以及加工的原料，都需要中国颁发的转基因生物安全证书，如果不符合要求，要退货或者销毁处理。不得销售未标识的农业转基因生物，其标识应该注明产品中含有转基因成分的主要原料名称，有特殊销售范围的还应该注明并在指定范围内销售。2002 年 3 月 20 日农业部发布了《农业转基因生物安全评价管理办法》、《农业转基因生物进口安全管理办法》和《农业转基因生物标识管理办法》三个配套的管理办法。要求从 2003 年 3 月 20 日起，对 5 类 17 种列入农业转基因生物标识目录的农业转基因生物进行标识。

2002 年 4 月 8 日卫生部发布的《转基因食品卫生管理办法》规定：以转基因动植物、微生物或者直接加工品为原料生产的食品和食品添加剂必须进行标识。从 2002 年 7 月 1 日实施，也是对所有的转基因食品要求标识。

第十一章　农药环境安全性评价

第一节　农药对环境安全性影响的因素

一、农药的理化性质对生态环境安全性影响的预测

农药理化性质的指标很多，它们从不同方面影响农药对环境的安全性，其中对环境影响最大的是蒸气压、水溶性、分配系数与化学稳定性等指标。

（一）蒸气压

蒸气压是固态或液态物质上方的饱和气压，它随温度升高而增加。蒸气压是评价一种物质是否能挥发、扩散进入大气，从而影响大气质量及其对光降解性能有重要影响的指标。农药进入环境后在气、水、土各介质间迁移、扩散与再分配特性受农药蒸气压影响很大，蒸气压愈大，农药就愈容易从土壤或水域环境转向大气空间，这样就容易进一步引起农药的光降解作用。农药在土壤中的移动性能受农药蒸气压影响也很大。

（二）水溶性

水溶性的大小是评价农药在环境中的移动性、吸附性、生物富集性以及农药毒性的重要依据。水溶解度大的农药，容易造成对地表水与地下水的污染。水溶解度的大小也是衡量农药对生物危害性的一个重要指标。水溶性大的农药容易被生物吸收，导致对生物的急性危害；水溶性弱、脂溶性强的农药，容易在生物体内积累，引起对生物的慢性危害。一般认为，水溶解度小于 0.5mg/L 的农药，易于在生物体内富集，对生态系统有一定的危险性；水溶解度在 0.5～50.0mg/L 之间的农药，对生物体与生态系统可能有一定的危险性；溶解度大于 50.0mg/L 的农药，不易在生物体内富集，但易引起对生物的急性危害。

（三）分配系数

分配系数是指农药在两种等体积互不相溶溶剂组成的两相体系中达到平衡时的浓度比值，即分配能力。分配系数是评价农药从水相转入有机相及其在生物体内蓄积能力的一个重要指标。分配系数大的农药容易在生物体内富集；分配系数小的农药容易在环境中扩散，从而也扩大了农药的污染范围。

（四）化学稳定性

农药的稳定性是指农药进入环境后遭受物理、化学因子影响时分解难易程度的指标，这是评价农药在环境中稳定性的基础资料。

（五）杂质

一般优质农药其杂质成分对农药影响不大，但有些农药的杂质成分则成了影响环境安全的主要对象，如六六六中的几种异构体、氟乐灵中的亚硝胺、甲胺磷中的不纯物等，因此农药的纯度和不纯物的成分必须在基础资料中提供。

二、农药环境行为特征对环境安全性影响预测

农药环境行为是指，农药进入环境后在环境中迁移转化过程中的表现，其中包括物理行为、化学行为与生物效应等三个方面，它比农药理化特性指标更直观地反映了农药对生态环

境污染影响的状态。农药环境行为主要有以下指标：

（一）挥发作用

农药挥发作用是指农药或环境中的残留农药以分子扩散形式逸入大气中的现象。农药挥发作用的大小除与农药蒸气压等性质有关外，还与施药地区的土壤和气候等环境条件有关。农药残留在高温、湿润、沙质的土壤中比残留在寒冷、干燥、黏质的土壤中容易发挥。农药挥发性的大小也会影响农药在土壤中的持留性及其在环境中再分配的情况。挥发性大的农药一般持留较短，而在环境中的影响范围较大。

农药的挥发作用可产生在农药的生产、储运、使用的各个阶段之中，以及施用后残留在水、土与植物表面。各种农药通过挥发作用损失的数量约占农药使用时的百分之几至50%以上不等，因此挥发作用不仅影响农药的药效，还会导致对周围环境的污染。

（二）土壤吸附作用

农药吸附作用是指农药在土壤和水两相间的分配达到平衡时的比值，通常用吸附常数 K_d 表示。农药在土壤中的吸附性能，是评价农药在环境中的移动性、持留性和农药进入环境后生物活性与毒性的重要指标。农药吸附能力的强弱与农药的水溶性、分配系数、离解特性等性质有关，水溶性小、分配系数大、离解作用强的农药容易被土壤吸附。土壤性质对农药吸附作用的影响也很大，有机质含量高、代换量大、质地黏重的土壤容易吸附农药。农药吸附性能的强弱对农药的生物活性、残留性与移动性都有很大影响。农药被土壤强烈吸附后，其生物活性与微生物对它的降解性能都会减弱。吸附性能强的农药，其移动与扩散的能力弱，不易进一步对周围环境造成污染。

（三）农药淋溶作用

农药淋溶作用是指农药在土壤中随水向下移动的能力，是评价农药是否对地下水有污染危险的重要指标，它对农药在土壤中的持留性与持效性也有重大影响。农药在土壤中的淋溶性能与农药性质以及施用地区的气候、土壤理化性质都有密切关系。一般来说，农药吸附作用愈强，其淋溶作用愈弱；在多雨、土壤沙性的地区，农药容易被淋溶。

（四）土壤降解作用

农药在土壤中的降解指土壤中残留农药逐渐由大分子分解成小分子，直到失去毒性和生物活性的全过程，包括土壤微生物降解、化学降解与光降解三部分。土壤是农药在环境中的储藏库与集散地，土壤中农药残留量的大小与持留时间的长短是评价农药对整个生态环境影响的一个重要指标。农药在土壤中的降解性能除与农药的性质有关外，还与气候及土壤条件密切相关。在高温湿润、土壤有机质含量高、土壤微生物活跃和土壤偏碱的地区，农药就容易降解。

（五）水环境中的降解与水解作用

农药在水环境中的降解是指农药在水环境中遭受微生物降解、化学降解与光降解的总称。它是评价农药在水体中残留特性的指标，其降解速率受农药的性质与水环境条件两方面因素影响。水解是指农药在水中的化学分解现象，是农药非生物降解的主要形式之一，它对农药的加工、储存以及对农药在环境中的稳定性与生物活性都有重要影响。一般的农药在高温、偏碱性的水体中容易降解。

（六）农药光降解

农药光降解是指大气、水体、植物和土壤表面上的农药在光诱导下进行的化学反应，是农药的一个重要的非生物降解途径，对农药残留、药效、毒性均有重大影响。农药光降解作用的难易除与农药的性质、施药季节的光照强度有关外，还与农药在环境中的存在状态以及环境中是否存在有光敏性质有关。溶液中含有丙酮或环境中存在胡敏酸、富非酸等物质时，都能促进一般农药的光降解。

（七）生物富集作用

生物富集作用是指农药从环境中进入生物体内、逐步在体内蓄积的过程，是评价环境中的残留农药对生物体及整个生态系统危害性的一个重要指标。农药的生物富集能力大小与农药的水溶性、分配系数以及生物的种类、生物体内的脂肪含量、生物对农药代谢能力等因素有关。农药的生物富集能力愈强，对生物的污染与慢性危害愈大。

三、农药施用方法对环境安全性影响预测

农药的不同施用方式对农药在环境中的行为与非靶生物安全性影响关系极大。

（一）剂型不同的农药

农药的剂型主要有颗粒剂、粉剂和乳剂三种。剂型对农药在环境中的残留性、移动性以及对非靶生物的危害性均有影响。从农药在环境中残留性比较，使用颗粒型对环境影响最小，粉剂次之，乳剂影响最大。颗粒型农药容易扩散，不易造成局部污染，而乳剂很容易在生物体内富集；从农药对非靶生物的接触危害程度比较，乳剂＞粉剂＞颗粒剂。

（二）施药方法

喷施、撒施，特别是用飞机喷洒的方式，影响范围广，对非靶生物的危害性大；条施、穴施和用作土壤处理的方法，污染范围小，对非靶生物比较安全。

（三）施药时间

施药时间的影响主要与气候条件及非靶生物生长发育的时期有关。在高温多雨地区，农药容易在环境中降解与消散；在非靶生物活动期与繁殖期喷洒农药，对非靶生物的杀伤率大。

（四）施药数量

农药对环境的危害性主要决定于农药的毒性与用量两个因素。用量愈大对环境的影响愈大，高毒的农药，只要将其用量控制在允许值范围内，就不会造成对环境的实际危害；相反，低毒农药用量过大，同样会造成危害。

（五）施药地区与施药范围

施药地区的影响主要与当地的气候与土壤条件有关。在高温多雨地区，农药在环境中消减速率就要比在干寒地区快；在稻田或碱性土中施用农药，一般比在旱地或酸性土中降解要快；在多雨、土壤沙性的地区施用容易造成对地下水污染。施药范围愈广，其影响面也愈大。在水源保护区、风景旅游区与珍稀物种保护区施用农药，更应注意安全。

四、农药对非靶生物影响的预测

在靶生物与非靶生物并存的环境中，使用农药难免对非靶生物会造成一定的危害。不同的农药品种，由于其施药对象、施药方式、毒性及其危及生物种类的不同，其影响程度也随之而异。环境生物种类很多，在评价时只能选择有代表性的，并具有一定经济价值的生物品种（其中包括陆生生物、水生生物和土壤生物）作为评价指标。

第二节　农药安全性评价指标与评价试验程序

一、农药环境安全评价指标

评价化学农药对环境安全性的内容包括基础资料、必备资料与补充资料三部分。

（一）基础资料

基础资料是新农药开发中必须具有的资料，它是评价农药对环境安全性时的重要参考资料。基础资料的评价指标包括：

（1）农药名称和理化性质　商品名、通用名、化学名称、分子式、结构式、有效成分含量与主要杂质成分含量、剂型、水溶解度、蒸气压、正辛醇/水分配系数、熔点、沸点、密度、外观、乳化性、悬浮性、吸收光谱、储藏稳定性等。

（2）农药施用情况　防治对象、剂型、施用方法、施用时间、施用数量和施用地区范围。

（3）农药的毒性和有关标准　农药对温血动物的急性毒性、亚急性毒性、慢性毒性与"三致"试验资料，以及 ADI、MRL 值等。

（二）必备资料

必备资料是新农药开发中专为评价农药对环境安全性影响必须提供的资料，评价指标包括：

（1）环境行为　移动性、挥发性、土壤吸附性、土壤降解、水解、光降解。

（2）环境生物毒性　对鸟类、蜜蜂、家蚕、天敌、鱼类、虾类、水蚤、藻类、蚯蚓、土壤微生物等的毒性以及对植物的敏感性。

（三）补充资料

补充资料是指在审批农药登记时，认为有些农药的某些环境指标在实际使用中可能有较大的风险性者，在农药登记后需要提交补充资料，对有风险性的指标实行使用后跟踪检测，或补充有关试验，其试验检测结果将作为审查该药是否能延长登记的依据。属于此类情况的有：已登记的农药，因使用对象改变，其使用量和使用地区的生态环境条件发生重大变化时，需补充一些可能有影响的评价指标；对降解慢、移动性强、用量大的农药品种需补充提供对地表水或地下水影响的资料；对鱼高毒，有较强残留与移动性，并用于稻田和水域的农药，需补充对水生生物影响的资料；对鸟、蚕、蜂高毒，并在使用中发现有危害影响的农药品种，需补充提供防范措施资料；土壤残留性强、生物活性高的除草剂品种，需补充提供施药地区农药在土壤中的残留特性，及其对后茬作物敏感性和危害性的资料；对一些脂溶性强、毒性大、在生物体内难降解的农药，及其具有同样性质的代谢产物，须进一步做富集性试验与慢性毒性试验。

二、农药环境安全评价试验程序

由于农药的品种很多，性质和使用方法各异，因此在安全评价时要求提供的指标也随之而异。对拟开发的农药品种，首先要测定其与环境行为密切相关的几个理化指标，包括水溶性、蒸气压、分配系数，然后同时进行对非靶生物的急性毒性试验与农药的环境行为特征试验。在非靶生物的毒性试验中，在旱地上喷施、撒施的农药，须做陆生生物的毒性试验，包括对鸟类、蜜蜂、家蚕、天敌、蚯蚓与土壤微生物的影响；用作土壤处理的农药，仅须做对蚯蚓土壤生物的影响试验；种子包衣或用作毒饵的农药，只须做对鸟类的毒性试验；而对虽用于旱地，但其残留性与移动性都很强，有污染水体危害的农药，须做对水生物毒性试验。用于水田或直接用于水域的农药，须做对水生生物的毒性试验，包括鱼类、水蚤和藻类；对一些挥发性、漂移性强，用于水田的农药，应增加做对陆生生物的毒性试验。环境行为试验部分，分在水域施用与在农田施用（包括旱地和水田）两种不同情况：直接用于水域的农药，须做在水体中的降解性试验，对其中难降解的农药，还须做在鱼体内的富集试验与慢性毒性试验；用于农田的农药，首先要做土壤降解试验，对其中难降解的农药，既要求做对蚯蚓、鸟类的富集试验和慢性试验，又要求做在土壤中的移动性能的测定；对其中移动性强又有可能污染水体的农药，还要进一步做农药在水体中的降解试验与在鱼体内的富集试验和慢性毒性试验，必要时还要做对地下水影响评价试验。对一些蒸气压高的农药，须做挥发性试验。

上述评价试验程序适用于杀虫剂、杀菌剂、除草剂与植物生长调节剂在农田或水域中施用时的情况，对卫生用药与杀鼠剂的评价试验须另作规定。对一些可能进入环境的其他有毒化学品的评价试验，也可参照本试验程序试行。以上是新农药在申请登记时需要做的农药环境安全性预评价工作。对一些使用量大、在预评价中对其潜在危害性一时尚难确定的农药品种，在其登记后，仍须在实地做一些化学与生物的监测，在监测的安全性现状中发现有较大问题的农药品种，在其申请农药再登记时，就可修改其原登记的有关条款。

第三节　农药对环境安全性评价试验准则

一、环境行为特征评价试验准则

（一）蒸气压测定

蒸气压的测定方法有多种，各种不同的测定方法适用于不同蒸气压范围的化合物，常见的方法有：动态法、静态法、蒸气压力计法、蒸气压力平衡法、气体饱和法等。化学农药的种类很多，多数农药 20℃时的饱和蒸气压在 1Pa 以下，可用适合于常温范围的气体饱和法测定。

测定方法如下：农药涂于玻璃微珠上，在密闭系统中用 N_2 气吹脱，测定浓度稳定时气流中的农药量，农药由有机溶剂吸收，经计算得到一定温度下的饱和蒸气压。当农药的蒸气压大于 1Pa 时可用其他方法测定。

（二）溶解度测定

测定水溶解度的方法有柱淋洗法与调温振摇法两种。

（1）柱淋洗法　本法适用于测试期间受试物不发生变化，水溶解度小于100mg/L的农药。测定方法是将供试纯品农药涂布在惰性的玻璃微球上，装在玻璃柱内，在恒温条件下（一般用20℃）用重蒸馏水以不同速度淋洗，逐步减慢流速，待流出液中农药含量不变时，淋出水中的农药浓度即为农药在水中的溶解度。

（2）调温振摇法　本法适用于非表面活性物质、水溶解度大于100mg/L的农药。测定方法是将经粉碎的纯品农药先在略高于试验温度的重蒸馏水中溶解，并使其达到饱和状态，然后将温度降至试验温度20℃的恒温下振摇24h，达到平衡后除去不溶物。再测定溶液中农药浓度，即为农药在水中的溶解度。

（三）分配系数测定

农药的分配系数 K_{ow} 通常是指一定温度下农药在等体积正辛醇与水两个不互溶的液相体系中达到分配平衡时的浓度比值，常以 $\lg K_{ow}$ 值表示。分配系数的测定方法有多种，如摇瓶法、高效液相色谱法、薄层法、碎片因子及 π 常数计算法和水溶解度估测法等。

最经典和最常用的方法是摇瓶法，具体方法如下：

先将经提纯的正辛醇与重蒸馏水相互饱和后作为供试溶剂，再将供试的纯品农药溶于正辛醇中，使其浓度在 1～100mg/L 之间，并准确测定其含量，作为储备液供试验用。测定时在试验容器中加入经精确定量的两种溶液和必需量的储备溶液，在（20±1）℃的恒温条件下，对一般农药只需振摇1h，对在水中的溶解度成≤0.01mg/L的农药需振摇24h，达到平衡后，用控温离心机将两相分离，然后测定两相中农药含量。每种农药要做两种不同浓度，

通常用 c_1 小于 0.01mol/L，$c_2=0.1c_1$，根据两相中测得的农药含量求出 $\lg K_{ow}$ 值。此法对少数在水中具有离子化、质子化可逆性的农药不适用，对于分配系数 $\lg K_{ow}>6$ 的农药也难以用此方法作出准确测定。

由于同类农药的分配系数与水溶解度之间有很好的线性关系，因此有很多公式利用农药的水溶解度来估测分配系数。

（四）挥发作用试验

农药的挥发作用可利用农药的理化性质参数通过数学模式估测，也可用田间实测求得。农药挥发作用的大小与农药蒸气压成正比，并与农药存在的环境介质有关，因此按农药存在介质的不同分三种情况估测其挥发作用：农药产品的挥发；农药在水中的挥发；农药在土壤中的挥发。凡属易挥发的农药，需进一步在田间条件下测定挥发性能。在田间测定农药的挥发性能时，要有俘获大气中农药的吸收装置，同时要测定当时田间的气象与土壤条件，从田间采回的气体标本，用气相色谱仪测定其农药含量，然后结合气象与土壤资料，求出农药的挥发性能。

（五）土壤吸附作用试验

农药在土壤中的吸附性能，除与农药性质有关外，与土壤性质关系十分密切。测定土壤对农药的吸附等温线时，为了使试验结果有较大的代表性，至少要用三种性质（以土壤 pH 值、有机质含量与黏粒含量高低为衡量标准）差异较大的、有代表性的土壤和每种土壤用四种不同农药浓度为供试条件。土壤吸附系数 K_d 的测定方法如下：

土壤为过 0.25mm 筛的风干土，用农药纯品溶于 0.01mol/L $CaCl_2$ 溶液中，配成四种不同浓度的药液，试验浓度最好不要超过农药的最大溶解度。对难溶于水的农药，可用少量有机溶剂助溶（如乙腈、丙酮），用量不得超过 0.2%（体积分数）。将准备好的土壤与药液按一定的水土比（5∶1、20∶1 或 100∶1，视 K_d 的大小选择其中之一），在 25℃恒温条件下振摇 24h 达到平衡后，离心，测定清液中农药含量 C_w 以及吸附在土壤中的农药量 C_s，然后将测定数值代入弗仑德利奇（Fruendlich）吸附公式求 K_d 值：

$$\lg K_d = \lg C_s - \frac{1}{n}\lg C_w$$

（六）土壤淋溶作用试验

测定农药在土壤中淋溶作用的方法有土壤薄层色谱法、柱淋洗法、渗漏计法和田间渗漏测定法等。农药在土壤中的淋溶性能与农药性质及土壤理化性质都有密切关系，因此在试验中至少要选择四种有代表性的不同性质土壤，常用的有沙土、沙壤土、粉沙壤土、黏壤土，四种土壤的有机质含量在 1%～5%，pH 4～8 之间。供试土壤最好采自农药主要使用地区，土壤标本风干过 0.25mm 筛。

目前常用的是土壤薄层色谱法，测定方法与一般的薄层色谱法相似，主要不同点是用土壤作载体、用水作流动相。试验时最好用标记农药或农药纯品。根据土壤薄层色谱法得到的 R_f 值的大小，将农药划分为五个等级：Ⅰ极易移动（R_f 为 0.90～1.00）；Ⅱ可移动（R_f 为 0.65～0.89）；Ⅲ中等移动（R_f 为 0.35～0.64）；Ⅳ不易移动（R_f 为 0.10～0.34）；Ⅴ不移动（R_f 为 0.00～0.09）。

本方法的优点是简便、易行，试验结果的可比性强；缺点是不能模拟自然的降雨条件对农药淋溶作用的影响。本方法对挥发性强的农药不适用。

柱淋洗法是用上述制备好的土壤，装于内径 2cm 的玻璃柱或塑料管中，装成 30cm 高的土柱。在土柱上端加一定量的供试农药，再用一定量的水，按一定的速度淋洗，收集淋出水测定农药含量。淋洗后将土柱切成六段，分别测定各段土中农药含量。根据农药在土柱及淋出水中的分布情况，评价农药在土壤中的淋溶特性。本方法的优点是可模拟自然降雨条件，进行农药在土壤中的淋溶试验，其缺点是较为麻烦，重复性较差。对易降解的农药，最好同时测定降解作用。试验时可模拟农药使用地区的气温与降雨条件，并提供土壤 pH、有机质、代换量、土壤地等资料。

（七）土壤降解作用试验

在农业上使用的农药都要提供淋溶特性资料。农药在土壤中的降解速率通常用降解半衰期 $t_{0.5}$ 表示，测定农药在土壤中降解速度的方法有室内模拟测定法与田间实测法。在农药登记环境评价时一般只需做室内模拟试验，只有当试验农药属较难降解时需进一步做田间试验。室内模拟试验用四个有代表性的新采集的农田耕层土壤标本，先经风干至含水量约 20％时过 2mm 筛，储存于 5℃冰箱内备用，并测定土壤 pH 值、有机质含量、代换量、土壤质地资料等。供试农药可用纯品或工业用品溶于水中，难溶于水的农药，可用少量对农药降解无干扰影响的有机溶剂助溶（如乙醇、丙酮等）；供试土壤中农药的加入量，一般按推荐用量的加倍量加入到耕层土壤中的平均含量计算。试验时称 100g 土壤于三角瓶中，先加入一定量的农药拌匀后，加水将土壤含水量调节到田间持水量的 60％，塞上棉塞，重复处理 7 份样品，置于（25±1）℃黑暗的恒温箱中培养，定期每次取出一份样品，连续取样 5～7 次测定农药残留量，直至土壤中农药的降解量达 90％时终止。培养过程中要正常调节瓶内水分含量，以保持原有状态。用于水田的农药，同时需做在渍水条件下的降解试验，即在上述试验处理基础上，三角瓶中的加水量加大到土壤表面有 1cm 水层，其他条件均相同。如供试农药在降解过程中产生高毒的降解产物，则需同时测定降解产物的变化规律。试验结果用指数回归方程求农药在土壤中的降解半衰期，按 $t_{0.5}$ 值的大小农药可分为五个等级：Ⅰ易降解（$t_{0.5}$ 小于 1 个月）；Ⅱ较易降解（$t_{0.5}$ 1～3 个月）；Ⅲ中等降解（$t_{0.5}$ 3～6 个月）；Ⅳ较难降解（$t_{0.5}$ 6～12 个月）；Ⅴ难降解（$t_{0.5}$ 大于 12 个月）。

（八）水环境中的降解作用试验

对直接施用于水域或可能导致对水域产生影响的农药都要进行水环境中降解速率与降解产物的测定。先在实验室进行，如试验结果预计农药有较长的残留性，须进一步做田间试验。农药在水体中的降解包括生物降解、水解与光降解。

1. 生物降解

在水与底泥混合体系中测定水中农药降解试验的结果，实际上包括生物降解、水解与底泥吸附三部分综合作用的结果。试验样品应采自施药区或受农药污染的地区，采回的水与底泥在室内混合，底泥应保存在厌氧条件下，试验前预培养几天，并要测定底泥的 pH、有机质、代换量、土壤质地、E_h 以及水体中的 pH 等。供试农药可用纯品或工业品，须测定代谢产物的最好用标记农药。农药的加入量不得超过农药的溶解度，试验在（25±1）℃条件下进行，定期取水样测定至农药降解量达 90％时为止。试验结果用计算土壤降解时的指数回归方程求出农药在水中降解半衰期。如需测定挥发性的代谢产物，试验须在气流式的密闭体系内进行，这样可回收到挥发出来的降解产物。

2. 水解

供试农药要用纯品或标记农药，用 pH 值为 5、7、9 的灭菌蒸馏水缓冲液配制农药溶液，浓度最好在农药的水溶性范围内，对溶解度极低的农药，可加入少量乙醇、甲醇、乙腈等不影响水解的有机助溶剂，加量不超过 1％。测定时将三级不同 pH 值的药液分别加入经灭菌的具塞三角瓶中，在黑暗、恒温［（70±1）℃］条件下培养 48h。测定农药含量，如水解量少于 10％，可认为该农药具有化学稳定性，无需进一步做水解试验；如水解量大于 10，则需进一步做 25℃与 50℃时的水解速率测定试验。每组处理需重复装 7 个培养瓶，在整个试验期间定期采样 5～7 次测定水解动态，直至水解量达 90％终止。根据测定结果，用回归方程求水解半衰期。

（九）光降解作用试验

试验农药要用纯品或用标记农药，农药浓度最好在农药溶解度范围内，用蒸馏水配制；难溶于水的农药，可加入少量乙腈助溶，但不能用有光敏性的有机溶剂。试验用水的 pH 为 5～8 之间，最好接近中性；对于有离子化或质子化的化合物，最好用两级 pH 溶液做试验。试验容器、溶液均须灭菌，并封口，以防止生物降解与挥发。光源用人工光源，模拟太阳光，特别是紫外光部分，一般取 280～400nm 波段的波长。试验时将药液装入具塞的石英管中，置于光反应仪中在常温下照射，定期取样 5～7 次，测定光照后农药残留量变化，同时设黑暗条件下的空白对照，待光解量达 90% 时终止。试验结果用回归方程求出光解半衰期。

（十）生物富集作用试验

生物富集作用通常用生物富集系数（BCF）表示，测定方法有静态法、半静态法与动态法，在农药的环境评价中一般推荐用半静态法。国际上常用的试验鱼种有鲫鱼、鲤鱼、虹鳟、鲢鱼等，我国建议用鲤鱼作试验生物。试验鱼要健康、大小均匀，体重约 0.5g/尾，试验前先驯化饲养，经检验体内不含待测物残留，并要求出供试物对试验鱼种的 LC_{50} 值。供试水用曝气 48h 后的自来水，pH 接近中性，硬度 100mg/L（以 $CaCO_3$ 计）左右，试验期间水中溶解氧要在 5mg/L 以上，必要时可加通氧装置。

试验农药用纯品，配成三种浓度，高浓度组要小于 LC_{50} 值的 1/50（或用不影响鱼类正常生长的最大允许值），低浓度组要高于供试药物最低检出剂量的 2.5 倍，两级间的浓度差相差 10 倍为宜。难溶于水的农药可用少量低毒、不易降解的有机助溶剂，如甲醇、丙酮、叔丁醇或二甲亚砜，加量小于 0.1ml/L。

试验容器用 25L 的玻璃缸或塑料槽，缸中装 20L 药液，投放 40 尾供试用鱼，在（22±1）℃恒温条件下饲养。各浓度组均重复一次，并设不养鱼与养鱼不加农药的两种空白对照。前者通过测定来校正试验鱼缸中因挥发与降解所造成的农药浓度的变化；后者用作在试验结束时检查试验组鱼体重量有无异常变化与测定鱼体内的脂肪含量。试验期间每天要测定水中溶解氧、pH 和农药浓度，当农药浓度降至加入量的 80% 时，应立即更换试验缸中药液，一般每隔 48h 更换一次。试验期间正常喂食（20mg/g 鱼），可在每次更换药液前 1～2h 投食，换液时应清除缸底剩余的食料和粪便。试验期间至少要取 5 次鱼样，每次采 7 条鱼，量体长、称体重，与不加药的处理组比较，无异常变化时试验结果有效，然后匀浆测定鱼体内农药含量；对照组鱼还要测定体内脂肪含量。不同性质的农药在鱼体内达到富集平衡所需时间不同，试验周期一般定为 8 天或更长些，采样时间均取其试验周期的最后 5 天，每天取一次鱼样与水样。根据连续 5 天测定结果，即鱼体内农药含量达到平衡时的浓度 c_f（mg/kg）与当天水体中的农药浓度 c_w（mg/L），计算生物富集系数：

$$BCF = \frac{c_f}{c_w}$$

半静态法对挥发性强、易降解和水中溶解度很低的农药不适用，需改用动态法测定。

农药的生物富集系数与其分配系数 K_{ow} 关系十分密切，因此也可用下列公式作初步估算 BCF 值：

$$lgBCF = 0.85 lgK_{ow} - 0.70 \qquad (n=59, \ r=0.947)$$

二、农药对非靶标生物毒性试验准则

（一）鸟类毒性试验

国际上常用的试验鸟类有鸽、鹌鹑、雉、野鸭、孟加拉雀等（母鸡不适用）。鹌鹑饲养方便，是理想的试验生物；根据哺乳动物（大鼠或小鼠）急性毒性试验结果，如供试农药的 $LD_{50} > 50mg/kg$ 时，可免做对鸟类的口服急性毒性试验；如果供试农药在田间施用时，与鸟类有一定的接触时间，而且已有材料证明该农药在哺乳动物体内有一定富集作用者，除了要做口服急性毒性 LD_{50} 外，还要做 5 天的药饲试验求 LC_{50}；少数残留期长、毒性大、对鸟类有长期性暴露影响的农药，还需进一步做繁殖影响试验，观察对鸟类取食性能、繁殖行为、蛋壳、孵化率以及成活率等影响；对一些用实验室研究还难以明确其危害性的农药，须进一步做笼养试验，甚至是野外危害调查试验。供试鹌鹑是用同一批大小均匀的鹌鹑蛋孵化后，饲养约 30 天、体重基本一致、健康、活泼、雌雄各半的鹌鹑作试验用。供试农药用制剂或纯品，溶于水或植物油中，供口服急性毒性试验。一次服药后，连续 7 天观察死亡率与中毒症状；或将定量的农药拌入标准饲料中连续喂养 5 天，以后再用不加药的饲料喂养 3 天，记录中毒症状与死亡数。在正式试验前先做预试，求出最高安全浓度与最低全致死浓度，然后在此浓度范围内按一定的浓度级差，设 5～7 个组，每组 10 只鹌鹑，进行正式试验，并设空白对照。试验在 (20 ± 2)℃与正常饲养条件下进行，试验结果用概率统计法求出 LD_{50} 或 LC_{50} 及 95% 的可信限。根据毒性测定结果，建议将农药对鸟类的急性毒性划分为三个等级：LD_{50} 大于 150mg/kg 为低毒级，15～150mg/kg 为中毒级，小于 15mg/kg 为高毒级。

（二）蜜蜂毒性试验

在国外有的同时用蜜蜂和野蜂作试验材料，在我国目前条件下建议采用养殖最普遍的意大利成年工蜂作试验蜂种。根据蜜蜂在田间与农药接触的方式，试验须做摄入毒性与接触毒性两种，供试的农药用制剂或纯品。摄入法：将一定量的农药溶于糖水或蜂蜜中喂养。对难溶于水的农药，可加少量对蜜蜂无毒的助溶剂（如丙酮、乙酸乙酯等）。接触法：供试农药用丙酮溶解，将蜜蜂夹于两层塑料网纱之间，并固定于框架上；或用麻醉法先将蜜蜂麻醉（麻醉时的死亡率不得大于 10%），然后后于蜜蜂的前胸背板处用微量注射器点滴 1.7μl 药液。在正式试验前先做预试，求出最高安全浓度与最低全致死浓度，供试农药在此浓度范围内按一定级差配制成 5～7 个不同浓度的药液处理组，每组 10 只蜂，并设溶剂与空白对照。试验宜在 (33 ± 1)℃、相对湿度在 70%～80% 的微光条件下进行，记录处理后 24h 死亡率，用概率法求出 LC_{50} 或 LD_{50} 及 95% 的可信限。根据毒性测定结果，参照 Atkins 毒性等级划分标准，按照 LD_{50} 值的大小，将农药对蜜蜂毒性分为三个等级：高毒级 0.01～1.99μg/只，中毒级 2.0～10.99μg/只，低毒级大于 11.0μg/只。凡试验结果 LD_{50} 小于 10μg/只的农药，需进一步考虑做田间毒性试验。

（三）家蚕毒性试验

家蚕品种较多，尚难规定统一的试验品种，目前只能因地制宜选择农药使用地区常用的家蚕品种作试验材料。农药对家蚕影响的主要途径，多半为农田施药引起桑叶污染与大气污染两种。在测定农药对家蚕毒性时，首选食下毒叶法，对于挥发性强的农药，尚须结合熏蒸毒性试验。家蚕在不同生长发育阶段，对农药的反应亦不尽相同。除蚁蚕外，二龄蚕对农药反应最敏感，宜选用二龄起蚕（二龄幼蚕）为毒性试验材料。供试农药用制剂，也可用原药或纯品。难溶于水的农药可加少量对蚕无毒的助溶剂（如乙酸乙酯）或易挥发的溶剂（如丙酮）助溶。

（1）食下毒叶法 将供试药液先浸渍桑叶，待桑叶上的溶剂挥发完再喂蚕。正式试验前先做预试，求出最高安全浓度与最低全死亡浓度。正式试验时，在此浓度范围内按一定的浓度级差配制成 5～7 个组，每组 20 条蚕，分别用不同浓度药液处理好的桑叶喂蚕 24h，后改喂无毒桑叶，并设溶剂空白对照。

（2）熏蒸法 在一较密闭的容器内，将不同浓度的药液浸渍脱脂棉置于小玻皿中，放在容器内一边，使蚕体不会接触到药液，喂以无毒桑叶。试验在（25±2）℃下进行，记录处理后 24h、46h 的死亡率，用概率法求出 LC_{50} 或 LD_{50} 及 95% 的可信限。

（四）天敌赤眼蜂毒性试验

赤眼蜂在我国分布很广，且已有人工养殖，供试蜂种为稻螟赤眼蜂与欧洲玉米螟赤眼蜂。赤眼蜂的发育期分为卵、幼虫、预蛹和蛹及成蜂五个阶段。田间施用农药时，各个发育期的赤眼蜂均有可能遭受危害。试验均以米蛾（或麦蛾、柞蚕）卵为寄主，对稻螟赤眼蜂接种后 24h 内为卵期，至 96h 内为预蛹期，至 168h 内为蛹期。将接种好的卵置于培养皿内，按上述时间范围内，分别于各发育期定量喷洒农药，晾干后装于指形管中培养，观察记录其羽化率。成蜂的毒性试验，先将农药溶于丙酮中，定量加入指形管中滚吸成药膜管，然后将蜂放入药膜管中爬行 1h 后转入无药指形管，用纸包扎管口，24h 检查统计管中死亡和存活蜂数。上述试验均在（25±2）℃、70%～80% 相对湿度下进行，供试农药用制剂或纯品。正式试验前先做预试，求出最高安全浓度与最低全死亡浓度。正式试验时，在此浓度范围内按一定浓度级差配制成 5～7 个处理组，每组用 100～200 粒寄生卵做试验，并设溶剂与空白对照。试验结果用概率统计法求出 LC_{50} 值和 95% 的可信限值。

（五）蛙类毒性试验

蛙类是害虫的天敌，蛙类的生长分卵、蝌蚪、幼蛙、成蛙四个发育阶段，其中以蝌蚪期对农药的反应最敏感。农药对蛙类的毒性测定选用泽蛙的蝌蚪为试验材料。供试农药用制剂或原药，对难溶于水的农药，可用少量对蛙类无毒的丙酮或吐温-80 助溶，用量不得大于0.1ml/L。试验材料取自田间自然繁殖的蝌蚪，采回后先预养 1 天，再选健壮、个体均一的蝌蚪供试验用；试验容器为直径 18cm、高 9cm 的玻璃缸，加入 1000ml 试液，每个处理投放 10 只蝌蚪，重复 3 次。正式试验前先做预试，求出最高安全浓度与最低全致死浓度，正式试验时在此浓度范围之间按级差设 5～7 个处理，并设空白对照，试验在自然气温条件下进行。试验开始后 24h、48h 观察记录蝌蚪的死亡率，用概率统计法求出 LC_{50} 值与 95% 的可信限值。农药对蛙类的毒性分级标准可参照鱼类的毒性分级标准。

（六）蚯蚓毒性试验

国外做农药毒性试验的蚯蚓品种，多数用日本的赤子爱胜蚓（$Eisenia\ foelide$），该品种在我国已普遍养殖，对农药具有中等敏感性，是目前理想的试验品种。农药对蚯蚓的致害途径，主要是土壤中的残留农药与蚯蚓的接触或被蚯蚓吞食。由于供试土壤种类的不同，对蚯蚓毒性的程度也有一定的差别。为了使试验结果具有可比性，采用人工配制的标准土壤或尽量选用有代表性的耕地土壤作为试验材料。供试农药用制剂或纯品，对难溶于水的农药可用少量丙酮助溶。正式试验前先做预试，求出最高安全浓度与最低全死亡浓度，正式试验时在此浓度范围内按一定浓度级差配成 5～7 个等级，分别均匀地加入 1kg 土壤中。药液拌入土壤后先将丙酮挥发掉，再加水调节到田间持水量约 60% 的湿度，装于 2L 的培养缸中。每个处理养入个体大小相近的健壮蚯蚓 20 条，重复 3 次，在（20±2）℃和有适量光照条件下进行试验。蚯蚓的毒性试验需连续进行 14 天，于第 7 天和 14 天时测定蚯蚓的死亡率，用概率法求半致死浓度 LC_{50} 与 95% 的可信限值。上述方法得到的试验结果，建议按照 LC_{50} 值的大小将农药对蚯蚓的毒性划分为三个等级：小于 1mg/kg 的为高毒农药；1～10mg/kg 的为中毒农药；大于 10mg/kg 的为低毒农药。

（七）土壤微生物毒性试验

用测定土壤微生物呼吸强度的方法，作为评价施用农药后对土壤微生物总活性影响的指标。供试土壤用两种有代表性的新鲜土壤，并要提供土壤 pH 值、有机质、代换量、土壤质地等数据。供试农药最好用制剂，也可用原药或纯品。每种土壤设 1mg/kg 和 10mg/kg 两组不同浓度处理，并设空白对照，每组重复三次。难溶于水的农药，可用少量丙酮助溶。将药液先与少量土混匀，待丙酮挥发净后，再均匀拌入到处理的土壤中。每个处理用土 50g，将土壤含水量调节成田间持水量的 60%，装于 100ml 小烧杯中，与另一个装有标准碱液的小烧杯一起置于 2L 容积的密闭瓶中，于（25±1）℃的恒温箱中培养。试验开始后的第 5、10、15 天时更换出密闭瓶中的碱液，测定吸收于碱液中来自于微生物呼吸作用释放出来的 CO_2 含量。当每次打开密闭瓶更换碱液时，同时更换了密闭瓶中的空气，以保证密闭瓶中的氧压维持在一定水平。用土壤中 CO_2 释放量的变化，反映土壤微生物受农药抑制的程度，并以此为依据，建议将农药对土壤微生物的毒性划分成三个等级：用 1mg/kg 农药处理土壤，在 15 天内土壤呼吸抑制值大于 50% 的为高毒农药；用 10mg/kg 农药处理土壤，抑制值大于 50% 的为中毒农药；抑制值小于 50% 的为低毒农药。

（八）鱼类毒性试验

国际上常用试验鱼种有斑马鱼、鲤鱼、夏裨鱼、黑头软口鲦、翻车鱼、底鳉、虹鳟。鲤鱼是我国主要鱼种之一，各地都有养殖，材料易得，是理想的试验鱼种。试验鱼应用同时孵化、体长约 2～3cm、健康无病的鱼苗。先在室内驯化饲养 7～14 天，待鱼苗死亡率稳定在小于 5% 时开始试验。试验期间对照组的死亡率也应控制在小于 5%。鱼的急性毒性测定方法有静态法、半静态法和流动式法三种。对于易水解和易挥发的农药，需用流动式测定；一般农药采用半静态法为宜。半静态法试验容器的大小，一般应控制在每升水 1g 鱼的范围内。试验期间定期更换药液，以保证水中药液浓度不低于加入量的 80%，水中溶解氧不得低于饱和点的 60%，pH 值控制在 6～8.5 之间。正式试验前先做预试，然后在正式试验时在最高安全浓度与最低全致死浓度范围之间，按级差设 5～7 个组，每组养 10 尾，并设空白对照。供试水用曝气去氯后的自来水，标明水质指标；供试农药用纯品，必要时也可用工业品或制剂；难溶于水的农药，可用超声波加以分散，或用低毒的丙酮或吐温-80 助溶，用量要小于 0.1ml/L，并设对照试验。试验前 24h 停止给试验鱼喂食，在整个试验期间不喂食，试验在（22±2）℃、适度光照（12～16h/天）条件下连续 96h，记录最初 8h 以及 24h、48h、72h、96h 时鱼的死亡率与中毒症状，及时捞出死鱼。用概率统计法求出 LC_{50} 与 95% 的可信限。农药对鱼类的毒性一般按 LC_{50} 的大小划分为三个等级：大于 10mg/L 为低毒农药；1.0～10mg/L 为中毒农药；小于 1.0mg/L 为高毒农药。

（九）水蚤毒性试验

试验用的蚤种选用常用的大型蚤，蚤龄 6～24h，试验水用曝气去氯后的自来水，标明水质指标，以绿藻（小球藻、栅列藻）为饲料，用静态方法培养。试验开始时水中溶解氧不得低于饱和点的 70%，试验结束时溶解氧不得低于 2mg/L。供试农药用纯品或制剂。难溶于水的农药可用少量低毒的丙酮或吐温-80 助溶，加入量不得大于 0.1ml/L。正式试验前先做预试，求出最高安全浓度与最低全致死浓度，正式试验时在此浓度范围内按级差设 5～7组，另设一对照组。每组用水蚤 20 只，分 4 槽，每槽 5 只，槽中药液用量不得小于 2ml/只。试验期间不投食，对照组水蚤的死亡率应控制在小于 10%，试验在（22±2）℃的条件下观察 48h。判断水蚤死亡的标准，以在显微镜下观察心脏停止跳动为依据。记录 24h 与 48h 的死亡数，用概率统计法求出 LC_{50} 与 95% 的可信限值。农药对水蚤的毒性等级划分标准，可参照鱼类的等级标准。

（十）藻类毒性试验

国际上供农药毒性试验用的藻种有月牙藻、栅列藻、小球藻等，这些藻种在我国都有广泛分布。为了使试验数据可比，建议统一用栅列藻作为试验材料。试验用的玻璃容器均需高温灭菌，选择合适的培养液作为试验用水（如水生 6 号培养液）。供试农药用纯品或制剂，对难溶于水的农药可用丙酮或吐温-80 助溶，用量不得大于 0.1ml/L。正式试验前先做预试，求出最高安全浓度与最低全抑制浓度，正式试验时在此浓度范围内按级差设 5～7 组，另设一个空白对照。开始时用 100ml 烧杯，加入 9ml 培养液、1ml 不同浓度的药液，再接种 40ml 预先培养好的栅列藻母液，接藻种量控制在每毫升有 10^5 个细胞左右，pH 7.5±0.2，水温（22±2)℃，采用连续光照（光强 4000lx）下振摇或间歇振摇培养 96h，于 24h、48h、72h、96h 时取出少量培养液，在显微镜下测定藻数变化，用概率统计法求出相应时间内的半抑制浓度 EC_{50} 与 95％的可信限值。

附录　食品毒理学安全性评价试验方法

一、急性毒性试验（GB 15193.3—1994）

1. 原理

经口一次量给予或24h内多次给予受试物后，在短时间内动物所产生的毒性反应，包括致死的和非致死的指标参数，致死剂量通常用半数致死剂量LD_{50}来表示。

2. 实验步骤

2.1　动物　一般均分别用两种性别的成年小鼠和大鼠。小鼠体重为$18\sim22g$，大鼠体重为$180\sim220g$。如对受试物的毒性已有所了解，还应选择对其敏感的动物进行试验，如对黄曲霉素选择雏鸭，对氰化物选择鸟类。

2.2　给予受试物的途径　经口。

2.2.1　动物应隔夜空腹（一般禁食16h左右，不限制饮水）。

2.2.2　一般采用水或食用植物油作溶剂，还可考虑用羧甲基纤维素、明胶、淀粉制成混悬液；不能制成混悬液时，可作其他形式的制备（如糊状物等）。必要时可采用二甲基亚砜，但不能采用具有明显毒性的有机化学溶剂。如采用未知毒性的溶剂应单设对照组观察。

2.2.3　给予受试物的体积，小鼠为$0.4ml/20g$体重，大鼠为$2.0ml/200g$体重。

2.2.4　一般一次性给予受试物，如估计受试物的毒性很低或溶解度很低者，可一日内多次给予。每次间隔$2\sim3h$，仍合并作为一次剂量计算。但只须剂量达到$10g/kg$体重仍不引起动物死亡，即可停止再进行更多次的给予。

2.3　方法　可任选下列方法之一：

2.3.1　霍恩（Horn）法

2.3.1.1　预试验　可根据受试物的性质和已知资料，选用下述方法：一般多采用$10mg/kg$、$100mg/kg$和$1000mg/kg$的剂量，各以$2\sim3$只动物预试。根据24h内死亡情况，估计LD_{50}的可能范围，确定正式试验的剂量组。也可简单地采用一个剂量，如$215mg/kg$，用5只动物预试。观察2h内动物的中毒表现，如症状严重，估计多数动物可能死亡，即可采用低于$215mg/kg$的剂量系列，反之症状较轻，则可采用高于此剂量的剂量系列。如有相应的文献资料时可不进行预试。

2.3.1.2　动物一般每组用大鼠、小鼠共5只。

2.3.1.3　常用的剂量系列为：

$$\left.\begin{array}{l}1.0\\2.15\\4.64\end{array}\right\}\times10^{t}\qquad t=0,\pm1,\pm2,\pm3$$

剂量系列设计5个组，即较原来的方法在最低剂量组以下或最高剂量组以上各增设一组，这样在查表时容易得出结果。

2.3.1.4　正式试验　将动物在实验动物房饲养观察$1\sim2$天，使其适应环境，证明其确系健康动物后，进行随机分组。给予受试物后一般观察7天或14天，若给予4天后继续有死亡时，需观察14天，必要时延长到28天。记录死亡数，查表求得LD_{50}，并记录死亡时间及中毒症状等。

2.3.2 寇氏（Korbor）法

2.3.2.1 预试验 除另有要求外，一般应在预试中求得动物全死亡或 90% 以上死亡的剂量和动物不死亡或 10% 以下死亡的剂量，分别作为正式试验的最高与最低剂量。

2.3.2.2 动物 除另有要求外，一般以设 5～10 个剂量组，每组 6～10 只动物为宜。

2.3.2.3 剂量 将由预试验得出的最高、最低剂量均换算为常用对数，然后将最高、最低剂量的对数差，按所需要的组数，分为几个对数等距（或不等距）的剂量组。

2.3.2.4 试验结果的计算与统计

2.3.2.4.1 列试验数据及其计算表 包括各组剂量（mg/kg），剂量对数（X），动物数（n），动物死亡数（r），动物死亡百分比（P，以小数表示），以及统计公式中要求的其他计算数据项目。

2.3.2.4.2 LD$_{50}$ 的计算公式 根据试验条件及试验结果，可分别选用下列三个公式中的一个，求出 $\lg LD_{50}$，再查其自然数，即 LD$_{50}$（mg/kg）。

2.3.2.4.2.1 按本试验设计得出的任何结果，均可用式（1）：

$$\lg LD_{50} = \sum \frac{1}{2}(X_i + X_{i+1}) \cdot (P_{i+1} - P_i) \tag{1}$$

式中 X_i，X_{i+1}——相邻两组的剂量对数；

P_{i+1}，P_i——相邻两组的动物死亡百分比。

2.3.2.4.2.2 按本试验设计且各组间剂量对数等距时，可用式（2）：

$$\lg LD_{50} = XK - \frac{d}{2}(P_i + P_{i-1}) \tag{2}$$

式中 d——各组间剂量对数等距的数值；

XK——最高剂量对数。

2.3.2.4.2.3 若试验条件同 4.3.2.4.2.2 且最高，最低剂量组动物死亡百分比分别为 100（全死）和 0（全不死时），则可用便于计算的式（3）。

$$\lg LD_{50} = XK - d(\sum P - 0.5) \tag{3}$$

式中 $\sum P$——各组动物死亡百分比之和。

2.3.2.4.3 标准误与 95% 可信限

2.3.2.4.3.1 $\lg LD_{50}$ 的标准误（S）：

$$S_{\lg LD_{50}} = d\sqrt{\frac{\sum P_i(1 - P_i)}{n}} \tag{4}$$

2.3.2.4.3.2 95% 可信限（X）：

$$X = \lg^{-1}(\lg LD_{50} \pm 1.96 \cdot S_{\lg LD_{50}}) \tag{5}$$

此法易于了解，计算简便，可信限不大，结果可靠，特别是在试验前对受试物的急性毒性程度了解不多时，尤为适用。

2.3.3 概率单位——对数图解法

2.3.3.1 预试验 以每组 2～3 只动物找出全死和全不死的剂量。

2.3.3.2 一般每组不少于 10 只大、小鼠，各组动物数量不一定要求相等。

2.3.3.3 剂量及分组 一般在预试得到的两个剂量组之间拟出等比的六个剂量组或更多的组。此法不要求剂量组间呈等比关系，但等比可使各点距离相等，有利于作图。

2.3.3.4 作图计算

2.3.3.4.1 将各组按剂量及死亡百分率，在对数概率纸上作图。除死亡百分率为 0% 及 100% 者外，也可将剂量化成对数，并将百分率查概率单位表得其相应的概率单位作点于普通算术格纸上，0%及100%死亡率在理论上不存在，为计算需要：

$$0\%改为\frac{0.25}{N}\times100\%；\qquad 100\%改为\frac{N-0.25}{N}\times100\%$$

N 为该组动物数，相当于 0%及 100%的作业用概率单位。

2.3.3.4.2 划出直线，以透明尺目测，并照顾概率。

2.3.3.5 计算标准误

$$SE=\frac{2S}{\sqrt{2N'}}\tag{6}$$

式中　N'——概率单位 3.5～6.5 之间（反应百分率为 6.7～93.7 之间）各组动物数之和；

　　　SE——标准误；

　　　$2S$——LD_{84} 与 LD_{16} 之差，即 $2S=LD_{84}-LD_{16}$（或 $ED_{84}-ED_{16}$）。

相当于 LD_{84} 及 LD_{16} 的剂量均可从所作直线上找到。也可用普通方格纸作图，查表将剂量换算成对数值，将死亡率换算成概率单位，方格纸横坐标为剂量对数，纵坐标为概率单位，根据剂量对数及概率单位作点连成线，由概率单位 5 处作一水平线与直线相交，由相交点向横坐标作一垂直线，在横坐标上的相交点即为剂量对数值，求反对数致死量值。

2.4 中毒反应观察　给予受试物后，即应观察并记录实验动物的中毒表现和死亡情况。观察记录应尽量准确、具体、完整，包括出现的程度与时间。对死亡动物可作大体解剖。

2.5 结果评价　根据 LD_{50} 数值，判定受试物的毒性分级。由中毒症状初步提示毒作用特征。

3. 急性联合毒性试验

3.1 原理　两种或两种以上的受试物同时存在时，可能发生作用之间的拮抗，相加或协同三种不同的联合方式，可以根据一定的公式计算和判定标准来确定这三种不同的作用。

3.2 步骤

3.2.1 分别测定单个受试物的 LD_{50}，方法同前。

3.2.2 按各受试物的 LD_{50} 值的比例配制等毒性的混合受试物。

3.2.3 测定混合物的 LD_{50}（Horn 法），用其他 LD_{50} 测定方法时，可以按各个受试物的 LD_{50} 值的 1/2 之和作为中组，然后按等比级数向上、下推算几组，与单个受试物 LD_{50} 测定的设计相同，如估计是相加作用，可向上、下各推算两组；如可能为协同作用，则可向下多设几组；如可能为拮抗作用，则可向上多设几组。

3.3 计算

3.3.1 混合物中各个受试物是以等毒比例混合的，因此求出的 LD_{50} 乘以各受试物的比例，即可求得各受试物的剂量

3.3.2 用式（7）计算混合物的预期 LD_{50} 值的比值，按比值判定作用的方式：

$$\frac{1}{混合物的预期 LD_{50}值}=\frac{a}{受试物 A 的 LD_{50}值}+\frac{b}{受试物 B 的 LD_{50}值}+\cdots+\frac{n}{受试物 N 的 LD_{50}值}\tag{7}$$

式中　$a,b,\cdots,n$——A，B，$\cdots$，N 各受试物在混合物中所占的质量比例，$a+b+\cdots+n=1$。

3.3.3 判定受试物联合作用方式的比值采用 Smith. H. F 的规定，即小于 0.4 为有拮抗作用，0.4～2.70 为有相加作用，大于 2.7 为有协同作用。

二、鼠伤寒沙门菌/哺乳动物微粒体酶试验（GB 15193.4—1994）

1. 原理

鼠伤寒沙门菌的突变型（即组氨酸缺陷型）菌株在无组氨酸的培养基上不能生长，在有组氨酸的培养基上可以正常生长。但如在无组氨酸的培养基中有致突变物存在时，则沙门菌突变型可回复突变为野生型，因而在无组氨酸培养基上也能生长，故可根据菌落形成数量，检查受试物是否为致突变物。某些致突变物需要代谢活化后才能使沙门菌突变型产生回复突变，代谢活化系统可以用多氯联苯（PCB）诱导的大鼠肝匀浆（S-9）制备的 S-9 混合液。

2. 培养基制备及试剂的配制

培养基成分或试剂除说明外至少应是化学纯，无诱变性。避免重复高温处理，选择适当保存温度和期限，如肉汤保存于 4℃ 不超过 6 个月，其他详见下述各培养基及溶液说明。

2.1　营养肉汤培养基

2.2　营养肉汤琼脂培养基，用作：

a. 基因型鉴定的结晶紫敏感试验，抗氨苄青霉素和四环素试验，紫外线敏感性试验。

b. 细菌活力鉴定。

2.3　底层培养基

2.3.1　磷酸盐储备液

2.3.2　40%葡萄糖溶液

2.3.3　底层培养基（无菌操作）

2.4　顶层培养基

2.4.1　顶层琼脂

2.4.2　0.5mmol 以 L-组氨酸-生物素溶液（诱变试验用）

2.5　特殊试剂和培养基

2.5.1　0.8%氨苄青霉素溶液（鉴定菌株用，无菌配制）

2.5.2　0.1%结晶紫溶液（鉴定菌株用）

2.5.3　L-组氨酸溶液和 0.5mol/L D-生物素溶液（鉴定菌株用）

2.5.4　0.8%四环素溶液（用于四环素抗性试验和氨苄青霉素-四环素平板）

2.5.5　氨苄青霉素平板（用作 TA97、TA98、TA100 菌株的主平板）和氨苄青霉素-四环素平板（用作 TA102 菌株的主平板）

2.5.6　组氨酸-生物素平板（组氨酸需要试验用）

2.5.7　二甲基亚砜：光谱纯，0.103MPa 20min 灭菌。

2.6　S-9 辅助因子（混合液试剂）的配制

2.6.1　0.4mol/L 氯化镁（$MgCl_2$）溶液

2.6.2　1.65mol/L 氯化钾（KCl）溶液

2.6.3　0.2mol 磷酸盐缓冲液（pH 7.4）

2.6.4　辅酶Ⅱ（氧化型）溶液

2.6.5　葡萄糖-6-磷酸钠盐溶液

2.7　10% S-9 混合液的配制，临用时配制。

3. 活化系统（S-9 和 S-9 混合液）的制备

用哺乳动物如大鼠，经诱导剂处理，取肝组织制备匀浆，9000g 离心，上清液为 S-9 组分，与辅助成分以适当比例组成 S-9 混合液，用作试验中的代谢活化系统。

3.1　大鼠肝 S-9 的诱导和制备

3.1.1 选健康雄性成年 5D 或 Wistar 大白鼠，体重 150g 左右，周龄约 5～6 周。将多氯联苯（Aroclor 1254 或国产 PCB-五氯）溶于玉米油中，浓度为 200mg/ml，按 500mg/kg（体重）无菌操作一次腹腔注射，5 天后断头处死动物，取出肝脏称重后，用新鲜冰冷的 0.15mol/L 氯化钾溶液连续冲洗肝脏数次，以便除去能抑制微粒体酶活性的血红蛋白。每克肝（湿重）加 0.1mol/L 氯化钾溶液 3ml，连同烧杯移入冰浴中，用消毒剪刀剪碎肝脏，在玻璃匀浆器（低于 4000r/min，往复 1～2min）或组织匀浆器（20000r/min，1min）中制成肝匀浆。以上操作需注意无菌和局部冷环境。

3.1.2 将制成的肝匀浆在低温（0～4℃）高速离心机上，以 9000g 离心 10min，吸出上清液为 S-9 组分，分装于无菌冷冻管或安瓿中，每安瓿 2ml 左右，最好用液氮或干冰速冻后置−80℃低温保存。

3.1.3 S-9 制成后，经无菌检查，蛋白含量测定（Lowry 法），每毫升蛋白含量应不超过 40mg 为宜，因过量蛋白将会抑制回复突变率，并经间接致癌物（诱变剂）鉴定其生物活性合格后储存于深低温或冰冻干燥，保存期不超过一年。

3.2 S-9 混合液配制：由 S-9 液和辅助因子（S-9 混合液试剂）组成，辅助因子按 Ames（1983）的配方，低温（−20℃以下）储存。混合液临用时新鲜无菌配制，或滤过除菌。一般按 1：9 配成 10％混合液。用每皿 0.5ml S-9 混合液（含 20～50μl S-9）测定其对已知阳性致癌物（诱变剂）的生物活性，确定最适用量，或者按一般用量，即每平皿 0.5ml S-9 混合液（含 S-9 50μl）。S-9 活性和用量应在报告中予以说明。

4. 菌株及其鉴定和保存

4.1 采用四株鼠伤寒沙门菌突变型菌株 TA97、TA98、TA100、TA102。TA97 和 TA98 可检测各种移码型诱变剂；TA100 可检测引起碱基对置换的诱变剂；TA102 能检出其他测试菌株不能检出或极少检出的某些诱变剂，如甲醛、各种过氧化氢化合物和丝裂霉素 C 等交联剂。一般用来测试受试物诱变性时，必须通过四个菌株的检测。

表 1　试验菌株鉴定的判断标准

菌　株	组氨酸缺陷	脂多糖屏障缺损	氨苄青霉素抗性	切除修复缺损	四环素抗性	自发回变菌落数*
TA97	+	+	+	+	−	90～180
TA98	+	+	+	+	−	30～50
TA100	+	+	+	+	−	100～200
TA102	+	+	+	−	+	240～320
备　注	"+"表示需要组氨酸	"+"表示具有 rfa 突变	"+"表示具有 R 因子	"+"表示具有 ΔuvrB 突变 "−"表示不具有 ΔuvrB 突变	"+"表示具有 pAQ1 质粒 "−"表示不具有 pAQ1 质粒	*在体外代谢活化条件下自发回变菌落数略增

4.2 菌株特性应与 Ames 试验标准相符（见表 1）。突变型菌的某些特性易丢失或变异，遇到下列情况应鉴定菌株的基因型：a. 在收到培养菌株后；b. 当制备一套新的冷冻保存株或冰冻干燥菌株时；c. 当每皿自发回变数不在正常范围时；d. 当对标准诱变剂丧失敏感性时；e. 使用主平板传代时；f. 投入使用前。

鉴定方法如下：

4.2.1 增菌培养：在 5ml 营养肉汤培养基中接种储存菌培养物，于 37℃振荡（100 次/min）培养 10h 或静置培养 16h 备用。

4.2.2 组氨酸缺陷型的鉴定

原理：组氨酸缺陷型试验菌株本身不能合成组氨酸，只能在补充组氨酸的培养基上生长，而在缺乏组氨酸的培养基上，则不能生长。

鉴定方法：将测试菌株增菌液分别于含组氨酸培养基平板和无组氨酸平板上划线，于37℃下培养24h后观察结果。

结果：组氨酸缺陷型菌株在含组氨酸平板上生长，而在无组氨酸平板上则不能生长。

4.2.3 脂多糖屏障缺陷的鉴定

原理：具有深粗糙（rfa）的菌株，其表面一层脂多糖屏障缺损，因此一些大分子物质如结晶紫能穿透菌膜进入菌体，从而抑制其生长，而野生型菌株则不受其影响。

鉴定方法：吸取待测菌株增菌液0.1ml于营养琼脂平板上划线，然后将浸湿的0.1%结晶紫溶液滤纸条与划线处交叉放置。37℃下培养24h后观察结果。

结果：阳性者在纸片周围出现一个透明的抑制带，说明存在rfa（深粗型）突变。

4.2.4 R因子的鉴定

原理：含R因子的试验菌株对氨苄青霉素有抗性。因为R因子不太稳定，容易丢失，故用氨苄青霉素确定该质粒存在与否。

鉴定方法：吸取待测菌株增菌液0.1ml，在氨苄青霉素平板上划线，37℃下培养24h后观察结果。

结果：假若测试菌在氨苄青霉素平板上生长，说明该测试菌具有抗氨苄青霉素作用，表示含R因子，否则，表示测试菌不含R因子或R因子丢失。

4.2.5 四环素抗性的鉴定

原理：具有pAQ1的菌株对四环素有抗性。

鉴定方法：吸取待测菌株增菌液0.1ml于氨苄青霉素/四环素平板上划线，置37℃下孵育24h后观察结果。

结果：假若测试菌照常在氨苄青霉素-四环素平板上生长，表明该测试菌株对氨苄青霉素和四环素两者有抗性，具有pAQ1质粒，否则，说明测试菌株不含pAQ1质粒。

4.2.6 uvrB修复缺陷型的鉴定

原理：具有ΔuvrB突变的菌株对紫外线敏感，当受到紫外线照射后，不能生长，而具有野生型切除修复酶的菌株，则能照常生长。

鉴定方法：吸取待测菌株增菌液0.1ml于营养琼脂平板上划线，用黑纸盖住平板的一半，置紫外灯下照射（15W，距离33cm）8s。置37℃下孵育24h后观察结果。

结果：具有ΔuvrB突变的菌株对紫外线敏感，经辐射后细菌不生长，而具有完整的切除修复系统的菌株，则照常生长。

4.2.7 自发回变率的测定

原理：每种试验菌株都以一定的频率自发地产生回变，称为自发回变。这种自发回变是每种试验菌株的一项特性。

鉴定方法：将待测菌株增菌液0.1ml加到2ml含组氨酸-生物素的顶层琼脂培养基的试管内，混匀后铺于底层琼脂平板上，待琼脂固化后，置37℃培养箱中孵育48h后记每皿回变菌落数。

结果：每种标准测试菌株的自发回变菌落数应符合表1要求。经体外代谢活化后的自发回变菌落数，要比直接作用下的略高。

4.2.8 回变特性-诊断性试验

原理：每种试验菌株对诊断性诱变剂回变作用的性质以及S_9混合液的效应不一。

鉴定方法：按照平板掺入试验的操作步骤进行。将受试物换成诊断性诱变剂。

结果判断：标准菌株对某些诊断性诱变剂特有的回变结果参见表2。

表 2　测试菌株的回变性

诱　变　剂	剂量/μg	S-9[①]	TA97	TA98	TA100	TA102
柔毛霉素	6.0	－	124	3123	47	592
叠氮化钠	1.5	－	76	3	3000	188
ICR-191	1.0	－	1640	63	185	0
链霉黑素	0.25	－	inh	inh	inh	2230
丝裂霉素 C	0.5	－	inh	inh	inh	2772
2,4,7-三硝基-9-芴酮	0.20	－	8377	8244	400	16
4-硝基-O-次苯二胺	20	－	2160	1599	798	0
4-硝基喹啉-N-氧化物	0.5	－	528	292	4220	287
甲基磺酸甲酯	1.0	－	174	23	2730	6586
2-氨基芴	10	＋	1742	6194	3026	261
苯并[a]芘	1.0	＋	337	143	937	255

① "＋"表示加 S-9；"－"表示不加"S-9"。

注：inh 表示抑菌。表中数值均已扣除溶剂对照回变菌落数。

4.3 鉴定合格的菌种应保存在深低温（如－80℃）或加入 9％光谱级 DMSO 作为冷冻保护剂，保存在液氮条件下（－196℃），或者冰冻干燥制成干粉，4℃保存。除液氮条件外，保存期一般不超过 2 年，主平板储存在 4℃，2 个月后丢弃，TA102 主平板保存 2 周应该丢弃。

5. 受试物剂量、溶剂和特殊处理

5.1 受试物最低剂量为每平皿 0.2μg，最高剂量可以为 5mg、溶解度允许的、饱和浓度或者对细菌产生最小毒性的浓度，每种受试物在允许最高剂量下用 4 个（含 4 个）以上剂量，每剂量间隔不超过 5 倍，每个剂量应做三个平皿，否则应说明选定剂量的理由。

5.2 溶剂可选用水、二甲基亚砜（每皿不超过 0.4ml）或其他溶剂（毒性剂量以下）。无论选用什么溶剂均应无诱变性。

5.3 若遇特殊样品作非常规处理时应在报告中说明。对以下几种情况可作如下处理：

5.3.1 含组氨酸样品：根据食品中测得的组氨酸含量若能诱发回变率的增高可加设组氨酸平行对照组；或将检品经 XAD-Ⅱ树脂柱过滤，洗脱，预处理。

5.3.2 食品包装材料及其制品成分：根据材料或制品的组成成分，可分别采取过筛抽提、蒸发残渣等技术处理。

5.3.3 挥发性样品：可采用真空干燥器处理等方法。

5.3.4 天然植物材料：可按植物化学方法制备粗制品或纯制品。

6. 方法和步骤

可分为平板掺入法、预培养平板掺入法及点试法等。主要介绍平板掺入法：

6.1 增菌培养　取营养肉汤培养基 5ml，加入无菌小三角瓶或无菌试管中，将主平板或冷冻保存的菌株培养物接种于营养肉汤培养基内，37℃振荡（100 次/min）培养 10h 至对数增长期，每毫升不少于（1～2）×10^9 活菌数，培养瓶可用黑纸包裹，以防光线照射细菌。

6.2 方法　实验时，将含 0.5mmol/L 组氨酸-0.5mmol/L 生物素溶液的顶层琼脂培养基 2.0ml 分装于试管中，45℃水浴中保温，然后每管依次加入试验菌株增菌液 0.1ml，受试物溶液 0.1ml 和 S-9 混合液 0.5ml（需代谢活化时），充分混匀，迅速倾入底层琼脂平板上，转动平板，使之分布均匀。水平放置待冷凝固化后，倒置于 37℃培养箱里孵育 48h。记每皿回变菌落数。

除设受试物各剂量组外，还应同时设空白对照、溶剂对照、阳性诱变剂对照和无菌对照。

7. 结果的判定

以直接计数培养基上长出回变菌落数的多少而定，如在背景生长良好条件下，受试回变菌落数增加一倍以上（即回变菌落数等于或大于 2 乘以空白对照数），并有剂量-反应关系或至少某一测试点有可重复的并有统计学意义的阳性反应，即可认为该受试物为诱变阳性。

三、骨髓微核试验（GB 15193.5—1994）

1. 原理

微核是在细胞的有丝分裂后期染色体有规律地进入子细胞形成细胞核时，仍然留在细胞质中的染色单体或染色体的无着丝粒断片或环。它在末期以后，单独形成一个或几个规则的次核，被包含在子细胞的胞质内而形成，由于比核小得多故称微核。这种情况的出现往往是由于受到染色体断裂剂作用的结果。另外，也可能在受到纺锤体毒物的作用时，主核没有能够形成，代之以一组小核。此时小核往往比一般典型的微核稍大。

2. 实验动物

小鼠是微核试验的常规动物，也可选用大鼠。通常用 7～12 周龄，体重 25～30g 的小鼠或体重 150～200g 的大鼠。每组用两种性别的动物至少各 5 只。

3. 剂量分组

原则上以动物出现严重中毒症状和/或个别动物出现死亡为最高剂量。一般可取 $1/2$ LD$_{50}$。急性毒性受试物最大给予量无死亡时，则以受试物最大给予量或 5g/kg 体重为最高剂量，以下设 3～5 个剂量组。另设溶剂对照组和阳性对照组。阳性对照物可用环磷酸胺 40mg/kg 体重，经口给予。

4. 操作步骤

4.1 标本制备 经口灌胃。根据细胞周期和不同物质的作用特点，可先做预试，定取材时间。常用 30h 给受试物法。即两次给受试物间隔 24h，第二次给受试物后 6h，颈椎脱臼处死动物。取胸骨或股骨，用止血钳挤出骨髓液与玻片一端的小牛血清混匀，常规涂片。或用小牛血清冲洗股骨骨髓腔制成细胞悬液涂片，涂片自然干燥后放入甲醇中固定 5～10min。当日固定后保存。将固定好的涂片放入 Giemsa 应用液中，染色 10～15min。立即用 pH 6.8 的磷酸盐缓冲液或蒸馏水冲洗。晾干。写好标签，干燥器中保存。

4.2 阅片 选择细胞完整，分散均匀，着色适当的区域，在油镜下观察，以有核细胞形态完好作为判断制片优劣的标准。

用双盲法阅片。每只动物计数 1000 个嗜多染红细胞，观察含有微核的嗜多染红细胞数，微核率以千分率表示。

观察嗜多染红细胞与成熟红细胞（PCE/RBC），可作为细胞毒性指标之一。一般计数 200 个嗜多染红细胞。

5. 数据处理

一般采用卡方检验、泊松分布、或双侧 t 检验等统计方法进行数据处理，并按动物性别分别统计。

6. 结果评价

试验组与对照组相比，试验结果微核率有明显的剂量-反应关系并有统计学意义时，即可确认为阳性结果。若统计学上有显著性差别，但无剂量-反应关系时，则须进行重复试验。结果能重复者可确定为阳性。

四、骨髓细胞染色体畸变试验（GB 15193.6—1994）

1. 原理

染色体是细胞核中具有特殊结构和遗传功能的小体，当化学物质作用于细胞周期 G_1 期和 S 期时，诱发染色体型畸变，而作用于 G_2 期时则诱发染色体单体型畸变。给试验的大、小白鼠腹腔注入秋水仙素，抑制细胞分裂时纺锤体的形成，以便增加中期分裂相细胞的比例，并使染色体丝缩短、分散，轮廓清晰。在显微镜下观察染色体数目和形态。

2. 实验动物

多为小鼠，每组两个性别的动物数各不少于 5 只。

3. 剂量分组

按 LD_{50} 的 1/4、1/8、1/16，也可用最大耐受剂量为最高剂量，下设 3 个剂量。

4. 操作步骤

4.1 取材

4.1.1 处死动物前 2～4h，按 4mg/kg 体重腹腔注入秋水仙素。

4.1.2 大鼠断头处死、小鼠颈椎脱臼。

4.1.3 取股骨，去附着的肌肉，剪去两端骨骺，用带针头的注射器吸取 2～4ml 2.2% 柠檬酸钠溶液，将骨髓洗入 10ml 离心管中，反复冲洗数次直至股骨断面由红色变粉色，然后以 1000～1500r/min 离心 10min，弃去上清液。

4.2 低渗处理： 离心后的沉淀物加入 4ml 0.075mol/氯化钾溶液，混匀后在 37℃水浴或恒温箱中放置 10～20min，再以 1000～1500r/min 离心，弃去上清液。

4.3 固定： 将新配制甲醇-冰乙酸固定液 4ml 沿管壁加入样品中，10～15min 后，用吸管将细胞团块打碎继续固定 10～15min，以 1000r/min 离心 10min 弃去上清液，再加固定液 4ml 静置 20min 后离心，弃去上清液，用吸管混匀制成 0.5～1.0ml 细胞悬液。

4.4 制片

4.4.1 先将洗净的载玻片保存于冰水中备用。

4.4.2 自冰水中取出载玻片，倾斜 30°放置，立即吸取细胞悬液在玻片的 1/3 处滴 3 滴，轻吹细胞悬液扩散平铺于玻片上。每个样品制 2～3 张玻片，空气中自然干燥。

4.5 染片： 临用时取 Giemsa 储备液 1ml 加磷酸缓冲液 10ml，置染色缸中，将涂片浸于染液中染色 15min 左右，取出玻片用水冲洗，空气中自然干燥。

4.6 镜检

4.6.1 在低倍镜下检查制片质量，制片应为全部染色体较集中，而各个染色体分散，互不重叠，长短收缩适中，两条单体分开，清楚地显示出着丝点位置，染色体呈红紫色。

4.6.2 用油镜进行细胞中期染色体分析。

4.7 观察项目和结果判定

4.7.1 每只动物分析 100 个中期相细胞，每个剂量组不少于 1000 个中期相细胞。观察项目为染色体数目和结构改变，统计学处理用 χ^2 检验。

4.7.2 染色体数目的改变。

4.7.2.1 非整倍体：亚二倍体或超二倍体。

4.7.2.2 多倍体：染色体成倍增加。

4.7.3 内复制：包膜内的特殊形式的多倍化现象。

4.7.4 染色体结构的改变。

4.7.4.1 断裂：损伤长度大于染色体的宽度。

4.7.4.2 微小体：较断片小而呈圆形。

4.7.4.3 有着丝点环：带有着丝点部分，两端形成环状结构并伴有一双无着丝点断片。

4.7.4.4 无着丝点环：成环状结构。

4.7.4.5 单体互换：形成三辐体、四辐体或多种形状的图像。

4.7.4.6 双微小体：成对的染色质小体。

4.7.4.7 裂隙：损伤的长度小于染色单体的宽度。

4.7.4.8 非特定性型变化：如粉碎化、着丝点细长化、黏着等。

五、小鼠精子畸形试验（GB 15193.7—1994）

1. 原理

小鼠精子畸形受基因控制，具有高度遗传性，许多常染色体及 X、Y 性染色体基因直接或间接地决定精子形态。精子的畸形主要是指形态的异常，已知精子的畸形是决定精子形成的基因发生突变的结果。因此，形态的改变提示有关基因及其蛋白质产物的改变。小鼠精子畸形试验可检测环境因子对精子生成、发育的影响，而且对已知的生殖细胞致突变物有高度敏感性，故本试验可用作检测环境因子在体内对生殖细胞的致突变作用。

2. 仪器及试剂（略）

3. 实验步骤

3.1 动物：6～8 周龄（体重 25～35g）。

3.2 剂量分组：设一个阴性对照（溶剂）组，一个阳性对照组及三个试验组，每组至少有 5 只存活动物。阳性物可采用环磷酸胺 40～60mg/(kg·天) 或甲基磺酸甲酯（MMS）50mg/(kg·天)，丝裂霉素 C（MMC）1.0～1.5mg/(kg·天)。最高剂量可取最大耐受量，或分别取 $1/2\ LD_{50}$、$1/4\ LD_{50}$ 和 $1/8\ LD_{50}$ 作为剂量组。经口给予，连续 5 天。

3.3 操作步骤

3.3.1 动物处死时间：各种致突变物作用于精子的不同发育阶段，可在接触某种致突变物后不同时间出现精子畸形，故有条件时，可给予受试物后第 1、4、10 周处死动物，检查精子形态。因为大部分化学致突变物对精原细胞后期或初级精母细胞早期的生殖细胞较为敏感，故一般均是于首次给受试物后的第 35 天处死。

3.3.2 用颈椎脱臼法处死小鼠，取出二侧副睾，放入盛有适量生理盐水（1ml）的小烧杯中或放入盛有 2ml 生理盐水的平皿中。用眼科剪将副睾纵向剪 1～2 刀，静置 3～5min，轻轻摇动。用四层擦镜纸或合成纤维血网袋过滤，吸滤液涂片。空气干燥后，用甲醇固定 5min 以上干燥。用 1%～2% 伊红染色 1h，用水轻冲，干燥。

3.3.3 镜检 在低倍镜下（用绿色滤光片）找到背景清晰精子重叠较少的部位，用高倍镜顺序检查精子形态，计数结构完整精子。精子有头无尾（轮廓不清）或头部与其他精子或碎片重叠，或明显是人为剪碎者，均不计算，每只动物至少检查 1000 个精子。

精子畸形，主要表现在头部，其次为尾部。畸形类型可分为无钩、香蕉形、胖头、无定形、尾折叠、双头、双尾等。异常精子均应记录显微镜的坐标数，以备查询。并分别记录异常类型，以便统计精子畸形率及精子畸形类型的构成比。

判断双头、双尾畸形时，要注意与两条精子的部分重叠相鉴别，判断无定形时要与人为剪碎及折叠相鉴别。

4. 统计方法及结果判定

每个剂量组应分别与相应的阴性对照组进行参数统计方法比较，如用 Wilcoson 秩和检验法评价精子畸形阳性的标准是，畸形率至少为阴性对照组的倍量或经统计有显著意义，并有剂量-反应关系。

一般阴性对照组的精子异常率为 0.8％～3.4％，供参考，但应有本实验室所用实验动物的自发畸形率作参考。

六、小鼠睾丸染色体畸变试验（GB 15193.8—1994）

1. 原理

不同周期的雄性生殖细胞对化学物质的敏感性不同，多数情况下化学诱变剂诱发染色体畸变必须经过 DNA 复制期，故在前细线期处理。第 12～14 天采样，以观察作用于前细线期引起的精母细胞染色体畸变效应。

2. 动物

选用健康成年雄性小鼠，体重 25～30g，每组 5 只。

3. 剂量分组

设阴性（溶剂）对照组，阳性对照组及 3 个受试物剂量组。阳性物可用丝裂霉素 C（1.5～2mg/kg，腹腔注射，一次）或环磷酸胺（40mg/kg，腹腔注射，每天一次，连续 5 天）。阳性对照组在同一个实验室同一品系动物仅做一次即可，如调换操作人员，应重新再做。受试物的三个剂量组可根据急性经口 LD_{50}，选用可使受试动物出现轻度中毒症状、体重略有下降、不引起动物死亡的剂量为高剂量，以其 $1/2\ LD_{50}$、$1/4\ LD_{50}$ 为中、低剂量。

4. 实验步骤

4.1 动物处死前 6 天腹腔注射秋水仙素 4～6mg/kg 体重（按 0.1～0.2ml/10g 体重给受试物）。秋水仙素宜当天新鲜配制。

4.2 以颈椎脱臼法处死小鼠，取出两侧睾丸，去净脂肪，于低渗液中洗去毛和血污，放入盛有适量 1％柠檬酸三钠或 0.4％氯化钾溶液的小平皿中。

4.3 以眼科小镊子撕开被膜，轻轻地分离开曲细精管，室温下低渗，低渗时间视具体条件而定（一般为 20～40min 为宜）。

4.4 仔细吸尽低渗液，加固定液（甲醇∶冰乙酸＝3∶1）10ml，固定 20min。

4.5 吸尽固定液，加 60％冰乙酸 1～2ml，待大部分曲细精管软化完后，立即加入倍量的固定液，打匀，移入离心管，以 1000r/min 离心 10min。

4.6 弃去大部分上清液，留下约 0.5～1.0ml，充分打匀制成细胞混悬液，将细胞混悬液均匀地滴于冰水玻片上。每个样本制片 2～3 张。空气干燥或微热烘干。

4.7 用 1∶10 Giemsa 液（pH 6.8）染色 20～40min。

5. 畸变分析

在低倍镜下按顺序寻找背景清晰、分散良好、染色体收缩适中的中期分裂相，然后在油镜下进行分析。染色体的结构畸变中，除了可见到裂隙、断片、微小体外（按照 GB 15193.6 执行），还要分析：

5.1 相互易位 相互易位涉及非同源染色体间末端断片的交换。它需要二次断裂和修复。有常染色体间的易位和性染色体与常染色体间的易位。常染色体易位时能产生环状的多价体，或链状多价体。如一次易位可形成环状四价体、链状四价体、三价体加上一个单价体（CⅢ＋Ⅰ）；若二次、三次或四次易位，则可观察到六价体、八价体或十价体。性染色体与常染色体的易位，可以有 X 染色体或 Y 染色体与常染色体易位。在对照成年动物中自发易位率极低，低于 0.01％。老年动物可稍有增加。

5.2 X-Y 和常染色体的单价体 亦称早熟分离。对照动物 X-Y 单价体较常见，约有 0％～10％。因 X 和 Y 染色体是长臂的远端，非同源的片段相接。X、Y 的分离常可引起不育。常染色体的单价体是由于不联会（同源片段间配对合子的缺失），或联会消失（由于交叉失败而分离）而造成，它们在对照组动物中较少见，因为交叉在双线期形成，正常配对的联合一直到中期Ⅰ末。常发生于最小一对常染色体中。

6. 计算方法和结果评价

实验组与阴性对照组的断片、易位、畸变细胞率、常染色体单价体、性染色体单价体等分别按 Kastenbaum 和 Bowman 所述方法进行统计处理，如 $P < 0.05$ 则可以认为有显著意义。

七、显性致死试验（GB 15193.9—1994）

1. 原理

致突变物可引起哺乳动物生殖细胞染色体畸变，以致不能与异性生殖细胞结合或导致受精卵在着床前死亡，或导致胚胎早期死亡。

2. 试验动物

选用雄性成年小白鼠（体重 30g 以上）或大白鼠（体重 200g 以上），预先接触受试物，再进行交配。雌鼠，成年，但不接触受试物。

经生殖能力预试，动物受孕率应在 70% 以上者。

3. 分组

3.1 组数：试验至少设三个剂量组，给受试物量可在 $1/10 \sim 1/3$ LD_{50} 之间，最大剂量也可按人体实际摄入量的 100 倍计算。并需设阴性与阳性对照组，前者为溶剂对照，后者用环磷酰胺（40mg/kg 体重）。

3.2 动物数量：雄性动物每组不少于 $10 \sim 15$ 只，雌性动物则按每组不少于 $20 \sim 30$ 只，雌性：雄性＝2：1为宜。雌性鼠为雄性鼠的 $5 \sim 6$ 倍量。

4. 受试物给予途径与时间

4.1 给予途径：应采用灌胃法，体重 10g 给 0.2ml 体积计算；或喂饲法，然后按称量记录摄食量与动物体重，再进行计算。

4.2 给予受试物的时间，灌胃法一般一日一次，或一日两次，连续 6 天或 3 个月。

5. 动物批数

于雄鼠给予受试物后，按雌、雄鼠 2：1 比例同笼交配 6 天后，取出雌鼠另行饲养。雄鼠则于 1 天后，再与同样数量的另一批雌鼠同笼交配，如此共进行 $5 \sim 6$ 批。

6. 胚胎检查

6.1 以雌、雄鼠同笼日算起第 $15 \sim 17$ 天，采用颈椎脱臼法处死雌鼠后，立即剖腹取出子宫，仔细检查、计数，分别记录每一雌鼠的活胎数、早期死亡胎数与晚期死亡胎数。

6.2 胚胎鉴别

活胎：完整成形，色鲜红，有自然运动，机械刺激后有运动反应。

早期死亡胚胎：胚胎形体较小，外形不完整，胎盘较小或不明显。最早期死亡胚胎仅在子宫内膜上隆起如一小瘤。如已完全被吸收，仅在子宫内膜上留一隆起暗褐色点状物。

晚期死亡胚胎：成形，色泽暗淡，无自然运动，机械刺激后无运动反应。

7. 统计分析

根据以上结果，计算出受孕率（%）、总着床数、早期和晚期胚胎死亡率（%）予以比较评价。

$$受孕率 = \frac{孕鼠数}{交配雌鼠数} \times 100\%$$

$$总着床数＝活胎数＋早期胚胎死亡数＋晚期胚胎死亡数$$

$$平均着床数＝\frac{总着床数}{受孕雌鼠数}$$

$$早（晚）期胚胎死亡率＝\frac{早（晚）期胚胎死亡数}{总着床数}\times100\%$$

$$平均早期胚胎死亡数＝\frac{早期胚胎死亡数}{受孕雌鼠数}$$

按试验组与对照组动物的上述指标分别用 χ^2 检验、单因素、方差分析或秩和检验法进行统计分析，以评定此受试物的致突变性。

八、非程序性 DNA 合成试验（GB 15193.10—1994）

1. 原理

正常情况下，在细胞有丝分裂周期中，仅 S 期是 DNA 合成期。当 DNA 受损伤时，损伤修复的 DNA 合成主要在其他细胞周期，称程序外 DNA 合成，即 UDS，因此发现 UDS 增高，即表明 DNA 发生过损伤。

在体外培养细胞中，用 UDS 的测量来显示 DNA 修复合成的主要关键在于如何鉴别很高水平的半保留 DNA 复制和水平较低（充其量只有半保留 DNA 复制的 5%）的 UDS。这可以用同步培养将细胞阻断于 G_1 期并用药物（常用羟基脲）抑制残留的半保留 DNA 复制后显示。同步培养可用缺乏必需氨基酸精氨酸的培养基（ADM）使 DNA 合成的始动受阻而使细胞同步于 G_1 期。

在这些半保留 DNA 合成明显抑制和阻断了的细胞中，UDS 即可用 ³H-胸腺嘧啶核苷的掺入增加显示。它可用放射自显影或液体闪烁计数法进行测量。

2. 试剂的配制和细胞培养器皿的准备（略）

3. 步骤

3.1 细胞的传代、维持和储存

3.2 UDS 的放射自显影显示法

3.3 UDS 的液体闪烁计数显示法

3.4 受试物的代谢活性

3.5 结果判断：可用 Student t 测验检验各检品接触与溶剂对照间有无显著性差异而作出判断。

九、果蝇伴性隐性致死试验（GB 15193.11—1994）

1. 原理

隐性基因在伴性遗传中的交叉遗传特征，即雄蝇的 X 染色体传给 F_1 代雌蝇，又通过 F_1 代传给 F_2 代雄蝇。

位于 X 染色体上的隐性基因能在半合型情况下于雄蝇中表现出来。

据此，利用眼色性状由 X 染色体上的基因决定，并与 X 染色体的遗传相关联的特征来作为观察在 X 染色体上基因突变的标记，故以野生型雄蝇（红色圆眼，正常蝇）染毒，与 Basc（Muller-5）雌蝇（淡杏色棒眼，在两个 X 染色体上各带一个倒位以防止 F_1 代把处理过的父系 X 染色体和母系 X 染色体互换）交配，如雄蝇经受试物处理后，在 X 染色体上的基因发生隐性致死，则可通过上述两点遗传规则于 F_2 代的雄蝇中表现出来，并藉眼色性状为标记来判断试验的结果。即根据孟德尔分类反应产生四种不同表型的 F_2 代，有隐性致死时在 F_2 代中没有红色圆眼的雄蝇。

2. 操作步骤

2.1 果蝇：雄蝇用 3～4 天龄的野生型黑腹果蝇，雌蝇用 Basc（Muller-5）品系 3～5 天龄的处女蝇。

2.2 接触受试物：受试物接触方法常用溶液饲养。受试物溶解后用 1‰～5‰ 的蔗糖水稀释成不同浓度，试管内放入一团手纸，加入 1ml 受试液使纸充分湿透，放入经饥饿 4h 的雄蝇进行喂饲，新配制的培养基冷却到 55℃ 时，倒入受试物，快速磁搅拌 2min。接触受试物时间 1～3 天。

2.3 剂量及分组：按常规方法求出 LC_{50} 或 LD_{50} 值，然后按 1/2 LC_{50} 或 LD_{50} 为大剂量，1/5～1/10 LD_{50} 为小剂量，另设阴性（或溶剂）及阳性（2mmol/L MMS）对照组。

2.4 交配程序及方法：为检测受试物对哪一期生殖细胞最敏感，将雄蝇在接触受试物后按 2—3—3 天间隔（分别表示对精子、精细胞和精母细胞的效应）与处女蝇交配。即每一试管以一只经处理过的雄蝇按上述程序顺次与 2 只处女蝇交配，再以所产 F_1 代按雌与雄（1：1 或 1：2）进行 F_1-F_2 交配。12～14 天后观察 F_2 代，孵育温度为 25℃。

每一个实验组至少应有 3000 个样本数。

3. 结果的判断与统计

3.1 结果的判断标准 对 F_2 代结果的判断标准如下：

3.1.1 每一试管在多于 20 个仔代（雌及雄）中没有红色圆眼的野生型雄蝇为阳性，属致死突变。如有 2 只以上的红色圆眼的野生型雄蝇者为阴性。

3.1.2 每一试管如确少于 20 个仔代或只有一只野生型雄蝇的可疑管，需进行 F_3 代的观察。

3.1.3 不育 仅存雄、雌亲本而无仔蝇者。

3.2 统计 根据受试染色体数（即 F_1 代交配的雌蝇数减去不育数和废管数）与致死阳性管数求出致死率（‰）。

$$致死率 = \frac{致死管数}{受试染色体数} \times 1000‰$$

以试验组与对照组的致死率按 Kastenbaum 和 Bowman 方法进行统计。

十、体外哺乳类细胞（V79/HGPRT）基因突变试验（GB 15193.12—1994）

1. 原理

细胞在正常培养条件下，对 6-TG 的毒性作用敏感，不能生存，在致癌物和致突变物作用下，某些细胞 X 染色体上控制次黄嘌呤鸟嘌呤磷酸核糖转移酶（HGPRT）的结构基因发生突变，不能再产生 HGPRT，从而使突变细胞对 6-TG 具有抗性作用。这些突变细胞在含有 6-TG 的选择性培养液中能继续分裂并形成集落。根据突变集落形成数，计算突变率以判定受试物的致突变性。

2. 材料和试剂

2.1 细胞 使用中国仓鼠肺（V79）细胞株。为了减少自发突变率，正式实验前先将野生型细胞群体中存在的自发 HGPRT 座位突变体选择性杀灭，方法是将野生型细胞接种于含次黄嘌呤及胸腺嘧啶、甲氨蝶呤、甘氨酸的 MEM 培养液中培养 1 周，然后重新接种于 MEM 培养液中。

2.2 培养液 采用 MEM（Eagle）基础培养液或 DMEM 培养液，补以 10% 小牛血清及适量抗生素（青霉素、链霉素）。

2.3 磷酸缓冲液（无钙、镁 PBS）

2.4 胰蛋白酶/EDTA 溶液　用无钙、镁 PBS 配制，胰酶的浓度为 0.05％，EDTA 的浓度为 0.02％，胰蛋白酶与 EDTA 溶液按 1：1 混合。－20℃储存。

2.5 受试物　最好能溶于培养液。也可溶于二甲基亚砜（DMSO），其浓度应低于 0.5％（体积分数）。

2.6 阳性对照物　可根据受试物的性质和结构选用不同的阳性对照物，例如甲基磺酸乙酯（EMS）、丝裂霉素 C(MMC)、甲基硝基亚硝基胍（MNNG）、苯并［a］芘（BP）等。

2.7 6-TG 用 0.5％碳酸氢钠溶液配成 1.0mg/ml，4℃储存。

2.8 大鼠肝匀浆 S-9 混合物，按 Ames 试验程序制备。

3. 实验步骤

3.1 细胞准备　将 5×10^5 个细胞接种于直径为 100mm 平皿中，于 37℃ 5％二氧化碳培养箱中放置 24h。

3.2 接触受试物　吸去培养液，PBS 洗两次，加入无血清培养液及一定浓度的受试物（需代谢活化者同时加入大鼠肝匀浆 S-9 混合物），置于培养箱中 2h，结束后吸去含受试物的培养液，用 PBS 洗细胞两次，换入含 10％血清的培养液，继续培养 19～22h。

3.3 表达　接触受试物的细胞继续培养 19～22h 后用胰酶-EDTA 消化，待细胞脱落后，加入含 10％血清培养液终止消化，混匀，放入离心管以 800～1000r/min 的速度离心 5～7min，弃去上清液，制成细胞悬液，计数，以 5×10^5 个细胞接种于直径为 100mm 的平皿，3 天后分传一次，仍接种 5×10^5 个细胞培养 3 天。

3.4 细胞毒性测定　将上述首次消化计数后的细胞每皿接种 200 个，每组 5 个皿，37℃，5％二氧化碳条件下培养 7 天，固定，Giemsa 染色，计数每皿集落数，以相对于溶剂对照组的集落形成率表示细胞毒性，即以溶剂对照的集落形成率为 100％（1.00），求出各检品试验组的相对值。

$$A = \frac{B}{C} \times 100\%$$

式中　A——相对集落形成率，％；

　　　B——试验组集落形成率，％；

　　　C——溶剂对照组集落形成率，％。

3.5 突变体的选择及集落形成率的测定　表达结束后，消化细胞，分种，每组 5 个皿，每皿接种 2×10^5 个细胞，待细胞贴壁后加入 6-TG，终浓度为 5μg/mg，放入培养箱培养 8～10 天后固定，Giemsa 染色，统计每皿集落数，并计算突变率。同时另做集落形成率测定，每皿接种 200 个细胞，不加 6-TG，每组 5 个皿，7 天后固定染色，计算集落形成率。

$$D = \frac{E}{F}$$

式中　D——集落形成率；

　　　E——实际存活的细胞集落数；

　　　F——接种细胞数。

3.6 计算

$$G = \frac{H}{I} \times \frac{1}{D}$$

式中　G——突变率；

　　　H——突变集落数；

        I——接种细胞数；

        D——集落形成率。

    4. 结果判定

    4.1 若阴性对照中，集落形成率低于 50％，结果应不予采用。

    4.2 各实验室选用的阳性对照突变率有一定范围，若受试物的结果为阴性或弱阳性时，阳性对照的诱变率应达正常值的下限以上，否则结果不能成立。

    4.3 当突变率为自发突变率的 3 倍或 3 倍以上，或至少在 3 个浓度范围内突变率有随浓度递增而升高的剂量-反应关系时，可判为阳性。

十一、90 天和 30 天喂养试验（GB 15193.13—1994）

    1. 原理

    当评价某受试物的毒性特点时，在了解受试物的纯度、溶解特性、稳定性等理化性质的前提下，并通过急性毒性试验及遗传毒性试验所取得有关毒性的初步资料之后，可进行 30 天或 90 天喂养试验，以提出较长期喂饲不同剂量的受试物对动物引起有害效应的剂量、毒作用性质和靶器官，估计亚慢性摄入的危险性。90 天喂养试验所确定的最大无作用剂量可为慢性毒性试验的剂量选择和观察指标提供依据。当最大无作用剂量达到人可能摄入量的一定倍数时，则可以此为依据外推到人，为确定人食用的安全剂量提供依据。

    此试验方法适用于食品添加剂、食品包装材料、饮料、微量元素、新食品资源等。

    2. 动物的选择

    选择急性毒性试验已证明为对受试物敏感的动物种属和品系，一般选用啮齿类动物，首选品种为大鼠。使用雌、雄两种性别的离乳大鼠，试验开始时动物体重的差异应不超过平均体重的±20％。

    3. 操作步骤

    3.1 剂量与分组 至少应设三个剂量组和一个对照组。每个剂量组至少 20 只动物，雌、雄各 10 只。剂量的选择原则上高剂量组的动物在喂饲受试物期间应当出现明显中毒症状但不造成死亡。低剂量组不引起毒作用，确定出最大无作用剂量。在此二剂量间再设一至几个剂量组，以期获得比较明确的剂量-反应关系。剂量的设计可参考以下原则：

    （1）以 LD_{50} 的 10％～25％为 90 天喂养试验的最高剂量组，此间 LD_{50} 百分比的选择主要参考 LD_{50} 剂量-反应曲线的斜率，然后在此剂量下设几个剂量组。最低剂量组至少是人可能摄入量的 3 倍。

    （2）按可能摄入量的 300 倍作为 90 天喂养试验的最大无作用剂量，然后在此剂量以上设几个剂量组，必要时亦可在此剂量以下增设一个剂量组。当受试物掺入饲料时，需将 LD_{50}（mg/kg）按每 100g 体重的摄食量折算为饲料的量（mg/kg），30 天喂养试验按体重的 10％折算，90 天喂养试验按体重的 8％折算。

    3.2 试验方法 给予受试物的方式尽可能将受试物掺入饲料中喂养（应注意受试物在饲料中的稳定性），如有困难则也可加入饮水中，但饮水较饲料更不宜定量。对一些挥发性物质则只能采用灌胃法。

    4. 观察指标

    因受试物及研究目的有差异，一般可包括以下各项：

    4.1 临床检查 每天观察并记录动物的一般表现、行为、中毒症状和死亡情况。每周称一次体重和食物摄入量，计算食物利用率。

    4.2 血液学检查 一般于试验中期和试验结束时测定血色素、红细胞计数、白细胞计数及其分类、血小板数和网织红细胞数等。

4.3　血液生化学检查　如谷丙转氨酶、谷草转氨酶、尿素氮、肌酐、葡萄糖、血清白蛋白/球蛋白和类脂质（总胆固醇和游离胆固醇）等。可根据受试物的性质及所观察的毒性反应选择其他临床生化学指标。

4.4　脏器称量　肝肾的绝对质量和相对质量（脏/体），必要时尚需称取其他脏器质量。

4.5　病理组织学检查　试验结束时必须对所有动物进行大体检查，并将重要器官和组织固定保存。在对各剂量组动物大体检查未发现明显病变时，可以只进行最高剂量组及对照组动物主要脏器的组织病理学检查，发现病变后再对较低剂量组相应器官及组织进行检查。肝、肾、胃肠的组织病理学检查为常规项目，其他组织和器官的检查则需根据不同情况确定。

5. 数据处理

将所有观察到的结果，无论计数资料和计量资料，都应以适当的统计学方法给予评价。试验设计时即应选妥所采用的统计方法。

十二、致畸试验（GB 15193.14—1994）

1. 原理

母体在孕期受到可通过胎盘屏障的某种有害物质作用，影响胚胎的器官分化与发育，导致结构和机能的缺陷，出现胎儿畸形。因此，在受孕动物的胚胎着床后，并已开始进入细胞及器官分化期时投予受试物，可检出该物质对胎儿的致畸作用。

2. 实验动物

常用试验动物为大鼠、小鼠和家兔。传统致畸应选健康性成熟（90～100 天）雌、雄大鼠，雌性应为未交配过的大鼠 80～90 只，雄鼠减半。

3. 剂量分组

至少设四个组，一个空白对照，3 个试验组。剂量原则上可采用 1/4 LD_{50}、1/16 LD_{50}、1/64 LD_{50}，或以亚急性毒性试验的最大无作用剂量为高剂量组，其 1/30 左右为低剂量组，在其间设一组。对某种新的动物，初次试验可设一阳性对照组。每组至少 12 只孕鼠。

常用阳性对照物有敌枯双（0.5～1.0mg/kg 体重）、五氯酚钠（30mg/kg 体重）、阿司匹林（250～300mg/kg 体重）及维生素 A（25000～40000IU）等。

4. 操作步骤

4.1　"受孕动物"的检查和给受试物时间　性成熟雌、雄大鼠按 1：1（或 2：1）同笼后，每日早晨观察阴栓（或阴道涂片），查出阴栓（或精子），认为该鼠已交配，当日作为"受孕"0 天。如果 5 天内未交配，应更换雄鼠。检出的"孕鼠"随机分到各组，并称重和编号，在受孕的第 7～16 天，每天经口给予受试物（按 0.5～1.0ml/100g 体重计）。受孕的 0 天、7 天、12 天、16 天、20 天称体重，并计算给受试物的量。

动物交配期室温在 20～25℃ 为宜，环境安静，必要时给予增加麦芽和蛋糕等营养物质。

4.2　孕鼠处死和检查　大鼠于妊娠第 20 天，小鼠第 18 天，兔第 29 天处死。大鼠用 2g/100ml 硫喷妥钠 1～1.5ml/只腹腔注射，麻醉或直接断头。剖腹取出子宫称重，记录并检查胚胎、着床数、早期吸收胎、迟死胎及活胎数。

4.3　活胎鼠检查　逐一记录胎仔体重、体长，检查胎鼠外观有无异常，如头部有无脑膨出、露脑、小头、小耳、小眼、无眼和睁眼、兔唇、下颌裂，躯干部有无腹壁裂、脐疝、脊柱弯曲，四肢有无小肢、短肢、并趾、多趾、无趾等畸形，尾部有无短尾、卷尾、无尾，肛门有无闭锁。

4.4　胎鼠骨标本的制作与检查　将每窝 1/2 的活胎（奇数或偶数）放入 95%（体积分

数）乙醇中固定 2~3 周，取出胎仔（或可去皮、去内脏及脂肪）流水冲洗数分钟后放入 1~2g/100ml 的氢氧化钾溶液内（至少 5 倍于胎仔体积）8~72h，透明后放入茜素红-S 应用液中染色 6~48h，并轻摇 1~2 次/天，至头骨染红为宜。再放入透明液 A 中 1~2 天，放入透明液 B 中 2~3 天，待骨骼染红而软组织基本褪色，将标本放入小平皿中，用透射光源，在体视显微镜下作整体观察，然后逐步检查骨骼。测量囟门大小、矢状缝的宽度、头顶间骨及后头骨缺损情况，然后检查胸骨的数目，缺失或融合（胸骨为 6 个，骨化不全时首先缺第 5 胸骨，次为缺第 2 胸骨）。肋骨通常 12~13 对，常见畸形有融合肋、分叉肋、波状肋、短肋、多肋、缺肋、肋骨中断。检查脊柱发育和椎体数目（颈椎 7 个，胸椎 12~13 个，腰椎 5~6 个，底椎 4 个，尾椎 3~5 个）有无融合、纵裂等。最后检查四肢骨。

4.5 胎鼠内脏检查 每窝的 1/2 胎鼠放入 Bouins 液中，固定 2 周后做内脏检查。先用自来水冲去固定液，将鼠仰放在石蜡板上，剪去四肢和尾，用刀片从头部到尾部逐段横切或纵切。按不同部位的断面观察器官的大小、形状和相对位置。正常切面见图 1。

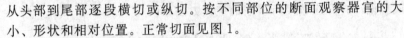
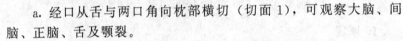

图 1 大鼠头部
横切面

a. 经口从舌与两口角向枕部横切（切面 1），可观察大脑、间脑、正脑、舌及颚裂。

b. 在眼前面作垂直纵切（切面 2），可见鼻部。

c. 从头部垂直通过眼球中央作纵切（切面 3）。

d. 沿头部最大横位处穿过脑作切面（切面 4）。

以上切面的目的可观察舌裂、颚裂、眼球畸形、脑和脑室异常。

e. 沿下颚水平通过颈部中部作横切面 5，可观察气管、食管和延脑或脊髓。

以后自腹中线剪开胸、腹腔，依次检查心、肺、横膈膜、肝、胃、肠等脏器的大小、位置，查毕将其摘除，再检查肾脏、输尿管、膀胱、子宫或睾丸位置及发育情况。然后将肾脏切开，观察有无肾盂积水与扩大。

5. 统计方法及结果评定

各种率的检查用 χ^2 检验，孕鼠增重用方差分析或非参数统计，胎鼠身长、体重、窝平均活胎数用 t 检验。结果应能得出受试物是否有母体毒性和胚胎毒性、致畸性，最好能得出量小致畸剂量。为比较不同有害物质的致畸强度，可计算致畸指数，暂以致畸指数 10 以下为不致畸，10~100 为致畸，100 以上为强致畸。为表示有害物质在食品中存在时人体受害概率，可计算致畸危害指数，如指数大于 300 说明该物对人危害小，100~300 为中等，小于 100 为大。

$$致畸指数 = \frac{雌鼠 LD_{50}}{最小致畸剂量}$$

$$致畸危害指数 = \frac{最大不致畸剂量}{最大可能摄入量}$$

十三、繁殖试验（GB 15193.15—1994）

1. 原理

凡受试物能引起生殖机能障碍，干扰配子的形成或使生殖细胞受损，其结果除可影响受精卵或孕卵的着床而导致不孕外，尚可影响胚胎的发生及胎儿的发育，如胚胎死亡导致自然流产、胎儿发育迟缓以及胎儿畸形。如果对母体造成不良影响会出现妊娠、分娩和乳汁分泌的异常，亦可出现胎儿出生后发育异常。

2. 方法

2.1 动物和观察代数

2.1.1 实验大鼠：每组雌鼠为 20 只、雄性 10 只（或 20 只）。

2.1.2 观察代数随受检目的而异，可作一代、二代、三代或多代观察。

2.2 动物处理

2.2.1 剂量分组：设对照组、低剂量组（可按最大无作用剂量的 1/30 或可能摄入量的 100 倍）、高剂量组（为最大耐受量或有胚胎毒性的阈剂量）。

2.2.2 给受试物的方式：受试物加入饲料或饮水中，亲代和子代均接受相同的剂量、饲料和饮水。

2.3 观察指标

2.3.1 一般健康状况、体重、进食量、死亡情况、受孕率、妊娠率、出生存活率、哺乳存活率（4 天、21 天存活）、产仔总数、宫重及平均仔重。

2.3.2 计算

$$受孕率(\%)=\frac{怀孕动物数}{交配雌性动物数}\times100\%$$

$$妊娠率(\%)=\frac{分娩活体的动物数}{怀孕动物数}\times100\%$$

$$出生存活率(\%)=\frac{产后4天仔鼠存活数}{出生时活仔数}\times100\%$$

$$哺乳存活率(\%)=\frac{21天断乳时仔鼠存活数}{出生4天后仔鼠存活数}\times100\%$$

2.4 一代、二代和三代繁殖试验法

2.4.1 一代繁殖法示意图（图 2）

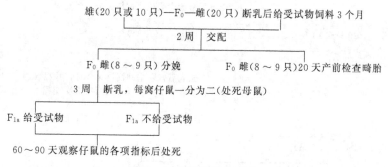

图 2 一代繁殖试验示意

2.4.2 两代繁殖试验示意图（图 3）

2.4.2.1 亲代 F_0 断乳后，喂含受试物饲料 3 个月，雌、雄即可交配，所产仔鼠为 F_{1a}。F_{1a} 断乳后饲以不含受试物的基础饲料，观察 3 个月。

2.4.2.2 F_{1a} 断乳后 10 天将 F_0 再次交配，所产仔鼠为 F_{1b}，将 20 只孕鼠（F_0）中，5 只产前 2～3 天剖腹检查胎鼠有无畸形；另 5 只自然分娩观察产后仔鼠情况；余 10 只孕鼠自然分娩，所产仔鼠 F_{1b} 继续繁殖。

2.4.2.3 F_{1b} 断乳后喂含受试物饲料 3 个月，进行交配，所产仔鼠 F_{2a} 在断乳后喂不含受试物的饲料，观察 3 个月。

2.4.2.4 仔鼠 F_{2a} 断乳后 10 天与 F_{1b} 再次交配，产 F_{2b} 前将 F_{1b} 孕鼠分两群，每群 10 只，同 2.4.2.2。

243

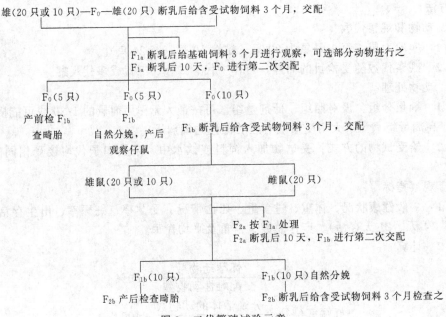

图 3　二代繁殖试验示意

2.4.3　三代繁殖试验示意图（图 4）

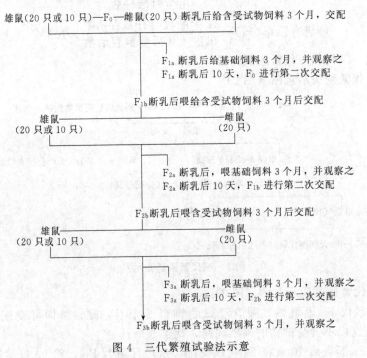

图 4　三代繁殖试验法示意

2.4.4　祖孙三代的两代繁殖试验

2.4.4.1　进行亲代、一代和二代繁殖试验：选用雄性大鼠 10 只、雌性大鼠 20 只。

2.4.4.2　亲代 F_0 断乳后喂含受试物饲料（或饮水）3 个月，交配产仔 F_{1a}，F_{1a} 断乳后每窝一分为二，即给基础饲料和喂以受试物组，观察 3 个月与对照组比较。

2.4.4.3　喂含受试物饲料组选 10 只雄鼠和 20 只雌鼠进行交配，产仔为 F_{2a}。

2.4.4.4　F_{1a} 孕鼠中选 8～9 只产前 2～3 天剖腹取胎鼠检查有无畸胎；另 8～9 只自然

分娩，观察产后仔鼠。余鼠处死。

十四、代谢试验（GB 15193.16—1994）

1. 原理

受试物在体内可发生一系列复杂的生化变化。受试物经胃肠道吸收后通过血液转运到全身各组织器官，再经过生物转化，由各种途径排出体外。因此，受试物原形物在体内逐渐被代谢降解，而其代谢产物不断生成。测定灌胃后不同时间内受试物原形物或其代谢物在血液、组织或排泄物中的含量，以了解该受试物在动物体内的毒代动力学特征包括吸收、分布、消除的特点，组织蓄积及可能作用的靶器官等，根据数学模型，求出各项毒代动力学参数。同时采用分离纯化方法确定主要代谢产物的化学结构，测试其毒性并推测受试物在体内的具体代谢途径。通过本实验的观察，对受试物在体内的过程可作出正确评价，为阐明该受试物的毒作用性质与程度提供科学依据。

2. 仪器与试剂（略）

3. 操作步骤

3.1 动物 原则上应尽量使用与人具有相同代谢途径的动物种系。一般选用两种性别、体重为 22～28g 成年小鼠或 170～200g 大鼠。

3.2 给药途径 以灌胃为主，灌胃前动物禁食 16～18h，自由饮水。进行毒代动力学分析时，最好同时采用灌胃和静脉注射。

3.3 剂量 选用低于最大无作用剂量，需要时可用高、低两种剂量。可单次或多次给药。如采用标记化合物，除确定化学剂量外，放射性剂量一般小鼠为 10～20μCi/只（0.4～0.8MBq/只）、大鼠 100～250μCi/kg（4～9MBq/kg）。

3.4 试验项目 进行代谢试验前，需建立测定生物样品中受试物含量的微量化学分析方法或标记受试物的同位素示踪方法。

3.4.1 血浆中受试物含量或放射性水平的测定 动物灌胃后 6～10 个不同的时相采血，每个时相的动物数不应少于 3 只。结果以每毫升血浆中受试物含量或放射性强度为纵坐标，时间为横坐标，在半对数坐标纸上作药-时曲线。如以化学分析方法测定受试物含量，用已编制的药代动力学计算机程序进行曲线拟合，按房室模型求出毒代动力学方程及各项代谢动力学参数。加用同位素示踪法测定血浆总放射性水平，作代谢动力学分析时应谨慎。

3.4.2 胃肠道吸收 于灌胃后不同时间处死动物，取出胃肠道及其内容物（包括粪）做成匀浆，测定受试物含量或放射性水平，以灌胃后即刻处死动物的胃肠道回收量为 100%，分别观察不同时相的各组动物中受试物或放射性自胃肠道消失的情况。以上述不同时相回收量的百分数为纵坐标，时间为横坐标，在半对数坐标纸上作图，求得受试物或放射性在胃肠道的消失速率。为确定受试物在胃肠道的消失速率是否能反映在体内的吸收情况，需进行离体胃肠道温孵试验，即将受试物注入离体胃肠道后结扎两端，于 37℃ Kreb's 液中振荡温孵 1h，测定受试物的回收率，以观察受试物在胃肠道内有无受到破坏，由此估计受试物在胃肠道的吸收速率。

3.4.3 主要器官和组织中的分布 于灌胃后取 2～3 个不同时相处死动物，对肝、肾、脑等器官和组织进行受试物含量或放射性测定，以找出受试物含量最高的组织与时间。

3.4.4 排泄

3.4.4.1 尿、粪排泄 给动物灌胃受试物后放入有机玻璃代谢笼内，于 3～7 天内按规定时间收集尿和粪。如发现尿粪互混，把样品弃去另再收集。作代谢产物结构分析时应把收尿容器放在冰浴中并注意避光。

3.4.4.2 胆汁排泄 轻度乙醚麻醉下给动物施行胆道插管，待动物清醒后以受试物灌胃，收集不同时间的胆汁（不少于24h）。

从不同时间收集的尿、粪、胆汁样品中的受试物含量或放射性强度，分别计算其累积排出量（占灌胃剂量的百分数）。

3.4.5 生物转化 按受试物的化学结构和文献资料，估计可能产生的代谢产物。给动物以受试物后，收集尿、胆汁等样品，或在体外代谢条件下采用肝微粒体、酶活性系统和受试物于37℃振荡培养，经提取、纯化后进行代谢物的结构鉴定。分析手段包括薄层色谱、气相色谱、液相色谱、质谱、红外光谱等。要有预测的代谢物纯品作标准。如采用标记化合物，样品经薄层色谱分离后用放射性薄层扫描仪或分段刮下硅胶测定放射性，由 R_f 值判定并测量受试物的量及可能的代谢产物，再作进一步分析。从代谢物的分离与鉴定，对受试物在体内的可能代谢途径作出推断。

3.5 同位素实验中的注意事项 同位素方法是毒物代谢实验中不可缺少的手段之一，常列为首选的实验方法。它具有灵敏度高，样品制备较简单，不易受生物材料中杂质的干扰，可以示踪观察受试物进入体内后的归宿等优点，结合化学分析法，如薄层色谱、液相色谱法，可把原形物和代谢物分开以初步确定代谢物的可能存在形式。用放射自显影法可定位观察受试物和代谢产物在整体动物或某些组织中的分布定位。

3.5.1 标记化合物要求

3.5.1.1 标记核素 由实验目的、受试物分子结构、半衰期、经费等因素而定。常用 ^3H、^{14}C、^{35}S 等。

3.5.1.2 标记位置 应标记在受试物结构中具有生物活性的基团上，即定位标记。如生物活性基团不清楚，则可采用均匀标记或全标记。标记位置在化学结构上应是稳定的。按不同研究目的，可单标记、双标记或多标记。

3.5.1.3 放射化学纯度 标记物应保证高度的放射化学纯度（至少90%以上），必要时用薄层色谱法进行纯化。

3.5.1.4 放射性比度 随受试物毒性大小而定。毒性大的受试物，要求高放射性比度的标记物。用非标记受试物稀释配制成实验所要求的化学剂量。

3.5.2 放射性样品的测量：代谢试验常用的标记放射性核素大都属软 β 射线，测量仪器主要为液体闪烁计数仪。

3.5.2.1 样品制备 酸消化法。组织0.1g、血浆0.1ml、粪混匀液0.1ml（粪加水制成匀浆液，或粪红外灯烘干后研磨成粉，称0.1g）两份，加高氯酸0.2ml、过氧化氢0.4ml和正辛醇一滴，80℃水浴消化45min，加蒸馏水定容至1ml，取出0.1ml，加入3～5ml闪烁液进行放射性测量（胆汁、尿离心后可直接取样测量）。闪烁液配方为0.4%～0.6% 2,5-二苯基噁唑（PPO）、0.01%～0.03% 1,4-双-[5-苯基噁唑基-2]苯（POPOP）、二甲苯（或甲苯）与乙二醇聚氧化烯异辛基酚醚（Triton X-100）（2：1）。有条件者可用固体闪烁晶体。

3.5.2.2 样品测量法 均相测量法。样品经淬灭校正后，以每克组织或每毫升血浆中每分钟放射性衰变数（DpM）表示。

3.5.3 遵守放射性卫生防护操作规程

3.6 对生物样品中受试物分析方法的要求：建立一个灵敏、特异、重现性好的测定方法。

3.6.1 灵敏度：一般以 μg（或 ng）/ml(g) 生物样品表示。要求检测限不低于受试物峰值浓度（c_{max}）的1/10量。

3.6.2 特异性：必须证明所测物质为受试物原形物或其代谢产物。

3.6.3 重现性：变异系数（CV）不能超过10%。

3.6.4 标准曲线及回收率：标准曲线应最少包含四个受试物浓度，并标明其相关系数。受试物自生物样品的回收率不应低于70%。

4. 结果判定

4.1 根据吸收速率、组织分布以及排泄情况，估计受试物在体内的代谢速率和蓄积性。

4.2 根据主要代谢物的结构及性质，推断受试物在体内的可能代谢途径以及有无毒性代谢物的生成情况。

十五、慢性毒性和致癌试验（GB 15193.17—1994）

1. 原理

在动物的大部分生命期间，经过反复给予受试物后观察其呈现的慢性毒性作用及其剂量-反应关系，尤其是进行性和不可逆毒性作用及肿瘤疾患。并确定受试物的无作用剂量（NOEL），作为最终评定受试物能否应用于食品的依据。

2. 实验动物

2.1 原则上，宜选用接近人体代谢特点的实验动物，因为目前已掌握大、小白鼠各品系的特点及诱发肿瘤的敏感性，故可优先用于慢性毒性和致癌实验，一般用雌、雄两性断乳大鼠或小鼠；对活性不明的受试物，则宜用两种性别的啮齿类和非啮齿类动物。

2.2 实验动物的自然肿瘤发生率原则是控制到越低越好，但试验结束评价时主要是以在不同条件下观察对照组与各剂量组的肿瘤发生率及其剂量-反应关系作为依据。

3. 分组

3.1 组数：除对照组外，一般实验组可分为3~5组，要求最高剂量组的剂量能引起最小毒性表现，但不影响其正常生长、发育和寿命，试验组的剂量可按几何级数或其他规律划分，对照组除不给予受试物外其他条件均与实验组相同。

3.2 动物数量：慢性毒性试验中啮齿类动物每组至少50只；雌雄各半，非啮齿类动物每组每一性别至少4只，如计划在试验期中定期剖杀时，动物数要作相应增加。当慢性毒性和致癌试验结合在一起进行时，每组动物雌雄均以50只以上为宜，如计划在试验期中定时剖杀，动物数要作相应增加。

4. 饲料

4.1 饲料中营养成分应能满足该实验动物的营养需要。

4.2 饲料的污染物如残余杀虫剂、多环芳烃化合物、雌激素、重金属、亚硝胺类化合物等的含量要控制；不饱和脂肪酸与硒的含量要限制，均应使其不影响受试物的试验结果。

5. 饲养管理

除参见食品毒理试验中实验动物和饲料要求外，尚需做到：

5.1 同一间动物房中不得放置两种实验动物，也不能同时进行两种受试物的毒性试验。

5.2 不得使用消毒剂和杀虫剂等药物。

5.3 动物饲料罐中的饲料每周至少要更换两次。

6. 受试物

6.1 非营养性受试物加入饲料中的量不能大于饲料量的5%；营养成分受试物应尽可能采用高剂量，应保证实验动物的营养平衡或采用对饲方法。

6.2 受试物在饲料制备或存放时，要求不影响饲料的营养成分含量和性质。

6.3 饲料中加入受试物的量很少时，宜先将受试物加入少量饲料中充分混匀后，再加入一定量饲料后再混匀，如此反复 3～4 次。

7. 试验期限

7.1 一般情况下，致癌试验试验期小鼠定为 18 个月，大鼠为 24 个月；个别生命期较长和自发性肿瘤率较低的动物可适当延长。

7.2 试验期中，当最低剂量组或对照组存活的动物数仅为开始时的 25％ 时，可及时中止试验；但因明显的受试物毒性作用造成高剂量组动物过早死亡，则应继续进行试验，如因管理不善所造成的动物死亡大于 10％ 及小鼠在试验期为 18 个月或大鼠为 24 个月时，各组存活率均小于 50％ 也应中止进行。

8. 对试验动物的观察与检测

8.1 对试验动物的一般观察

8.1.1 对试验动物的一般健康状况每天至少有一次认真的观察和记录。对死亡动物要及时剖检；对有病或濒死的动物需分开放置或处死，并检测各项指标。

8.1.2 动物出现异常，需详细记录肉眼所见、病变性质、时间、部位、大小、外形和发展等情况，对濒死动物要详细描述。

8.1.3 试验期的前 13 周即前 3 个月，每周要对全部动物分别称量体重，以后每 4 周 1 次，每周要检查和记录一次每只动物的饲料食用量。如以后健康状况或体重无异常改变，可以每 3 个月检查一次。

8.2 血液学检查

8.2.1 于试验的第 3、6 个月及以后每半年常规检查一次血红蛋白、血细胞压积、红细胞计数、白细胞计数及分类、血小板及血凝试验等。大、小鼠每组每一性别检查 10 只，且每次检查尽可能安排为同一动物。非啮齿类动物则全部检查。

8.2.2 当发现动物健康状况有变化表现时，必须对有关动物血液进行红、白细胞计数，当需要进一步探讨时，尚需进行白细胞分类检查；至于各剂量组只有在高剂量组和对照组动物间有较大差异时，方进行红、白细胞计数检查，濒死的动物应做白细胞分类检查。

8.3 血液生化检测：按 8.2.1 规定的时间进行，其指标有：

a. 总蛋白含量；

b. 白蛋白含量；

c. 酶活性测定，根据常规和特殊需要选择有关酶活性进行测定；

d. 糖代谢，主要为糖耐量测定；

e. 肾功能，如尿氮测定等。

9. 病理检查

9.1 大体检查

9.1.1 大体检查发现有异常时，将为显微镜检查取材提供方便，故应特别注意。

9.1.2 濒死或处理的动物均应进行系统的肉眼检查。

9.1.3 对有关脏器尚需称量。

9.2 显微镜检查 显微镜检查是慢性毒性实验的主要必检项目，凡在试验过程中濒死处理的动物均应进行。

9.3 电镜检查：有条件和需要时可酌情进行。

9.4 要累积常用动物的肿瘤发生数据，为今后制定相应自然肿瘤发生率提供依据。

10. 总结与报告

10.1 资料搜集：有关动物、饲料、饲养的日常观测、气象、人员变动及实验过程中发生的情况均应详细记载和妥善保存。

10.2 资料的统计、分析。按相关的统计学方法进行。

10.3 系统总结：按各阶段的试验资料、数据汇总后进行统计分析；完整、准确地描述对照组与各剂量组动物间各项指标的差异，以展示其毒性作用。

10.4 报告应阐明试验设计、毒性表现、受试物的食用可行性评价。

十六、日容许摄入量的制定 （GB 15193.18—1994）

1. 日容许摄入量（ADI）的制定方法

1.1 ADI 系将 NOEL 除以合理的安全系数计算得出。

1.2 NOEL 的确定：NOEL 的确定取决于测试系统的选择、剂量设计、测试指标代表性及方法灵敏度。

1.3 安全系数的应用：鉴于从有限的动物试验外推到人群时，存在固有的不确定性，在考虑种属间和种属内敏感性的差异，实验动物与接触人群数量上的差别，人群中复杂疾病过程的多样性，人体摄入量估算的困难程度及食物中多种组分间的可能的协同作用等基础上，有必要确定一定的安全性界限，常用的方法是使用安全系数。

安全系数一般定为 100，即假设人较试验动物对受试敏感 10 倍，人群内敏感性差异为 10 倍。安全系数主要是根据经验而定的，而不是固定不变的，用安全系数制定 ADI 也不是简单的数学计算。安全系数的确定要根据受试物的性质，已有的毒理学资料的数量和质量，受试物的毒作用性质，以及受试物在实际应用的范围、数量，适用人群等诸种因素作相应的增大或减小。只有在全部资料综合分析的基础上，才能确定适宜的安全系数。

2. 制定日容许摄入量的一些特例

2.1 类别 ADI（group ADI） 如果毒性作用类似的几种化合物用作或用于食品，则应对该组化合物制定类别 ADI 以限制其累加摄入。制定类别 ADI 时，有时可根据该组化合物的平均 NOEL，但常用该组化合物中最低的 NOEL，同时还考虑个别化合物的相对质量和试验周期。

2.2 无 ADI 规定（ADI not specified） 根据已有资料（化学、生化、毒理学等）表明某种受试物毒性很低，且其使用量和人膳食中的总摄入量对人体健康不产生危害，则可不必规定具体 ADI。但符合这一要求的物质必须有良好的生产规范的制约，并不得用于掺假、掩盖食品质量缺陷或导致营养不平衡。

2.3 暂定 ADI（temporary ADI） 当某种物质的安全资料有限，或根据最新资料对已制定 ADI 的某种物质的安全性提出疑问，如要求进一步提供所需安全性资料的短期内，有充分的资料认为在此短期内使用该物质是安全的，但同时又不足以确定长期食用安全时，可制定暂定 ADI 并使用较大的安全系数（通常为 100×2），还需规定暂定 ADI 的有效期限，并要求在此期间经过毒理学试验结果充分证明该受试物是安全的，暂定 ADI 值改为 ADI 值；如毒理学试验结果证明确有安全问题，撤销暂定 ADI 值。

2.4 不能提出 ADI（no ADI allocated） 在下列情况，不对受试物提出 ADI：

2.4.1 安全性资料不充足。

2.4.2 认为在食品中应用是不安全的。

2.4.3 未制订特性鉴别及纯度检测的方法和规格说明。

十七、致突变物、致畸物和致癌物的处理方法 （GB 15193.19—1994）

1. 一般原则

对于大多数类型的致突变物、致畸物和致癌物，可以利用能使该类物质破坏的化学反应来处理，如对易氧化的化合物（如肼、芳香胺或含有分离的碳-碳双键化合物），可以用饱和的高锰酸钾丙酮（15g 高锰酸钾溶于 1000ml 丙酮）溶液处理。烷化物在原则上可以与合适的亲和剂（如水、氢氧离子、氨、亚硫酸盐、硫代硫酸盐等）起反应而被破坏。但各种烷化物的反应率差异范围很大，一种类型的化合物的处理方法对另一类型的化合物可能是无效的，甚至会产生第二级具有强烈致突变性和致癌性的产物，因此很难制订出适合于各种情况的规则方法。

2. 处理方法

适用于在实验室条件下，常用作致突变、致畸和致癌性试验阳性对照化合物的具体处理方法。见表 3。

表 3 几种致突变物和致癌物的处理方法

致突变、致癌剂	处 理 用 试 剂	室温下处理时间
甲基甲烷磺酸酯（MMS）	10％硫代硫酸钠水溶液	1h
乙基甲烷磺酸酯（EMS）	10％硫代硫酸钠水溶液	20h
亚乙基亚胺（ethyleneimine）	10％硫代硫酸钠	1h
	0.5％乙酸盐缓冲液（pH 5）	
Trenimone	1mol/L 盐酸	<1h
不孕津（triethylenemelanmine）	1mol/L 盐酸	<1min
甲基硝基亚硝基胍（MNNG）	2％硫代硫酸钠磷酸盐缓冲液	<1h
N-亚硝基甲基脲（NMU）	2％硫代硫酸钠磷酸盐缓冲液	<1h
环磷酰胺（CP）	0.2mol/L 氢氧化钾甲醇液	<1h
ICR-170	0.2mol/L 氢氧化钾甲醇液	<1h
丝裂霉素 C（MMC）	1％高锰酸钾水溶液	100℃，0.5h
二甲基亚硝胺（DMN）	重铬酸盐-硫酸	<1 天
苯并[a]芘（BP）	重铬酸盐-硫酸	1～2 天
苯蒽，甲基胆蒽（BA，MC）	重铬酸盐-硫酸	1～2 天
黄曲霉毒素 B_1（AFB$_1$）	2.5％～5％次氯酸钠	即刻
2-乙酰氨基芴（2AAF）	1.5％高锰酸钾丙酮饱和液	1 天
2,7-二氨基芴（2,7AF）	1.5％高锰酸钾丙酮饱和液	1 天
β-萘胺，联苯胺	1.5％高锰酸钾丙酮饱和液	1 天
赭曲霉素 A（OA）	2.5％～5％次氯酸钠	即刻

参 考 文 献

1　FAO/WHO. Question and Answer，Global from of Food safety Regulators，28 January 2002

2　陈君石. 食品安全的现状与形势. 预防医学文献信息，2003，9 (2)

3　卫生部法监司. 食品安全行动计划. 卫法监发 [2003] 219 号. 2003.8.14

4　李泰然. 中国食源性疾病现状及管理建议. 中华流行病学杂志，2003，24：651～653

5　刘秀梅. 我国食品安全面临的机遇和挑战. 第一届中美食品安全及其全程控制研讨会，2001，4：8

6　林玲，李章国，熊开科 食品安全及防范对策. 中国卫生事业管理，2002，6：371～3731

7　赵霖，鲍善芬. 21 世纪中国食品安全问题. 中国食品与营养，2001，2：5～7

8　陈锡文，邓楠. 中国食品安全战略研究. 北京：化学工业出版社，2004

9　杨洁彬，王晶，王柏琴等. 食品安全性. 北京：中国轻工业出版社，1999

10　迟玉聚，徐贵发. 危险性分析原理在食品安全管理中的应用. 山东食品科技，2003，12：1～3

11　袁宝君. 危险性分析在食品安全领域的应用. 江苏卫生保健，2001，3 (3)：2～3

12　陈齐斌，季玉玲. 化学农药的安全性评价及风险管理. 云南农业大学学报，2005，20 (1)：99～106

13　许牡丹，毛跟年. 食品安全性与分析检测. 北京：化学工业出版社，2003

14　江汉湖. 食品安全性与质量控制. 北京：中国轻工业出版社，2002

15　史贤明. 食品安全与卫生学. 北京：中国农业出版社，2003

16　谦和，王文捷，姚卫蓉等. HACCP 原理与实施. 北京：中国轻工业出版社，2003

17　杨永华. 食品安全管理体系 HACCP 推行实务. 深圳：海天出版社，2002

18　姜南，张欣，贺国铭等. 危害分析和关键控制点 (HACCP) 及在食品生产中的应用. 北京：化学工业出版社，2003

19　陈宗道，刘金福，陈绍军. 食品质量管理. 北京：中国农业大学出版社，2003

20　曾庆孝，许喜林. 食品生产的危害分析与关键控制点 (HACCP) 原理与应用. 广州：华南理工大学出版社，2001

21　张兰荣，王连秀，张文利. 食品中金黄色葡萄球菌的污染状况及耐药性分析. 中国食品卫生杂志，2004，16 (1)

22　JECFA. WHO Food Additives Series 47：Safety evaluation of certain mycotoxins in food，Fifty-sixth report of the Joint FAO/WHO Expert Committee on Food Additives. Geneva，ICPS，World Health Organization，2002

23　陈炳卿，刘志诚，王茂启主编. 现代食品卫生学. 北京：人民卫生出版社，2001

24　吴坤主编. 营养与食品卫生学. 北京：人民卫生出版社，2003

25　何计国主编. 食品卫生学. 北京：中国农业大学出版社，2003

26　杨小兵. 农药污染与食品安全控制. 预防医学情报杂志，2003，19 (1)：21～23

27　戈峰，曹东风，李典谟. 我国化学农药使用的生态风险性及其减少对策. Plant Protection Technology and Extension，1997，17 (2)：35～37

28　杨德宝. 浅析蔬菜农药污染及解决途径. 湖北植保，2003，1：35～36

29　高桂枝，王圣巍，王俏等. 残留农药污染危害及其防治. 延安大学学报 (自然科学版)，2002，21 (1)：52～55

30　沈齐英，沈秋英. 农药的使用现状及发展趋势. 北京石油化工学院学报，2003，11 (1)：56～60

31　姚建仁，郑永权，董丰收. 浅谈农药残留污染、中毒与控制策略. 植物保护，2001，27 (3)：31～35

32　Abraham A S，et al. The effects of chromium supplementation on serum glucose and lipids in patients with and without non-insulin-dependent diabetes. Metabolism，1992，41：768～771

33　Emsley J. The elements. Oxford：Oxford University Press，1992. 52～53

34　Huyghebaert G，et al. Effect of dietary fluoride on performances and bone characteristics of broilers and the influence of drying and defatting on bone breaking strength. Poultry Sci，1988，67 (6)：950～955

35　Shiomi K. Arsenic in marine arganisms：chemical forms and toxicological aspects. In Nriagu J D (ed).

Arsenic in the environment. Part Ⅱ：Human health and ecosystems effects. Wiley. New York，1994.
261～282

36　傅永怀编著. 微量元素与临床. 北京：中国医药科技出版社，1997. 80～84

37　周光宏，兰威，洪军，美湖. 畜产食品加工学. 中国农业大学出版社，2002. 136～159

38　于炎湖. 饲料毒物学附毒物分析. 北京：中国农业出版社. 1992

39　王宗元. 动物营养代谢病和中毒病学. 北京：中国农业出版社. 1997

40　徐士新. 欧盟动物源食品安全管理法规. 北京：中国农业科学技术出版社. 2003

41　彭珊珊，钟瑞敏，李琳. 食品添加剂. 北京：中国轻工业出版社，2001

42　世界卫生组织. 食品添加剂和污染物的评估. 北京：人民卫生出版社，2000

43　大连轻工业学院等. 食品分析. 北京：中国轻工业出版社，1994

44　黄向华，张祥宏，李月红等. 杂色曲霉素和脱氧雪腐镰刀菌烯醇对小鼠致癌作用的研究. 中华肿瘤杂志，2004，26（12）

45　陈宗懋. 乌龙茶和花茶中的农药残留问题. 福建茶叶，2000，(4)

46　包斌，周祖珍. 儿童单纯性肥胖症与营养关系的研究，营养学报，1989：11（3）：276

47　Daniel lemonnier, Effect of age, Sex. and site on the cellularity of the adipose tissue in mice and rats rendered obese by high-fat diet T. Clin Invest, 1972, 51：2907

48　Mari& G. Buse, Dorothy A. Weigand, Denie Peeler, et al. The Effect of diabetes and the redox potential on amino acid content and release by'isolated rat hem'sdiaphragtns. Meta, 1989, 29：605

49　周衍椒，张镜如. 生理学. 北京：人民卫生出版社，1989

50　张大弟，张晓红. 农药污染与防治. 北京：化学工业出版社，2001

51　蔡道基. 农药环境毒理研究. 北京：中国环境科学出版社，1999

52　国家环境保护局. 化学农药环境安全评价试验准则. 1989

53　边丽，毛雁升. 化学农药的投放使用对环境安全性的评价. 伊犁教育学院学报，2001，14（1）：56～60

54　殷丽君，孔瑾，李再贵等. 转基因食品-高新技术科普丛书. 北京：化学工业出版社，1～125

55　毛新志. "实质等同性" 原则与 "转基因食品" 的安全性. 科学学研究，2004，6：579～582

56　赵国志，王亚瑞，刘心青. 关于转基因食品的安全性评价. 粮油加工与食品机械，2004，11：14～16

57　刘伟，王金信，杨广玲，鲁梅. 基因工程与抗病虫除草剂的转基因作物研究现状. 农药，2004，11：487～496

58　王宜林，李宏. 抗除草剂转基因植物的研究现状. 生物学通报，2004，4：15～17

59　马述忠，袁山林. 生物技术、转基因食品与社会、经济发展之研究综述. 技术经济，2002，11：31～33

60　陈乃用. 实质等同性原则和转基因食品的安全性评价. 工业微生物，2003，9：44～51

61　张祥喜，华info华，陈光宇，黄大年. 水稻抗性转基因研究进展. 生物工程进展，2001，2：15～19

62　许世卫，陈永红，李哲敏. 我国农业转基因生物安全战略. Food and nutriment, 2003, 5：1～3

63　Margarita Escaler, 等. 亚洲农业生物技术发展现状和前景. 生物技术通报，2005，3：54～56

64　夏宏武，陈波. 转基因食品的安全性及其对策. 江汉大学学报（社会科学版），2005，3：29～33

65　赵国志. 转基因农作物检测技术现状与问题. 粮食与油脂，2003，6：12～15

66　刘洋，文治瑞. 转基因生物的安全性. 黔南民族师范学院学报，2005，3：55～59

67　李志亮，吴忠义，王刚，黄丛林. 转基因食品安全性研究进展. 生物技术通报，2005，3：1～4

68　王林山. 转基因食品的安全性评价与管理. 粮油科技，2004，3：47～50

69　李宁. 转基因食品的食用安全性评价. 毒理学杂志，2005，2：163～165

70　贾旭东. 转基因食品致敏性评价. 毒理学杂志，2005，2：159～162

71　赖家业，刘凯，兰健，招礼军. 转基因植物的生态安全性. 广西科学，2005，12：152～155

72　罗志萍，朱子平. 转基因农作物产业化及其管理概况. 植物检疫，2005，3：168～171

73　张铣，刘毓谷. 毒理学. 北京：北京医科大学、中国协和医科大学联合出版社，1997

74　Amdur M O, et al. Casarett and Doull's Toxicology. The Basic Science of Poisons (5th). New York：Macrnillan，1996

75 李寿祺主编. 毒理学原理与方法（第 2 版）. 成都：四川大学出版社，2003

76 Faustman E M，Omenn G S. Risk assessment. Ibid，2002

77 Rozmao K，Klaassen C D. Absorption，distribution and excretion of toxicants. In：Klaassen C D，ed. The Basic Science of Poisons，6th ed. 北京：人民卫生出版社，2002

78 Eaton D L，Klaassen C D. Principles of Toxicology. In：Klaassen C D，ed. The Basic Science of Poisons，6th ed. 北京：人民卫生出版社，2002

79 Lu F C. Modifying factors of toxic effects. In：Basic Toxicology. New York：Hemisphere，1991

80 Ivanovich E，Antov G，Goranova L，et al. Combined effects of some physical and chemical factors. J Hyg Epidem Microbiol Immuno，1985，29（2）：105

81 付立杰主编. 现代毒理学及其应用. 上海：上海科学技术出版社，2001